全国中医药行业高等教育"十三五"创新教材

# 中药调剂学

（第二版）

（供中医药学相关专业使用）

主　审　金世元

主　编　翟华强（北京中医药大学）

　　　　董志颖（上海中医药大学）

　　　　郑敏霞（浙江省中医院）

中国中医药出版社

·北　京·

**图书在版编目（CIP）数据**

中药调剂学/翟华强，董志颖，郑敏霞主编．—2版．--北京：中国中医药出版社，2020.1（2021.5重印）

全国中医药行业高等教育"十三五"创新教材

ISBN 978-7-5132-5942-2

Ⅰ．①中… Ⅱ．①翟… ②董… ③郑… Ⅲ．①中药制剂学-中医学院-教材
Ⅳ．①R283

中国版本图书馆 CIP 数据核字（2019）第 272588 号

**中国中医药出版社出版**

北京经济技术开发区科创十三街 31 号院二区 8 号楼
邮政编码　100176
传真　010 64405721
河北品睿印刷有限公司印刷
各地新华书店经销

开本 787×1092　1/16　印张 25.5　字数 562 千字
2020 年 1 月第 2 版　2021 年 5 月第 2 次印刷
书号　ISBN 978-7-5132-5942-2

定价　76.00 元
网址　www.cptcm.com

社 长 热 线　010-64405720
购 书 热 线　010-89535836
维 权 打 假　010-64405753

微信服务号　zgzyycbs
微商城网址　https://kdt.im/LIdUGr
官 方 微 博　http://e.weibo.com/cptcm
天猫旗舰店网址　https://zgzyycbs.tmall.com

如有印装质量问题请与本社出版部联系（010-64405510）

# 全国中医药行业高等教育"十三五"创新教材

## 《中药调剂学》（第二版）编委会

（供中医药学相关专业使用）

**主　审**　金世元

**主　编**

瞿华强（北京中医药大学）　　　　　　董志颖（上海中医药大学）

郑敏霞（浙江中医药大学附属第一医院）

**副主编**

史楠楠（中国中医科学院）　　　　　　吴剑坤（首都医科大学附属北京中医医院）

刘　欣（北京中医药大学）　　　　　　张　鑫（南方医科大学中西医结合医院）

陈树和（湖北省中医院）　　　　　　　刘　芳（天津中医药大学第一附属医院）

李　耿（中日友好医院）　　　　　　　年　华（上海中医药大学附属岳阳中西医结合医院）

王红丽（甘肃省中医院）　　　　　　　李立华（安徽中医药大学第一附属医院）

**编　委**（按姓氏笔画为序）

王　丹（北京城市学院）　　　　　　　王　华（长春市中医院）

王加锋（山东中医药大学）　　　　　　王　青（湖南中医药大学第二附属医院）

王宏顺（江西中医药大学附属医院）　　王晓萍（陕西省中医院）

王振兴（成都中医药大学）　　　　　　王　莉（首都医科大学附属北京中医医院）

白吉庆（陕西中医药大学）　　　　　　李　飞（中国药科大学）

李向日（北京中医药大学）　　　　　　李国文（上海中医药大学附属上海市中西医结合医院）

李文红（北京市第六医院）　　　　　　刘　艺（新疆医科大学附属乌鲁木齐市中医医院）

刘春宇（北京市孙河医院）　　　　　　刘　莉（成都中医药大学附属医院）

何佳奇（浙江中医药大学附属第一医院）杜　红（北京中医药大学）

许保海（北京积水潭医院）　　　　　　肖吉元（兰州大学第二医院）

张　田（北京医院）　　　　　　　　　张　颖（中国中医科学院眼科医院）

张景洲（长春中医药大学附属医院）　　陈俊杰（江西中医药大学）

林晓兰（首都医科大学宣武医院）　　　林　丽（湖北中医药大学）

林家猛（玉溪市中医医院）　　　　　　杨响光（中国中医科学院广安门医院）

杨　磊（湖南中医药大学第一附属医院）武晓红（山西中医药大学附属医院）

罗　容（首都医科大学）　　　　　　　郑　倩（石家庄市中医院）

原文鹏（南方科技大学第一附属医院）　徐慧芳（武汉市中医医院）

谈瑄忠（南京中医药大学附属南京中医院）黄正德（湖北省中医院）

袁灿兴（上海中医药大学附属龙华医院）覃　军（广州中医药大学第二附属医院）

韩永龙（上海交通大学附属第六人民医院）韩永鹏（北京市中关村医院）

熊　阳（浙江中医药大学）　　　　　　鞠　海（中日友好医院）

**秘　书**

朱元坤（清华大学第一附属医院）

# 编写说明

本教材系"全国中医药行业高等教育'十三五'创新教材"之一，是在国家中医药管理局教材办公室和全国高等中医药教材建设研究会的领导与组织下，联合全国30余所高等院校及医院专家共同编写而成，既可供全国高等中医药院校的中药学专业、临床中药专业、中医学专业、工商管理、人文社法、市场营销、护理学等专业使用，也可满足全国高等医药院校药学专业及相关学科的使用。

中药调剂学作为中药学的重要组成部分之一，是最基础的中医临床药学工作。中药调剂学自古以来备受重视，历史上"医药一体""前医馆后作坊"的发展模式强调中药调剂非常重要。中医处方能否发挥预期疗效，与中药调剂有着密切的关系。中药调剂是影响中药临床应用的核心技术环节之一，调剂质量直接关系中医临床疗效。《中药调剂学》作为学习中药学的专业课，根据专业的教学计划和教学大纲要求进行编写。学习《中药调剂学》，必须注重理论与实践相结合，只有在掌握相关知识和技能的基础上，努力练好基本功，才能保证调剂的质量。《中药调剂学》第一版教材，融中药学基本知识与临床用药技能于一体，使学生掌握中药饮片、中成药、中药小包装饮片、中药配方颗粒的调剂规范及调剂方法，熟悉医院药房、社会药店调剂中药的基本方法与技能，了解中药在调剂过程中存在的优势与改进需求，为后继学习相关课程奠定专业基础。

为了确保教材体系的连续性，本次编写在充分尊重第一版教材的基础上，对教材的内容做了相应整合，力求使本教材最大限度地达到科学、缜密和先进的水平，力求满足国内高等中医药院校培养高级中药调剂学人才的需要。首先介绍中药调剂学基础知识、基本操作程序以及有关行业规范；中药饮片调剂紧密结合临床实践；中成药调剂针对《国家基本药物目录》、《中华人民共和国药典》（2015年版）、《国家基本医疗保险药品目录》（2017年版）等收载的重点药物；关注于中药小包装饮片调剂技术和中药配方颗粒调剂技术与时俱进；着重毒麻中药的调剂与管理，及时更新中药调剂相关的法律法规知识，突出中药调剂工作的严肃性和重要性。

本教材的编写得到了各参编院校和医院的高度重视和支持，感谢第一版作者团队的辛勤努力和集体智慧。本次出版得到了国家重点研发计划课题：中医临床药学服务与调剂教育国际标准研制（No. 2019YFC1712002）立项资助；承蒙国医大师、中药调剂学学科创始人金世元先生主审定稿，中国中医药信息学会中药调配与监测分会诸多专家学者参加了教材编写、校对、整理工作，谨此一并致谢！世界中医药学会联合会中药调剂学专业委员会成立在即，有幸目睹中药调剂学复兴，敬祈各兄弟院校的师生在使用本教材的过程中，不断地总结经验，提出宝贵意见，以便后继修订和提高。

《中药调剂学》编委会

2020 年 1 月

# 目 录

# 第一章 中药调剂学基础知识 ▷▷▷▷

中药调剂，俗称"抓药"，是指中药调剂人员根据医师处方要求，将炮制合格的中药饮片或中成药经过科学调配，以供患者使用的药学服务活动，它是一项专业技术很强并负有法律责任的工作，所以历来备受医药界重视。

## 第一节 中药调剂学简史

### 一、历代中药调剂学发展概况

中药调剂是以中医药理论为基础，根据医师处方或患者需求，将中药饮片或中成药调配给患者使用的过程，是一项负有法律责任的专业操作技术。中药调剂学包括中药调剂理论、技术操作和相关法律规范三方面的内容。分析中药调剂起源、中药调剂理论形成、技术操作形成，以及相关法律规范的制定，有利于梳理中药调剂学发展的历史脉络，以期在传承的基础上促进当代中药调剂学的发展。

#### （一）中药调剂的起源

在古籍记载中，中药调剂的名称为"合药分剂""合和""合剂"。其起源可追溯到传说的三皇五帝时期。《帝王世纪》记载："（黄）帝使岐伯尝味草木，典主医药，经方、本草、《素问》之书咸出焉。"调剂是根据处方配置药物，即有"经方之书"问世，说明在当时，调剂应已萌芽。

调剂最早的文献记载是《汤液经法》。《汤液经法》相传为商代宰相伊尹所著，是劳动人民长期采药用药及烹调实践经验的总结。故《史记·殷本纪》有"伊尹以滋味说汤"的记载。《针灸甲乙经》的序文中也说："伊尹以亚圣之才，撰用《神农本草》以为汤液。"汤液即汤剂，汤剂的发明及使用，标志着中药调剂的诞生，推动了中医药的发展。

#### （二）中药调剂理论的形成

春秋战国时期，《黄帝内经》成书，书中总结了有关处方、配伍的理论。《素问·至真要大论》记载："主病之谓君，佐君之谓臣，应臣之谓使，非上下三品之谓也。"又说："君一臣二，制之小也；君一臣三佐五，制之中也；君一臣三佐九，制之大也。"同时记载了简单的方剂 13 首。在《灵枢·邪客》中有关"半夏汤"的记载："其汤方以流水千里以外者八升，扬之万遍，取其清五升，煮之，炊以苇薪，火沸，置秫米一升，治半夏五合，徐炊，令竭为一升半，去其滓，饮汁一小杯，日三稍益，以知为度，故其病新发者，覆杯则卧，汗出则已矣。久者，三饮而已也。"《黄帝内经》的出现为中药调剂理论的形成奠定了理论基础。

西汉时期，我国现存最早的药学专著《神农本草经》在序中对调剂理论和操作的各个环节做了论述，如"药有君臣佐使，以相宣摄""药有阴阳，配合……有单行者，有相须者……凡此七情，合和时之当用，相须相使者良，勿用相恶相反者。若有毒宜制，可用相畏相杀者，不尔，勿合用也"。对剂型做了简要叙述："药性有宜丸者，宜散者，宜水煮者，宜酒渍者，宜膏煎者，亦有一物兼宜者。亦有不可入汤酒者。并随药性，不得违越。"对服药时间，序中记载："病在胸膈以上者，先食后服药。病在心腹以下者，先服药而后食。病在四肢血脉者，宜空腹而在旦。病在骨髓者，宜饱满而在夜。"《神农本草经》为中药调剂提供了理论指导，标志着中药调剂理论的形成。

### （三）中药调剂技术操作的形成

长沙马王堆汉墓出土的《五十二病方》共收载医方283个，如治瘘病方、治牡痔熏蒸方等。如"睢（疽）病，冶白蔹（敛）、黄蓍（耆）、芍乐（药）、桂、姜、椒、朱（茱）臾（萸），凡七物……并以三指大最（撮）一入怀酒中，日五六饮之"。《五十二病方》不仅复方数量多，而且剂型也多种多样，既有内服的，又有外用的，洗浴、熏蒸、涂擦、外敷、充填诸剂齐备，体现了当时调剂剂型的多样性，为调剂技术操作的形成奠定了基础。

东汉时期，医圣张仲景著成《伤寒杂病论》，全书共载方113首，用药84味。其中，汤剂59方，散剂30方，丸剂15方，还有栓剂、酒剂和膏剂等。书中对各种剂型的调剂方法均做了详细的介绍，标志着中药调剂技术操作的形成，详见表1-1。

表1-1　《伤寒杂病论》各种剂型调剂方法

| 剂型 | 数量 | 制法 | 使用方法 | 举例 |
| --- | --- | --- | --- | --- |
| 汤剂 | 59方 | 以水煎煮（先煎、后煎、烊化、兑服等） | 分服、温服、顿服 | 麻黄汤方、白虎汤方、大承气汤方、小承气汤方、调胃承气汤方、小柴胡汤方、大柴胡汤方、茯苓白术厚朴石膏黄芩甘草汤方、附子细辛黄连黄芩汤方、桂枝当归汤方、茵陈蒿汤方、抵当汤方、吴茱萸汤方等 |
| 散剂 | 30方 | 杵为散 | 以匙服之 | 白散方、五苓散方、文蛤散方、瓜蒂散方、半夏散方、四逆散方、诃黎勒散方、半夏干姜散方、蜘蛛散方、牡蛎泽泻散方、赤豆当归散方等 |
| 丸剂 | 15方 | 末之，和丸 | 饮服 | 麻子仁丸方、肾气丸方、理中丸方、鳖甲煎丸方、皂荚丸方、防己椒目葶苈大黄丸方、瓜蒌瞿麦薯蓣丸方、乌梅丸方、乌头赤石脂丸方等 |

| 剂型 | 数量 | 制法 | 使用方法 | 举例 |
|---|---|---|---|---|
| 煎剂 | 4方 | 以水煮，去滓，煎令水气尽 | 顿服 | 大乌头煎方、麻仁白蜜煎方、猪膏发煎方、白蜜煎方 |
| 栓剂 | 2方 | 纳铜器中，微火煎之，稍凝如饴状，搅之勿令焦着，可丸时，并手捻作挺，令头锐，大如指，长二寸许，当热时急作，冷则硬 | 纳谷道中，以手紧抱，欲大便时乃去之 | 蜜煎导方、猪胆汁方 |
| 洗剂 | 1方 | 以水渍之 | 洗身 | 百合洗方 |
| 熏剂 | 1方 | 为末 | 以火烧烟熏之 | 雄黄散方 |
| 酒剂 | 1方 | 以酒一斗，煎减半，去滓 | 分服、温服 | 红蓝花酒方 |

《伤寒杂病论》中汤剂的调剂方法记载最多，叙述最为详尽，包括了煎药火候、煎药方法、煎药溶媒、服法、服用剂量、用药禁忌等。煎药方法分为先煎、后煎、烊化、兑服等。服法有分服、温服、顿服等，详见表1-2。

**表1-2 《伤寒杂病论》汤剂调剂方法举例**

| 调剂方法 | 分类 | 举例 |
|---|---|---|
| 煎药火候 | 微火 | 大承气汤方……更上微火，一两沸 |
| 煎药方法 | 先煎 | 白蜜煎方……上四味，以水一斗，先煎三味，取五升，去滓 |
| | 后煎 | 大承气汤方……先煮二物，取五升，去滓，纳大黄更煮取二升 |
| | 烊化 | 猪苓汤方……先煮四味，取二升，去滓，纳阿胶烊消 |
| | 兑服 | 甘遂半夏汤方……以蜜半升和药汁，煎取八合 |
| 煎药溶媒 | \ | 泽漆汤方……上六味，以东流水五斗，先煮泽漆，取一斗五升 |
| 服法 | 分服 | 大承气汤……分温再服，得下，余勿服 |
| | 温服 | 白虎汤方……温服一升，日三服 |
| | 顿服 | 旋覆花汤方……煮取一升，顿服 |
| 服用剂量 | \ | 理中汤方……温服一升，日三服 |
| | | 甘草汤方……温服七合，日二服 |
| 用药禁忌 | \ | 小承气汤方……初服当更衣，不尔者尽饮之，若更衣者，勿服之 |
| | | 桂枝汤方……禁生冷、黏滑、肉面、五辛、酒酪、臭恶等物 |

梁代陶弘景著成《本草经集注》，书中叙述了中药的产地、采集干燥和功效主治以及药材鉴别等。《本草经集注·序录上·合药分剂》中详细描述了调剂理论、古今药用度量衡、剂型、服药方法、时间等内容。其中古今药用度量衡规范了中药调剂的称量标准："古秤唯有铢两，而无分名。今则以十黍为一铢，六铢为一分，四分成一两，十六两为一斤……晋秤始后汉末以来，分一斤为二斤耳，一两为二两耳……凡散药有云刀圭者，十分方寸匕之一，准如梧子大也。方寸匕者，作匕正方一寸，抄散取不落为度。钱

五匕者，今五铢钱边五字者以抄之，亦令不落为度。一撮者，四刀圭也。十撮为一勺，十勺为一合。以药升分之者，谓药有虚实轻重，不得用斤两，则以升平之。药升合方寸作，上径一寸，下径六分，深八分。"

唐代孙思邈所著的《千金要方·卷一·论合和》中对中药调剂做了专门的描述。不仅总结了前人有关调剂的相关内容，而且记载了调剂所需工具，如秤、刀、斗、升、合、铁臼、玉槌、磁钵、绢纱马尾的罗筛等。宋代的《太平惠民和剂局方》共记载方剂788首，不仅记载了方剂的药物组成和主治病证，而且详细说明了处方的配制方法。如"小柴胡汤……上为粗末。每服三大钱，水一盏半，生姜五片，枣一个，擘破，同煎至七分，去滓，稍热服，不拘时。小儿分作二服，量大小加减"。《论合和》篇记载："凡合和汤药，务在精专，甄别新陈，辨明州土，修制合度，分两无差，用得其宜，病无不愈。"说明了调剂规范化对治病的重要性。明代的《本草蒙筌》在一定程度上促进了中药调剂的发展，较为详尽地论述了出产择土地（产地）、收采按时月（采收季节）、藏留防耗坏（贮存）、贸易辨真假（真伪鉴别）、咀片分根梢（加工）、制（配伍禁忌）及服饵先后（服药方法）等。

## （四）　中药调剂法律规范的制定

中药调剂成熟的最主要标志是《新修本草》的撰成和《唐律》中出现与调剂相关的刑罚。《新修本草》是我国第一部药典性本草，也是世界上公开颁布的最早的药典。《新修本草》不仅对唐以前的中药调剂知识进行了汇总，而且在全国范围内规范了调剂方法，极大地促进了中药调剂的发展。

《唐律》是我国古代最为完备的法律，在《唐律》中也对中药调剂做了规定。《唐律》第102条强调了调剂药品应与处方吻合。而第395条律令则规定了医生合药有误受处罚有两个必要条件，一是"误不如本方"，二是"杀人者"才会受到处罚。同时，本条还区分了"故意"和"过失"，如果是故意不如本方造成患者死亡，则按故意杀人罪论处。根据《唐律》，故意杀人罪通常处以斩刑，详见表1-3。

表1-3　《唐律》中与调剂相关的刑罚

| 罪名 | 疏义 |
| --- | --- |
| 六曰大不敬……合和御药，误不如本方及封题误 | 合和御药，虽凭正方，中间错谬，误违本法。<br>封题误者，谓依方合讫，封题有误，若以丸为散，应冷言热之类 |
| 诸合和御药，误不如本方及封题误者，医绞（《唐律》第102条） | 合和御药，须先处方，依方合和，不得差误。若有错误，"不如本方"，谓分两多少不如本方法之类。合成仍题封其上，注药迟驶冷热之类，并写本方俱进。若有误不如本方及封题有误等，但一事有误，医即合绞 |
| 诸医为人合药及题疏、针刺，误不如本方，杀人者，徒二年半……即卖药不如本方，杀伤人者，亦如之（《唐律》第395条） | 医师为人合和汤药，其药有君臣、分两，题疏药名，或注冷热迟驶……错误不如本方者，谓不如今古药方及本草，以故杀人者，医合徒二年半……伤者，各同过失法……"即卖药不如本方"，谓非指的为人疗病，寻常卖药，故不如本方，虽未损人，杖六十；已有杀伤者，亦依故杀伤法，故云"亦如之" |

唐以后的各朝各代对调剂的规定虽有繁有简，但关于调剂的法律规范大致沿袭《新修本草》和《唐律》的规定。《元律》中也记载了"合和御药，误不如本方，及封题误"属于"大不敬"的罪名。《明律》和《清律》中《礼律·仪制》也对"合和御药"做了规定："凡合和御药，误不依本方及封题错误，医人杖一百……"

## 二、北京市传统中药调剂概况

中药饮片调剂给付混乱的问题由来已久，地方多各自施政，如有关处方调剂的规定，分散地出现在各地方编订的饮片炮制规范、中药学或炮制学教材中。由于全国各地的医学流派及用药习惯不同（药材基原、炮制品种、炮制方法不同），造成了处方给付的"约定俗成"的不同，全国一直没能形成统一。北京市在全国率先编制了《北京中药调剂操作规程》，自1984年5月1日开始实施以来，《北京市中药调剂规程》对规范中药饮片调剂，维护广大群众的用药安全，促进首都中医药事业发展发挥了重要作用。现在已突破地域局限，为越来越多省市认可和接受。因此，系统回顾北京地区传统中药调剂技术，具有重要的现实意义和科学价值。以前的中药调剂人员，都是学徒出身，没有经过专门的中药学校培养。都是在"干中学"，虽然也学习一些简单的中药药性理论，但仍以实践为主，而且他们的实践项目非常全面。现将实践和理论学习简要介绍于下。

### （一）实践学习

**1. 原料药材的经验鉴别学习** 主要通过在工作中长期接触药材，从形、色、嗅、味方面，辨别药材的真伪优劣和质量。

**2. 饮片切制的学习** 掌握不同药材的浸润时间、切制方法和片形要求。

**3. 饮片炮制的学习** 掌握不同药材的炮制方法，如蒸、炒、炙、煅，以及辅料的使用、火候的掌握、成品的性状要求。

**4. 中成药（旧称"丸、散、膏、丹"）制备的学习** 主要学习各种剂型的操作程序和制备方法。

**5. 调剂的学习** 每晚7~9点，到前柜（营业室）向老师傅（调剂员）学习中药调剂，重点学习处方中的配伍禁忌、妊娠禁忌、药物别名、处方应付，调剂操作工具使用及计价等。

### （二）理论学习

每晚9~11时自学。主要学习药性理论的基础知识和功能主治，如《药性赋》，以便掌握不同药物寒、热、温、凉四性和功效特点。再进一步学习《汤头歌诀》，掌握临床常用方剂的药物组成及功效特点，如麻黄汤、桂枝汤、银翘散、桑菊饮、四君子汤、六君子汤、补中益气汤、四物汤、八珍汤、十全大补汤、人参养荣汤、保全汤、生化汤等，以便调剂审方时应用，须对这些方剂的药物组成及功效熟练背诵，至少掌握30~50首。

通过上述实践和理论学习，至少需要四年的时间，业务才能基本成熟，才有资格到前柜做中药调剂工作。1949年以前的中药调剂员是系统学习，既有实践，又有理论的中药全面人才。他们既不同于当今的中药专业毕业生，也不是纯外行，经过短时间培训，就能上岗做中药调剂工作的人员。

## 三、闸柜的工作职责及概况

所谓"闸"，即有水流闸门之义。作为一个中药店的经营场所，主要在前柜（营业厅）实现。"闸柜"一职，主要负责前柜一切业务技术督导和检查工作。中药店的顾客均为患者或患者的家属，所经营商品均为中药饮片和中成药，无不与患者疾病有关。所以，在各项调剂工作中，经常遇到患者注意和质问。但也有患者追根溯源地询问，有些问题一般中药业务员比较生疏，这就需要"闸柜"给予解答。因此，闸柜人员必须具有高尚的职业道德，并有诚心、热心、耐心等工作态度，还需具备熟练的业务知识，如药材鉴别、炮制操作、处方调配及正确给付等；并对常用中成药的处方组成、配伍意义及适用的疾病都有所了解，根据患者的询问，能恰如其分地介绍适宜的中成药。因此，"闸柜"是中药店在经营中的全面人才。他不仅要有熟练的中药知识，还须具备一定的中医基础理论知识。

1949年以前的北京市，不是每家中药店都有"闸柜"，一般大型药店设2人，中型药店设1人，小型药店不设（由业务人员相互检查）。如同仁堂有宋相如、高镜如，西鹤年堂有魏西羽、吴康民，同济堂有赵序谐、朱文芳，永安堂有朱庆三、卢幼卿，南庆仁堂有王竹轩、邓玉山，东庆仁堂有宋希波、吴芝圃，北庆仁堂有关晏航，千芝堂有李春田，鹤鸣堂有韩晓雨等。

## 四、现代中药调剂学的发展

新中国成立以来，中医药事业快速发展，对中药调剂提出了更高的要求。工业化、电子化的社会迫切地要求中药调剂实现规范化。所以，借鉴历代中药调剂的管理办法，国家和各省市颁布了一系列的药品管理规范。如每五年修订一次的《中华人民共和国药典》，又如《中华人民共和国药品管理法》《药品经营质量管理规范》《中药炮制规范》《药品标准》《处方管理办法》等。根据这些药政管理法规，制定了中药调剂的管理制度，如处方管理制度、调剂工作制度、汤剂制备制作规程、特殊中药的调剂和管理等。

在中药调剂人才培养方面，各中医药院校都设有中药调剂课，学习中药调剂相关的理论知识和法律规范，并在实习期间锻炼其调剂技能。同时，参考古文献对中药调剂的记载，结合现代社会发展的现状，调剂行业的专家编写了适合当前应用的一系列中药调剂书籍，如《中药调剂与养护学》《实用中药临床调剂技术》《中药调剂员》《中药处方与调剂规范》《中药调剂入门》等。在科研方面，众多科研人员在传承中药调剂的基础上，应用现代的科学理论和技术手段丰富调剂的相关内容，如根据不同采收时间药材化学成分的变化判断最佳采收时间，探究药物先煎、后下的作用机制等。

在运用方面，由于电子化、信息化的社会大发展，中药调剂结合现代科学技术产生了阶段性的提高。例如，条形码技术、智能调配技术以及全自动药品单剂量分包机等，不仅提高了配方的准确率，确保了用药安全，同时提高了药师的工作效率，使药师的工作重点从简单繁重的机械性工作转到患者用药指导等药学服务。杨樟卫等基于调剂自动化和合理用药，开发了临床药物配制系统，此系统不仅具有自动配方发药的功能，而且开发了临床医嘱审核、合理用药审查和不合理用药的历史查询等功能，包括在药袋说明上突出调剂的用药时间、方法和次数等内容。为了监督中药调剂是否规范合理地进行，方便患者治病服药，医疗机构设立了临床中药学服务机构，指导监督中药的保管、配制、使用的合理性，并向患者提供用药咨询等。

综上所述，在科技迅猛发展，人民生活水平日益提高的今天，只有不断提高中药调剂水平和服务质量，才能更好地为人民的健康服务。而提高中药调剂的整体水平，必须在继承中药调剂理论的基础上，规范中药调剂技术操作，遵循中药调剂管理法规，按规定进行规范化的中药调剂操作。

# 第二节　中药调剂基本操作程序

中药调剂是一项复杂而又细致的工作。它是中药应用于临床最后一个关键环节，所以，调剂人员不仅要核对处方应付药品的品种是否正确、分量是否准确，而且对于药品质量真、伪、优、劣，清洁卫生和炮制是否合格以及医师处方是否正确，都有监督和检查责任。因此，中药调剂人员既要具有熟练的中药专业知识，又需具备中医的基础理论知识。

中药调剂工作，随着中医药事业的发展，积累了丰富的经验，早已形成了一套较为完整的系统操作常规。现一般可分为审方、计价、调配、复核及给药五个程序，现将其基本操作及注意事项分述于下。

## 一、审方

医师处方不仅是给患者的施治记录，在用药要求方面，也是给调剂人员的书面通知，所以审方是一项重要工作。

### （一）中药处方基本形式与组成

中医处方现在一般应用横式（1949 年以前多用竖式），其格式大致包括以下四栏。

**1. 处方前记**　包括医院名称、患者姓名、性别、年龄、婚否、病历号或住院号及工作单位、科别等。

**2. 脉案**　包括病因、症状、脉象、舌苔及治疗法则。

**3. 处方正文**　是处方主要部分，包括药物名称、数量。

**4. 处方方尾**　包括剂数、药价、嘱咐、医师签名及日期等。

### （二）中药处方审核的基本内容与要求

上述介绍的中药处方内容中，在审方时既有综合性，又有独立性。

**1. 综合性审查**　接到处方后，首先看新方还是旧方，如是旧方，必须向患者问清服药人姓名、处方日期及医师姓名，以防拿错处方造成误服药品事故（医院处方超过三日不给调配）；根据患者年龄、性别、婚否、脉案结合处方药物可审清有无妊娠禁忌药。妊娠禁忌药现在分为妊娠忌服药物与妊娠慎用药物两类。妊娠忌服药物多为毒剧药和药性猛烈药物，如马钱子、巴豆、虻虫、水蛭等；妊娠禁用药物多为活血通经、破气攻下之品，如红花、牛膝、枳实、大黄等。结合患者年龄、脉案，可审查有无猛烈药物超量，如麻黄、细辛、大黄、芒硝等。

**2. 单独性审查**　单独审查主要审查有无"十八反""十九畏"药物、毒性中药、字迹不清药物、重开药物、漏量药物等。

（1）相反（如半夏与乌头）、相畏（如丁香与郁金）药物在处方中配伍使用，原则上不给调配，只有取得处方医师同意并签字或盖章后方可调配。

（2）毒性中药审核：处方如有毒性中药（如马钱子、巴豆等）更应慎重，必须持有正式医师处方和医疗主管部门证明文件才可调配（并将处方保存三年），不可草率调配以防发生事故。

（3）处方药名书写草率，有疑似药物（如桔梗与桂枝，清半夏与法半夏等）；重开药物（如既有甘草又有生草）；处方药味用量存疑及遗漏用量等情况，除重开药一般与患者说清，不需询问医师外，其余问题均需与医师联系修改后方可调配，不可主观猜想，擅自修改处方。

## 二、计价

计价是处方调剂的价格依据，也是患者报销的根据，所以不应忽略，还须做到准确，如果计算旧方，则更须寻全药味，注意医师增减药品或更改分量，处方中如有贵重药品，如人参、鹿茸等，应在药名顶端注明单价，避免再次调剂时重复核算或拿错药品规格；同时应向患者说清，以引起重视。在计价后应将处方栏四角处用笔勾抹，并应将药味总数签写于处方背面，以便核对，同时也便于再次调剂时检查有无增添药味。

## 三、调配

### （一）调配过程前的处方审核

调剂人员接到计价收费后的处方，应再次审查处方中有无相反、相畏、妊娠禁忌药及毒性中药等，以免发生用药事故。

**1. 十八反歌诀**

本草明言十八反，半蒌贝蔹及攻乌；

藻戟遂芫俱战草，诸参辛芍叛藜芦。

注："十八反"列述了三组相反药：乌头（川乌、附子、草乌）反半夏（生半夏、姜半夏、法半夏、清半夏）、瓜蒌（全瓜蒌、瓜蒌皮、瓜蒌子、天花粉）、贝母（川贝母、浙贝母、伊贝母、平贝母、湖北贝母）、白蔹、白及；甘草反甘遂、京大蓟、红大

蓟、海藻、芫花；藜芦反人参、丹参、北沙参、党参、玄参、苦参、细辛、芍药（赤芍、白芍）。

**2. 十九畏歌诀**

硫黄原是火中精，朴硝一见便相争；
水银莫与砒霜见，狼毒最怕密陀僧；
巴豆性烈最为上，偏与牵牛不顺情；
丁香莫与郁金见，牙硝难合荆三棱；
川乌草乌不顺犀，人参最怕五灵脂；
官桂善能调冷气，若逢石脂便相欺；
大凡修合看顺逆，炮爁炙煿莫相依。

注："十九畏"列述了9组19味相畏药，具体是：硫黄畏朴硝，水银畏砒霜，狼毒畏密陀僧，巴豆畏牵牛，丁香畏郁金，川乌、草乌畏犀角，牙硝畏荆三棱，官桂畏石脂，人参畏五灵脂。

**3. 妊娠禁忌歌诀**

蚖斑水蛭与虻虫，乌头附子及天雄；
野葛水银并巴豆，牛膝薏苡与蜈蚣；
三棱芫花代赭麝，大戟蝉蜕黄雌雄；
牙硝芒硝牡丹桂，槐花牵牛皂角同；
半夏南星及通草，瞿麦干姜桃仁通；
硇砂干漆蟹爪甲，地胆茅根都失中。

注：妊娠禁忌的药物，一般可分为禁用与慎用两类。禁用的大多是毒性较强或药性猛烈的药物，如巴豆、牵牛、大蓟、斑蝥、商陆、麝香、三棱、莪术、水蛭、虻虫等；慎用的包括通经祛瘀、行气破滞以及辛热等药物，如桃仁、红花、大黄、枳实、附子、干姜、肉桂等。

**4. 毒性中药品种**

砒石（红砒、白砒）、砒霜、水银、生马钱子、生川乌、生草乌、生白附子、生附子、生半夏、生南星、生巴豆、斑蝥、青娘虫、红娘虫、生甘遂、生狼毒、生藤黄、生千金子、生天仙子、闹羊花、雪上一枝蒿、红升丹、白降丹、蟾酥、洋金花、红粉、轻粉、雄黄。

### （二）处方调配中的注意事项

**1. 处方中应用的药物别名与正名**　中药药品正名应以《中华人民共和国药典》为依据。除正名外，很多药品还有一至多个副名。这些副名在处方中统称"别名"，细分起来，又可分为"处方药物别名"与"处方药物全名"两类。此外，医师在处方中，还经常将二三种药品写在一起，习称"并开"（即一名多药）。中药处方名称虽然繁多，但各有一定的根据和来历。中药调剂人员对处方名称应有所了解，才能认识各种中药处方，顺利进行调配工作。

（1）处方药物别名：是指目前在处方中经常见到的别名（不包括已经不用的历史别名和药业专用的规格名、简化名及土名）。归纳起来可分为以下几类：

①因治疗而得名：如山漆（三七），能治跌打损伤，止一切出血证，有如漆黏物之效，故名；川军（大黄），因其性苦寒直降，泻下力猛而得名；坤草（益母草），因其能治妇女疾病而得名。

②因产地而得名：如新会皮（广陈皮），以广东新会县产品油性大、奇香浓郁者为佳，莱阳参（北沙参）以山东莱阳县产品色白、质坚者为优。

③因植物特征而得名：如鼠粘子（牛蒡子），其果实多刺，鼠过之则缀惹不可脱故名；乌扇（射干），因其叶丛生，横铺一面，如乌翅及扇状故名；续随子（千金子），古人认为叶中出叶，数数相续而生故名；其他如忍冬花（金银花），因其藤凌冬不凋；万年青（卷柏），因植物冬夏常青，等等。

④因植物形状而得名：如金铃子（川楝子），其果实成熟时色泽金黄，状如小铃；木笔花（辛夷），因药用含苞未放的花蕾密被绒毛，形似"毛笔头"，固有木笔之称；千张纸（木蝴蝶），因药用种子，周边有翅，薄如纸状，在荚内自然平送、排列如纸故名；山葱（藜芦），因其根似葱故名，等等。

（2）处方药物全名：是医师在处方时，根据治疗需要，在药物正名上冠以常用术语，将术语定在正名右上角称为"注脚"，以表示用药意图，也是对调剂人员提示所用药品的要求。归纳起来，可分为以下几类：

①要求炮制类：在药品正名上经常冠以各种炮制字样，以反映用药要求，其目的主要是为了消除药物毒性、增强药物疗效、缓和药物性质及引药入经等。消除药物毒性的，如炮（泡）附子、法（制）半夏、炙甘遂等；增强药物疗效的，如炙何首乌、酒当归等；缓和药性的，如煨果肉、蜜炙升麻等；引药入经的，如醋青皮、盐知母等；还有将炮制要求隐于名内的，如黑山栀（栀子炭）、黑姜（炮姜炭）等；此外，也有不需炮制，专用生品的药物，常冠以"生"字，如生石膏、生牡蛎、生龙骨、生石决明等。

②要求修治加工类：是指药品经剔选整理，去掉非药用部分，达到去粗取精、质纯效宏的目的。如去心麦冬、去壳石莲、去毛狗脊、净连翘、净芒硝等；有的需要漂去盐分，如淡苁蓉（指盐渍品）、淡全蝎、淡海藻、淡昆布；有的需要通过浸泡而缓解辛烈气味，如淡吴萸、淡干姜等；有的为了便于服用，更好发挥效果需要研细水飞的，如飞朱砂、飞滑石等；此外，还有将两位药品同拌，取其促进疗效的，如朱茯神、朱远志（皆用朱砂面拌），以及黛灯心（青黛拌灯心）等。

③要求生长部位类：有些药品，由于生长部位不同，疗效亦有区别，所以必须要求入药部分。如抱木茯神（指抱木根者）、桑根白皮（指桑树根除去栓皮的白色根皮）、露蜂房（指悬在树上得风露者）。

④要求性状特征类：有的药品，对其性状特征提出要求，因性状特征与药品质量有关。如灵磁石（以吸铁者为佳）、双钩藤（因效力在钩）、左秦艽（因其根部生长向左扭曲）、左牡蛎（以左壳肥厚而大，粉性足），其他如金毛狗脊、马蹄决明（决明子）、鸡骨常山、猴神姜等皆是。

⑤要求质地类：中药有的要求质地轻浮，如浮水青黛（内无杂质）；有的要求质地沉重，如落水沉香；有的要求质地较软，如软防风、软紫草；有的要求质坚体结，如明天麻（质坚明亮）、结猪苓（以体结而不实者为优，空松糟朽者不宜入药）。此外，根据药品质量或医疗特殊需要，有的需用肥大的，如肥知母、肥玉竹；有的需要用细小的，如细生地、鹅眼枳实等。

⑥要求产地类：中药品种繁多，产区广泛，有的一种药品很多地区出产，但质量优劣确有区别。如宣木瓜，以安徽宣城产者质坚味酸；怀山药，以河南怀庆（今沁阳，目前以温县产量大）产者条大、粉性足；广藿香，以广东高要产者气芳香浓郁；川干姜，以四川产者气味辛烈，质坚粉足、纤维少。其他如秦当归、台党参、云茯苓、杭白芍、甘枸杞和化橘红等皆是。然而，根据处方所冠产地要求，目前对于有些药品来说已不切合实际，因原产地的产量早已供不应求，有些药品已被其他地区所产者代替。尤其近年来，通过扩大药材种植面积，改进栽培技术，药品产量和质量都有很大提高。如湖北资丘、长阳等地所产的木瓜，不仅产量大，且质量亦可与安徽宣城产品相媲美。台党参（产于山西五台），质量虽好，但产量极少，已供不应求。另外，有些药品按所冠产地，其质量不一定最好，例如甘枸杞，指甘肃甘州（今张掖）所产，论品质已不如宁夏回族自治区的中宁、中卫产品。

⑦要求产时类：植、动物药材，虽然在一年中多数季节都有，但采收季节不同，对质量亦有影响，所以对产时有不同要求。如霜桑叶，必须采收经霜老叶；绵茵陈，又以春季幼苗质软如绵者为佳。

⑧要求老嫩类：中药有些药品宜用多年生长者，如老厚朴（含油多，味苦辣）、老檀香（气芳香浓郁）、枯黄芩（取其体轻上浮，清泄肺热）；但也有宜用当年新生者，如子黄芩（取其体实下降，清大肠热）、嫩桑枝（皆借助生发力，祛风通络，旁达四肢），等等。

⑨要求新陈类：有些药品宜用贮存陈久者，如陈香橼、陈广皮、陈吴萸、陈枳壳等，目的为缓和药品燥烈之性；也有些药品要求使用鲜品，如鲜芦根、鲜茅根、鲜石斛、鲜枇杷叶等，皆取其汁液充沛，疗效迅速。

⑩要求颜色与气味类：中药的不同颜色和气味，代表着药品的质量优劣或真伪，因此，常冠以不同要求。在颜色方面，如红茜草、白扁豆、黑玄参、紫丹参、绿萼梅、黄菊花等；在气味方面，如香藁本、臭阿魏、臭芜荑、甜桔梗、苦杏仁、甘葛根等。

**2. 从中医处方"脚注"谈医药结合** 所谓"脚注"，就是在处方中某种药物的右上角或右下角加以注解，称为"脚注"。是医师根据药物质地或治疗需要，以简明字样对中药调剂人员予以提示，以期达到互相配合，共同完成治疗疾病的目的。历代医家都很重视脚注，如东汉张仲景所著的《伤寒论》，不仅选方用药严谨，而且在脚注上也是非常认真的。全书载方113首，共选用了84味药物，在各方中交叉使用，其中有脚注的药物共36味，反复应用315次。但大多数属于炮制方面的要求。如甘草（炙），桂枝（去皮），附子（炮，去皮，破八片），大黄（酒洗），杏仁（去皮尖），芫花（熬）等。到了唐代，炮制方面的脚注有所改变，如《备急千金要方》中指出："诸经方用药，所有熬炼节度皆脚注之。今方则不然，于此篇具条之……"又说："凡用麦蘖曲末、大豆黄卷、泽兰、芜菁皆微炒。"这样由在药名下脚注改为在药名上前冠。如由甘草<sub>炙</sub>，变为"炙甘草"，其他炮制药物也均逐渐改写。如炮附子、炒山楂、焦栀子、醋柴胡、盐黄柏、酒黄芩、煅牡蛎等。形式虽变，含义相同。这一改变也标志着中药炮制由单纯的"脚注"上升到规范化阶段了。虽然常规的炮制药物在处方中大都改写，但随着中医药事业的发展，历代医家不断总结用药经验，当前在处方用药时，"脚注"现象仍然存在，而且内容更加丰富了，归纳起来，可分为以下几类：

（1）临方炮制：是指用量极少的炮制加工药品，一般饮片厂不生产，中药店和医院中药房又不准备，多在调剂时临时加工炮制。如"瓜蒌元明粉拌""熟地黄砂仁拌""当归乳香面拌炒""生石膏糖拌炒""土炒於术""蒲黄炒阿胶""蜜制升麻""金银花炭"等。这些药品一定要根据医师用药意图，应炒则炒，应制则制，以符合医疗要求。

（2）煎熬与服用要求：由于中药来源不同，质地坚硬与疏松也各有区别，为了保证药品更好地发挥效用，医师经常在煎熬和服用方面提出以下要求：

①质地坚硬的药品，如矿石类的生石膏、生磁石、生赭石、生紫石英等；贝壳类的生牡蛎、生石决明、生瓦楞子、生蛤壳、生紫贝齿等；化石类的生龙骨、生龙齿、石蟹等，多注明"先煎"，以便充分溶出有效成分。

②对质地疏松具有芳香挥发特性的药品，如薄荷、佩兰、藿香、紫苏叶、荆芥穗、香薷等，多注明"后下"（后入），以防过煎有效成分挥发而失效。

③对较小的种子类药品，如车前子、葶苈子、秫米等；粉末类药品，如青黛、滑石粉、六一散、黛蛤散；以及带有柔毛类药品，如旋覆花、枇杷叶等，多注明"包煎"（布包），以使药液澄清，便于服用。

④对某些贵重药品，如人参、西洋参、鹿茸片、羚羊角片等，为了保证药品充分发挥疗效，避免损失药液，多注明"另煎"。

⑤对胶类药品，如生阿胶、鹿角胶、龟甲胶、鳖甲胶、二仙胶等，多注明"烊化"（溶化、另炖），以防煎熬稠黏，难滤药液。

⑥对于汁液药品，如竹沥水、生姜汁、黄酒等，不需与群药共煮，多注明"另兑"。

⑦对某些贵重少量粉末类药品，如三七面、沉香面、琥珀面、朱砂面；或处方中附加的中成药如紫雪丹、安宫牛黄丸、局方至宝丹、至圣保元丹、回生救急散等，多注明"分冲"。

以上各项要求，在调剂时都必须另包（液体装瓶），另号（注明）。并向患者说明煎熬及服药方法，以确保药品疗效。

（3）捣碎：凡种子、果实及坚硬的根及根茎类（未经切片的品种）用时均需捣碎，目的是便于煎出有效成分。但因药品质地不同，其捣碎的程度也有差异，所以处方注明字样亦有区别，常见的有打、碎、捣、砸、研、杵、劈等。总之，凡应捣碎的品种，必须捣碎，绝不可以整用，尤其特殊坚硬药品如紫苏子、砂仁、豆蔻仁、益智仁、瓜蒌子、决明子、芦巴子、川楝子、山慈菇等，还须充分捣碎。但也有些药品在砸捣时有特殊要求，如苦杏仁、桃仁需捣成泥状，黄连需砸劈，法半夏需轻打成碎瓣等。

（4）除去非药用部分：如枇杷叶、石韦"去毛"，麦门冬、莲子"去心"，斑蝥、红娘虫"去头、足、翅"，乌梢蛇"去头、鳞"，大枣"去核"等，都须根据脚注要求进行处理。

上述各项要求，均属于中药调剂常规工作，除"临时炮制"外，均应按脚注或调剂规程处理，绝不可简单行事，从而降低药品疗效。因为每种疾病的治愈，不仅需要医师的精湛医术和选方遣药的技巧，而且必须有优良的调剂服务质量和符合治疗要求的药品相配合，才能充分发挥中药的药效。

（5）处方应付药品常规：临床医师根据"辨证论治"法则治疗疾病，立方时要选用各种经不同炮制加工的中药饮片，以求发挥更好的疗效。中药生熟有别的药性学说及中药饮片不同规格的质量标准已作为法定药载入《中华人民共和国药典》的技术法规，所以在中药调剂中严禁生炙不分，以生代炙或相互代用。中药调剂工作，根据医师处方要求和当地传统习惯，经多年形成一套用药规律，称为"处方药味应付常规"。在医师未注明生、熟、炒、炙的情况下，必须根据本规程处方应付常规，合理调配生、熟、炒、炙等不同品种，见"中药饮片调剂处方应付列表"。

## （三）调剂室设备

1949 年以前，医院里没有中医，也没有中药房，凡买中药都去中药店（俗称"药铺"）。其主要设备包括如下数种：

**1. 调剂室（旧称"店堂"）** 应宽敞明亮，清洁整齐。

**2. 调剂台（旧称"栏柜"）** 作为调配处方时码放药品、包装操作时应用。

**3. 药斗** 系盛装各种饮片之用。每组为一整体，每一整体一般有药斗横者七个，竖者八个。每个药斗分为三格，每格盛一种药。其药品排列是具有一定规矩的，习称"斗谱"，现将中药饮片斗谱排列的原则简介于下：

（1）根据药品用量多少和轻重进行排放：用量较多的如当归、白芍、川芎等放在中上层，便于称取；用量较少而又较轻的如玫瑰花、白梅花、佛手花等放在最高层；质地沉重的如磁石、赭石、自然铜等，放在下边；炒炭药如艾叶炭、小蓟炭、棕榈炭等，也应放在下边，以防炭末与其他药物相混；凡质地松泡，如竹茹、灯心草、通草、丝瓜络等应放在最下层大药斗内。

（2）按药品功效排放：如黄芪、党参、甘草，当归、川芎、白芍，金银花、连翘、板蓝根、山药、牡丹皮、泽泻等，这些药品医师常在处方中配伍应用，这种排列，既便于工作，又减小劳动强度。

（3）凡性状类似药品不应放在一起：如杏仁与桃仁，天花粉与山药片，生地黄片与玄参片，土茯苓片与粉草薢片等，避免错拿药品。

（4）相反、相畏的药品不应放在一起，如川乌与半夏，丁香与郁金等，避免药物相混，造成事故。

（5）为了便于清洁卫生，严防灰尘落入，有些药品应放在瓷罐内，并应加盖，如熟地黄、肉苁蓉、炙黄精、龙眼肉、松花粉、生蒲黄、海金沙等。

（6）细料药品（贵细药品）：如牛黄、麝香、羚羊角、珍珠、冬虫夏草等，应专柜加锁存放，并有专人负责。

（7）毒性中药如天南星、生半夏、生川乌、马钱子等28种，麻醉中药如罂粟壳等，应放在毒麻药专柜，并有专人、专账、专锁管理，以防发生中毒事故。

### （四）　调剂用具

**1. 称量衡器**　戥子、分厘、天平。

（1）戥子：又称戥秤，是进行中药饮片调剂的重要核心工具，戥秤由戥盘、戥杆、戥钮、戥砣、戥线等部件构成。

（2）分厘：又称厘戥或毫克戥，一般用来衡量贵重的细料药物。

**2. 捣碎工具**　临时捣碎中药的工具叫做"铜缸"，又称"铜缸子"或"铜冲"。捣碎药物，又称"砸药"。铜缸的使用是中药饮片调剂的又一基本功，传统操作极具特色，根据不同药物捣碎要求的差异（例如桃仁、杏仁砸成泥，黄连砸劈，法半夏砸成瓣），砸击的声音也具有不同的悦耳的节奏。

**3. 包装纸**　中药饮片调剂所用的包装纸，根据大小不同可以分为：①内包装纸，如二钱、三钱、五钱、一两；②外包装纸，称为门票，印有药店堂号，同时印有饮片的煎煮方法等内容，根据尺寸大小分为三尺、中联、官纸等。

**4. 笺方**　系长方形木制品（长约30cm，宽约6cm），用于调剂过程中，防止处方被风吹动，压方之用。还有一个规矩，凡处方应用笺方压住，不准任何人移动，避免发生事故。

### （五）　调配程序工作要求

调配是中药调剂工作的关键环节，调剂质量好坏与临床疗效有直接关系。在工作中应该集中精力，一丝不苟，严肃认真，避免说笑打闹，造成不应有的差错事故。唐代孙思邈在《千金要方》中云："人命至重，贵于千金，一方济之，德逾于此。"可见古代医家对于处方用药何等重视。因此，中药调剂人员对此工作应倍加重视。要按照医师处方要求和《北京市中药饮片调剂规程》的处方应付正确付药。无论是"单包一口印"还是"攒包"，都要按处方药味顺序排放，药味要分开，更不允许任意漫撒（俗称"天女散花"），这种做法不仅违反《北京市中药饮片调剂规程》，也违反了职业道德。中药汤剂中药有药的配伍，量有量的配伍，其每味药用量多少，与疗程有直接关系。如《金匮要略》中的厚朴三物汤与小承气汤均用厚朴、枳实、大黄三味药，但前者用量以厚朴为大，重在消胀除满，后者以大黄用量为多，重在通泻大便。所以，宋代《太平圣惠方》中云："修合适度，用得其宜，分量无差，病无不愈。"所以，在调剂时，重视称量准确，尊重医师的用药意图，做到"医靠药治，药为医用"共同完成治疗疾病的任务。

### 四、复核与包装

#### （一）复核

调剂人员按照处方调剂后，请复核人员进行复核。复核内容，仍应首先复核相反、相畏、禁忌、毒性中药，应付药物是否正确，用量是否准确，乃至药品真伪、炮制是否合格等，逐一审核，如无误，签名或审核后，再行包装。

#### （二）包装

中药饮片的包装，是中药调剂的又一项基本功。包装要求整体美观、包扎牢固，并注意将处方上患者姓名、工作单位、住址暴露于外，以便取药核对。包装的方法有"一口印"与"攒包"两种，现将这两种方法简介于下：

**1."一口印"包装**　即将处方中的每味中药饮片，采用小包单独包装，再将小包在门票上逐层码放，码放时要求所有的小包包口向处，再用门票将所有小包整体包装，包装后的大药包，形似金字塔，又如古时"官印"，故此种包装方法得名"一口印"。此种包装方法非常具有传统特色，现在已经很少使用。

**2."攒包"包装**　是现在中药饮片调剂常用的包装方法，即将调剂后的中药饮片混合包装于包装纸中，此种包装又分为单层纸包装与双层纸包装。

### 五、给付

首先对清取药号码，问清姓名、单位、住址、剂数等，并核对取药号。并向患者说清添加药引，如生姜三片、葱白三寸、黄酒一盅，以及先煎、后下、烊化、包煎、冲服等，一一嘱咐清楚，并注意语言和蔼、热情诚实，全身心为患者服务。

# 第三节　中药调剂有关行业规范

## 一、中药饮片"并开"药目录

"并开"是指医生处方为了简化，把2~3味药并为一个名写，这种写法应禁止，但有的是多年惯用，调配人员也应了解，现在列表如下（表1-4）。

**表1-4　中药饮片"并开"药目录**

| 处方药名 | 调配应付 |
| --- | --- |
| 二冬、二门冬 | 天冬、麦冬 |
| 二术、苍白术 | 苍术、白术 |
| 二母、知贝母 | 知母、浙贝母 |
| 二地、生熟地 | 生地黄、熟地黄 |

续表

| 处方药名 | 调配应付 |
|---|---|
| 二活 | 羌活、独活 |
| 赤杭芍、杭赤芍 | 白芍、赤芍 |
| 知柏 | 知母、黄柏 |
| 盐知柏、炒知柏 | 盐知母、炒黄柏，炒知母、炒黄柏 |
| 酒知柏 | 酒知母、酒黄柏 |
| 生熟大黄 | 生大黄、熟大黄 |
| 川草乌、二乌 | 制川乌、制草乌 |
| 棱术 | 三棱、莪术 |
| 南北沙参 | 南沙参、北沙参 |
| 芦茅根 | 芦根、白茅根 |
| 二蒺藜、潼白蒺藜 | 白蒺藜、沙苑子 |
| 全紫苏 | 紫苏叶、紫苏梗、紫苏子 |
| 二丑、黑白丑 | 黑丑、白丑 |
| 冬瓜皮子 | 冬瓜皮、冬瓜子 |
| 红白豆蔻 | 红豆蔻、白豆蔻 |
| 谷麦芽 | 炒谷芽、炒麦芽 |
| 生熟麦芽 | 生麦芽、炒麦芽 |
| 生熟谷芽 | 生谷芽、炒谷芽 |
| 生熟稻芽 | 生稻芽、炒稻芽 |
| 炒稻麦 | 炒麦芽、炒稻芽 |
| 焦稻麦 | 焦麦芽、焦稻芽 |
| 炒曲麦 | 炒神曲、炒麦芽 |
| 焦曲麦 | 焦神曲、焦麦芽 |
| 焦楂麦 | 焦山楂、焦麦芽 |
| 生熟薏米 | 生薏苡仁、炒薏苡仁 |
| 青陈皮 | 青皮、陈皮 |
| 腹皮子 | 大腹皮、生槟榔 |
| 桃杏仁 | 桃仁、杏仁 |
| 荆防 | 荆芥、防风 |
| 全荆芥 | 荆芥、荆芥穗 |
| 二地丁 | 蒲公英、紫花地丁 |
| 全藿香 | 藿香梗、藿香叶 |
| 藿苏梗 | 藿香梗、紫苏梗 |
| 生炒蒲黄 | 生蒲黄、炒蒲黄 |
| 二风藤、青海风藤 | 青风藤、海风藤 |
| 桑枝叶 | 桑叶、桑枝 |

续表

| 处方药名 | 调配应付 |
|---------|---------|
| 乳没 | 乳香、没药 |
| 二决明 | 生决明、草决明 |
| 生龙牡 | 生龙骨、生牡蛎 |
| 龙牡 | 煅龙骨、煅牡蛎 |
| 龙齿骨 | 龙齿、龙骨 |
| 炒三仙 | 炒神曲、炒山楂、炒麦芽 |
| 焦三仙 | 焦神曲、焦山楂、焦麦芽 |
| 焦四仙 | 焦神曲、焦山楂、焦麦芽、焦槟榔 |
| 猪茯苓 | 猪苓、茯苓 |

## 二、中药饮片调剂处方应付列表

### （一）处方药名应付炮制的药物

**1. 处方直写药名（或炒）即付清炒的药物**　王不留行、山楂、牛蒡子、决明子、芥子、谷芽、苍耳子、麦芽、苦杏仁、草果、牵牛子、莱菔子、槐花、酸枣仁、紫苏子、蔓荆子、稻芽。

**2. 处方直写药名（或炒）即付麸炒的药物**　白术、苍术、冬瓜子、芡实、枳壳、枳实、椿皮、薏苡仁、六神曲、半夏曲、僵蚕。

**3. 处方直写药名（或炒或炙或制）即付烫制的药名**　狗脊、骨碎补、马钱子、鹅枳实、阿胶珠、龟甲、刺猬皮、穿山甲、鳖甲。

**4. 处方直写药名（或炒或炙）即付蜜炙的药物**　瓜蒌子、马兜铃、槐角、罂粟壳、枇杷叶、桑白皮。

**5. 处方直写药名（或制）即付酒炙的药物**　肉苁蓉、熟大黄、山茱萸、女贞子、水蛭、乌梢蛇、乌蛇肉、蛇蜕、蕲蛇、蕲蛇肉。

**6. 处方直写药名（或炒或炙）即付醋炙的药物**　甘遂、红大戟、京大戟、延胡索、香附、莪术、三棱、商陆、狼毒、五味子、青皮、芫花、乳香、没药、五灵脂、鸡内金、硇砂。

**7. 处方直写药名（或炒或炙）即付盐炙的药物**　小茴香、车前子、补骨脂、胡芦巴、益智、橘核、蒺藜、杜仲。

**8. 处方直写药名（或煅）即付煅制的药物**　瓦楞子、牡蛎、蛤壳、龙骨、龙齿、白石英、花蕊石、紫石英、赤石脂、禹余粮、钟乳石、自然铜、海浮石、金礞石、青礞石、硼砂、磁石、赭石。

**9. 处方直写药名（或炒或煅）即付炭制的药物**　地榆、炮姜、艾叶、侧柏叶、棕榈、南山楂、蒲黄、干姜、血余炭。

**10. 处方直写药名（或炙或制）即付炮制的药物**　川乌、草乌、法半夏、清半夏、天南星、白附子、巴戟天、何首乌、萸黄连、远志、吴茱萸、肉豆蔻、淫羊藿、厚朴、栀子、蒲黄、斑蝥、蟾酥、硫黄、阿胶。

### （二）处方药名注炙，应付炮制药物

**1. 处方药名注炙，应付蜜炙的药物**　炙黄芪、炙升麻、炙甘草、炙白前、炙百合、炙百部、炙前胡、炙紫菀、炙麻黄、炙桑叶、炙款冬花、炙橘红、炙化橘红。

**2. 处方药名注酒，应付酒炙的药物**　酒大黄、酒白芍、酒当归、酒黄芩、酒黄连、酒常山、酒黄柏、酒川芎。

**3. 处方药名注醋，应付醋炒的药物**　醋大黄、醋柴胡。

**4. 处方药名注盐，应付盐炙的药物**　盐知母、盐泽泻、盐砂仁、盐黄柏。

**5. 处方药名注姜，应付姜炙的药物**　姜半夏、姜黄连、姜竹茹、姜草果。

**6. 处方药名注土炒，应付土炒的药物**　土山药、土白术、土苍术、土白芍、土当归、土扁豆。

**7. 处方药名注煅，应付煅制的药物**　煅石决明、煅石膏、煅白矾、煅寒水石。

**8. 处方药名注炭，应付炭制的药物**　大黄炭、升麻炭、龙胆炭、白茅根炭、黄芩炭、黄连炭、地黄炭、熟地黄炭、香附炭、贯众炭、藕节炭、乌梅炭、石榴皮炭、青皮炭、陈皮炭、丝瓜络炭、大蓟炭、小蓟炭、灯心草炭、荆芥炭、荆芥穗炭、白银花炭、鸡冠花炭、槐花炭、菊花炭、莲房炭、荷叶炭、茜草炭、黄柏炭、槐角炭。

注：二蓟炭、大小蓟炭列入并开药。

**9. 处方药名注焦，付炒焦的药物**　焦白芍、焦白术、焦苍术、焦当归、焦麦芽、焦谷芽、焦稻芽、焦薏苡仁、焦枣仁、焦枳壳、焦山楂、焦槟榔、焦栀子、焦神曲、焦建曲、焦鸡内金。

**10. 处方药名注霜，付炒霜制的药物**　瓜蒌霜、紫苏子霜、柏子仁霜、千金子霜、巴豆霜。

### 三、中药饮片捣碎品种目录

#### （一）可预先捣碎以备调配的药物

如：三七、土贝母、白及、沉香、郁金、山慈菇、川贝、青皮子、娑罗子、川楝子、决明子、赤小豆、白扁豆、牵牛子、雄黑豆、芡实、鹅枳实、木腰子、金果榄、龟甲、鳖甲、鱼枕骨、海螵蛸、穿山甲、蛤壳、生蛤壳、生瓦楞子、生紫贝齿、生石决明、生牡蛎、生龙骨、珍珠母、石燕、生磁石、生赭石、生鹅管石、生花蕊石、生海浮石、阳起石、白矾、阴起石、秋石、石蟹、禹余粮、玄精石、生龙齿、金礞石、青礞石、生石膏、生寒水石、滑石、胆矾、生紫石英、生白石英、银精石、金精石、炉甘石、钟乳石、自然铜、赤石脂、茯苓、五倍子、白海巴。

#### （二）调配处方时临时捣碎的药物

含油脂类、贵重细料或有效成分易挥发的药物，如预先加工备用，易出现虫蛀、发

霉、泛油、变质等情况，使有效成分损失，因此，这类药除大批使用，必须提前捣碎外（但不得超过两周用量），一般均应在调配时临时用铜缸捣碎。如：

半夏、延胡索、砂仁（壳砂）、肉豆蔻、红豆蔻、白豆蔻、草豆蔻、草果、荔枝核、蕤仁、白胡椒、蓖麻子、肉桂子、郁李仁、橘核、瓜蒌子、预知子、亚麻子、苍耳子、石莲子、胡麻子、使君子、榧子、白芥子、紫苏子、莱菔子、牛蒡子、芸薹子、诃子、马蔺子、苘麻子、冬瓜子、补骨脂、刀豆、大枫子、胡芦巴、荜茇、紫河车、益智、黑芝麻、公丁香、母丁香、白果、酸枣仁、杏仁、核桃仁、桃仁、枳椇子、两头尖、猪牙皂、皂角、辛夷、肉桂、儿茶、没食子、雷丸、阿胶、龟甲胶、鹿角胶、鳖甲胶。

## 四、鲜药

此外，1949 年以前，很多中医师都习惯使用一些鲜药，如鲜薄荷、鲜佩兰、鲜菖蒲、鲜石斛、鲜枇杷叶、鲜地黄、鲜淡竹叶、鲜芦根、鲜白茅根等。

# 第二章　中药饮片调剂技术 ▷▷▷▷

## 第一节　解表药

凡以发散表邪、解除表证为主要作用的药物，称为解表药。

本类药物大多辛散轻扬，入汤剂不宜久煎，如紫苏、香薷、荆芥等，应用武火速煎。某些药物煎煮时需进行特殊处理，如辛夷须包煎。待汤剂煎成后，应趁热服下，以助药力，中病即止。在服用此类药物期间，应少食生冷及酸味药物。

本节分发散风寒药、发散风热药两类，重点介绍麻黄、桂枝、紫苏、生姜、荆芥、防风、羌活、细辛、白芷、薄荷、牛蒡子、蝉蜕、桑叶、菊花、葛根、柴胡 16 味中药的功效特点和调剂应用。

### （一）　发散风寒药

#### 麻　黄

【来源】本品为麻黄科植物草麻黄 *Ephedra sinica* Stapf、中麻黄 *Ephedra intermedia* Schrenk et C. A. Mey. 或木贼麻黄 *Ephedra equisetina* Bge. 的干燥草质茎。秋季采割绿色的草质茎，晒干。

【产地】主产于山东、河南、安徽、四川等地。草麻黄主要产于辽宁、吉林、内蒙古、河北、山西、河南西北部及陕西等地。中麻黄为我国分布最广的麻黄之一，产于辽宁、河北、山东、内蒙古、山西、陕西、甘肃、青海及新疆等地，以西北各省区最为常见。木贼麻黄产于河北、山西、内蒙古、陕西西部、甘肃及新疆等地。

【炮制】

**1. 麻黄**　除去木质茎、残根及杂质，切段。

**2. 麻黄绒**　取切碎的净麻黄，放入研槽或碾船，研至纤维疏松成绒状，筛去粉末即得。

**3. 蜜麻黄**　取麻黄段，用适当稀释的炼蜜拌匀，闷润，置炒药锅内，文火加热，炒至不粘手，取出，晾凉。每 100kg 麻黄，用炼蜜 20kg。

**4. 蜜麻黄绒**　取麻黄绒，照蜜麻黄操作方法，炒至色深黄、不粘手，取出放凉。

【饮片特征】麻黄原药材以色淡绿或黄绿、内心色红棕、手拉不脱节、味苦涩者为佳。色变枯黄脱节者不可供药用。

**1. 麻黄**　呈圆柱形的段。表面淡黄绿色至黄绿色，粗糙，有细纵脊线，节上有细小鳞叶。切面中心显红黄色。气微香，味涩、微苦。

**2. 麻黄绒**　呈松散的绒团状，黄绿色，体轻。

**3. 蜜麻黄**　形如麻黄段。表面深黄色，微有光泽，略有黏性。有蜜香气，味甜。

**4. 蜜麻黄绒**　呈黏结的绒团状，深黄色，略带黏性，味微甜。

【功效应用】麻黄性味辛、微苦，温。归肺、膀胱经，具有发汗散寒、宣肺平喘、利水消肿的功效。用于风寒感冒，胸闷喘咳，风水浮肿。生麻黄发汗解表和利水消肿力均强；麻黄绒作用缓和，适于老人、幼儿及体虚者外感风寒时使用；蜜麻黄性温偏润，发散力和缓，以宣肺平喘力胜；蜜麻黄绒作用更和缓，适用于表证已解而咳喘未愈的老、幼及体虚人群。

【不良反应】临床报道有肝损伤、过敏反应、心悸等。麻黄碱可引起交感神经兴奋、血压升高、心动过速、室性早搏等心血管和神经系统反应，以及面部麻木、恶心、呕吐、急性尿潴留、头痛等不良反应；大剂量麻黄碱可致呼吸和心脏抑制，甚至致死。

【用药禁忌】

**1. 病证禁忌**　本品发汗宣肺力强，凡表虚自汗、阴虚盗汗及肺肾虚喘者均当忌用。高血压患者慎用。

**2. 配伍禁忌**　不宜与解热镇痛药等合用，以防过量发汗。另据报道，麻黄不宜与降压药、镇静催眠药、单胺氧化酶抑制剂、强心苷、氨茶碱、肾上腺素、去甲肾上腺素、异丙肾上腺素、异烟肼等药物合用。

**3. 特殊人群**　妊娠及哺乳期妇女慎用。运动员慎用。

**4. 饮食禁忌**　忌食生冷、黏腻、刺激性大的食物；恶牡蛎肉。

**5. 使用注意**　区分生品与炮制品的药效差异；根据病情轻重选择药量；麻黄用量过大有耗气伤津之虑。外感风寒体虚者、老人、儿童宜用小剂量，或用麻黄绒；体质壮实、风寒表证表实无汗者，可用大剂量。

与其他解表发汗药同用，注意减量。夏季应用，注意减量。中病即止。用于治疗风寒表证，应注意观察发汗与否及发汗程度，用于治疗咳嗽气喘，注意观察有无出汗、小便多等情况；使用麻黄利水，应注意尿量变化，并注意观察有无出汗等情况。

【处方应付】

正名：麻黄。

**1. 麻黄**　处方用名写麻黄、生麻黄，付生麻黄。

**2. 炙麻黄**　处方用名写炙麻黄，付蜜炙麻黄。

**3. 麻黄绒**　处方用名写麻黄绒，付生麻黄绒。

**4. 炙麻黄绒**　处方用名写炙麻黄绒，付蜜炙麻黄绒。

【调剂要求】

**用法与用量**　2~10g，煎服。内服入煎汤或入丸、散。

【用药指导】用药中观察有无心悸、血压升高、失眠等情况。定期检查肝功能。用于治疗感冒，可温服以助发汗。

【贮藏养护】置通风干燥处。防潮。

# 桂　枝

【来源】本品为樟科植物肉桂 *Cinnamomum cassia* Presl 的干燥嫩枝。春、夏二季采收，除去叶，晒干，或切片晒干。

【产地】主产于广东、广西及云南。广西栽培历史悠久。

【炮制】取原药材，除去杂质，稍泡，洗净，润透，切厚片，干燥。

【饮片特征】桂枝以枝条细嫩均匀、色棕红、香气浓者为佳。

桂枝饮片为类圆形或椭圆形的厚片。表面红棕色至棕色，有时可见点状皮孔或纵棱线，切面皮部红棕色，木部黄白色或浅黄棕色，髓部类圆形或略呈方形，有特异香气，味甜、微辛。

【功效应用】桂枝性味辛、甘，温。归心、肺、膀胱经，具有发汗解肌、温通经脉、助阳化气、平冲降气的功效。用于风寒感冒，脘腹冷痛，血寒经闭，关节痹痛，痰饮，水肿，心悸，奔豚。

【不良反应】据报道，偶尔可引起流产、咽喉干涩、自主神经功能紊乱、月经增多等不良反应。

【用药禁忌】

**1. 病证禁忌**　温热病、阴虚火旺、血热妄行等证忌用。

**2. 配伍禁忌**　畏赤石脂、白石脂。

**3. 特殊人群**　孕妇及月经量过多者慎用。

**4. 饮食禁忌**　忌食辛辣、油腻食物。

**5. 使用注意**　与其他发散风寒药同用时，注意减量，不可发汗过度。

【处方应付】

正名：桂枝。

**1. 桂枝**　处方用名写紫桂枝，付桂枝。

**2. 桂枝片**　处方用名写桂枝片，付桂枝片。

【调剂要求】

**1. 用法与用量**　3~10g，煎服。内服煎汤或入丸、散。汤剂、散剂有利于发汗解表。

**2. 特殊处理**　不宜久煎，以免影响药力。

【用药指导】注意观察体温、疼痛、小便量等与疗效有关的症状和体征；还要注意观察有无生热、动血等与不良反应有关的症状和体征。用于治疗感冒应温服以助发汗。

【贮藏养护】置通风干燥处。防潮。

# 紫苏叶

【来源】本品为唇形科植物紫苏 *Perilla frutescens*（L.）Britt. 的干燥叶（或带嫩枝）。夏季枝叶茂盛时采收，除去杂质，晒干。

【产地】主产于江苏、浙江、河北等地，多自产自销。以河北安国栽培品种质量最优。

【炮制】取原药材，除去杂质及老梗；或喷淋清水，切碎，干燥。

【饮片特征】紫苏叶以叶面上绿下紫、香气浓者为佳。

饮片呈不规则的段或未切叶。叶片多皱缩卷曲、破碎，完整者展平后呈卵圆形，边缘具圆锯齿。两面紫色或上表面绿色，下表面紫色，疏生灰白色毛。叶柄紫色或紫绿色。带嫩枝者，枝的直径 2~5mm，紫绿色，切面中部有髓。气清香，味微辛。

【功效应用】紫苏叶性味辛，温。归肺、脾经。具有解表散寒、行气和胃的功效。用于风寒感冒，咳嗽呕恶，妊娠呕吐，鱼蟹中毒。

【不良反应】偶尔可引起汗出过多。

【用药禁忌】

**1. 病证禁忌**　外感风热或温病卫分证忌用。气虚、表虚不固者慎用。溃疡病、糖尿病患者不宜大量或长期服用。

**2. 配伍禁忌**　据报道，紫苏与镇静药、麻醉药配伍时宜减小剂量。

**3. 特殊人群**　婴幼儿、老年人不宜大量使用。

**4. 饮食禁忌**　不宜食生冷、刺激性食物。

**5. 使用注意**　与其他发散风寒药同用时，注意减量。用药中顾护脾胃。

【处方应付】

正名：紫苏叶。

**紫苏叶**　处方用名写紫苏、苏叶，付紫苏叶。

【调剂要求】

**1. 用法与用量**　5~10g，解鱼蟹毒可用30g。煎服。内服煎汤或入丸、散。汤剂、散剂有利于发汗解表。用于治疗感冒应温服，以助发汗。

**2. 特殊处理**　入汤剂不宜久煎。

【用药指导】服药期间，注意食用熟软易消化食物。紫苏发汗力弱，用于治疗风寒感冒时须喝热粥、披厚衣被等。

【贮藏养护】置阴凉干燥处，防虫蛀。

# 生　姜

【来源】本品为姜科植物姜 *Zingiber officinale* Rosc. 的新鲜根茎。秋、冬二季采挖，除去须根及泥沙。

【产地】我国中部、东南部至西南部各省广为栽培，主产于四川、广东、广西、湖北、贵州、福建等地。

【炮制】除去杂质，洗净。用时切厚片。

【饮片特征】生姜以外皮黄白色、质坚实、气味浓者为佳。

饮片呈不规则厚块，可见指状分枝，切面浅黄色，内皮层环纹明显，维管束散在。气香特异，味辛辣。

【功效应用】生姜性味辛，微温。归肺、脾、胃经。具有解表散寒、温中止呕、化痰止咳、解鱼蟹毒的功效。用于风寒感冒，胃寒呕吐，寒痰咳嗽，鱼蟹中毒。

【用药禁忌】

**1. 病证禁忌**　阴虚内热及实热证禁服。痈肿疮疖、肺炎、肺脓肿、肺结核、胃溃疡、胆囊炎、肾盂肾炎、糖尿病、痔疮等患者，都不宜长期服用。

**2. 配伍禁忌**　据报道，生姜不宜与解热镇痛药阿司匹林、安乃近等合用，以防发汗太过。

【处方应付】

正名：生姜。

**生姜**　处方用名写生姜、生姜片，付生姜。

【调剂要求】

**1. 用法与用量**　3~10g，煎服，或捣汁。外用捣敷，擦或炒热熨患处。

**2. 特殊处理**　入汤剂不宜久煎。

【用药指导】生姜多食耗气生热，不宜长期大量使用。服药过程中应监测体温、食欲、血压等的变化。与温热药同用时注意减量。

【贮藏养护】置阴凉潮湿处，或埋入湿沙内，防冻。

# 荆 芥

【来源】本品为唇形科植物荆芥 *Schizonepeta tenuifolia* Briq. 的干燥地上部分。夏、秋二季花开到顶、穗绿时采割，除去杂质，晒干。

【产地】主产于河北、江西、江苏、浙江、湖南、湖北等地。

【炮制】

**1. 荆芥**　取原药材，除去杂质及木质茎、残根，粗细分开，喷淋清水，迅速洗净，闷润至内外湿度一致，于50℃烘1小时，切段，干燥。筛去碎屑。

**2. 荆芥炭**　取荆芥段，置热锅内，用武火炒至表面焦黑色、内部焦黄色时，喷淋少许清水，熄灭火星，取出，摊凉即可。

【饮片特征】荆芥以色淡黄绿、穗长而密、香气浓郁者为佳。

**1. 荆芥**　呈不规则的段。茎呈方柱形，表面淡黄绿色或淡紫红色，被短柔毛。切面类白色。叶多已脱落。穗状轮伞花序。气芳香，味微涩而辛凉。

**2. 荆芥炭**　形如荆芥，全体黑褐色，体轻，质脆，断面焦褐色。略具焦香气，味苦而辛。

【功效应用】荆芥性味辛，微温。归肺、肝经。具有解表散风、透疹消疮的功效。用于感冒，头痛，麻疹，风疹，疮疡初起。荆芥炒炭后，辛散作用极弱，产生止血作用。

【不良反应】据报道，个别患者可能会引起过敏反应，表现为胸闷、烦躁、全身瘙痒、皮肤潮红。久服可能引起口渴。

【用药禁忌】

**1. 病证禁忌**　外感表虚、血虚血热出血者不宜单用；火热内盛、阴虚内热者不宜用。

**2. 特殊人群**　婴幼儿、老年体弱者慎用。

**3. 饮食禁忌**　忌食生冷、油腻食物。忌食驴肉、螃蟹、黄花鱼等。

**4. 使用注意**　发汗透疹消疮宜生用，止血宜炒炭用。

【处方应付】

正名：荆芥。

**1. 荆芥**　处方用名写荆芥，付荆芥。

**2. 荆芥炭**　处方用名写荆芥炭，付荆芥炭。

【调剂要求】

**1. 用法与用量**　5~10g，煎服。

**2. 特殊处理**　不宜久煎，温服。

【用药指导】荆芥发汗力弱，用于治疗感冒时需喝热粥、披厚衣被等。注意观察体温、出血、瘙痒等情况。

【贮藏养护】置阴凉干燥处。

# 防　风

【来源】本品为伞形科植物防风 *Saposhnikovia divaricata*（Turcz.）Schischk. 的干燥根。春、秋二季采挖未抽花茎植株的根，除去须根及泥沙，晒干。

【产地】主要分布于黑龙江、吉林、辽宁、内蒙古、河北等地。东北三省产的防风素有"关防风""东防风"之称，为著名的"道地药材"，尤以黑龙江产量大、质量佳；产于内蒙古、河北的习称"口防风"，质量稍逊。

【炮制】取原药材，除去杂质，洗净，润透，切厚片，干燥。

【饮片特征】防风以皮细而紧，条粗壮，整齐，须毛少，质柔软，断面皮部浅棕色、中心浅黄色为佳。

饮片呈圆形或椭圆形的厚片。外表皮灰棕色，有纵皱纹，有的可见横长皮孔样突起、密集的环纹或残存的毛状叶基。切面皮部浅棕色，有裂隙，木部浅黄色，具放射状纹理。气特异,味微甘。

【功效应用】 防风性味辛、甘,温。归膀胱、肝、脾经。具有解表祛风、胜湿止痛、止痉的功效,用于感冒头痛,风湿痹痛,风疹瘙痒,破伤风。

【不良反应】 用量过多时可出现汗多、口渴;又可刺激胃肠,引起呕吐、皮肤瘙痒等。

【用药禁忌】

1. **病证禁忌** 阴血亏虚、热病动风者不宜使用。
2. **配伍禁忌** 恶干姜、藜芦、白薇、芫花。不宜与重金属盐类同用。
3. **特殊人群** 妊娠妇女不宜长期服用。
4. **使用注意** 汤剂、散剂有利于发汗解表。

【处方应付】

正名:防风。

**防风** 处方用名写防风,付防风。

【调剂要求】

**用法与用量** 5~10g,煎服。内服煎汤或入丸、散。温服。

【用药指导】 用于治疗感冒时需喝热粥、披厚衣被等。注意观察体温、疼痛、瘙痒、抽搐等症状的变化;注意观察有无恶心、呕吐、助热生火等不良反应。

【贮藏养护】 置阴凉干燥处,防蛀。

# 羌 活

【来源】 本品为伞形科植物羌活 *Notopterygium incisum* Ting ex H. T. Chang 或宽叶羌活 *Notopterygium franchetii* H. de Boiss. 的干燥根茎及根。春、秋二季采挖,除去须根及泥沙,晒干。

【产地】 以四川为主产区者为川羌,主产于四川省阿坝藏族羌族自治州的小金、松潘、黑水、理县、南坪(九寨沟)及绵阳地区的平武。青川、川羌为蚕羌。以西北地区为主产区者为西羌,甘肃以天祝、岷县、临夏、武威、张掖、酒泉、天水等地为主,青海省以海北、黄南、海南、化隆、互助、循化等地为主,西羌中多为大头羌和竹节羌。羌活以四川阿坝藏族羌族自治州产品为"道地药材"。

【炮制】 取原药材,除去杂质,洗净,闷润至内外湿度一致,切厚片,晒干或低温干燥,筛去碎屑。

【饮片特征】 羌活原药材以条粗长、表面棕褐色、有环节、断面紧密、油点多、气味纯正者为佳。

饮片呈类圆形、不规则形横切或斜切片,表皮棕褐色至黑褐色,切面外侧棕褐色,木部黄白色,有的可见放射状纹理。体轻,质脆。气香,味微苦而辛。

【功效应用】 羌活性味辛、苦,温。归膀胱、肾经。具有解表散寒、祛风除湿、止痛的功效。用于风寒感冒，头痛项强，风湿痹痛，肩背酸痛。

【不良反应】本品气味浓烈，用量过大对胃肠道有刺激性，易引起呕吐。

【用药禁忌】

**1. 病证禁忌**　本品辛香温燥之性较烈，风热感冒、温病禁用；阴血亏虚者慎用，脾胃虚弱者不宜单独使用。

**2. 特殊人群**　孕妇及月经过多者、肝肾功能不全者慎用。

**3. 使用注意**　汤剂、散剂有利于发汗解表。区别证候轻重选择药量，注意疗程。羌活与其他发散风寒药同用时，注意减量。不可发汗过度。

【处方应付】

正名：羌活。

**羌活**　处方用名写羌活、西羌活、川羌活，付羌活。

【调剂要求】

**用法与用量**　3～10g。常规煎服。内服煎汤或入丸、散。汤剂、散剂有利于发散表邪，煎汤温服。

【用药指导】注意顾护脾胃。注意观察发汗、体温、头身疼痛等症状的变化。注意有无呕吐等不良反应。

【贮藏养护】置阴凉干燥处，防蛀。

# 细　辛

【来源】本品为马兜铃科植物北细辛 *Asarum heterotropoides* Fr. Schmidt var. *mandshuricum*（Maxim.）Kitag.、汉城细辛 *Asarum sieboldii* Miq. var. *seoulense* Nakai 或华细辛 *Asarum sieboldii* Miq. 的根及根茎。前两种习称"辽细辛"。夏季果熟期或初秋采挖，除净地上部分和泥沙，阴干。

【产地】辽细辛主产于辽宁、吉林、黑龙江，华细辛主产于陕西等地。

【炮制】取原药材，除去杂质，喷淋清水，稍润，切段，阴干。

【饮片特征】细辛原药材以根及根茎细长、气辛香、味辛辣、麻舌者为佳。

饮片呈不规则的段。根茎呈不规则圆形，外表皮灰棕色，有时可见环形的节。根细，密生节上，表面灰黄色，平滑或具纵皱纹。切面黄白色或白色。气辛香，味辛辣、麻舌。

【功效应用】细辛性味辛，温。归心、肺、肾经。具有解表散寒、祛风止痛、通窍、温肺化饮的功效。用于风寒感冒，头痛，牙痛，鼻塞流涕，鼻衄，鼻渊，风湿痹痛，痰饮喘咳。

【不良反应】据报道，细辛对人体神经系统、心血管系统、消化系统、泌尿系统均有一定毒性。

【用药禁忌】

**1. 病证禁忌**　血热动血者、阴虚阳亢之头痛、肺燥伤阴干咳者忌用。

**2. 配伍禁忌**　不宜与藜芦同用。与镇静药和扩张血管药同用时宜减量；不宜与降压药同用。

**3. 特殊人群**　老年人、婴幼儿慎用。肝肾功能不全者慎用。孕妇忌用。

**4. 使用注意**　本品有毒，用量不宜超过用药标准，根据证候轻重控制药量；与其他发散风寒药同用时，注意减量。不可发汗过度。汤剂、散剂有利于发散表邪。同等剂量下，使用汤剂比散剂吞服安全程度高。

【处方应付】

正名：细辛。

**细辛**　处方用名写细辛、细辛根，付细辛。

【调剂要求】

**1. 用法与用量**　1~3g，煎服。散剂每次服0.5~1g。宜饭后服用。外用适量。

**2. 特殊处理**　汤剂延长煎煮时间可减轻毒性。

【用药指导】注意观察出汗、体温、疼痛、鼻塞、咳嗽等变化。注意观察有无心悸、精神兴奋、头疼加重等不良反应。注意查肝肾功能。

【贮藏养护】置阴凉干燥处。

# 白　芷

【来源】本品为伞形科植物白芷 *Angelica dahurica*（Fiseh. exHoffm.）Benth. et Hook. f. 或杭白芷 *Angelica dahurica*（Fisch. exHoffm.）Benth. et Hook. f. var. *formosana*（Boiss.）Shan et Yuan 的干燥根。夏、秋间叶黄时采挖，除去须根及泥沙，晒干或低温干燥。

【产地】杭白芷主产于浙江的杭州、临海、余杭、永康、缙云、象山、乐清等地，川白芷主产于四川的遂宁、达县、安岳、仪陇、渠县、崇庆、射洪等地，禹白芷主产于河南的禹县、长葛，安徽的亳州、太和等地，祁白芷主产于河北的安国、定州、深泽、晋州等地。

【炮制】取原药材，除去杂质，大小分开，洗净，浸泡至约七成透时，取出，闷润至内外湿度一致，切厚片，晒干或低温干燥，筛去碎屑。

【饮片特征】白芷均以条粗壮、体重、粉性足、香气浓郁者为佳。

白芷饮片呈类圆形的厚片。外表皮灰棕色或黄棕色。切面白色或灰白色，具粉性，形成层环棕色，近方形或近圆形，皮部散有多数棕色油点。气芳香，味辛、微苦。

【功效应用】白芷性味辛，温。归胃、大肠、肺经。具有解表散寒、祛风止痛、宣通鼻窍、燥湿止痛、消肿排脓的功效。用于感冒头痛，眉棱骨痛，鼻塞流涕，鼻衄，鼻渊，牙痛，带下，疮疡肿痛。

【不良反应】据报道，白芷可引起流产、接触性皮炎。大量使用可引起中毒，出现恶心、呕吐、头晕、心慌、气短、血压升高、惊厥、烦躁、心前区疼痛、呼吸困难，甚至呼吸中枢麻痹而死亡。

【用药禁忌】

**1. 病证禁忌** 本品辛香温燥，阴虚血热者忌服。高血压患者慎用。

**2. 配伍禁忌** 恶旋覆花。

**3. 特殊人群** 孕妇慎用。

**4. 使用注意** 汤剂、散剂有利于发散表邪。区别证候轻重选择药量。

【处方应付】

正名：白芷。

**白芷** 处方用名写白芷、香白芷，付白芷。

【调剂要求】

**1. 用法与用量** 3~10g，煎服，或入丸、散。温服。外用适量，研末调敷。

**2. 特殊处理** 治疗外感病不宜久煎。

【用药指导】用于治疗感冒时须喝热粥、披厚衣被等。注意观察出汗、体温、疼痛、鼻塞等症状与体征的变化。注意有无呕吐、呃逆、头晕、心慌等不良反应。

【贮藏养护】置阴凉干燥处，防蛀。

## （二） 发散风热药

### 薄 荷

【来源】本品为唇形科植物薄荷 *Mentha haplocalyx* Briq. 的干燥地上部分。夏、秋二季茎叶茂盛或花开至三轮时，选晴天，分次采割，晒干或阴干。

【产地】主产于江苏南通、太仓、海门、东台、淮阴，浙江淳安、开化、余杭、余姚，江西吉安、九江、宜春、安抚、泰和，安徽六安、铜陵、滁州，四川中江、南川，河北安国、博野、深泽等地。其中以安国产量最大，江苏质量最佳，称为"苏薄荷"，是为道地药材。

【炮制】

**1. 鲜薄荷** 取原药材，除去杂质，洗净。用时剪成段。

**2. 薄荷** 取原药材，除去杂质及木质茎，迅速洗净，稍润，切小段，及时低温干燥，筛去碎屑。若产地来货已切段者，除去杂质。

【饮片特征】薄荷以干燥、条匀、叶密、香气浓郁者为佳。

饮片呈不规则的段。茎呈方柱形，表面紫棕色或淡绿色，具纵棱线，棱角处具茸毛。切面白色，中空。叶多破碎，上表面深绿色，下表面灰绿色，稀被茸毛。轮伞花序腋生，花萼钟状，先端5齿裂，花冠淡紫色。揉搓后有特殊清凉香气，味辛凉。

【功效应用】薄荷性味辛，凉。归肺、肝经。具有疏散风热、清利头目、利咽透疹、疏肝行气的功效。用于风热感冒，风温初起，头痛，目赤，喉痹，口疮，风疹，麻疹，胸胁胀闷。其中，叶长于发汗，梗长于理气。

【不良反应】据报道，本品可引起心率缓慢、血压下降。长期服用可引起脘腹胀满、食欲减退等胃肠道症状。薄荷油、薄荷脑可引起口灼烧感、头痛、恶心、呕吐、肝损伤甚至中毒致死。

【用药禁忌】

**1. 病证禁忌** 体虚多汗者不宜使用。阴虚久咳、自汗、风寒感冒等不宜使用。高血压患者慎用。

**2. 特殊人群** 孕妇、产妇、哺乳期妇女不宜使用。

**3. 使用注意** 与其他疏散风热药同用时，注意减量。区分叶、梗药效差异。区别证候轻重选择药量。

【处方应付】

正名：薄荷。

**薄荷** 处方用名写苏薄荷、南薄荷、鸡苏，付薄荷。

【调剂要求】

**1. 用法与用量** 3~6g，煎服，或入丸、散。发表宜趁温热饮服。外用煎汤浴洗，或用薄荷油涂抹局部，对肉瘤有一定治疗作用。

**2. 特殊处理** 不宜久煎，入汤剂宜后下。

【用药指导】饮食宜清淡。注意观察体温、头痛、目赤、皮疹、瘙痒、情绪等症状和体征。长期大量使用时，注意有无头痛、恶心、呕吐、心动过缓等不良反应，定期检查肝功能。

【贮藏养护】置阴凉干燥处。

## 牛蒡子

【来源】本品为菊科植物牛蒡 *Arctium lappa* L. 的干燥成熟果实。秋季果实成熟时采收果序，晒干，打下果实，除去杂质，再晒干。

【产地】本品野生、栽培均有。野生品主产于东北三省、河北、北京地区以及山西、内蒙古、宁夏、甘肃、安徽、浙江等地。野生品以东北三省产量最大，习称"关大力"。

栽培品主产于四川绵阳、南充，重庆万州、达州（亦有野生）。河北安国、浙江桐乡、嘉兴所产习称"杜大力"，主销浙江、江苏两省，其他各地产者多自产自销。

【炮制】

**1. 牛蒡子** 取原药材，筛去灰屑及杂质，洗净，干燥。用时捣碎。

**2. 炒牛蒡子** 取净牛蒡子，置热锅内，用文火炒至略鼓起，有爆裂声，并透出香气时取出，放凉。用时捣碎。

【饮片特征】牛蒡子以粒大饱满、灰褐色、无杂质者为佳。

**1. 牛蒡子**　呈长倒卵形，略扁，微弯曲，长5~7mm，宽2~3mm。表面灰褐色，带紫黑色斑点，有数条纵棱，通常中间1~2条较明显。顶端钝圆，稍宽，顶面有圆环，中间具点状花柱残迹；基部略窄，着生面色较淡。果皮较硬，子叶2，淡黄白色，富油性。气微，味苦后微辛而稍麻舌。

**2. 炒牛蒡子**　形如牛蒡子，色泽加深，略鼓起。微有香气。

【功效应用】牛蒡子辛、苦，寒。归肺、胃经。具有疏散风热、宣肺透疹、解毒利咽的功效。用于风热感冒，咳嗽痰多，麻疹，风疹，咽喉肿痛，痄腮，丹毒，痈肿疮毒。牛蒡子炒后缓和了寒滑之性，以免伤中，宣散作用得以增强，长于解毒透疹。

【不良反应】牛蒡子有导泻作用，可能加重便溏患者的腹泻症状。有发生过敏反应的报道。

【用药禁忌】

**1. 病证禁忌**　外感风寒、脾胃虚寒、慢性肠炎腹泻等不宜使用。低血糖者不宜长期服用。

**2. 特殊人群**　孕妇忌用。

**3. 使用注意**　区别证候轻重选择药量。与其他疏散风热药同用时，注意减量。

【处方应付】

正名：牛蒡子。

**牛蒡子**　处方用名写炒牛蒡子、大力子、牛子、牛蒡子，付炒牛蒡子。

【调剂要求】

**1. 用法与用量**　6~12g，煎服或入丸、散。也可煎汤含漱。外用适量。

**2. 特殊处理**　入汤剂宜捣碎。

【用药指导】发表宜趁温热饮服。注意顾护脾胃。注意观察体温、咽痛、皮疹、疮肿等症状和体征。注意有无便溏、过敏等不良反应。

【贮藏养护】置通风干燥处，防蛀。

# 蝉　蜕

【来源】本品为蝉科昆虫黑蚱 *Cryptotympana pustulata* Fabrieius 的若虫羽化时脱落的皮壳。夏、秋二季收集，除去泥沙，晒干。

【产地】主产于山东、河北、河南、江苏、浙江等地。

【炮制】除去杂质，洗净，干燥。

【饮片特征】蝉蜕以个体大、表面干净无泥土、黄棕色、半透明、光泽明显者为佳。

略呈椭圆形而弯曲，长约3.5cm，宽约2cm。表面黄棕色，半透明，有光泽。头部有丝状触角1对，多已断落，复眼突出。额部先端突出，口吻发达，上唇宽短，下唇伸长成管状。胸部背面呈十字形裂开，裂口向内卷曲，脊背两旁具小翅2对；腹面有足3

对，被黄棕色细毛。腹部钝圆，共9节。体轻，中空，易碎。气微，味淡。

【功效应用】蝉蜕性味甘，寒。归肺、肝经。具有散风除热、利咽透疹、明目退翳、解痉的功效。用于风热感冒，咽痛音哑，麻疹不透，风疹瘙痒，目赤翳障，惊风抽搐，破伤风。

【用药禁忌】

**1. 病证禁忌**　虚寒证不宜使用。

**2. 特殊人群**　孕妇慎服。

**3. 使用注意**　使用时药量不宜过大。不宜久服。

【处方应付】

正名：蝉蜕。

**蝉蜕**　处方用名写蝉蜕、蝉衣、虫衣，付蝉蜕。

【调剂要求】

**1. 用法与用量**　3~6g，煎服。或入丸、散。温服。外用适量，煎水洗或研末调敷。

**2. 特殊处理**　不宜久煎。

【用药指导】饮食宜清淡。注意观察有无过敏性反应。

【贮藏养护】置干燥处，防压。

# 桑　叶

【来源】本品为桑科植物桑 *Morus alba* L. 的干燥叶。初霜后采收，除去杂质，晒干。

【产地】全国大部分地区均有分布。以南方养蚕区产量较大，如安徽、江苏、浙江、四川、湖南等地，主产于浙江湖州、嘉兴，江苏苏州、无锡、丹阳、镇江等地。

【炮制】

**1. 桑叶**　取原药材，拣净杂质，搓碎并去梗，筛去泥屑而成。

**2. 炙桑叶**　取生品桑叶，加入用适量温开水稀释的炼蜜，拌匀，稍闷，置锅内用文火炒至不粘手为度，取出，放凉。

【饮片特征】桑叶原药材以叶大、叶厚、筋脉突出、黄绿色握之刺手者为佳。

**1. 桑叶**　多皱缩、破碎。完整者有柄，叶片展平后呈卵形或宽卵形，长8~15cm，宽7~13cm。先端渐尖，基部截形、圆形或心形，边缘有锯齿或钝锯齿，有的有不规则分裂。上表面黄绿色或浅黄棕色，有的有小疣状突起；下表面颜色稍浅，叶脉突出，小脉网状，脉上被疏毛，脉基具簇毛。质脆。气微，味淡、微苦涩。

**2. 炙桑叶**　形如桑叶碎片，表面暗黄色，微有光泽，略带黏性，味甜。

【功效应用】桑叶性味甘、苦，寒。归肺、肝经。具有疏散风热、清肺润燥、清肝明目的功效。用于风热感冒，肺热燥咳，头晕头痛，目赤昏花。

【不良反应】据报道，桑叶注射液可引起红皮病性银屑病。

【用药禁忌】

**1. 病证禁忌**　外感风寒、脾胃虚寒、慢性肠炎腹泻等不宜使用。低血糖者不宜长期服用。

**2. 配伍禁忌**　不宜与氢氧化铝制剂、钙制剂、亚铁制剂同用。

**3. 特殊人群**　孕妇慎用。

**4. 使用注意**　区分生、制品药效差异；区别证候轻重选择药量。与其他疏散风热药同用时，注意减量。

【处方应付】

正名：桑叶。

**1. 桑叶**　处方用名写桑叶，付桑叶。

**2. 炙桑叶**　处方用名写蜜桑叶、炙桑叶，付蜜炙桑叶。

【调剂要求】

**用法与用量**　5～10g，煎服或入丸、散。发表宜趁温热饮服。外用煎汤水洗或捣敷，可煎水洗眼。

【用药指导】饮食宜清淡。治疗风热感冒时宜喝热粥、厚衣被等。注意观察体温、头痛、咳嗽等症状、体征变化。

【贮藏养护】置干燥处。

# 菊　花

【来源】本品为菊科植物菊 *Chrysanthemum morifolium* Ramat. 的干燥头状花序。9～11月花盛开时分批采收，阴干或焙干，或熏、蒸后晒干。药材按产地和加工方法不同，分为"亳菊""滁菊""贡菊""杭菊""怀菊"。

【产地】亳菊花，主产于安徽亳州市郊、太和等地。怀菊花，主产于河南博爱、温县、泌阳、修武等地。川菊花，主产于四川中心苍溪、仪陇、南充等地。祁菊花，主产于河北安国、定州、深泽、博野等地。杭菊花，主产于浙江桐乡、海宁、吴兴、湖州等地。黄菊花，主产于海宁。贡菊花，主产于安徽黄山、休宁等地。滁菊花，主产于安徽滁州、全椒。德菊花主产于浙江德清，为栽培种，培育的品种极多，头状花序多变化，形色各异。

药用菊花以河南、安徽、浙江及栽培种为多。

【炮制】菊花，取原药材，除去杂质及残留的梗、叶，筛去灰屑。

【饮片特征】菊花以身干、花朵整齐、不散瓣、不变色、香气浓者为佳。

亳菊花呈圆盘状或扇形，直径 1.5～3cm，离散。总苞碟状，苞片 3～4 层，花托半球形。外围舌状花数层，直伸，不卷曲，类白色，边缘舌状花稍成淡紫红色，管状花多位于中央、黄色，顶端 5 齿裂，体轻，质柔润，气清香，味甘、微苦。

怀菊花花大瓣长，肥厚。花为白色或黄白色，间有浅红色或红棕色。花心细小、浅棕色，质松而柔软，气清香，味淡、微苦。

川菊花同怀菊花，但花朵瘦小，色较暗。

杭菊花呈压缩状，朵大瓣宽而疏，呈蝶形或扁球形，直径 2.5~4cm，舌状花少，彼此粘连，黄白色；花心较大，黄色，气清香，味甘、微苦。

祁菊花似亳菊花，但花朵较小。

黄菊花似杭菊花，但为深黄色。

贡菊花的花为扁球形，中厚边薄，花蒂绿色，直径 1.5~2.5cm，舌状花白色，斜升，上部反折，边缘稍内卷缩。花心小，淡黄色，质柔软，气清香，味甘、微苦。本品特点为白色、绿蒂、黄心、气清香。

滁菊花为不规则扁球形或不规则球形。直径 1.5~2.5cm，白色或灰白色，中心略呈黄色。舌状花瓣常向花心卷曲，香气浓，味甘、微苦。

德菊花似滁菊花，但朵小。

【功效应用】菊花性味甘、苦，微寒。归肺、肝经。具有散风清热、平肝明目、清热解毒的功效。用于风热感冒，头痛眩晕，目赤肿痛，眼目昏花，疮痈肿毒。

【不良反应】据报道，杭白菊花可引起接触性皮炎。

【用药禁忌】

**1. 病证禁忌** 外感风寒、脾胃虚寒等不宜使用。气虚头疼、眩晕不宜用。

**2. 配伍禁忌** 与镇静药、麻醉药、降压药同用时，用量不宜过大。

**3. 特殊人群** 孕妇慎用。

**4. 使用注意** 使用时注意区分不同品种；区别证候轻重选择药量。不宜久服。

【处方应付】

正名：菊花。

**菊花** 处方用名写菊花、白菊花、甘菊花、黄菊花、黄菊、亳菊、滁菊、杭菊、贡菊、怀菊，付菊花。

【调剂要求】

**用法与用量** 5~10g，煎服，或入丸、散。疏散风热多用黄菊花；平肝明目多用白菊花。发表宜趁温热饮服。外用作枕。

【用药指导】用药期间饮食宜清淡。注意观察体温、头痛、眩晕等症状、体征的变化。观察有无过敏性反应。

【贮藏养护】置阴凉干燥处，密闭保存，防霉，防蛀。

# 葛 根

【来源】本品为豆科植物野葛 *Pueraria lobata*（Willd.）Ohwi 的干燥根。习称野葛。秋、冬二季采挖，趁鲜切成厚片或小块，干燥。

【产地】野葛在我国分布很广，除新疆、西藏外各地均有野生，但以湖南、河南、广东、浙江、四川等地产量最大。北京山区也产，如密云、怀柔、平谷、昌平、门头沟等地。

【炮制】取原药材，除去杂质，洗净，润透，切厚片，晒干。

【饮片特征】葛根以色白、质坚实、无外皮、粉性足、纤维少者为佳。

饮片呈不规则的厚片、粗丝或边长为5～12mm的方块。切面浅黄棕色或棕黄色。质韧，纤维性强。气微，味微甜。

【功效应用】葛根性味甘、辛，凉。归脾、胃、肺经。具有解肌退热、生津止渴、透疹、升阳止泻、通经活络、解酒毒的功效。用于外感发热头痛、项背强痛，口渴，消渴，麻疹不透，热痢，泄泻，眩晕头痛，中风偏瘫，胸痹心痛，酒毒伤中。

【不良反应】据报道，个别人服用葛根可见腹泻、药物性肝炎、心律失常、溶血反应、过敏反应等不良反应。个别胃溃疡患者服药第一周内有轻度腹胀及上腹部不适。

【用药禁忌】

**1. 病证禁忌** 脾胃虚寒不宜使用。风寒感冒，发热项强不宜单用。低血压者慎用。

**2. 配伍禁忌** 与降压药、降糖药、脑血管扩张药同用时，用量不宜过大。不宜与肾上腺素和异丙肾上腺素同用，应避免与头孢菌素类抗生素、复方氨基比林、阿司匹林等同用。

**3. 使用注意** 区分生用、煨制品药效差异；区别证候轻重选择药量。葛根与其他疏散风热药同用时，注意减量。退热生津宜生用，升阳止泻宜煨用。生津以鲜葛根为优。

【处方应付】

正名：葛根。

**葛根** 处方用名写葛根、野葛，付葛根。

【调剂要求】

**用法与用量** 10～15g，煎服，或入丸、散。外用适量捣敷。

【用药指导】发表宜趁温热饮服。服药期间饮食宜清淡，顾护脾胃。注意观察体温、项强、口渴、食欲等症状、体征变化；观察有无腹泻、心律失常、过敏性反应等；用药期间定期检查肝功能及血糖水平。

【贮藏养护】置通风干燥处，防蛀。

# 柴 胡

【来源】本品为伞形科植物柴胡 *Bupleurum chinense* DC. 或狭叶柴胡 *Bupleurum scorzonerifolium* Willd. 的干燥根。按性状不同，分别习称"北柴胡"及"南柴胡"。春、秋二季采挖，除去茎叶及泥沙，干燥。

【产地】北柴胡主产于我国东北、华北、西北、华东和华中各地，南柴胡广布于我国黑龙江、吉林、辽宁、河北、山东、山西、陕西、江苏、安徽、广西及内蒙古、甘肃诸省区。

**【炮制】**

**1. 柴胡**　取原药材，除去杂质及残茎，洗净，闷润至内外湿度一致，切厚片或中段，干燥，筛去碎屑。

**2. 醋炙柴胡**　取柴胡片或段，加醋拌匀，闷润至醋被吸尽，置热锅内，用文火炒干，取出，晾凉。每100kg柴胡片（段），用醋10kg。

**3. 鳖血柴胡**　取柴胡片或段，加入定量洁净的新鲜鳖血及定量黄酒（或适量冷开水）拌匀，闷润至酒被吸尽，置炒药锅内，用文火加热，炒干，取出晾凉。每100kg柴胡片，用鳖血13kg，黄酒25kg。

**【饮片特征】**柴胡以身干、条粗长、整齐，无残留茎、叶及须根者为佳。

**1. 柴胡**　北柴胡呈不规则的厚片，外表皮黑褐色或浅棕色，具纵皱纹和支根痕。切面淡黄白色，纤维性。质硬。气微香，味微苦。南柴胡呈类圆形或不规则片，外表皮红棕色或黑褐色，有时可见根头处具细密环纹或细毛状枯叶纤维。切面黄白色，平坦。具败油气。

**2. 醋柴胡**　醋北柴胡形如北柴胡片，表面淡棕黄色，微有醋香气，味微苦。醋南柴胡形如南柴胡片，微有醋香气。

**3. 鳖血柴胡**　形如柴胡片，色泽加深，有血腥气。

**【功效应用】**柴胡味辛、苦，微寒。归肝、胆、肺经。具有疏散退热、疏肝解郁、升举阳气的功效。用于感冒发热，寒热往来，胸胁胀痛，月经不调，子宫脱垂，脱肛。柴胡醋炙后升散之性得以缓和，增强了舒肝止痛作用。柴胡经鳖血炮制，能填阴滋血，抑制浮阳之性，清肝退热作用得以增强。

**【不良反应】**据报道，柴胡注射液可引起过敏性休克、皮肤过敏反应。

**【用药禁忌】**

**1. 病证禁忌**　阴虚阳亢、肝风内动、气机上逆者慎用或忌用。风寒感冒发热不宜单用。

**2. 配伍禁忌**　不与氢氧化铝制剂、钙制剂、亚铁制剂、维生素C同用。

**3. 特殊人群**　婴幼儿、老年人慎用。

**4. 使用注意**　区别证候轻重选择药量，中病即止。和解退热宜生用；疏肝解郁多用醋炙；退骨蒸劳热用鳖血拌炒。柴胡与其他疏散风热药同用时，注意减量。柴胡有较好的退热效果，但注意不要仅仅以体温作为治疗指标，以免耽误治疗。

**【处方应付】**

正名：柴胡。

**1. 柴胡**　处方用名写柴胡、北柴胡、南柴胡、软柴胡，付柴胡。

**2. 醋柴胡**　处方用名写炒柴胡、醋炙柴胡、醋柴胡，付醋炙柴胡。

**3. 鳖血柴胡**　处方用名写鳖血柴胡，付鳖血拌炒柴胡。

**【调剂要求】**

**用法与用量**　3~10g，煎服，或入丸、散。发表宜趁温热饮服。

【用药指导】注意观察体温、情绪、呼吸等症状、体征变化；区分不同炮制品药效差异。

【贮藏养护】置通风干燥处，防蛀。

# 第二节　清热药

凡以清解里热为主要作用，用于治里热证的中药，称为清热药。

本类药物药性寒凉，沉降入里，脾胃虚寒者当慎用。决明子、牡丹皮、天花粉等孕妇慎用。入汤剂时，应用武火和文火交叉煎煮，使有效成分充分煎出。某些药物在煎煮时，需特殊处理，以提高有效成分煎出量。如石膏宜打碎先煎。本类药为寒证用药，宜热服，但注意应中病即止。

本节分清热泻火药、清热燥湿药、清热解毒药、清热凉血药、清虚热药5类，重点介绍石膏、知母、天花粉、栀子、夏枯草、黄芩、黄连、黄柏、龙胆草、金银花、连翘、蒲公英、大青叶、板蓝根、牛黄、鱼腥草、射干、白头翁、败酱草、生地黄、玄参、牡丹皮、赤芍、青蒿、地骨皮25味中药的功效特点和调剂应用。

## （一）清热泻火药

### 石　膏

【来源】本品为硫酸盐类矿物硬石膏族石膏，主含含水硫酸钙（$CaSO_4 \cdot 2H_2O$），采挖后，除去杂石及泥沙。

【产地】主产于湖北、安徽、河南、山东、四川、湖南、广西、广东、云南、新疆等地。

【炮制】

**1. 生石膏**　取原药材，打碎，除去杂石，粉碎成粗粉。

**2. 煅石膏**　取净石膏块，置煅炉或适宜容器内，煅至酥松，取出，放凉，碾碎。

【饮片特征】石膏原矿物以块大色白、质松、纤维状、无杂石者为佳。

**1. 生石膏**　本品为纤维状的集合体，呈长块状、板块状或不规则块状。白色、灰白色或淡黄色，有的半透明。体重，质软，纵断面具绢丝样光泽。气微，味淡。碾碎后成粗粉。

**2. 煅石膏**　本品呈不规则块状或条状，洁白或粉白色，纹理破坏，光泽消失，不透明，表面松脆，易剥落，质轻松。

【功效应用】石膏性味辛、甘，大寒，归肺、胃经。具有清热泻火、除烦止渴的功效。用于外感热病，高热烦渴，肺热喘咳，胃火亢盛，头痛，牙痛。煅石膏具有收湿、生肌、敛疮、止血的功效。用于溃疡不敛，湿疹瘙痒，水火烫伤，外伤出血。

【不良反应】据报道，服用含砷量过高的石膏，可引起砷中毒。个别病例用石膏绷带固定后出现接触性皮炎，皮肤有瘙痒及灼热，并见弥漫性红斑及粟粒状丘疹。用量过大会出现倦怠乏力、食欲减退、精神不振等情况。

**【用药禁忌】**

**1. 病证禁忌** 脾胃虚寒、血虚、阴虚内热者忌用。

**2. 配伍禁忌** 恶巴豆、蟒草、罗布麻，畏铁。据报道，不宜与四环素类抗生素、喹诺酮类抗生素、异烟肼、强的松同用。

**3. 使用注意** 区分生、制品药效差异。依据证候轻重选择药量。

**【处方应付】**

正名：石膏。

**1. 石膏** 处方用名写生石膏、石膏，付石膏。

**2. 煅石膏** 处方用名写煅石膏，付煅石膏。

**【调剂要求】**

**1. 用法与用量** 15～60g。内服用生品，入煎汤或入丸、散。用于退热，随时服。煅石膏研细末，仅供外用，治皮肤湿疹疮疡。

**2. 特殊处理** 入汤剂宜打碎先煎。

**【用药指导】**与其他寒凉药同用时，注意减量；顾护脾胃。注意观察体温变化、食欲及二便等现象。

**【贮藏养护】**置干燥处。

# 知　母

**【来源】**本品为百合科植物知母 *Anemarrhena asphodeloides* Bge. 的干燥根茎。春、秋二季采挖，除去须根和泥沙，晒干，习称"毛知母"；或除去外皮，晒干。

**【产地】**家种知母主产河北省安国市、安徽省亳州市，是全国知名的两个种植基地。野生毛知母主产于河北、山西、内蒙古，辽宁等地亦有分布。

**【炮制】**

**1. 知母** 取原药材，除去毛状物及杂质，洗净，闷润至内外湿度一致，稍晾，切厚片，干燥，筛去毛屑。

**2. 盐知母** 取知母片，置热锅内，用文火微炒至变色时，喷淋盐水，继续翻炒至干，取出放凉。每100kg知母片，用食盐2kg。

**【饮片特征】**知母原药材以条肥大、质硬、断面黄白色者为佳。

**1. 知母** 知母片呈不规则类圆形的厚片。外表皮黄棕色或棕色，可见少量残存的黄棕色叶基纤维和凹陷或突起的点状根痕。切面黄白色至黄色。气微，味微甜、略苦，嚼之带黏性。

**2. 盐知母** 形如知母片，色黄或微带焦斑。味微咸。

**【功效应用】**知母性味苦、甘，寒。归肺、胃、肾经。具有清热泻火、滋阴润燥的功效。用于外感热病，高热烦渴，肺热燥咳，骨蒸潮热，内热消渴，肠燥便秘。盐知母可引药下行，专入肾，滋阴降火作用增强，善清虚热。

【不良反应】据报道，知母为苦寒之品，药不对证者易发生胃肠道反应，如食欲减退、恶心、呕吐等。

【用药禁忌】

**1. 病证禁忌**　脾虚便溏者不宜用。低血糖、出血性疾病不宜长期大量使用。慢性胃炎、肠炎、肝炎、饮食减少及慢性腹泻者禁单味大剂量长期服用。

**2. 配伍禁忌**　据报道，知母不宜与维生素 C、烟酸、谷氨酸、胃酶合剂等酸性较强的药物合用。

**3. 特殊人群**　孕妇及月经过多者慎用。

**4. 使用注意**　大量久服伤胃气，不可久服或大量服用。

【处方应付】

正名：知母。

**1. 知母**　处方用名写知母、生知母、肥知母、知母肉，付知母。

**2. 盐知母**　处方用名写盐知母、炒知母、盐炒知母，付盐炙知母。

【调剂要求】

**用法与用量**　6~12g，煎服。内服入煎汤或入丸、散。饭后服用。

【用药指导】与其他寒凉药同用时，注意减量；顾护脾胃。注意观察血糖、食欲、二便等。

【贮藏养护】置通风干燥处，防潮。

## 天花粉

【来源】本品为葫芦科植物栝楼 *Trichosanthes kirilowii* Maxim. 或双边栝楼 *Trichosanthes rosthornii* Harms 的干燥根。秋、冬二季采挖，洗净，除去外皮，切段或纵剖成瓣，干燥。

【产地】本品以家种为主，全国大部分地区有产。主产于河南、河北、山东、江苏、山西等地，以河南安阳为道地药材，素有"安阳花粉"之称。

【炮制】取原药材，略泡，润透，切厚片，干燥。

【饮片特征】以块大、色白、粉性足、质坚细腻、筋脉少者为佳。

天花粉饮片呈类圆形、半圆形或不规则形的厚片。外表皮黄白色或淡棕黄色。切面可见黄色木质部小孔，略呈放射状排列。气微，味微苦。

【功效应用】性味甘、微苦，微寒。归肺、胃经。具有清热生津、消肿排脓的功效。用于热病口渴，消渴，肺热燥咳，内热消渴，疮疡肿毒。

【用药禁忌】

**1. 病证禁忌**　脾胃虚寒、大便滑泄者忌服。

**2. 配伍禁忌** 恶干姜，畏牛膝、干漆。反乌头，不宜与川乌、制川乌、草乌、制草乌、附子同用。

**3. 特殊人群** 孕妇慎用。

**4. 使用注意** 病在表、湿痰、亡阳作渴者，不可妄用。

【处方应付】

正名：天花粉。

**天花粉** 处方用名写栝楼根、瓜蒌根、天花粉，付天花粉。

【调剂要求】

**1. 用法与用量** 10~15g，煎服。

**2. 特殊处理** 外用适量，研末撒布或调敷。

【用药指导】顾护脾胃。注意观察食欲、二便、血压等。

【贮藏养护】放置于干燥处，防霉，防虫蛀。

# 栀　子

【来源】本品为茜草科植物栀子 *Gardenia jasminoides* Ellis 的干燥成熟果实。9~11 月果实成熟呈红黄色时采收，除去果梗和杂质，蒸至上气或置沸水中略烫，取出，干燥。

【产地】主产于山东、江苏、安徽、浙江、江西、福建、台湾、湖北、湖南、广东、香港、广西、海南、四川、贵州和云南，河北、陕西和甘肃有栽培；国外分布于日本、朝鲜、越南、老挝、柬埔寨、印度、尼泊尔、巴基斯坦、太平洋岛屿和美洲北部，野生或栽培。

【炮制】

**1. 生栀子** 取原药材，拣去杂质，筛去灰屑，碾碎过筛；或剪去两端。

**2. 炒栀子** 取碾碎的栀子，置热锅内，用文火炒至表面深黄色或黄褐色，取出，晾凉。

**3. 焦栀子** 取碾碎的栀子，置热锅内，用中火炒至表面焦褐色或焦黑色，内部为黄棕色或棕褐色，取出，放凉。

【饮片特征】栀子果实以皮薄、饱满、色红黄者为佳。

**1. 生栀子** 本品呈长卵圆形或椭圆形，长 1.5~3.5cm，直径 1~1.5cm。表面红黄色或棕红色，具 6 条翅状纵棱，棱间常有 1 条明显的纵脉纹，并有分枝。顶端残存萼片，基部稍尖，有残留果梗。果皮薄而脆，略有光泽；内表面色较浅，有光泽，具 2~3 条隆起的假隔膜。种子多数，扁卵圆形，集结成团，深红色或红黄色，表面密具细小疣状突起。气微，味微酸而苦。或碾碎成碎块状。

**2. 炒栀子** 本品形同栀子，表面深黄色或黄褐色。

**3. 焦栀子** 本品形同栀子，表面焦褐色或焦黑色，内部黄棕色或棕褐色。

【功效应用】栀子性味苦、寒，归心、肺、三焦经。具有泻火除烦、清热利湿、凉血解毒的功效，外用消肿止痛。用于热病心烦，湿热黄疸，淋证涩痛，血热吐衄，目赤肿痛，火毒疮疡；外治扭挫伤痛。

栀子苦寒之性甚强，炒后可减缓对胃的刺激。炒栀子与焦栀子功用相似，炒栀子苦寒性略强，一般热甚者可用炒栀子，脾胃较虚弱者可用焦栀子。

【不良反应】据报道，茵栀注射液静脉或肌肉注射可引起过敏反应。服用大量栀子后，可出现毒性反应，常见头晕心悸、腹痛、恶心呕吐、小便量多、全身乏力、冷汗、头目眩晕、昏迷。

【用药禁忌】

**1. 病证禁忌**　脾虚便溏者不宜用。低血压、心功能不全者不宜长期大量使用。

**2. 配伍禁忌**　据报道，不宜与镇静剂、麻醉药、阿托品配伍应用。

**3. 特殊人群**　婴幼儿、老年人慎用。

**4. 使用注意**　严格掌握剂量、依据病情及个体差异定剂量。

【处方应付】

正名：栀子。

**1. 生栀子**　处方用名写生栀子，付生栀子。

**2. 炒栀子**　处方用名写栀子、炒栀子、炙栀子、炒栀仁、炙栀仁、红栀子、苏栀子、姜栀子，付炒栀子。

**3. 焦栀子**　处方用名写焦栀子，付焦栀子。

【调剂要求】

**用法与用量**　6~10g，煎服。外用生品适量，研末调敷。内服用炮制品，入煎汤或入丸、散。生品外用，研末调敷。饭后服用。

【用药指导】顾护脾胃。注意观察血压、食欲、二便等。

【贮藏养护】置通风干燥处。


# 夏枯草

【来源】本品为唇形科植物夏枯草 *Prunella vulgaris* L. 的干燥果穗。夏季果穗呈棕红色时采收，除去杂质，晒干。

【产地】主产于江苏、安徽、浙江、河南等地，其他各省亦产。西藏、云南尚以刚毛夏枯草的花穗及果穗同等入药。

【炮制】

夏枯草　取原药材，除去杂质，晒干，筛去灰屑。

【饮片特征】夏枯草以色紫褐、穗大者为佳。

本品呈圆柱形，略扁，长 1.5~8cm，直径 0.8~1.5cm；淡棕色至棕红色。全穗由数轮至十数轮宿萼与苞片组成，每轮有对生苞片 2 片，呈扇形，先端尖尾状，脉纹明显，外表面有白毛。每一苞片内有花 3 朵，花冠多已脱落，宿萼二唇形，内有小坚果 4 枚，卵圆形，棕色，尖端有白色突起。体轻。气微，味淡。

【功效应用】夏枯草性味辛、苦，寒。归肝、胆经，具有清肝泻火、明目、散结消肿的功效。用于目赤肿痛，目珠夜痛，头痛眩晕，瘰疬，瘿瘤，乳痈，乳癖，乳房胀痛。

【不良反应】有皮肤、唇舌、胃肠道及全身过敏及休克的报道。

【用药禁忌】

**1. 病证禁忌** 气虚、脾胃虚寒、慢性泻泄者慎用。低血压者不宜长期大量单用。缺铁性贫血患者不宜服用。

**2. 配伍禁忌** 据报道，不宜与含钾制剂及保钾排钠药同用。

**3. 特殊人群** 孕妇及先兆流产者忌大量服用。

**4. 使用注意** 对胃有刺激，严格掌握剂量，依据病情及个体差异定剂量。

【处方应付】

正名：夏枯草。

**夏枯草** 处方用名写夏枯草，付夏枯草。

【调剂要求】

**1. 用法与用量** 9~15g，煎服。内服入煎汤或入丸、散或熬膏服。外用煎水洗或捣烂外敷。

**2. 特殊处理** 可浓煎制膏服。

【用药指导】顾护脾胃。注意观察血压、血钾等。

【贮藏养护】置干燥处。

## （二） 清热燥湿药

## 黄 芩

【来源】本品为唇形科植物黄芩 *Scutellaria baicalensis* Georgi 的干燥根。春、秋二季采挖，除去须根和泥沙，晒后撞去粗皮，晒干。

【产地】主产河北、北京、内蒙古、河南、山东、甘肃等地，东北三省、宁夏、陕西等地均有分布。其中以山西产量大，以河北质量佳，尤其承德产者质量优，习称"热河枝芩"，为驰名的"道地药材"。

种植的地区主要分布在山东、河北、内蒙古、陕西、甘肃、安徽亳州及山西等地。

【炮制】

**1. 黄芩片** 取原药材，除去杂质，置沸水中煮 10 分钟，取出，闷透，切薄片，干燥；或蒸半小时，取出，切薄片，干燥（注意避免暴晒）。

**2. 酒黄芩** 取黄芩片，加黄酒拌匀，闷润，至酒被吸尽后，置热锅内，用文火炒干，取出，晾凉。每 100kg 黄芩片，用黄酒 12.5kg。

**3. 黄芩炭** 取黄芩片，置热锅内，用武火炒至表面黑褐色，喷淋清水少许，熄灭火星，取出，晾干。

【饮片特征】黄芩以条长、质坚实、色黄者为佳。

**1. 黄芩**　黄芩饮片为类圆形或不规则形薄片。外表皮黄棕色或棕褐色。切面黄棕色或黄绿色，具放射状纹理。

**2. 酒黄芩**　形如黄芩片，略带焦斑，微有酒香气。

**3. 黄芩炭**　形如黄芩片，表面黑褐色，内部深黄色，体轻，有焦炭气。

【功效应用】黄芩性味苦、寒，归肺、胆、脾、大肠、小肠经。具有清热燥湿、泻火解毒、止血、安胎的功效。用于湿温，暑湿，胸闷呕恶，湿热痞满，泻痢，黄疸，肺热咳嗽，高热烦渴，血热吐衄，痈肿疮毒，胎动不安。

酒黄芩入血分，酒炙缓和其苦寒之性，免伤脾阳，又借酒升腾之力，用于上焦肺热及四肢肌表之湿热；黄芩炭以清热止血为主，用于崩漏下血、吐血衄血。

【不良反应】有服用黄芩引起过敏反应的报道。

【用药禁忌】

**1. 病证禁忌**　脾胃虚寒者忌用。低血压、糖尿病患者不宜单味大量长期服用。

**2. 配伍禁忌**　恶葱实，畏丹砂、牡丹、藜芦。不宜与维生素C、洋地黄类强心苷、普洛萘尔同用；黄芩注射液不与青霉素同用。

**3. 特殊人群**　妊娠属气虚胎元不固者不宜用。婴幼儿、老年人不宜大量、单味药长期服用。

**4. 使用注意**　区分不同炮制品药效差异。依据病情轻重定剂量与疗程。

【处方应付】

正名：黄芩。

**1. 黄芩**　处方用名写黄芩、枯黄芩，付黄芩。

**2. 酒黄芩**　处方用名写酒黄芩，付酒炙黄芩。

**3. 黄芩炭**　处方用名写黄芩炭，付黄芩炭。

【调剂要求】

**1. 用法与用量**　3~10g，煎服。内服入煎汤或入丸、散服。饭后服用。

**2. 特殊处理**　外用煎汤洗或碾粉调敷。

【用药指导】与其他寒凉药同用时注意减量。顾护脾胃。注意观察食欲、二便、血压等。

【贮藏养护】置通风干燥处，防潮。

## 黄　连

【来源】本品为毛茛科植物黄连 *Coptis chinensis* Franch.、三角叶黄连 *Coptis deltoidea* C. Y. Cheng et Hsiao 或云连 *Coptis teeta* Wall. 的干燥根茎。以上三种分别习称"味连""雅连""云连"。秋季采挖，除去须根和泥沙，干燥，撞去残留须根。

【产地】主产于重庆、四川、云南、湖北、陕西等地。

【炮制】

**1. 黄连**　取原药材，除去须根及杂质，掰成枝；或迅速洗净，闷润，至内外湿度一致，切薄片，干燥，筛去碎屑。

**2. 酒黄连**　取净黄连，用黄酒拌匀，闷润，至黄酒被吸尽，置锅内，文火炒干，取出，晾凉。每100kg黄连，用黄酒12.5kg。

**3. 姜黄连**　取净黄连，加姜汁拌匀，闷润，至姜汁被吸尽，置锅内，文火炒干，取出，晾凉。每100kg黄连，用生姜12.5kg。

**4. 萸黄连**　取净黄连，加入吴茱萸汁，闷润，至吴茱萸汁被吸尽，置锅内，文火炒干，取出，晾凉。每100kg黄连，用吴茱萸10kg。

【饮片特征】黄连以干燥、条细、节多、须根少，色黄者为佳品。

**1. 黄连**　呈不规则的薄片。外表皮灰黄色或黄褐色，粗糙，有细小的须根。切面或碎断面鲜黄色或红黄色，具放射状纹理，气微，味极苦。

**2. 酒黄连**　形如黄连片，色泽加深。略有酒香气。

**3. 姜黄连**　形如黄连片，表面棕黄色。有姜的辛辣味。

**4. 萸黄连**　形如黄连片，表面棕黄色。有吴茱萸的辛辣香气。

【功效应用】黄连性味苦、寒，归心、脾、胃、肝、胆、大肠经，具有清热燥湿、泻火解毒的功效。生黄连用于湿热痞满、呕吐吞酸、泻痢、黄疸、高热神昏、心火亢盛、心烦不寐、心悸不宁、血热吐衄、目赤、牙痛、消渴、痈肿疔疮；外治湿疹、湿疮、耳道流脓。酒黄连善清上焦火热，用于目赤、口疮。姜黄连清胃和胃止呕，用于寒热互结，湿热中阻，痞满呕吐。萸黄连舒肝和胃止呕，用于肝胃不和，呕吐吞酸。

【不良反应】口服黄连粉或黄连素、注射黄连素可引起过敏反应。

【用药禁忌】

**1. 病证禁忌**　脾胃虚寒者忌用。阴虚津伤者慎用。低血压、糖尿病不宜单味大量长期服用。

**2. 配伍禁忌**　畏牛膝、款冬，恶白僵蚕、菊花、芫花、玄参、白鲜皮，胜乌头。

**3. 饮食禁忌**　忌食猪肉等油腻、生冷寒凉食物。

**4. 使用注意**　区分黄连不同炮制品药效差异，辨证使用。

【处方应付】

正名：黄连。

**1. 黄连**　处方用名写黄连、川连，付黄连。

**2. 酒黄连**　处方用名写酒黄连，付酒炙黄连。

**3. 姜黄连**　处方用名写姜黄连，付姜炙黄连。

**4. 萸黄连**　处方用名写萸黄连，付吴茱萸汁炙黄连。

【调剂要求】

**1. 用法与用量** 2~5g，煎服。外用适量。内服入煎汤或入丸、散服。饭后服用。

**2. 特殊处理** 外用煎汤洗，或碾粉调敷，或熬膏涂，或浸汁用。

【用药指导】与其他寒凉药同用时注意减量。顾护脾胃。注意观察食欲、二便、血压等。

【贮藏养护】置通风干燥处。

# 黄 柏

【来源】本品为芸香科植物黄皮树 *Phellodendron chinense* Schneid. 的干燥树皮。习称"川黄柏"，或芸香科植物黄檗 *Phellodendron amurense* Rupr. 的干燥树皮，称关黄柏。剥取树皮，除去粗皮，晒干。

【产地】关黄柏主产于辽宁、吉林、河北，以辽宁产量大。川黄柏主产四川、贵州、湖北、陕西，以四川、贵州产量大、质量优。

【炮制】

**1. 黄柏** 取原药材，拣去杂质，洗净，闷润，切丝，晒干或低温干燥，筛去碎屑。

**2. 黄柏炭** 取黄柏丝，置热锅内，用武火炒至表面焦黑色（注意存性）、内部黑褐色，喷淋少许清水，熄灭火星，取出，晾干。

**3. 酒黄柏** 取黄柏丝，用黄酒拌匀，闷润，待酒被吸尽，置热锅内，用文火炒干，取出，晾凉。每100kg黄柏，用黄酒10kg。

**4. 盐黄柏** 取黄柏丝，用盐水喷洒，拌匀，闷润，至盐水被吸尽，置热锅内，用文火炒干，取出，晾凉。每100kg黄柏，用食盐2kg。

【饮片特征】黄柏以皮厚、断面色黄者为佳。

**1. 黄柏** 呈丝状。外表面黄绿色或淡棕黄色，较平坦。内表面黄色或黄棕色。切面鲜黄色或黄绿色，有的呈片状分层。气微，味极苦。

**2. 黄柏炭** 形如黄柏丝，表面焦黑色，断面焦褐色。质轻而脆。味微苦、涩。

**3. 酒黄柏** 形如黄柏丝，表面深黄色，偶有焦斑，略具酒气，味苦。

**4. 盐黄柏** 形如黄柏丝，表面深黄色，偶有焦斑，味极苦，微咸。

【功效应用】黄柏性味苦、寒，归肾、膀胱经。具有清热燥湿、泻火除蒸、解毒疗疮的功效。用于湿热泻痢、黄疸尿赤、带下阴痒、热淋涩痛、脚气痿躄、骨蒸劳热、盗汗、遗精、疮疡肿毒、湿疹湿疮。黄柏炭清湿热兼具涩性，多用于便血、崩漏下血；酒黄柏可降低苦寒之性，引药上行，清血分湿热；盐黄柏可引药入肾，缓和苦燥之性，增强滋阴、泻相火、退虚热的作用。

【不良反应】可产生过敏性药疹。

【用药禁忌】

**1. 病证禁忌** 脾胃虚寒、血虚、阳虚者忌用。低血压、糖尿病不宜大量长期服用。

**2. 配伍禁忌**　恶干漆。不宜与洋地黄类强心苷、胰酶同用。

**3. 饮食禁忌**　忌食辛辣、油腻、生冷寒凉食物。

**4. 使用注意**　区分黄柏不同炮制品药效差异，辨证使用。

【处方应付】

正名：黄柏。

**1. 黄柏**　处方用名写黄柏、川黄柏、生黄柏、川柏，付黄柏。

**2. 黄柏炭**　处方用名写黄柏炭，付黄柏炭。

**3. 酒黄柏**　处方用名写酒黄柏、酒炒黄柏，付酒炙黄柏。

**4. 盐黄柏**　处方用名写炒黄柏、盐黄柏、盐炒黄柏，付盐炙黄柏。

【调剂要求】

**1. 用法与用量**　3~12g，煎服。外用适量。内服入煎汤或入丸、散服。饭后服用。

**2. 特殊处理**　外用煎汤洗或碾粉调敷。

【用药指导】与其他寒凉药同用时注意减量。顾护脾胃。注意观察食欲、二便、血压等。

【贮藏养护】置通风干燥处，防潮。

# 龙　胆

【来源】本品为龙胆科植物条叶龙胆 *Gentiana manshuric* Kitag.、龙胆 *Gentiana scabra* Bge.、三花龙胆 *Gentianatriflora* Pall. 或坚龙胆 *Gentiana rigesceras* Franch. 的干燥根和根茎。前三种习称"龙胆"，后一种习称"坚龙胆"。春、秋二季采挖，洗净，干燥。

【产地】条叶龙胆、龙胆和三花龙胆以黑龙江、吉林、辽宁、内蒙古产量大、质量优；坚龙胆主产于云南、贵州、四川等省。

【炮制】取原药材，除去杂质，洗净，润透，切段，干燥。

【饮片特征】以东北三省所产的三种龙胆质量为优，并以根条粗长、黄色或黄棕色者为佳，称为道地药材。

**1. 龙胆**　呈不规则形的段。根茎呈不规则块片，表面暗灰棕色或深棕色。根圆柱形，表面淡黄色至黄棕色，有的有横皱纹，具纵皱纹。切面皮部黄白色至棕黄色，木部色较浅。气微，味甚苦。

**2. 坚龙胆**　呈不规则形的段。根表面无横皱纹，膜质外皮已脱落，表面黄棕色至深棕色。切面皮部黄棕色，木部色较浅。

【功效应用】性味苦、寒，归肝、胆经。具有清热燥湿、泻肝胆之火的功效。用于湿热黄疸、阴肿阴痒、带下、湿疹瘙痒、肝火目赤、耳鸣耳聋、胁痛口苦、强中、惊风抽搐。

【用药禁忌】

**1. 病证禁忌**　脾胃虚弱作泄及无湿热实火者忌服。

**2. 配伍禁忌**　恶地黄、防葵。

**3. 特殊人群**　脾胃虚弱者不宜用，津伤阴亏者慎用。

**4. 使用注意**　勿空腹服用。

【处方应付】

正名：龙胆。

**龙胆**　处方用名写胆草、龙胆草，付龙胆。

【调剂要求】

**用法与用量**　3~6g，煎服。

【用药指导】　与其他寒凉药同用时注意减量。顾护脾胃。注意观察食欲、二便、血压等。

【贮藏养护】　置于干燥处。

## （三）　清热解毒药

## 金银花

【来源】　本品为忍冬科植物忍冬 *Lonicera japonica* Thunb. 的干燥花蕾或带初开的花。夏初花开放前采收，干燥。

【产地】　我国南北各地均有分布，主产于河南、山东等省。

【炮制】

**1. 金银花**　取原药材，除去杂质及残留的梗、叶，筛去灰屑。

**2. 金银花炭**　取金银花，用中火加热，炒至表面焦褐色，取出凉透。

【饮片特征】金银花以花蕾多、完整、色淡、气清香者为佳。

**1. 金银花**　呈棒状，上粗下细，略弯曲，长 2~3cm，上部直径约 3mm，下部直径约 1.5mm。表面黄白色或绿白色（贮久色渐深），密被短柔毛。偶见叶状苞片。花萼绿色，先端 5 裂，裂片有毛，长约 2mm。开放者花冠筒状，先端二唇形；雄蕊 5，附于筒壁，黄色；雌蕊 1，子房无毛。气清香，味淡、微苦。

**2. 金银花炭**　形如金银花，表面焦褐色。

【功效应用】金银花性味甘、寒，归肺、心、胃经。具有清热解毒、疏散风热的功效。用于痈肿疔疮、喉痹、丹毒、热毒血痢、风热感冒、温病发热。金银花生用清热解毒之力较强，炒炭后寒性减弱，并具涩性，有止血作用。疏散风热、清泄里热以生品为佳；炒炭宜用于热毒血痢；露剂多用于暑热烦渴。

【不良反应】可产生过敏性反应。

【用药禁忌】

**1. 病证禁忌**　脾胃虚寒及气虚疮疡脓清者忌用。痈疽溃后宜少用。癫痫患者不宜大剂量长期服用。

**2. 饮食禁忌**　忌食辛辣食物。

**3. 使用注意**　区分不同炮制品药效差异。依据病情轻重定剂量与疗程。治疗细菌性感染宜加大用量。对金银花过敏者忌服含金银花的药物。

【处方应付】

正名：金银花。

**1. 金银花**　处方用名写金银花、二花、银花、忍冬花、双花，付金银花。

**2. 金银花炭**　处方用名写金银花炭、银花炭、忍冬花炭、双花炭，付金银花炭。

【调剂要求】

**1. 用法与用量**　6~15g，煎服。内服入煎汤或入丸、散服。

**2. 特殊处理**　入汤剂煎煮时间不宜过长，外用捣碎治疗疮疡肿毒。

【用药指导】　询问有无过敏反应。与其他寒凉药同用时注意减量。顾护脾胃。注意观察体温、二便及过敏反应等。

【贮藏养护】　置阴凉干燥处，防潮，防蛀。

# 连　翘

【来源】　本品为木犀科植物连翘 *Forsythia suspensa*（Thunb.）Vahl 的干燥果实。秋季果实初熟尚带绿色时采收，除去杂质，蒸熟，晒干，习称"青翘"；果实熟透时采收，晒干，除去杂质，习称"老翘"。

【产地】　主产于山西、陕西、河南。

【炮制】　取原药材，除去杂质及枝梗，筛去脱落的种子及灰屑。

【饮片特征】　"青翘"以身干、完整、色较绿、不开裂者为佳；"老翘"以身干、色黄、瓣大、壳厚者为佳。

饮片呈长卵形至卵形，稍扁，长 1.5~2.5cm，直径 0.5~1.3cm。表面有不规则的纵皱纹及多数突起的小斑点，两面各有 1 条明显的纵沟。顶端锐尖，基部有小果梗或已脱落。青翘多不开裂，表面绿褐色，突起的灰白色小斑点较少；质硬；种子多数，黄绿色，细长，一侧有翅。老翘自顶端开裂或裂成两瓣，表面黄棕色或红棕色，内表面多为浅黄棕色，平滑，具一纵隔；质脆；种子棕色，多已脱落。气微香，味苦。

【功效应用】　连翘性味苦、微寒，归肺、心、小肠经。具有清热解毒、消肿散结、疏散风热的功效。用于痈疽、瘰疬、乳痈、丹毒、风热感冒、温病初起、温热入营、高热烦渴、神昏发斑、热淋涩痛。

【不良反应】　据报道，用药后偶见狂躁、头晕、神志不清、疲乏或处于镇静状态。用量过大、疗程过长会出现脾虚便溏等症状。

【用药禁忌】

**1. 病证禁忌**　脾胃虚寒及气虚疮疡脓清者忌用。阴虚血热者禁单味药久用。低血压患者不宜长期服用。

**2. 配伍禁忌**　不宜与乳酶生等同用；不宜与帕罗西汀同用；不宜与地高辛同用。

**3. 饮食禁忌** 忌食辛辣、油腻食物。

**4. 使用注意** 依据病情轻重定剂量与疗程。不宜大量久服。

【处方应付】

正名：连翘。

**连翘** 处方用名写净连翘、青连翘、连翘，付连翘。

【调剂要求】

**1. 用法与用量** 6~15g，煎服。内服入煎汤或入丸、散服。饭后服用。外用水煎外洗。

**2. 特殊处理** 入汤剂煎煮时间不宜过长。

【用药指导】 与其他寒凉药同用时注意减量。顾护脾胃。注意观察体温、二便及过敏反应等。

【贮藏养护】 置干燥处。

# 蒲公英

【来源】 本品为菊科植物蒲公英 *Taraxacum mongolicum* Hand. −Mazz. 、碱地蒲公英 *T. borealisinense* Kitam. 或同属数种植物的干燥全草。春至秋季花初开时采挖，除去杂质，洗净，晒干。

【产地】 全国各地均有分布。

【炮制】 取原药材，除去杂质，迅速洗净，闷润，至内外湿度一致，切中段，干燥，筛去碎屑。

【饮片特征】 蒲公英以叶多、色绿、根长者为佳。

饮片为不规则的段。根表面棕褐色，抽皱；根头部有棕褐色或黄白色的茸毛，有的已脱落。叶多皱缩破碎，绿褐色或暗灰绿色，完整者展平后呈倒披针形，先端尖或钝，边缘浅裂或羽状分裂，基部渐狭，下延呈柄状。头状花序，总苞片多层，花冠黄褐色或淡黄白色。有时可见具白色冠毛的长椭圆形瘦果。气微，味微苦。

【功效应用】 性味苦、甘、寒，归肝、胃经。具清热解毒、消肿散结、利湿通淋的功效。用于疔疮肿毒、乳痈、瘰疬、目赤、咽痛、肺痈、肠痈、湿热黄疸、热淋涩痛。

【不良反应】 据报道，口服可引起恶心、呕吐等。少数人服用蒲公英会出现荨麻疹、皮肤瘙痒等过敏反应。

【用药禁忌】

**1. 病证禁忌** 非热毒实证不宜用。慢性胃炎、肠炎、肝炎、肝硬化、腹泻者禁单味药久服。心功能不全者不宜长期服用。

**2. 饮食禁忌** 少食辛辣、油腻食物。

**3. 特殊人群** 儿童不宜大剂量使用。经期妇女忌单味药大量内服。

**4. 使用注意** 依据病情轻重定剂量。不宜大量久服。

【处方应付】

正名：蒲公英。

**蒲公英** 处方用名写蒲公英、公英，付蒲公英。

【调剂要求】

**1. 用法与用量** 10~15g，煎服。内服煎汤、捣汁或入散剂。饭后服用。外用鲜品适量，捣敷或煎汤熏洗患处。

**2. 特殊处理** 不宜久煎。

【用药指导】与其他寒凉药同用时不宜超量。顾护脾胃。注意观察体温、大便及皮肤反应。

【贮藏养护】置通风干燥处。

# 大青叶

【来源】本品为十字花科植物菘蓝 *Isatis indigotica* Fort. 的干燥叶。夏、秋二季分2~3次采收，除去杂质，晒干。

【产地】主产于江苏、安徽、河北、浙江等地。

【炮制】取原药材，除去杂质，迅速洗净，稍晾，切段或切碎，干燥，筛去碎屑。

【饮片特征】大青叶以完整、无柄、色暗灰绿色者为佳。

饮片为不规则的碎段。叶片暗灰绿色，叶上表面有的可见色较深稍突起的小点；叶柄碎片淡棕黄色。质脆。气微，味微酸、苦、涩。

【功效应用】性味苦、寒，归心、胃经，具有清热解毒、凉血消斑的功效。用于温病高热、神昏、发斑发疹、痄腮、喉痹、丹毒、痈肿。

【不良反应】据报道，口服可引起恶心、呕吐、大便次数增多等。

【用药禁忌】

**1. 病证禁忌** 脾胃虚寒者忌用。

**2. 配伍禁忌** 不宜与酸性西药、菌类制剂合用。

**3. 饮食禁忌** 忌食辛辣、油腻食物。

**4. 使用注意** 依据病情轻重定剂量与疗程。不宜大量久服。

【处方应付】

正名：大青叶。

**大青叶** 处方用名写大青叶、青叶，付大青叶。

【调剂要求】

**1. 用法与用量** 9~15g，煎服。鲜品 30~60g。饭后服用。外用适量。

**2. 特殊处理** 鲜品捣汁外敷治疗腮腺炎等。

【用药指导】顾护脾胃。注意观察体温、二便、血压、血常规等。

【贮藏养护】置通风干燥处，防霉。

## 板蓝根

【来源】本品为十字花科植物菘蓝 *Isatis indigotica* Fort. 的干燥根。秋季采挖，除去泥沙，晒干。

【产地】主产于河北、江苏、浙江、安徽等地。

【炮制】取原药材，除去杂质，洗净，润透，至内外湿度一致，切厚片，干燥，筛去碎屑。

【饮片特征】板蓝根以条长、粗大、体实者为佳。

饮片呈圆形的厚片。外表皮淡灰黄色至淡棕黄色，有纵皱纹。切面皮部黄白色，木部黄色。气微，味微甜后苦涩。

【功效应用】板蓝根性味苦、寒，归心、胃经。具有清热解毒、凉血、利咽的功效。用于瘟疫时毒、发热咽痛、温毒发斑、痄腮、烂喉丹痧、大头瘟疫、丹毒、痈肿。

【不良反应】据报道，口服可引起消化系统不良反应，注射液可引起过敏反应，重者可引起死亡。

【用药禁忌】

**1. 病证禁忌**　体虚而无实火热毒者忌服，脾胃虚寒者慎用。低血压、出血性患者不宜长期服用。

**2. 配伍禁忌**　板蓝根注射液不宜与青霉素 G 合用。

**3. 饮食禁忌**　忌食辛辣食物。

**4. 使用注意**　依据病情轻重定剂量与疗程。不宜大量久服。

【处方应付】

正名：板蓝根。

**板蓝根**　处方用名写板蓝根，付板蓝根。

【调剂要求】

**1. 用法与用量**　9~15g，煎服。内服入煎汤或入丸、散服。饭后服用。

**2. 特殊处理**　鲜品捣汁外敷治疗腮腺炎等。

【用药指导】与其他寒凉药同用时注意减量。顾护脾胃。注意观察体温、二便、血压、血常规等。

【贮藏养护】置干燥处，防霉，防蛀。

## 牛　黄

【来源】本品为牛科动物牛 *Bos taurus domesticus* Gmelin 的干燥胆结石。宰牛时，如发现有牛黄，即滤去胆汁，将牛黄取出，除去外部薄膜，阴干。

【产地】主产于北京、内蒙古（习称京牛黄），以及河北、天津、陕西、江苏、上海等地，以西北（西牛黄）、东南、东北（东牛黄）等地产量较大。国外主产于印度（印度牛黄）、加拿大、阿根廷（金山牛黄）、乌拉圭等国家。

【炮制】取原药材，研为极细粉末。

【饮片特征】天然牛黄以完整、表面光泽细腻、体轻松脆、断面层纹薄、清晰而细腻、入口有清凉感、味苦而后甘者为佳。表面挂乌金衣者更优。

**1. 牛黄** 天然牛黄多呈卵形、类球形、三角形或四方形，大小不一，直径 0.6~3cm，少数呈管状或碎片。表面黄红色至棕黄色，有的表面挂有一层黑色光亮的薄膜，习称"乌金衣"，有的粗糙，具疣状突起，有的具龟裂纹。体轻，质酥脆，易分层剥落，断面金黄色，可见细密的同心层纹，有的夹有白心。气清香，味苦而后甘，有清凉感，嚼之易碎，不粘牙。

**2. 牛黄粉** 为棕黄色或红棕色细粉，气清香，味微苦而后微甜，入口芳香清凉，嚼之不粘牙，可慢慢溶化。

【功效应用】性味甘、凉，归心、肝经。具有清心、豁痰、开窍、凉肝、息风、解毒的功效。用于热病神昏、中风痰迷、惊痫抽搐、癫痫发狂、咽喉肿痛、口舌生疮、痈肿疔疮。

【用药禁忌】

**1. 特殊人群** 孕妇慎服。

**2. 使用注意** 本品用量极微，一般入丸、散。

【处方应付】

正名：牛黄。

**牛黄** 处方用名写牛黄，付牛黄粉。

【调剂要求】

**1. 用法与用量** 0.15~0.35g，多入丸、散用。外用适量，研末敷患处。

**2. 特殊处理** 内服单味冲服。

【用药指导】与其他寒凉药同用时注意减量。顾护脾胃。注意观察体温、食欲、二便、血压等。

【贮藏养护】遮光，密闭，置阴凉干燥处，防潮，防压。

## 鱼腥草

【来源】本品为三白草科植物蕺菜 *Houttuynia cordata* Thunb. 的新鲜全草或干燥地上部分。鲜品全年均可采割，干品夏季茎叶茂盛花穗多时采割，除去杂质，晒干。

【产地】分布于长江流域以南各省。

【炮制】

**1. 鲜鱼腥草** 取原药材，除去杂质。

**2. 干鱼腥草** 除去杂质，迅速洗净，切段，干燥。

【饮片特征】鱼腥草以叶多、色绿、有花穗、鱼腥气浓为佳。

**1. 鲜鱼腥草**　茎呈圆柱形，长 20~45cm，直径 0.25~0.45cm；上部绿色或紫红色，下部白色，节明显，下部节上生有须根，无毛或被疏毛。叶互生，叶片心形，长 3~10cm，宽 3~11cm；先端渐尖，全缘；上表面绿色，密生腺点，下表面常紫红色；叶柄细长，基部与托叶合生成鞘状。穗状花序顶生。具鱼腥气，味涩。

**2. 干鱼腥草**　本品为不规则的段。茎呈扁圆柱形，表面淡红棕色至黄棕色，有纵棱。叶片多破碎，黄棕色至暗棕色。穗状花序黄棕色。搓碎具鱼腥气，味涩。

【功效应用】鱼腥草性味辛、微寒，归肺经。具有清热解毒、消痈排脓、利尿通淋的功效。用于肺痈吐脓、痰热喘咳、热痢、热淋、痈肿疮毒。

【不良反应】用量过大会出现恶心、呕吐。

【用药禁忌】

**1. 病证禁忌**　虚寒性及阴性疮疡忌服。

**2. 饮食禁忌**　少食辛辣、油腻食物。

**3. 使用注意**　依据病情轻重定剂量。中病即止。

【处方应付】

正名：鱼腥草。

**鱼腥草**　处方用名写鱼腥草，付鱼腥草。

【调剂要求】

**1. 用法与用量**　15~25g，煎服。鲜品用量加倍，水煎或捣汁服。饭后服用。外用适量，捣敷或煎汤熏洗患处。

**2. 特殊处理**　不宜久煎。

【用药指导】与其他寒凉药同用时不宜超量。顾护脾胃。注意观察体温、食欲、大便、呼吸系统反应等情况。

【贮藏养护】置通风干燥处。

# 射　干

【来源】本品为鸢尾科植物射干 *Belamcanda chinensis*（L.）DC. 的干燥根茎。春初刚发芽或秋末茎叶枯萎时采挖，除去须根和泥沙，干燥。

【产地】主产于湖北、河南、江苏、安徽等地。

【炮制】取原药材，除去杂质，洗净，浸润至内外湿度一致，切薄片，干燥，筛去碎屑。

【饮片特征】射干以粗壮、无须根、质硬、断面色黄者为佳。

切制的射干呈不规则形或长条形的薄片。外表皮黄褐色、棕褐色或黑褐色，皱缩，可见残留的须根和须根痕，有的可见环纹。切面淡黄色或鲜黄色，具散在筋脉小点或筋脉纹，有的可见环纹。气微，味苦、微辛。

【功效应用】射干性味苦、寒，归肺经。具有清热解毒、消痰、利咽的功效。用于咽喉肿痛、痰盛咳喘。

【不良反应】据报道，可引起恶心、腹泻等不良反应。

【用药禁忌】

**1. 病证禁忌** 脾虚便溏者不宜使用。慢性肠炎、肝炎、肝硬化、腹泻者忌用。

**2. 饮食禁忌** 少食辛辣、油腻食物。

**3. 特殊人群** 老人、儿童慎用。孕妇慎用或忌用。

**4. 使用注意** 依据病情轻重定剂量。

【处方应付】

正名：射干。

**射干** 处方用名写射干、射干片、肥射干，付射干。

【调剂要求】

**用法与用量** 3~9g，煎服。入汤剂、捣汁或入散剂。饭后服用。外用研末吹喉或捣敷。

【用药指导】与其他寒凉药同用时不宜超量。顾护脾胃。注意观察血常规、呼吸、声音、食欲、过敏反应等。

【贮藏养护】置干燥处。

# 白头翁

【来源】本品为毛茛科植物白头翁 *Pulsatilla chinensis*（Bge.）Regel 的干燥根。春、秋二季采挖，除去泥沙，干燥。

【产地】主产于吉林、黑龙江、辽宁、河北、山东、陕西、山西、江西、河南、安徽、江苏等地。

【炮制】取原药材，除去杂质，洗净，润透，切薄片，干燥。

【饮片特征】白头翁以条粗长、质坚实者为佳。

白头翁饮片呈类圆形的片。外表皮黄棕色或棕褐色，具不规则纵皱纹或纵沟，近根头部有白色绒毛。切面皮部黄白色或淡黄棕色，木部淡黄色。气微，味微苦涩。

【功效应用】白头翁性味苦、寒，归胃、大肠经。具有清热解毒、凉血止痢的功效。用于热毒血痢、阴痒带下。

【不良反应】据报道，煎剂内服可引起消化系统、泌尿系统等不良反应。

【用药禁忌】

**1. 病证禁忌** 虚寒泻痢忌服。

**2. 饮食禁忌** 少食生冷、油腻食物。

**3. 特殊人群** 老人、儿童慎用。孕妇慎用。

**4. 使用注意** 依据病情轻重定剂量。

【处方应付】

正名：白头翁。

**白头翁**　处方用名写白头翁、白头翁片，付白头翁。

【调剂要求】

**1. 用法与用量**　9~15g（鲜品 15~30g），煎服。饭后服用。外用适量。入汤剂、捣汁或入散剂。

**2. 特殊处理**　外用煎汤外洗或鲜品捣敷。

【用药指导】　与其他寒凉药同用时不宜超量。顾护脾胃。注意观察体温、食欲、大便、皮肤、肝肾功能、心率等情况。

【贮藏养护】　置通风干燥处。

## 败酱草

【来源】

**1. 败酱草**　为败酱科多年生草本黄花败酱 *Patrinia scabiosaefolia* Fisch.、白花败酱 *Patrinia villosa* Juss. 的干燥带根全草。夏季开花前采收。

**2. 北败酱草**　为菊科植物苣荬菜 *Sonchus brachyotus* DC. 的干燥全草。春、夏二季开花前采收，除去杂质，晒干。以叶多、色绿者为佳。北京等北方地区作为败酱草习用（收载于《北京市中药饮片炮制规范》2008 版）。

**3. 苏败酱草**　为十字花科植物菥蓂 *Thlaspi arvense* L. 干燥带果的地上部分。4~5 月采收地上部分。上海、江苏等南方地区作为败酱草习用（收载于《上海市中药饮片炮制规范》2008 版）。

【产地】

**1. 败酱草**　主产于四川、江西、福建等地。

**2. 北败酱草**　分布于东北、华北及西北地区。

**3. 苏败酱草**　遍布全国。

【炮制】取原药材，除去杂质，快速洗净，润软，切段，干燥。

【饮片特征】以身干、无杂质、无泥者为佳。

**1. 败酱草**　呈段状。根茎呈圆柱形，表面暗棕色至暗紫色，有节，节间长 2cm 以下，节上有细根。茎圆柱形，具纵棱及节，表面黄绿色或黄棕色，有时被有粗毛。叶对生，多皱缩，破碎，完整者长为卵形，羽状深裂或全裂。气特异，味微苦。

**2. 北败酱草**　呈段状。茎圆柱形，表面淡黄棕色，有纵棱。叶片皱缩，灰绿色，边缘有稀疏缺刻，质脆。气微，味微苦。

**3. 苏败酱草**　呈段状。茎段为圆柱形，直径 1.5~5mm；外表面黄绿色至淡棕黄色，具纵棱线，有的可见互生叶痕；切面淡黄色，可见疏松髓部或中空；质硬脆。叶较少，多皱缩和破碎，完整者展平后呈长圆披针形，褐绿色，茎生叶无柄，基部抱茎，叶缘具齿，质脆易碎。果实众多，大多已切碎，完整者呈扁平卵圆形，顶端凹入，长约

1.3cm，宽0.5~1.3cm，灰绿色至灰黄色。气微，味淡。

【功效应用】

**1. 败酱草**　性味辛、苦，微寒，归肝、胃、大肠经。具有清热解毒、消痈排脓、祛瘀止痛的功效。用于肠痈、肺痈、疮痈及产后瘀阻腹痛。

**2. 北败酱草**　性味辛、苦，微寒，归肝、胃、大肠经。具有清热解毒、消痈排脓、破血行瘀的功效。用于肠痈腹痛、肺痈吐脓、痈肿疮毒及产后瘀血腹痛。

**3. 苏败酱草**　性味辛、微温，归肝、脾经。具有清肝明目、和中、解毒的功效。用于目赤肿痛、消化不良、脘腹胀痛、疮疖痈肿。

【处方应付】

**1. 败酱草**

（1）正名：败酱草。

（2）败酱草：处方用名写败酱草，付败酱草。

**2. 北败酱草（北京等北方地区）**

（1）正名：北败酱草。

（2）北败酱草：处方用名写败酱草、北败酱草，付北败酱草。

**3. 苏败酱草（上海、江苏等南方地区）**

（1）正名：苏败酱草。

（2）苏败酱草：处方用名写菥蓂、败酱草、苏败酱草，付苏败酱草。

【调剂要求】

**用法与用量**

（1）败酱草：6~15g，煎服。外用适量。

（2）北败酱草：9~15g，煎服。外用适量，捣敷患处。

（3）苏败酱草：6~15g，煎服。

【用药指导】　与其他寒凉药同用时注意减量。顾护脾胃。

【贮藏养护】　置通风干燥处。

## （四）　清热凉血药

### 生地黄

【来源】本品为玄参科植物地黄 *Rehmannia glutinosa* Libosch. 的新鲜或干燥块根。

【产地】主产于河南、河北、内蒙古及东北。

【炮制】按收列的炮制品规格，依次说明生品、炮制品的炮制方法、片型、辅料、火候等要求。

**1. 鲜生地**　取鲜药材，洗净泥土，除去须根，用时切厚片或绞汁。

**2. 生地黄**　取原药材，除去杂质，大小分开，洗净，闷润，至内外湿度一致，切厚片，干燥，筛去碎屑。

**3. 生地炭** 取生地片，大小分开，置热锅中，用武火炒至鼓起，表面焦黑色、内部黑褐色，喷淋清水少许，熄灭火星，取出，晾干。

【饮片特征】地黄以块根肥大、味甜者为佳。

**1. 鲜生地** 呈纺锤形或条状，长8~24cm，直径2~9cm。外皮薄. 表面浅红黄色，具弯曲的纵皱纹、芽痕、横长皮孔样突起及不规则疤痕。肉质，易断，断面皮部淡黄白色，可见橘红色油点，木部黄白色，导管呈放射状排列。气微，味微甜、微苦。

**2. 生地黄** 呈类圆形或不规则的厚片。外表皮棕黑色或棕灰色，极皱缩，具不规则的横曲纹。切面棕黑色或乌黑色，有光泽，具黏性。气微，味微甜。

**3. 生地炭** 形如生地黄，表面焦黑色，质轻松膨胀，外皮焦脆，中心部呈棕黑色并有蜂窝状裂隙，有焦苦味。

【功效应用】鲜地黄性味甘、苦，寒，具有清热生津、凉血止血的功效。生地黄性味甘、寒，归心、肝、肾经，具有清热凉血、养阴生津的功效，用于热入营血、温毒发斑、吐血衄血、热病伤阴、舌绛烦渴、津伤便秘、阴虚发热、骨蒸劳热、内热消渴。生地炭入血分，凉血止血，用于吐血、衄血、尿血、便血、崩漏等。

【用药禁忌】

**1. 病证禁忌** 脾虚胃寒、低血糖、低血压者均不宜用。

**2. 配伍禁忌** 畏芜荑、莱菔子。恶贝母、姜汁、缩砂仁。忌铜铁器。

**3. 饮食禁忌** 忌血、萝卜、葱、蒜。

**4. 特殊人群** 婴幼儿、老年人慎用。

**5. 使用注意** 依据病情轻重定剂量。不宜大量久服。

【处方应付】

正名：地黄。

**1. 鲜地黄** 处方用名写鲜地黄，付鲜地黄。

**2. 地黄** 处方用名写地黄、生地、大生地、生地黄、干生地，付地黄。

**3. 生地炭** 处方用名写生地黄炭、地黄炭，付生地黄炭。

【调剂要求】

**1. 用法与用量** 10~15g，煎服，内服煎汤或入丸、散，或熬膏。

**2. 特殊处理** 鲜品内服捣汁，外用捣敷。

【用药指导】与其他寒凉药同用时不宜超量。顾护脾胃。注意观察食欲、二便、血糖、血压等情况。

【贮藏养护】鲜地黄埋在沙土中，防冻；生地黄置通风干燥处，防霉，防蛀。

# 玄 参

【来源】本品为玄参科植物玄参 *Scrophularia ningpoensis* Hemsl. 的干燥根。冬季茎叶枯萎时采挖，除去根茎、幼芽、须根及泥沙，晒或烘至半干，堆放3~6天，反复数次至干燥。

【产地】 主产于浙江、重庆南川等地。

【炮制】 取原药材，除去残留根茎和杂质，洗净，润透，切薄片，干燥；或微泡，蒸透，稍晾，切薄片，干燥。

【饮片特征】 玄参以条粗壮、质坚实、断面色黑者为佳。

玄参饮片呈类圆形或椭圆形的薄片。外表皮灰黄色或灰褐色，切面黑色，微有光泽，有的具裂隙。气特异似焦糖，味甘、微苦。

【功效应用】 玄参性味甘、苦、咸，微寒，归肺、胃、肾经。具有清热凉血、滋阴降火、解毒散结的功效。用于热入营血，温毒发斑，热病伤阴，舌绛烦渴，津伤便秘，骨蒸劳嗽，目赤，咽痛，白喉，瘰疬，痈肿疮毒。

【不良反应】 易发生低血压。

【用药禁忌】

**1. 病证禁忌** 脾虚胃寒、低血糖、低血压者均不宜用。

**2. 配伍禁忌** 反藜芦，恶黄芪、干姜、大枣、山茱萸。

**3. 特殊人群** 婴幼儿、老年人慎用。

**4. 使用注意** 依据病情轻重及个体差异定剂量。

【处方应付】

正名：玄参。

**玄参** 处方用名写元参、玄参、黑元参、乌元参，付玄参。

【调剂要求】

**用法与用量** 9~10g，煎服。内服煎汤或入丸、散。饭后服用。外用捣敷。

【用药指导】 与其他寒凉药同用时不宜超量。顾护脾胃。注意观察食欲、二便、血糖、血压等情况。

【贮藏养护】 置通风干燥处。防霉，防蛀。

## 牡丹皮

【来源】 本品为毛茛科植物牡丹 *Paeonia suffruticosa* Andr. 的干燥根皮。秋季采挖根部，除去细根和泥沙，剥取根皮，晒干或刮去粗皮，除去木心，晒干。前者习称连丹皮，后者习称刮丹皮。

【产地】 主产于安徽、四川、甘肃、陕西、湖北、湖南、山东、贵州。以安徽铜陵凤凰山产者质量最优，习称凤丹。

【炮制】 取原药材，除去残留木心，迅速洗净，闷润至内外湿度一致，切薄片，晒干或低温干燥，筛去碎屑。

【饮片特征】 牡丹皮以条粗长、皮厚、粉性足、香气浓、结晶状物多者为佳。

饮片呈圆形或卷曲形的薄片。连丹皮外表面灰褐色或黄褐色，栓皮脱落处粉红色；刮丹皮外表面红棕色或淡灰黄色。内表面有时可见发亮的结晶。切面淡粉红色，粉性。

气芳香，味微苦而涩。

【功效应用】牡丹皮性味苦、辛，微寒，归心、肝、肾经。具有清热凉血、活血化瘀的功效。用于热入营血、温毒发斑、吐血衄血、夜热早凉、无汗骨蒸、经闭痛经、跌仆伤痛、痈肿疮毒。

【不良反应】据报道，极少数患者服后有恶心、头晕等表现。但无须停药即能自然消失。

【用药禁忌】

**1. 病证禁忌**　血虚有寒者忌用。低血压者不宜大量单味服用。

**2. 配伍禁忌**　畏菟丝子、贝母等。

**3. 特殊人群**　孕妇、经期妇女、婴幼儿、老年人慎用。

**4. 使用注意**　严格控制剂量，依据病情轻重及个体差异确定剂量与疗程。

【处方应付】

正名：牡丹皮。

**牡丹皮**　处方用名写牡丹根皮、丹皮、丹根，付牡丹皮。

【调剂要求】

**用法与用量**　6~12g，煎服。内服煎汤或入丸、散。饭后服用。外用煎水洗治疗瘀滞伤痛。

【用药指导】顾护脾胃。注意观察食欲、大便等。

【贮藏养护】置阴凉干燥处。

# 赤　芍

【来源】本品为毛茛科植物芍药 *Paeonia lactiflora* PalL 或川赤芍 *Paeonia veitchii* Lynch 的干燥根。春、秋二季采挖，除去根茎、须根及泥沙，晒干。

【产地】北赤芍，又名赤芍、赤芍药、草芍药，为植物赤芍和卵叶赤芍的根，主产于中国东北和内蒙古等地，其中以多伦产者品质最优。多伦赤芍，为内蒙古多伦地区产的北赤芍，产量大、品质优，全国销售并且出口。京赤芍，为产于北京近郊西山一带的北赤芍。西赤芍，又名西芍药、川赤芍，为植物川赤芍（毛果赤芍）的根，主产于四川西昌、甘孜、凉山、阿坝等地。此外，云南、贵州亦产，其中以西昌产者为最优。

【炮制】取原药材，除去杂质，分开大小，洗净，润透，至内外湿度一致，切厚片，干燥，筛去碎屑。

【饮片特征】赤芍以根条粗长、质松者为佳。

饮片为类圆形切片，外表皮棕褐色。切面粉白色或粉红色，皮部窄，木部放射状纹理明显，有的有裂隙。

【功效应用】赤芍性味苦、微寒，归肝经。具有清热凉血、散瘀止痛的功效。用于热入营血、温毒发斑、吐血衄血、目赤肿痛、肝郁胁痛、经闭痛经、癥瘕腹痛、跌仆损伤、痈肿疮疡。

**【用药禁忌】**

**1. 病证禁忌** 血虚证、泄泻、痈疽已溃不宜服。出血性疾病、低血压者不宜大量单味服用。

**2. 配伍禁忌** 反藜芦。

**3. 特殊人群** 孕妇、经期妇女、婴幼儿、老年人慎用。

**4. 使用注意** 与其他凉血化瘀药合用时注意剂量。

**【处方应付】**

正名：赤芍。

**赤芍** 处方用名写赤芍、赤芍片、京赤芍、赤芍药、山赤芍，付赤芍。

**【调剂要求】**

**用法与用量** 6~12g，煎服。内服煎汤或入丸、散。饭后服用。

**【用药指导】**顾护脾胃。注意观察血常规、血凝指数、血压等。

**【贮藏养护】**置通风干燥处。

## （五） 清虚热药

### 青 蒿

**【来源】**本品为菊科植物黄花蒿 *Artemisia annua* L. 的干燥地上部分。秋季花盛开时采割，除去老茎，阴干。

**【产地】**主产于吉林、辽宁、河北（南部）、陕西（南部）、山东、江苏、安徽、浙江、江西、福建、河南、湖北、湖南、广东、广西、四川（东部）、贵州、云南等地。

**【炮制】**取原药材，除去杂质，喷淋清水，稍润，切段，干燥。

**【饮片特征】**青蒿以色绿、叶多、香气浓者为佳。

青蒿入药切段，茎呈圆柱形，上部多分枝，长 30~80cm，直径 0.2~0.6cm 表面黄绿色或棕黄色，具纵棱线；质略硬，易折断，断面中部有髓。叶互生，暗绿色或棕绿色，卷缩易碎，完整者展平后为三回羽状深裂，裂片和小裂片矩圆形或长椭圆形，两面被短毛。气香特异，味微苦。

**【功效应用】**青蒿性味苦、辛，寒，归肝、胆经。具有清虚热、除骨蒸、解暑热、截疟、退黄的功效。用于温邪伤阴，夜热早凉，阴虚发热，骨蒸劳热，暑邪发热，疟疾寒热，湿热黄疸。

**【不良反应】**据报道，少数患者服后出现消化道不良反应。

**【用药禁忌】**

**1. 病证禁忌** 脾胃虚弱者忌用。低血压者不宜大量单味服用。心功能不全者不宜用。

**2. 特殊人群** 婴幼儿、老年人慎用。

**3. 使用注意** 依据病情轻重及个体差异确定剂量与疗程。

【处方应付】

正名：青蒿。

**青蒿** 处方用名写青蒿、嫩青蒿，付青蒿。

【调剂要求】

**1. 用法与用量** 6~12g，内服煎汤或入丸、散。

**2. 特殊处理** 后下。

【用药指导】顾护脾胃。注意观察食欲、血压、心率、二便等。

【贮藏养护】置阴凉干燥处。

## 地骨皮

【来源】本品为茄科植物枸杞 *Lycium chinense* Mill. 或宁夏枸杞 *Lycium barbarum* L. 的干燥根皮。春初或秋后采挖根部，洗净，剥取根皮，晒干。

【产地】主产于山西、河南、浙江、江苏。全国大部分地区均产。

【炮制】取原药材，除去杂质及残余木心，洗净，晒干或低温干燥。

【饮片特征】地骨皮以块大、肉厚、无木心与杂质者为佳。

饮片呈筒状或槽状，长短不一。外表面灰黄色至棕黄色，粗糙，有不规则纵裂纹，易成鳞片状剥落。内表面黄白色至灰黄色，较平坦，有细纵纹。体轻，质脆，易折断，断面不平坦，外层黄棕色，内层灰白色。气微，味微甘而后苦。

【功效应用】地骨皮性味甘、寒，归肺、肝、肾经。具有凉血除蒸、清肺降火的功效。用于阴虚潮热，骨蒸盗汗，肺热咳嗽、咯血、衄血，内热消渴。

【不良反应】大剂量口服可出现恶心呕吐、四肢无力等反应，停药后即可恢复。

【用药禁忌】

**1. 病证禁忌** 脾胃虚弱忌用。低血压者不宜大量单味服用。心功能不全者不宜用。

**2. 配伍禁忌** 不与藜芦合用，不宜与铁剂合用。

**3. 特殊人群** 孕妇忌大量服用。

**4. 使用注意** 依据病情轻重及个体差异确定剂量与疗程。

【处方应付】

正名：地骨皮。

**地骨皮** 处方用名写地骨皮、枸杞根皮，付地骨皮。

【调剂要求】

**用法与用量** 9~15g，煎服。内服煎汤或入丸、散。饭后服用。

【用药指导】顾护脾胃。注意观察消化系统不良反应、血压、心率等。

【贮藏养护】置干燥处。

# 第三节 泻下药

凡以泻下通便、峻下逐水为主要作用，用于治疗里实积滞及水饮实证的中药，称为泻下药。

本类药为沉降之品，尤其攻下药和峻下逐水药，多作用迅猛，或有毒性，脾胃虚寒、年老体虚者及孕妇当慎用或忌用。因此，在处方审核阶段，要严格审查用量，符合药典用量。煎药时，应用文火和武火交叉煎煮，使有效成分煎出。峻下逐水药多不宜入煎剂，内服应入丸、散剂。本类药最好空腹服用，中病即止。

本节分攻下药、润下药、峻下逐水药 3 类，重点介绍大黄、芒硝、火麻仁、甘遂、巴豆 5 味中药的功效特点和调剂应用。

## （一）攻下药

### 大 黄

【来源】本品为蓼科植物掌叶大黄 Rheum palmatum L.、唐古特大黄 Rheum tanguticum Maxim. ex Balf 或药用大黄 Rheum officinale Baill. 的干燥根及根茎。秋末茎叶枯萎或次春发芽前采挖，除去细根，刮去外皮，将大黄切成瓣或段，用绳穿成串干燥或直接干燥。

【产地】掌叶大黄主产于甘肃、青海、四川等地，多为栽培，是大黄的主流品种。唐古特大黄主产于青海、甘肃、西藏及四川，野生或栽培。药用大黄主产于四川等地，栽培或野生。

【炮制】

**1. 生大黄** 取原药材，除去杂质，大小分开，洗净，浸润至内外湿度一致，内无干心，取出，晾至内外软硬适宜时，切厚片或小块，干燥，筛去碎屑。

**2. 酒大黄** 取大黄片或块，用黄酒拌匀，闷润至黄酒被吸尽，置热锅内，用文火炒干，大黄色泽加深，取出，晾凉。每 100kg 大黄片或块，用黄酒 10~15kg。

**3. 熟大黄** 取大黄片或块，用黄酒拌匀，闷润至黄酒被吸尽，装入炖药罐内或适宜容器内，密闭，蒸或炖至表面呈黑褐色，内部黄褐色，取出，晾干。每 100kg 大黄片或块，用黄酒 30~50kg。

**4. 大黄炭** 取大黄片或块，置热锅内，用武火炒至外表呈焦黑色，内部焦褐色，喷淋清水少许，熄灭火星，取出，晾凉。

【饮片特征】大黄原药材以个大、质坚实、气清香、味苦而微涩者为佳。

**1. 生大黄** 呈不规则类圆形厚片或块，大小不等。外表皮黄棕色或棕褐色，有纵皱纹及疙瘩状隆起。切面黄棕色至淡红棕色，较平坦，有明显散在或排列成环的星点，有空隙。

**2. 酒大黄**　形如大黄片，表面深棕黄色，有的可见焦斑。微有酒香气。

**3. 熟大黄**　呈不规则的块片，表面黑色，断面中间隐约可见放射状纹理，质坚硬，气微香。

**4. 大黄炭**　形如大黄片，表面焦黑色，内部深棕色或焦褐色，具焦香气。

【功效应用】大黄性味苦，寒，归脾、胃、大肠、肝、心经。具有泻下攻积、清热泻火、止血、解毒、活血祛瘀、清泄湿热的功效。生大黄苦寒泻下作用稍缓，大黄苦寒沉降，具有攻积导滞、泻火解毒的功效；酒大黄借酒升提之性，引药上行，善清上焦血分热毒；熟大黄泻下作用缓和，活血祛瘀之功增强；大黄炭泻下作用极微，善化瘀止血。

【不良反应】据报道，长期服用，可导致结肠黑变病，可能引起肝硬化和电解质紊乱。

【用药禁忌】

**1. 病证禁忌**　脾胃虚弱者慎用。

**2. 配伍禁忌**　不宜与异烟肼、利福平、维生素 B 族、四环素、氯霉素、咖啡因、茶碱、苯巴比妥合用。

**3. 特殊人群**　妇女妊娠、月经期、哺乳期忌服。

**4. 饮食禁忌**　忌食寒凉、油腻、不宜消化食物。

**5. 使用注意**　区分不同炮制品药效差异。区别证候轻重选择药量，疗程不宜过长。与其他寒凉药同用时，注意减量。顾护脾胃。

【处方应付】

正名：大黄。

**1. 生大黄**　处方用名写生大黄、大黄，付生大黄。

**2. 酒大黄**　处方用名写酒军、酒大黄，付酒大黄。

**3. 熟大黄**　处方用名写熟大黄，付熟大黄。

**4. 大黄炭**　处方用名写大黄炭，付大黄炭。

【调剂要求】

**1. 用法与用量**　3~15g，内服生品、酒制品或炒炭品，入煎汤或入丸、散；外用适量，研末敷于患处。

**2. 特殊处理**　泻下攻积宜后下，不宜久煎，或用开水泡服。

【用药指导】注意观察食欲、大便、心率、精神、妇女月经量等的变化。

【贮藏养护】置通风干燥处。防霉，防蛀。

# 芒　硝

【来源】本品为硫酸盐类芒硝族矿物芒硝经加工精制而成的结晶体。主含含水硫酸钠（$Na_2SO_4 \cdot 10H_2O$）。

【产地】主产于河北、山东、河南、江苏、山西等盐场附近。

【炮制】取适量鲜萝卜，洗净，切成片，置锅中，加适量水煮透，弃去萝卜渣，投入适量朴硝（芒硝原矿）共煮，至全部溶化，取出过滤或澄清以后取出上清液，放冷。待结晶大部析出，取出置避风处适当干燥即得。其结晶母液经浓缩后继续析出结晶，直至析晶完全。每100kg朴硝，用萝卜20kg。

【饮片特征】芒硝原矿物以本品以无色、透明、呈结晶状者为佳。

芒硝为棱柱状、长方形或不规则块状及粒状。无色透明或类白色半透明。质脆，易碎，断面呈玻璃样光泽。气微，味咸。

【功效应用】芒硝性味咸、苦，寒，归胃、大肠经。具有泻下通便、润燥软坚、清火消肿的功效。用于实热积滞，大便燥结、口疮、咽痛、目赤及疮疡肿毒。本品外敷尚可回乳。

【不良反应】据报道，大剂量服用，可出现腹痛、腹泻、恶心呕吐，严重者可虚脱；肾功能不全者可出现严重中毒反应。

【用药禁忌】

**1. 病证禁忌** 脾胃虚弱及血虚、阴虚内热者忌用。

**2. 配伍禁忌** 不宜与硫黄、三棱同用；不与阿托品等抗胆碱药同用。

**3. 特殊人群** 妇女、哺乳期妇女忌服。肝肾功能不全者慎用。

**4. 饮食禁忌** 忌食寒凉、油腻、不易消化食物。

**5. 使用注意** 区分朴硝、芒硝、玄明粉药效差异。区别证候轻重选择药量，疗程不宜过长。与其他寒凉药同用时，注意减量。顾护脾胃。

【处方应付】

正名：芒硝。

**芒硝** 处方用名写芒硝，付芒硝。

【调剂要求】

**1. 用法与用量** 6~12g，内服用生品溶入汤液或丸、散服用，外用适量。外用芒硝或玄明粉直接外敷，或以纱布包裹外敷。

**2. 特殊处理** 烊冲。一般不入煎剂，待汤剂煎得后，溶入汤液中服用。

【用药指导】注意观察食欲、大便、心率、精神等的变化，哺乳期妇女注意观察乳汁分泌量是否减少等。

【贮藏养护】密闭，30℃以下保存，防风化。

## （二） 润下药

### 火麻仁

【来源】本品为桑科植物大麻 *Cannabis sativa* L. 的干燥成熟果实，秋季果实成熟时采收，除去杂质，晒干。

【产地】主产于黑龙江、辽宁、吉林、四川、甘肃、云南、江苏、浙江等地。

【炮制】

**1. 火麻仁**　取原药材，除去杂质及果壳。

**2. 炒火麻仁**　取净火麻仁，置炒制容器内，用文火加热，炒至微黄色，有香气，取出，放凉。用时捣碎。

【饮片特征】火麻仁药材以色黄、无皮壳、饱满者佳。

火麻仁呈卵圆形或椭圆形，表面灰绿色或灰黄色，有微细的白色或棕色网纹，两边有棱，顶端略尖，基部有一圆形果梗痕。果皮薄而脆，内有白色种仁，富油性。气微，味淡。

【功效应用】火麻仁性味甘，平，归脾、胃、大肠经。具有润肠通便的功效。用于血虚津亏，肠燥便秘。火麻仁炒后有利于药效成分的煎出。

【不良反应】据报道，大剂量服用，可出现神经系统中毒反应。

【用药禁忌】

**1. 病证禁忌**　脾胃虚弱便溏者忌用。

**2. 配伍禁忌**　不与阿托品等抗胆碱药同用。

**3. 特殊人群**　孕妇慎用。

**4. 饮食禁忌**　忌食辛辣、酸涩、油腻、不宜消化食物。

**5. 使用注意**　用量不可过大，疗程不宜过长。

【处方应付】

正名：火麻仁。

**1. 火麻仁**　处方用名写大麻仁、火麻、线麻子，付火麻仁。

**2. 炒火麻仁**　处方用名写炒火麻仁，付炒火麻仁。

【调剂要求】

**1. 用法与用量**　10~15g，内服用生品或炒制品，入汤剂或丸、散服用，或捣汁煮粥。

**2. 特殊处理**　入煎剂宜打碎。

【用药指导】顾护脾胃。

【贮藏养护】置阴凉干燥处，防热，防蛀。

## （三）峻下逐水药

# 甘　遂

【来源】本品为大戟科植物甘遂 *Euphorbia kansui* T. N. Liou ex T. P. Wang 的干燥块根。春季开花前或秋末茎叶枯萎后采挖，撞去外皮，晒干。

【产地】主产于河北、山西、陕西、甘肃、河南、四川等地。

【炮制】

**1. 甘遂**　取原药材，拣去杂质，用水漂净，捞出，晒干。

**2. 醋甘遂**　取净甘遂，加适量醋拌匀，闷润至醋被吸尽，加适量水置热锅内煎煮，不断翻动，炒至微干，取出，晾干。每100kg甘遂，用醋30kg。

【饮片特征】甘遂原药材以肥大、类白色、粉性足者为佳。

**1. 甘遂**　呈椭圆形、长圆柱形或连珠形，长1~5cm，直径0.5~2.5cm。表面类白色或黄白色，凹陷处有棕色外皮残留。质脆，易折断，断面粉性，白色，木部微显放射状纹理；长圆柱状者纤维性较强。气微，味微甘而辣。

**2. 醋甘遂**　形如甘遂，表面黄色至棕黄色，有的可见焦斑。微有醋香气，味微酸而辣。

【功效应用】甘遂性味苦、寒，有毒，归肺、肾、大肠经。具有泻水逐饮、消肿散结的功效。用于水肿胀满，胸腹积水，痰饮积聚，气逆咳喘，二便不利，风痰癫痫，痈肿疮毒。生甘遂药力峻烈，多入丸、散剂用，甘遂醋制后毒性降低，峻泻作用得以缓和。

【不良反应】据报道，外用可见接触性皮炎；过量内服可出现消化道黏膜充血、水肿、糜烂等炎症反应，并能促进肠蠕动而引起腹泻、腹痛。

【用药禁忌】

**1. 病证禁忌**　脾胃虚寒、正气亏虚、有出血倾向者忌用。

**2. 配伍禁忌**　忌与甘草同用。

**3. 特殊人群**　孕妇、老人、儿童忌用。肝肾功能不全者慎用。

**4. 饮食禁忌**　禁食寒凉、油腻、不易消化食物。

**5. 使用注意**　区分生品与制品的药效差异。甘遂毒性大，严格控制用量。与其他寒凉药同用时，注意减量。

【处方应付】

正名：甘遂。

**1. 甘遂**　处方用名写主田、重泽、甘遂，付甘遂。

**2. 醋甘遂**　处方用名写醋甘遂，付醋甘遂。

【调剂要求】

**用法与用量**　0.5~1.5g，入丸、散或研末冲服，每次1g；内服宜醋制用。外用适量，生用，研末调敷。

【用药指导】饭后服用。注意观察食欲、二便、精神的变化，注意电解质等指标变化，顾护脾胃。

【贮藏养护】置通风干燥处，防蛀。

# 巴　豆

【来源】本品为大戟科植物巴豆 *Croton tiglium* L. 的干燥成熟果实。秋季果实成熟时采收，堆置2~3天，摊开，干燥。

【产地】主产四川、广西、云南、贵州。以四川产量最大，质量较佳。此外，广东、福建等地亦产。

【炮制】

**1. 生巴豆** 取原药材，去皮取净仁。

**2. 巴豆霜** 取巴豆仁，碾如泥状，先用纸再用布包严，蒸热，压榨去油，反复数次，至豆泥不再黏结、松散成粉；制霜，或取仁碾细后，测定脂肪油含量，加适量的淀粉，使脂肪油含量在18.0%~20.0%，混匀。

【饮片特征】巴豆药材以个大、饱满、种仁色白者为佳，粒较空、种仁泛油变色者质次。

**1. 巴豆** 呈卵圆形，略扁，具三棱，长1.8~2.2cm，直径1.4~2cm。表面灰黄色或稍深，粗糙，有纵线6条，顶端平截，基部有果梗痕。破开果壳，可见3室，每室含种子1粒。外种皮薄而脆，内种皮呈白色薄膜；种仁黄白色，油质。气微，味辛辣。

**2. 巴豆霜** 为粒度均匀、疏松的淡黄色粉末，显油性。

【功效应用】巴豆性味辛、热，有大毒，归胃、大肠经。生巴豆毒性强烈，仅外用蚀疮，用于恶疮疥癣、疣痣。巴豆霜毒性降低，峻泻作用得以缓和，多用于寒积便秘、乳食停滞、腹水、二便不通、喉风、喉痹；外治痈肿脓成不溃、疥癣恶疮、疣痣。

【不良反应】巴豆油是最剧烈的泻药，口服半滴至1滴即能产生口腔及胃黏膜的烧灼感及呕吐，在0.5~3小时内即有多次大量水泻，伴有剧烈腹痛和里急后重，产生严重口腔刺激症状及胃肠炎症状。外用巴豆油对皮肤有刺激作用，引起发红，可发展为脓疱甚至坏死。

【用药禁忌】

**1. 病证禁忌** 无寒实积滞、孕妇及体弱者忌服。

**2. 配伍禁忌** 不宜与牵牛子同用。

**3. 特殊人群** 孕妇禁用。

**4. 饮食禁忌** 畏芦笋、菰笋、酱豉、冷水。

**5. 使用注意** 用量不可过大，疗程不宜过长。

【处方应付】

正名：巴豆。

**1. 巴豆** 处方用名写巴豆、川江子，付巴豆。

**2. 巴豆霜** 处方用名写巴豆霜，付巴豆霜。

【调剂要求】

**1. 用法与用量** 巴豆，外用适量，研末涂患处，或捣烂以纱布包擦患处。巴豆霜，0.1~0.3g，多入丸、散用，外用适量。

**2. 特殊处理** 去油制霜。

【用药指导】顾护脾胃。避免与皮肤接触，或伤及眼睛黏膜等。与皮肤接触出现红斑或红肿时及时以冷水冲洗；中毒，有用绿豆汤冷服或甘草、黄连煎汁冷饮。

【贮藏养护】置阴凉干燥处。

（杨响光）

## 第四节　祛风湿药

凡能祛风除湿，主要适用于痹证的药物，称为祛风湿药。本类药物分别具有祛风、散寒、除湿、清热、通络、止痛等作用，部分药还有补肝肾、强筋骨的功效，在临床应用时可根据痹证的症状，选择应用。一般祛风湿药，大都辛散温燥，能伤阴耗血，故阴亏血虚者当谨慎使用。

祛风湿药应用文火和武火交叉煎煮，使有效成分充分煎出。汤剂一般需煎煮2~3次。从煎沸时算起，头煎煎药时间为20~25分钟，二煎煎药时间为15~20分钟。本章的川乌为有毒饮片，需先煎1~2小时，达到降低毒性或消除毒性的目的。马钱子有大毒，在审方时应注意其用量。蕲蛇为贵重中药，宜研成粉末用药液冲服，避免有效成分被其他药渣吸收而影响药效。另外，要注意药物的使用注意与禁忌，如川乌、草乌反半夏、瓜蒌、川贝母、浙贝母等药。

本节分祛风湿散寒药、祛风湿清热药、祛风湿强筋骨药3类，重点介绍独活、威灵仙、蕲蛇、防己、秦艽、徐长卿、木瓜、桑寄生、五加皮9味中药的功效特点和调剂应用。

### （一）　祛风湿散寒药

### 独　活

【来源】本品为伞形科植物重齿毛当归 *Angelica pubescens* Maxim. f. biserrata Shan et Yuan 的干燥根。春初苗刚发芽或秋末茎叶枯萎时采挖，除去须根和泥沙，烘至半干，堆置2~3天，发软后再烘至全干。

【产地】主产于湖北、四川、陕西、甘肃等地。

【炮制】取原药材，除去杂质，大小分开，洗净，浸泡，润透，切薄片，晒干或低温干燥。

【饮片特征】独活以条粗壮、油润、香气浓者为佳。

饮片呈类圆形薄片。外表皮灰褐色或棕褐色，具皱纹。切面皮部灰白色至灰褐色，有多数散在棕色油点，木部灰黄色至黄棕色，形成层环棕色。有特异香气。味苦、辛，微麻舌。

【功效应用】独活性味辛、苦，微温，归肾、膀胱经。具有祛风湿、止痹痛、解表的功效。用于风寒湿痹、腰膝疼痛、少阴伏风头痛、风寒夹湿头痛。

【不良反应】据报道，偶见舌麻、恶心、呕吐、胃部不适、失音等不良反应。长期使用可出现气短、口干等不良反应。

【用药禁忌】

**1. 病证禁忌** 阴虚血燥者慎用。气血虚弱、无风湿、风寒者忌用。内风者忌服。

**2. 配伍禁忌** 不宜与阿托品类药物同用。

**3. 饮食禁忌** 禁食寒凉、油腻、辛辣刺激食物。

**4. 使用注意** 区别证候轻重选择药量。不宜单独大量长期服用。

【处方应付】

**1. 正名** 独活。

**2. 独活** 处方用名写独活，付独活。

【调剂要求】

**用法与用量** 3~10g，煎服。内服用生品，入汤剂或入丸、散或制酒剂；外用研末或制酒剂外敷或涂搽。

【用药指导】与其他祛风湿药同用时，注意减量。顾护脾胃。注意观察疼痛、体温等变化。

【贮藏养护】置干燥处，防霉，防蛀。

# 威灵仙

【来源】本品为毛茛科植物威灵仙 *Clematis chinensis* Osbeck、棉团铁线莲 *Clematis hexapetala* Pall. 或东北铁线莲 *Clematis manshurica* Rupr. 的干燥根和根茎。秋季采挖，除去泥沙，晒干。

【产地】主产于安徽、江苏、浙江，广泛分布于两广地区。

【炮制】取原药材，除去杂质，大小分开，洗净，润透，切段，晒干或低温干燥。

【饮片特征】威灵仙以条长、皮黑肉白或黄白、质坚实者为佳。

饮片呈不规则的段。表面黑褐色、棕褐色或棕黑色，有细纵纹，有的皮部脱落，露出黄白色木部。切面皮部较广，木部淡黄色，略呈方形或近圆形，皮部与木部间常有裂隙。

【功效应用】威灵仙性味辛、咸，温，归膀胱经。具有祛风湿、通经络的功效。用于风湿痹痛、肢体麻木、筋脉拘挛、屈伸不利。

【不良反应】威灵仙有过敏反应的报道。茎叶的汁液与皮肤接触可引起发疱或溃烂。误食过量可引起呕吐、腹痛、腹泻等症状。

【用药禁忌】

**1. 病证禁忌** 气血虚弱者慎服。

**2. 饮食禁忌** 不宜与茶同用。

**3. 特殊人群** 孕妇慎服。

**4. 使用注意** 区别证候轻重选择药量。不可随意加大用量及延长疗程。

【处方应付】

正名：威灵仙。

**威灵仙** 处方用名写铁角威灵仙、威灵仙，付威灵仙。

【调剂要求】

**用法与用量** 6~10g，煎服。煎汤趁温热饮服。内服用生品，入汤剂或入丸、散或制酒剂；外用研末或制酒剂外敷或涂搽。

【用药指导】 与其他祛风湿药同用时，注意减量。顾护脾胃。注意观察肢体疼痛、活动度等变化，观察有无体倦乏力等不良反应的发生。

【贮藏养护】 置干燥处。

# 蕲 蛇

【来源】 本品为蝰科动物五步蛇 *Agkistrodonacutus*（Güenther）的干燥体。多于夏、秋二季捕捉，剖开蛇腹，除去内脏，洗净，用竹片撑开腹部，盘成圆盘状，干燥后拆除竹片。

【产地】 主产于江西、浙江、福建。广西、湖南、广东等地也有出产。

【炮制】

**1. 蕲蛇** 取原药材，去头、鳞，切成寸段。

**2. 蕲蛇肉** 取原药材，去头，用黄酒润透后，除去鳞、骨，干燥。

**3. 酒蕲蛇** 取净蕲蛇段，用黄酒拌匀，闷润，至黄酒被吸尽，置锅内，文火炒干，取出。每 100kg 蕲蛇，用黄酒 20kg。

【饮片特征】 蕲蛇以头尾齐全、条大、腹腔内壁洁净、花纹明显者为佳。

**1. 蕲蛇** 呈段状，表皮乌黑色或黑褐色，无光泽，切面黄白色或灰棕色。质坚硬。气腥，味微咸。

**2. 蕲蛇肉** 呈小段片状，黄白色，质较柔软，略有酒气。

**3. 酒蕲蛇** 形如蕲蛇段，棕褐色或黑色，略有酒气。

【功效应用】 性味甘、咸，温，有毒，归肝经。具有祛风、通络、止痉的功效。用于风湿顽痹、麻木拘挛、中风口眼㖞斜、半身不遂、抽搐痉挛、破伤风、麻风、疥癣。

蕲蛇生品有毒、气腥，不利于服用和粉碎，临床较少应用；除去头、鳞，可除去毒性，使蕲蛇肉利于保存和进一步炮制；酒炙后能增强祛风、通络、止痉的作用，并可矫味去腥，便于粉碎和制剂。

【用药禁忌】

**1. 特殊人群** 孕妇慎用。

**2. 使用注意** 阴虚血热者忌服。

【处方应付】

正名：蕲蛇。

**酒炙蕲蛇**　处方用名写炙蕲蛇、酒炙蕲蛇、蕲蛇肉、蕲蛇，付酒炙蕲蛇。

【调剂要求】

**用法与用量**　3~9g，煎服；研末吞服，一次 1~1.5g，一日 2~3 次。

【用药指导】与其他祛风湿药同用时，注意减量。顾护脾胃。注意观察肢体疼痛、痿软无力、水肿等有关症状的变化。

【贮藏养护】置干燥处，防霉，防蛀。

## （二）　祛风湿清热药

# 防　己

【来源】本品为防己科植物粉防己 *Stephania tetrandra* S. Moore 的干燥根。秋季采挖，洗净，除去粗皮，晒至半干，切段，个大者再纵切，干燥。

【产地】主产于江苏、安徽南部、浙江、江西、福建等地。

【炮制】取原药材，除去杂质，大小分开，洗净，润透，切厚片，晒干或低温干燥。

【饮片特征】防己以质坚实、粉性足、去净外皮者为佳。

饮片呈类圆形或半圆形的厚片。外表皮淡灰黄色。切面灰白色，粉性，有稀疏的放射状纹理。气微，味苦。

【功效应用】性味苦，寒，归膀胱、肺经。具有祛风湿、止痛、利水消肿的功效。用于风湿痹证，水肿、小便不利、脚气肿痛。

【不良反应】可见消化系统不良反应，如恶心、呕吐、腹泻等症状。还可引起皮肤色素沉着。

【用药禁忌】

**1. 病证禁忌**　脾胃虚寒、食欲不振、阴虚及无湿热者忌服。

**2. 配伍禁忌**　恶细辛。不宜与异丙嗪、去甲肾上腺素、士的宁等同用。

**3. 饮食禁忌**　忌食各种腌制品及过咸之物。忌食生冷、油腻食物。

**4. 特殊人群**　孕妇慎用。肝肾功能不全者忌用。

**5. 使用注意**　依据证候轻重选择药量。中病即止。不宜长期、大量应用。

【处方应付】

正名：防己。

**防己**　处方用名写防己，付防己。

【调剂要求】

**用法与用量**　5~10g，内服入煎汤或入丸、散，饭后饮服。祛风止痛宜木防己，利水退肿宜汉防己。

【用药指导】　与其他苦寒祛风湿药同用时，注意减量。本品易伤胃气，不宜空腹服用。注意观察肢体疼痛、尿量等有关症状的变化，注意观察有无消化、泌尿等系统的不良反应。定期检查肝、肾功能。

【贮藏养护】　置干燥处，防霉，防蛀。

# 秦 艽

【来源】　本品为龙胆科植物秦艽 *Gentiana macrophylla* Pall.、麻花秦艽 *Gentiana straminea* Maxim.、粗茎秦艽 *Gentiana crassicaulis* Duthie ex Burk. 或小秦艽 *Gentiana dahurica* Fisch. 的干燥根。前三种按性状不同分别习称"秦艽"和"麻花艽"，后一种习称"小秦艽"。春、秋二季采挖，除去泥沙；秦艽和麻花艽晒软，堆置"发汗"至表面呈红黄色或灰黄色时，摊开晒干，或不经"发汗"直接晒干；小秦艽趁鲜时搓去黑皮，晒干。

【产地】　主产于甘肃、陕西、山西、内蒙古、河北、四川、云南等地。

【炮制】　取原药材，除去杂质，大小分开，洗净，润透，切厚片，干燥。

【饮片特征】　秦艽以条粗、质坚实、体重、色棕黄、气浓者为佳。

秦艽饮片呈类圆形的厚片。外表皮黄棕色、灰黄色或棕褐色，粗糙，有扭曲纵纹或网状孔纹。切面皮部黄色或棕黄色，木部黄色，有的中心呈枯朽状。气特异，味苦、微涩。

【功效应用】　秦艽性味苦、辛，平，微寒，归胃、肝、胆经。具有祛风湿、舒筋络、退虚热、清湿热的功效。用于风湿痹痛、筋脉拘挛、手足不遂、骨蒸潮热、小儿疳热、湿热黄疸。

【不良反应】　大量应用可引起恶心、呕吐等反应，停药后消失。

【用药禁忌】

**1. 病证禁忌**　下焦虚寒，小便多、遗尿者不宜服用。久病体虚、泻泄、高血糖、昏迷病人忌用。

**2. 配伍禁忌**　不宜与奎宁、强心苷、阿托品、降血糖药同用。

**3. 饮食禁忌**　不宜与牛乳同用。忌食辛辣食物。

**4. 使用注意**　区别证候轻重选择药量。对胃有刺激，注意配伍顾护脾胃之品。

【处方应付】

正名：秦艽。

**秦艽**　处方用名写秦艽，付秦艽。

【调剂要求】

**用法与用量**　3~10g，内服入汤剂或入丸、散。饭后趁温热服。

【用药指导】　与其他祛风湿药同用时，注意减量。顾护脾胃。观察肢体疼痛、麻木，黄疸、体温等变化；注意有无消化道不良反应；服药期间定期检查肾功能。

【贮藏养护】　置通风干燥处。

## 徐长卿

【来源】本品为萝摩科植物徐长卿 *Cynanchum paniculatum*（Bge.）Kitag. 的干燥根和根茎。秋季采挖，除去杂质，阴干。

【产地】产于辽宁、内蒙古、山西、河北、河南、陕西、甘肃、四川、贵州、云南、山东、安徽、江苏、浙江、江西、湖北、湖南、广东和广西等地。生长于向阳山坡及草丛中。

【炮制】取原药材，除去杂质，迅速洗净，切段，阴干。

【饮片特征】徐长卿以香气浓者为佳。

饮片呈不规则的段。根茎有节，四周着生多数根。根圆柱形，表面淡黄白色至淡棕黄色或棕色，有细纵皱纹。切面粉性，皮部类白色或黄白色，形成层环淡棕色，木部细小。气香，味微辛凉。

【功效应用】性味辛、温，归肝、胃经。具有祛风、化湿、止痛、止痒的功效。用于风湿痹痛、胃痛胀满、牙痛、腰痛、跌仆伤痛、风疹、湿疹。

【不良反应】个别病例服药后有口干、咽干反应。

【用药禁忌】

**1. 饮食禁忌**　忌食辛辣、发物。

**2. 特殊人群**　孕妇慎用。

**3. 使用注意**　体弱者慎服。

【处方应付】

正名：徐长卿。

**徐长卿**　处方用名写寮刁竹、了刁竹、徐长卿，付徐长卿。

【调剂要求】

**1. 用法与用量**　3～12g，煎服。外用捣敷或煎水洗，或入丸剂或浸酒。治湿疹、风疹、顽癣等皮肤瘙痒症，可单味煎汤内服，或煎汤外洗，亦可配合苦参、地肤子、白鲜皮等药同用；对于毒蛇咬伤，可配合半边莲、野菊花等药同用。

**2. 特殊处理**　后下。

【用药指导】与其他祛风湿药同用时，注意减量。顾护脾胃。

【贮藏养护】置阴凉干燥处。

## 木　瓜

【来源】本品为蔷薇科植物贴梗海棠 *Chaenomeles speciosa*（Sweet）Nakai 的干燥近成熟果实。夏、秋二季果实绿黄时采收，置沸水中烫至外皮灰白色，对半纵剖，晒干。

【产地】主产于山东、河南、陕西、安徽、江苏、湖北、四川、浙江等地。

【炮制】取原药材,除去杂质,洗净,润透或蒸透,切薄片,晒干。

【饮片特征】木瓜以外皮皱缩、质坚实、味酸者为佳。

饮片呈类月牙形薄片。外表紫红色或棕红色,有不规则的深皱纹。切面棕红色。气微清香,味酸。

【功效应用】木瓜性味酸、温,归肝、脾经。具有舒筋活络、和胃化湿的功效。用于湿痹拘挛、腰膝关节酸重疼痛、暑湿吐泻、转筋挛痛、脚气水肿。

【用药禁忌】

**1. 病证禁忌** 内有郁热、脾胃伤食积滞者忌服。小便不利、癃闭者忌服。精血亏虚、真阴不足者忌服。

**2. 配伍禁忌** 不宜与磺胺类、氨基糖苷类、氢氧化铅、氨茶碱、呋喃妥因、利福平、阿司匹林、吲哚美辛同用。

**3. 饮食禁忌** 忌辛辣、生冷食物。

**4. 特殊人群** 孕妇慎用。

**5. 使用注意** 依据证候轻重选择药量。不宜长期、大量应用。

【处方应付】

正名:木瓜。

木瓜 处方用名写木瓜、乳瓜,付木瓜。

【调剂要求】

**1. 用法与用量** 6~9g,煎服。内服煎汤或入丸、散。汤剂趁温热饮服。

**2. 特殊处理** 忌用铅及铁器。

【用药指导】顾护脾胃。注意观察肢体疼痛、拘挛等有关症状,注意观察尿量的变化。

【贮藏养护】置干燥处,防潮,防蛀。

## (三) 祛风湿强筋骨药

# 桑 寄 生

【来源】本品为桑寄生科植物桑寄生 *Taxillus chinensis* (DC.) Danser 的干燥带叶茎枝。冬季至次春采割,除去粗茎,切段,干燥,或蒸后干燥。

【产地】主产于福建、台湾、广东、广西、云南等地。

【炮制】取茎、枝,将叶另放,除去杂质,大小分开,略洗,润透,切厚片或短段;再取叶,洗净,稍闷润,切长段。将茎、枝、叶混合均匀,干燥。

【饮片特征】桑寄生以枝细嫩、色红褐、叶多者为佳。

饮片为厚片或不规则短段。外表皮红褐色或灰褐色,具细纵纹,并有多数细小突起的棕色皮孔,嫩枝有的可见棕褐色茸毛。切面皮部红棕色,木部色较浅。叶多卷曲或破碎，完整者展平后呈卵形或椭圆形，表面黄褐色，幼叶被细茸毛，先端钝圆，基部圆形或宽楔形，全缘；革质。气微，味涩。

【功效应用】 桑寄生性味苦、甘，平，归肝、肾经。具有祛风湿、补肝肾、强筋骨、安胎元的功效。用于风湿痹痛、腰膝酸软、筋骨无力、崩漏经多、妊娠漏血、胎动不安、头晕目眩。

【不良反应】 偶见轻度头晕、口干、食欲减退、腹胀、腹泻等反应。

【用药禁忌】

**1. 病证禁忌** 严重的低血压患者不宜用。表邪未解、体内火热炽盛者不宜单味使用。纳呆腹胀者忌用。

**2. 配伍禁忌** 不宜与含金属离子的西药合用，以免影响吸收。

**3. 饮食禁忌** 忌食辛辣、生冷食物。

**4. 特殊人群** 婴幼儿忌用。

**5. 使用注意** 依据证候轻重选择药量。酒剂应控制剂量。不宜过量应用。

【处方应付】

正名：桑寄生。

**桑寄生** 处方用名写广寄生、桑寄生，付桑寄生。

【调剂要求】

**用法与用量** 9~15g，内服煎汤，温热饮服；或酒浸，或入丸、散服。

【用药指导】 与其他祛风湿药同用时，注意减量。顾护脾胃。注意防寒保暖。注意观察肢体疼痛、痿软无力、胎动不安等有关症状的变化；注意观察有无口干、腹痛、腹泻、皮肤过敏等不良反应。

【贮藏养护】 置干燥处，防蛀。

# 五加皮

【来源】 本品为五加科植物细柱五加 *Acanthoppanax gracilistylus* W. W. Smith. 的干燥根皮。夏、秋二季采挖根部，洗净，剥取根皮，晒干。

【产地】 主产于湖北、河南、四川、湖南、安徽等地。

【炮制】 取原药材，除去杂质，大小分开，洗净，润透，切厚片，干燥。

【饮片特征】 五加皮以肉厚、气香、断面色灰白者为佳。

饮片呈不规则的厚片。外表面灰褐色，有稍扭曲的纵皱纹及横长皮孔样斑痕；内表面淡黄色或灰黄色，有细纵纹，切面不整齐，灰白色。气微香，味微辣而苦。

【功效应用】 五加皮性味辛、苦，温，归肝、肾经。具有祛风除湿、补益肝肾、强筋壮骨、利水消肿的功效。用于风湿痹证、筋骨痿软、小儿行迟、体虚乏力、水肿、脚气。

【用药禁忌】

**1. 病证禁忌**　风湿热痹不宜用。阴虚火旺者慎用。

**2. 饮食禁忌**　忌食辛辣温热食物，以免生热。

**3. 使用注意**　依据证候轻重选择药量。内服应控制剂量。不宜大量应用。

【处方应付】

正名：五加皮。

**五加皮**　处方用名写五谷皮、五加，付五加皮。

【调剂要求】

**1. 用法与用量**　5～10g，煎服。内服煎汤，或酒浸或入丸、散服。

**2. 特殊处理**　制酒剂或以酒为引可增强疗效。

【用药指导】与其他祛风湿药同用时，注意减量。顾护脾胃。注意观察肢体疼痛、痿软无力、水肿等有关症状的变化，注意观察有无生热、动火的不良反应。

【贮藏养护】置干燥处，防霉，防蛀。

# 第五节　化湿药

凡气味芳香，性偏温燥，具有化湿运脾作用的药物，称为化湿药。本类药多辛香温燥，主入脾、胃经，性质温燥，具有宣化湿浊、疏畅气机、健脾醒胃等作用。适用于湿浊内阻，脾为湿困，运化失常所致的病证。

化湿药应用文火和武火交叉煎煮，使有效成分充分煎出。汤剂一般需煎煮 2～3 次。从煎沸时算起，头煎煎药时间为 20～25 分钟，二煎煎药时间为 15～20 分钟。化湿药物多含挥发油成分而气味芳香，煎煮过久可降低或丧失疗效，故不宜久煎，有的则应后下，如砂仁。

本节重点介绍苍术、厚朴、藿香、砂仁 4 味中药的功效特点和调剂应用。

## 苍　术

【来源】本品为菊科植物茅苍术 *Atractylodes lancea*（Thunb.）DC. 或北苍术 *Atractylodes chinensis*（DC.）Koidz. 的干燥根茎。春、秋二季采挖，除去泥沙，晒干，撞去须根。

【产地】茅苍术主产于江苏、湖北、河南、安徽、浙江等地。北苍术主产于华北及西北地区。

【炮制】

**1. 苍术**　取原药材，除去杂质，大小分开，洗净，浸泡至约七成透时，取出，闷润至内外湿度一致，切厚片，干燥，筛去碎屑。

**2. 麸炒苍术**　取苍术片，先将锅烧热，撒入麦麸，用中火加热，待冒烟时投入苍术片，不断翻动，炒至深黄色时取出，筛去麦麸，放凉。每 100kg 苍术片，用麦麸 10kg。

【饮片特征】苍术原药材以个大、质坚实、断面朱砂点多、香气浓者为佳。

**1. 苍术片** 呈不规则类圆形或条形厚片。外表皮灰棕色至黄棕色，有皱纹，有时可见根痕。切面黄白色或灰白色，散有多数橙黄色或棕红色油室，有的可析出白色细针状结晶。气香特异，味微甘、辛、苦。

**2. 麸炒苍术** 形如苍术片，表面深黄色，散有多数棕褐色油室。有焦香气。

【功效应用】苍术性味辛、苦，温。归脾、胃、肝经。具有燥湿健脾、祛风散寒、明目的功效。用于湿阻中焦，脘腹胀满，泄泻，水肿，脚气痿躄，风湿痹痛，风寒感冒，夜盲，眼目昏涩。苍术麸炒后，辛燥之性得以缓和，气变焦香，增强了健脾和胃的作用。

【不良反应】可出现面部潮红、口干舌燥、视物不清、手掌发红或有紧胀感、身烦热、头晕、头痛等症状。

【用药禁忌】

**1. 病证禁忌** 血虚气弱、津亏液耗、表虚自汗者忌服。哮喘及呼吸窘迫者慎用。

**2. 使用注意** 注意维持服用者电解质平衡。

【处方应付】

正名：苍术。

**1. 苍术** 处方用名写苍术，付苍术。

**2. 炒苍术** 处方用名写炒苍术，付麸炒苍术。

【调剂要求】

**1. 用法与用量** 3~9g，煎服，或入丸、散。饭后服用。

**2. 特殊处理** 不宜久煎。

【用药指导】注意体温、食欲、汗量、血糖变化及有无便秘。注意顾护脾胃。

【贮藏养护】置阴凉干燥处。

# 厚 朴

【来源】本品为木兰科植物厚朴 *Magnolia officinalis* Rehd. et Wils. 或凹叶厚朴 *Magnolia officinalis* Rehd. et Wils. var. *biloba* Rehd. et Wils. 的干燥干皮、根皮及枝皮。4~6 月剥取，根皮及枝皮直接阴干；干皮置沸水中微煮后，堆置阴湿处，"发汗"至内表面变紫褐色或棕褐色时蒸软取出，卷成筒状，干燥。

【产地】主产于四川、湖北、浙江、江西等地。安徽、福建、陕西、甘肃、贵州、云南等地亦产。多为栽培。

【炮制】

**1. 厚朴** 取原药材，刮去粗皮，洗净，润透，切丝，干燥，筛去碎屑。

**2. 姜厚朴** 取厚朴丝，加姜汁拌匀，闷润，待姜汁被吸尽后置炒制容器内，用文火加热炒干，取出晾凉。或者取生姜切片，加水煮汤，另取刮净粗皮的药材，扎成捆，置姜汤中，反复浇淋，并用微火加热共煮，至姜液被吸尽时取出，切丝，干燥。筛去碎屑。

【饮片特征】厚朴原药材以皮厚、油性足、内表面紫棕而有发亮结晶状物、香气浓者为佳。

**1. 厚朴**　呈弯曲的丝条状或单、双卷筒状。外表面灰褐色，有的可见椭圆形皮孔或纵皱纹。内表面紫褐色或深紫褐色，较平滑，具细密纹孔，划之显油痕。切面颗粒性，有油性，有的可见小亮星。气香，味辛辣、微苦。

**2. 姜厚朴**　形如厚朴丝，表面灰褐色，偶见焦斑。略有姜辣气。

【功效应用】厚朴性味苦、辛，温。归脾、胃、肺、大肠经。具有燥湿消痰、下气除满的功效。用于湿滞伤中，脘痞吐泻，食积气滞，腹胀便秘，痰饮喘咳。

生品辛味峻烈，对咽喉有刺激性，一般不作为内服配方。姜制后可消除对咽喉的刺激性，并可增强宽中和胃的功效。

【用药禁忌】

**1. 病证禁忌**　气虚津亏者慎用。体虚乏力、脏器下垂者忌用。阴虚咳嗽、肾虚者忌用。

**2. 配伍禁忌**　忌与有肾毒性的药物合用。

**3. 特殊人群**　孕妇慎用。肾功能不全者忌大剂量内服或久服。

**4. 使用注意**　注意顾护脾胃，不可大剂量久服。

【处方应付】

正名：厚朴。

**1. 厚朴**　处方用名写厚朴，付厚朴。

**2. 姜厚朴**　处方用名写姜厚朴，付姜制厚朴。

【调剂要求】

**1. 用法与用量**　3~10g，煎服，或入丸、散。饭后服用。

**2. 特殊处理**　不宜久煎。

【用药指导】注意食欲、尿量、血压变化。

【贮藏养护】置通风干燥处

## 广藿香

【来源】本品为唇形科植物广藿香 *Pogostemon cablin* （Blanco）Benth. 的干燥地上部分。枝叶茂盛时采割，日晒夜闷，反复至干。

【产地】主产于广州石牌、海南，台湾、广西、云南等地有栽培。

【炮制】取原药材，除去杂质，先抖下叶，筛去泥土，另放；取茎，粗细分开，洗净，浸泡至约七成透时取出，闷润至内外湿度一致，切小段，低温干燥，再与叶混匀。

【饮片特征】广藿香原药材以茎叶粗壮、不带须根、香气浓厚者为佳。

饮片呈不规则的段，茎略呈方柱形，表面灰褐色、灰黄色或带红棕色，被柔毛。切面有白色髓。叶破碎或皱缩成团，完整者展平后呈卵形或椭圆形，两面均被灰白色绒毛；基部楔形或钝圆，边缘具大小不规则的钝齿；叶柄细，被柔毛。气香特异，味微苦。

【功效应用】广藿香性味辛，微温。归脾、胃、肺经。具有芳香化浊、和中止呕、发表解暑的功效。用于湿浊中阻，脘痞呕吐，暑湿表证，湿温初起，发热倦怠，胸闷不舒，寒湿闭暑，腹痛吐泻，鼻渊头痛。

【不良反应】偶有过敏反应。

【用药禁忌】

**1. 病证禁忌**　久病气虚及阴虚血燥者慎用。阴虚火旺者忌用。

**2. 使用注意**　藿香叶偏于发表，藿香梗偏于和中。鲜藿香解暑之力较强。

【处方应付】

正名：广藿香。

**广藿香**　处方用名写广藿香、藿香，付广藿香。

【调剂要求】

**1. 用法与用量**　3~10g，煎服，或入丸、散。鲜品加倍。鲜藿香夏季泡汤代茶，可作为清暑饮料。外用适量，鲜品捣敷或干品煎水外洗。

**2. 特殊处理**　入汤剂后下，不宜久煎。

【用药指导】注意体温、大便、尿量、血压变化，观察有无心悸、胸闷、恶心、眩晕出现，检查皮肤有无变化，定期检查肝肾功能。注意顾护脾胃。

【贮藏养护】置阴凉干燥处，防潮。

# 砂　仁

【来源】本品为姜科植物阳春砂 *Amomum villosum* Lour. 、绿壳砂 *Amomum villosum* Lour. var. *xanthioides* T. L. Wu et Senjen 或海南砂 *Amomum longiligulare* T. L. Wu 的干燥成熟果实。夏、秋间果实成熟时采收，晒干或低温干燥。

【产地】阳春砂主产于广东、广西等地，以广东的阳春、阳江产品最为著名，多为栽培。绿壳砂主产于云南南部的临沧、文山、景洪等地，海南砂主产于海南等地。

【炮制】

**1. 砂仁**　取原药材，除去杂质，用时捣碎。

**2. 盐砂仁**　取净砂仁，加盐水拌匀，稍闷，待盐水被吸尽后置炒制容器内，用文火加热炒干，取出晾凉。每100kg 砂仁，用食盐 2kg。

【饮片特征】砂仁以果实均匀、果皮紧贴种子团，种子团饱满棕褐色、有油润性、香气浓、味辛凉浓厚者为佳。

**1. 砂仁** 阳春砂、绿壳砂呈椭圆形或卵圆形，有不明显的三棱，长 1.5~2cm，直径 1~1.5cm。表面棕褐色，密生刺状突起，顶端有花被残基，基部常有果梗。果皮薄而软。种子集结成团，具三钝棱，中有白色隔膜，将种子团分成 3 瓣，每瓣有种子 5~26 粒。种子为不规则多面体，直径 2~3mm；表面棕红色或暗褐色，有细皱纹，外被淡棕色膜质假种皮；质硬，胚乳灰白色。气芳香而浓烈，味辛凉、微苦。

海南砂呈长椭圆形或卵圆形，有明显的三棱，长 1.5~2cm，直径 0.8~1.2cm。表面被片状、分枝的软刺，基部具果梗痕。果皮厚而硬。种子团较小，每瓣有种子 3~24 粒；种子直径 1.5~2mm。气味稍淡。

**2. 盐砂仁** 形如砂仁，外表深棕红色或深褐色，辛香气略减，味微咸。

【功效应用】砂仁性味辛，温。归脾、胃、肾经。具有化湿开胃、温脾止泻、理气安胎的功效。用于湿浊中阻，脘痞不饥，脾胃虚寒，呕吐泄泻，妊娠恶阻，胎动不安。砂仁盐炙后，辛燥之性有所缓和，药性温而不燥，并能引药下行，增强温中暖肾、理气安胎的作用。

【不良反应】据报道，偶有皮肤风团、皮疹等过敏反应。

【用药禁忌】

**1. 病证禁忌** 阴虚血燥者慎用。热证、阴虚津亏、血虚者忌用。便秘者慎用。

**2. 配伍禁忌** 不宜与维生素 C 同服。

**3. 特殊人群** 孕妇忌单味药大量服用。

【处方应付】

正名：砂仁。

**1. 砂仁** 处方用名写砂仁，付砂仁。

**2. 盐砂仁** 处方用名写盐砂仁，付盐炙砂仁。

【调剂要求】

**1. 用法与用量** 3~6g，煎服。入汤剂，或入丸、散，或研末吞服。湿滞内阻，脘腹胀满宜饭后服用；脾胃虚寒证应饭前服用。

**2. 特殊处理** 入汤剂宜后下。或研粉吞服。

【用药指导】注意食欲、二便、尿量、血压变化。注意顾护脾胃。

【贮藏养护】置阴凉干燥处。

（鞠海）

# 第六节　利水渗湿药

凡能渗利水湿、通利小便的药物，称为利水渗湿药。利水渗湿药一般性味多甘淡，适用于小便不利、水肿、淋浊、黄疸、水泻、带下、湿疮、痰饮等水湿内盛病证。本类药易耗伤津液，阴亏津伤者慎用。

利水渗湿药应用文火和武火交叉煎煮，使有效成分充分煎出。汤剂一般需煎煮 2~3

次。从煎沸时算起，头煎煎药时间为 20~25 分钟，二煎煎药时间为 15~20 分钟。滑石用块者宜打碎先煎，滑石粉、车前子、海金沙宜包煎。茯苓、薏苡仁含淀粉类药材，不宜用热水浸泡，要用凉水。

炮制选用：薏苡仁生用利水清热，炒用健脾止泻。金钱草治热毒疮痈或毒蛇咬伤，可取鲜品捣汁服或以渣外敷。

本节分利水消肿药、利尿通淋药、利湿退黄药 3 类，重点介绍茯苓、薏苡仁、泽泻、车前子、滑石、木通、川木通、金钱草、茵陈 9 味中药的功效特点和调剂应用。

## （一）利水消肿药

## 茯　苓

【来源】为多孔菌科真菌茯苓 *Poria cocos*（Schw.）Wolf 的干燥菌核。多于 7~9 月采挖，挖出后除去泥沙，堆置"发汗"后，摊开晾至表面干燥，再"发汗"，反复数次至现皱纹、内部水分大部散失后，阴干，称为"茯苓个"；或将鲜茯苓按不同部位切制，阴干，分别称为"茯苓块"和"茯苓片"。

【产地】主产于湖北、安徽、河南、云南、贵州、四川等地。有野生与栽培 2 种。栽培品产量较大，以安徽为多，故有"安苓"之称；野生品以云南为著名，习称"云苓"，且质佳。

【炮制】取茯苓个，浸泡，洗净，润后稍蒸，及时削去外皮，切制成块或切厚片，晒干。

【饮片特征】茯苓原药材以体重坚实、外皮呈褐色而略带光泽、皱纹深、断面白色细腻、粘牙力强者为佳。

**1. 茯苓个**　呈类球形、椭圆形、扁圆形或不规则团块，大小不一。外皮薄而粗糙，棕褐色至黑褐色，有明显的皱缩纹理。体重，质坚实，断面颗粒性，有的具裂隙，外层淡棕色，内部白色，少数淡红色，有的中间抱有松根。气微，味淡，嚼之粘牙。

**2. 茯苓块**　为去皮后切制的茯苓，呈立方块状或方块状厚片，大小不一。白色、淡红色或淡棕色。

**3. 茯苓片**　为去皮后切制的茯苓，呈不规则厚片，厚薄不一，白色、淡红色或淡棕色。

【功效应用】茯苓性味甘、淡，平。归心、肺、脾、肾经。具有利水渗湿、健脾宁心的功效。用于水肿尿少，痰饮眩悸，脾虚食少，便溏泄泻，心神不安，惊悸失眠。

【不良反应】不良反应较少，偶见过敏反应，症见丘疹、风团、腹痛等。

【用药禁忌】

**1. 病证禁忌**　阴虚无湿热、虚寒精滑者慎用。低血糖、低血压、水及电解质紊乱等患者不宜大量长期使用；青光眼患者慎用。

**2. 配伍禁忌**　不宜与白蔹、地榆、鳖甲、秦艽、雄黄同用。

**3. 使用注意** 茯苓药性平和，属药食两用之品。与其他利水药同用时，注意用量。

【处方应付】

正名：茯苓。

**茯苓** 处方用名写云苓、白茯苓、云茯苓、茯苓块，付茯苓。

【调剂要求】

**用法与用量** 10~15g。常规煎煮，内服入汤剂或入丸、散。小剂量（<10g）偏于健脾渗湿、化痰止泻；中剂量（10~20g）偏于利尿理气、宁心定悸；大剂量（>20g）偏于利水消肿、平胃止呕。

【用药指导】用于利水宜饭前或空腹服，用于健脾益气宜饭前服，用于宁心安神宜睡前服。注意尿量、血压变化，电解质水平及舌苔变化。

【贮藏养护】置干燥处，防潮。

## 附： 茯苓不同部位及功效

**1. 茯苓皮** 本品呈长条形或不规则块片，大小不一。外表面棕褐色至黑褐色，有疣状突起，内面淡棕色并常带有白色或淡红色的皮下部分。质较松软，略具弹性。气微、味淡，嚼之粘牙。甘、淡，平。归肺、脾、肾经。功能利水消肿，用于水肿、小便不利。

**2. 赤茯苓** 靠皮部显赤色或黄色的部分，切成薄片或块，似白茯苓形状。《本草经集注》云：白色者补，赤色者利。明代《本草集要》又云："赤者破结气，如小便多及汗多、阴虚者不宜服。"

**3. 茯神** 为茯苓菌核中间抱有松根的白色部分，不规则的厚片或块，白色至淡棕色，块中有一枯木心，体重，质坚实，具粉质，嚼之粘牙。甘、淡，平，入心、脾经，具有宁心、安神、利水功效。

**4. 茯神木** 为茯苓菌核中间的松根，性甘平，具有平肝安神的作用，主治惊悸健忘，中风语謇，脚气转筋。

总之，菌核的外表皮称为茯苓皮，偏于利水消肿；近外表皮部淡红色部分为赤茯苓，偏于利水道、破结血；中间部分抱有松根者为茯神，偏于宁心安神；中间的松根为茯神木，偏于平肝安神。

## 泽 泻

【来源】为泽泻科植物泽泻 *Alisma orientale*（Sam.）Juzep. 的干燥块茎。

【产地】主产于福建、江西、四川等地，多系栽培。

【炮制】

**1. 泽泻** 取原药材，除去杂质，大小分开，洗净，浸泡至约七成透时，取出，闷润至内外湿度一致，切厚片，干燥，筛去碎屑。

**2. 盐泽泻** 取净泽泻片，用盐水拌匀，闷润，待盐水被吸尽后，置炒制容器内，用文火加热，炒至微黄色，取出晾凉。筛去碎屑。每100kg泽泻片，用食盐2kg。

**3. 麸炒泽泻**　先将锅烧热，撒入麦麸，待冒烟时，投入泽泻片，不断翻炒，炒至药物呈黄色时取出，筛去麦麸，放凉。每100kg泽泻用麦麸10~15kg。

【饮片特征】泽泻原药材以个大、质坚实、色黄白、粉性足者为佳。

**1. 泽泻**　呈圆形或椭圆形厚片。外表皮淡黄色至淡黄棕色，可见细小突起的须根痕。切面黄白色至淡黄色，粉性，有多数细孔。气微，味微苦。

**2. 盐泽泻**　形如泽泻片，表面淡黄棕色或黄褐色，偶见焦斑，味微咸。

**3. 麸炒泽泻**　形如泽泻片，表面黄白色，偶见焦斑，味微咸。

【功效应用】泽泻性味甘、淡，寒。归肾、膀胱经。具有利水渗湿、泄热、化浊降脂的功效。用于小便不利，水肿胀满，泄泻尿少，痰饮眩晕，热淋涩痛，高脂血症。

泽泻能利小便而实大便，泻水湿行痰饮，滋肾阴泻相火。生泽泻长于利水渗湿泄热，用于小便不利、水肿、淋浊、湿热黄疸等；盐泽泻可引药下行，长于滋阴泻热，利尿而不伤阴，用于小便淋涩、遗精淋漓等；麸炒泽泻寒性缓和，长于渗湿和脾，用于脾湿泄泻、久泻等。

【不良反应】临床观察发现泽泻无明显副作用，少数患者可出现食减、嘈杂、肠鸣、腹泻等胃肠道反应，多能自行消失。大剂量或者长期应用，可致水电解质失衡及血尿甚至酸中毒。

【用药禁忌】

**1. 病证禁忌**　脾胃虚寒、阳气虚衰、肾虚精滑无湿热者忌用。低血糖、低血压、水及电解质紊乱等患者不宜大量长期使用。

**2. 配伍禁忌**　不宜与海蛤、文蛤同用。不宜与降血糖、降血压以及保钾利尿药同用。

**3. 特殊人群**　老年人不宜长期大量服用。

**4. 饮食禁忌**　不宜与紫菜、海带、菠菜、芹菜等食品同用。

**5. 使用注意**　与其他利水药同用时，注意用量。

【处方应付】

正名：泽泻。

**1. 泽泻**　处方用名写泽泻、建泽泻、川泽泻，付泽泻。

**2. 盐泽泻**　处方用名写盐泽泻、炒泽泻，付盐炙泽泻。

**3. 麸炒泽泻**　处方用名写麸炒泽泻，付麸炒泽泻。

【调剂要求】

**用法与用量**　6~10g，煎服。常规煎煮，内服入汤剂或入丸、散。

【用药指导】饮食宜清淡。注意尿量、血压变化，电解质水平，尿常规，肝功能变化。

【贮藏养护】置干燥处，防蛀。可以选用双层无毒塑膜袋包装，扎紧袋口后，放在装有生石灰或明矾、干燥锯木屑、谷壳等物的容器内贮藏。将泽泻与丹皮同放在一起，可使泽泻减少和避免虫蛀，确保药材的质量。

# 薏苡仁

【来源】为禾本科植物薏苡 *Coix lacryma-jobi* L. var. *mayuen*（Roman.）Stapf 的干燥成熟种仁。秋季果实成熟时采割植株，晒干，打下果实，再晒干，除去外壳、黄褐色种皮和杂质，收集种仁。

【产地】主产于福建、河北、辽宁等地。

【炮制】

**1. 薏苡仁**　取原药材，除去皮壳及杂质，筛去碎屑鼓起，取出晾凉。

**2. 麸炒薏苡仁**　将麦麸撒入热锅内，待麸下起浓烟时投入净薏苡仁，翻动搅拌，炒至表面淡黄色，微鼓起，有香气逸出时，取出，筛去麸皮，晾凉。每 100kg 净薏苡仁，用麦麸 10kg。

【饮片特征】薏苡仁以粒大、饱满、色白者为佳。

**1. 薏苡仁**　呈宽卵形或长椭圆形，长 4~8mm，宽 3~6mm。表面乳白色，光滑，偶有残存的黄褐色种皮；一端钝圆，另端较宽而微凹，有一淡棕色点状种脐；背面圆凸，腹面有一条较宽而深的纵沟。质坚实，断面白色，粉性。气微，味微甜。

**2. 麸炒薏苡仁**　形如薏苡仁，微鼓起，表面微黄色，略有香气。

【功效应用】薏苡仁性味甘、淡，凉。归脾、胃、肺经。具有利水渗透湿、健脾止泻、除痹排脓、解毒散结的功效。用于水肿，小便不利，脾虚泄泻，肺痈，肠痈，湿痹筋脉拘挛，赘疣，癌肿。清热利湿宜生用，健脾止泻宜炒用。

【不良反应】不良反应较少。薏苡仁所含的糖类黏性较高，服用量过大可能会妨碍消化。

【用药禁忌】

**1. 病证禁忌**　脾虚无湿、大便燥结者忌用。低血糖、低血压等患者不宜大量或单味长期使用。本品药性微寒，虚寒体质者不适宜长期服用。

**2. 特殊人群**　薏苡仁具有抗生育、松弛子宫平滑肌作用，育龄期女性、孕妇、先兆流产者、经期女性不宜大量或长期使用。

**3. 饮食禁忌**　不宜加碱同煮，以免破坏薏苡仁中所含维生素。

**4. 使用注意**　本品为药食两用之品，使用时注意适当配伍，不宜长期大量食用。本品力缓，用量宜大。清热利湿宜生用，健脾止泻宜炒用。

【处方应付】

正名：薏苡仁。

**1. 生薏苡仁**　处方用名写薏苡仁、薏仁、苡米，付生薏苡仁。

**2. 麸薏苡仁**　处方用名写麸薏苡仁，付麸炒薏苡仁。

【调剂要求】

**1. 用法与用量**　9~30g，煎服。内服入汤剂或入丸、散。外用适量。治疣可煎水外洗或捣外敷。

**2. 特殊处理**　本品为药食两用之品，亦可做粥煮食、制糕、酿酒、做羹。

【用药指导】注意血糖、血压变化。

【贮藏养护】置通风干燥处，防蛀。

## （二）　利尿通淋药

### 车前子

【来源】为车前科植物车前 *Plantago asiatica* L. 或平车前 *Plantago depressa* Willd. 的干燥成熟种子。夏、秋二季种子成熟时采收果穗，晒干，搓出种子，除去杂质。

【产地】主产于黑龙江、辽宁、吉林、河北等地。

【炮制】

**1. 车前子**　取原药材，除去杂质，筛去碎屑。

**2. 盐车前子**　取净车前子，置炒制容器内，用文火加热，炒至略有爆鸣声时，喷淋盐水，炒干，取出晾凉。每100kg车前子，用食盐2kg。

【饮片特征】车前子以粒大、均匀饱满、色棕红者为佳。

**1. 车前子**　呈椭圆形、不规则长圆形或三角状长圆形，略扁，长约2mm，宽约1mm。表面黄棕色至黑褐色，有细皱纹，一面有灰白色凹点状种脐。质硬。气微，味淡。

**2. 盐车前子**　形如车前子，表面黑褐色。气微香，味微咸。

【功效应用】车前子性味甘，寒。归肾、肝、小肠经。具有清热利尿通淋、渗湿止泻、明目、祛痰的功效。用于热淋涩痛，水肿胀满，暑湿泄泻，目赤肿痛，热痰咳嗽。盐制后车前子益肝肾、明目作用增强。

【不良反应】车前子可能导致胃肠道不良反应及过敏反应，不良反应大多轻微，可自行消失。

【用药禁忌】

**1. 病证禁忌**　脾胃虚寒、内伤劳倦、肾虚滑精、肾阳虚及气虚下陷者忌用；尿崩患者忌用。低血糖、水及电解质紊乱等患者不宜大量长期使用。

**2. 特殊人群**　孕妇慎用，肾功能不全者慎用。

**3. 饮食禁忌**　不宜多食葱、蒜、辣椒等辛辣之品，以及油炸食品。

**4. 使用注意**　与其他利水药同用时，注意用量。单品不可长期、大剂量服用，中病即止。

【处方应付】

正名：车前子。

**1. 车前子** 处方用名写车轮菜、车前子，付车前子。

**2. 盐车前子** 处方用名写炒车前、车前、炙车前子、盐炙车前子，付盐炙车前子。

【调剂要求】

**1. 用法与用量** 9~15g，煎服。内服入汤剂或入丸、散。宜饭后服。

**2. 特殊处理** 车前子入汤剂宜包煎。多用于利水止咳化痰，宜饭后服。

【用药指导】饮食宜清淡，注意皮肤、尿量、血压变化，定期检测电解质水平、尿常规、肝肾功能。

【贮藏养护】置通风干燥处，防潮。

# 滑 石

【来源】本品为硅酸盐类矿物滑石族滑石，主含含水硅酸镁 $[Mg_3(Si_4O_{10})(OH)_2]$。采挖后，除去泥沙和杂石。

【产地】主产于山东、江苏、陕西、山西、辽宁等地。

【炮制】

**1. 滑石** 取原药材，除去杂石，洗净，干燥，捣碎。

**2. 滑石粉** 取净滑石，砸碎，碾成细粉。或取滑石粗粉，加水少量，碾磨至细，再加适量清水搅拌，倾出上层混悬，下沉部分再按上法反复操作数次，合并混悬液，静置沉淀，倾去上清液，将沉淀物晒干后再研细粉。

【饮片特征】滑石原药材以色白、滑润者为佳。

**1. 滑石** 多为块状集合体。呈不规则的块状。白色、黄白色或淡蓝灰色，有蜡样光泽。质软，细腻，手摸有滑润感，无吸湿性。置水中不崩散。气微，味淡。

**2. 滑石粉** 为白色或类白色、微细、无砂性的粉末，手摸有滑腻感。气微，味淡。

【功效应用】滑石性味甘、淡，寒。归膀胱、胃、肺经。具有利尿通淋、清热解暑的功效；外用有祛湿敛疮的功效。用于热淋、石淋、尿热涩痛、暑湿烦渴、湿热水泻；外治湿疹、湿疮、痱子。

【不良反应】滑石在直肠、阴道或破损创面可引起肉芽肿，故不宜在这些部位应用。

【用药禁忌】

**1. 病证禁忌** 脾胃虚寒、肾虚滑精、热病伤津者慎用。

**2. 配伍禁忌** 不宜与金银花同用；不宜与附子、肉桂、人参等助火生热之品同用。

**3. 特殊人群** 肾病患者不宜长期服用。孕妇忌服。

**4. 饮食禁忌** 忌食辛辣刺激性、酸性食物以及油炸食品。

**5. 使用注意** 与其他利水药同用时，注意用量。内服不可长期服用，外用注意避开黏膜及破损部位。注意中病即止。

【处方应付】

正名：滑石。

**1. 滑石块** 处方用名写冷石、番石、滑石，付滑石块。

**2. 滑石粉** 处方用名写滑石粉，付滑石粉。

【调剂要求】

**1. 用法与用量** 10~20g，煎服。外用适量。内服入汤剂或入丸、散，外用研末撒或调敷。宜饭后服用。

**2. 特殊处理** 滑石块入煎剂宜打碎先煎，滑石粉宜包煎。

【用药指导】饮食宜清淡。注意皮肤、尿量、血压变化，定期检测电解质水平、尿常规、肝肾功能。

【贮藏养护】置干燥处保存。

# 木 通

【来源】本品为木通科植物木通 *Akebia quinata*（Thunb.）Decne.、三叶木通 *Akebia trifoliata*（Thunb.）Koidz. 或白木通 *Akebia trifoliata*（Thunb.）Koidz. var. *australis*（Diels）Rehd. 的干燥藤茎。秋季采收，截取茎部，除去细枝，阴干。

【产地】主产于四川、湖南、湖北、广西等地。

【炮制】取原药材，除去杂质，洗净，略泡，润透，切薄片，晒干。

【饮片特征】木通以质坚实、色黄白者为佳。

饮片呈圆形、椭圆形或不规则形片。外表皮灰棕色或灰褐色。切面射线呈放射状排列，髓小或有时中空。气微，味微苦而涩。

【功效应用】木通性味苦，寒。有毒。归心、小肠、膀胱经。具有清热、利水通淋、通经下乳的功效。用于淋证，水肿，心烦尿赤，口舌生疮，经闭乳少，湿热痹痛。

【不良反应】不良反应较少，内服过量可出现上腹部不适、呕吐腹泻、头痛胸闷。

【用药禁忌】

**1. 病证禁忌** 气虚体弱、肾虚滑精、热病伤津者慎用。外感风寒、内伤生冷、汗多及小便多者忌用。水、电解质紊乱患者不宜长期使用。

**2. 特殊人群** 孕妇忌服。儿童及老人慎用。

**3. 饮食禁忌** 忌食辛辣刺激性、油腻食物。

**4. 使用注意** 不可大量长期服用，宜中病即止。

【处方应付】

正名：木通。

**木通** 处方用名写木通，付木通。

【调剂要求】

**用法与用量** 3~6g，煎服。内服入汤剂或入丸、散。宜饭后服用。

【用药指导】顾护脾胃。不可自行加大用量。注意皮肤、尿量、血压变化，定期检测电解质水平、尿常规、肝肾功能。

【贮藏养护】置通风干燥处。

# 川木通

【来源】本品为毛茛科植物小木通 *Clematis armandii* Franch. 或绣球藤 *Clematis montana* Buch. –Ham. 的干燥藤茎。春、秋二季采收，除去粗皮，晒干，或趁鲜切薄片，晒干。

【产地】主产于广西、湖北、湖南、四川、贵州、云南等地。

【炮制】取原药材，除去杂质，洗净，略泡，润透，切厚片，干燥。

【饮片特征】川木通以质坚实、色黄白者为佳。

饮片呈类圆形厚片。切面边缘不整齐，残存皮部黄棕色，木部浅黄棕色或浅黄色，有黄白色放射状纹理及裂隙，其间密布细孔状导管，髓部较小，类白色或黄棕色，偶有空腔。气微，味淡。

【功效应用】川木通性味苦，寒。归心、小肠、膀胱经。具有利尿通淋、清心除烦、通经下乳的功效。用于淋证，水肿，心烦尿赤，口舌生疮，经闭乳少，湿热痹痛。

【不良反应】不良反应较少，内服过量可出现上腹部不适、呕吐腹泻、头痛胸闷。

【用药禁忌】

**1. 病证禁忌**　气虚体弱、肾虚滑精、热病伤津者慎用。外感风寒、内伤生冷、汗多及小便多者忌用。水、电解质紊乱患者不宜长期使用。

**2. 特殊人群**　孕妇忌服。儿童及老人慎用。

**3. 饮食禁忌**　忌食辛辣刺激性、油腻食物。

**4. 使用注意**　不可大量长期服用，宜中病即止。

【处方应付】

正名：川木通。

**木通**　处方用名写川木通，付川木通。

【调剂要求】

**用法与用量**　3~6g，煎服。内服入汤剂或入丸、散。宜饭后服用。

【用药指导】顾护脾胃。不可自行加大用量。注意皮肤、尿量、血压变化，定期检测电解质水平、尿常规、肝肾功能。

【贮藏养护】置通风干燥处。

## 附：　关木通

关木通为马兜铃科植物东北马兜铃 *Aristolochia manshuriensis* Kom. 的干燥藤茎。川木通和关木通在《中华人民共和国药典》（2000 年版）中同为木通药用，但中药批发或药店多笼统称为"木通",未做区分,医师处方也多只写"木通"。马兜铃酸事件后,关木通及其复方制剂肾毒性的报道已引起国内外的广泛关注。研究表明,关木通所含成分马兜铃酸,可引起肾小管损伤,严重者导致肾衰。中国自 2004 年起已取消了关木通的药用标准,关木通被禁用,取而代之的是包括川木通在内的其他不含马兜铃酸的木通类药材。国家食品药品监督管理总局也规定将中成药中的关木通替换为木通科木通。

木通、川木通、关木通的鉴别要点见表 2-1。

**表 2-1 三种木通鉴别要点**

| 名称 | 木通 | 川木通 | 关木通 |
|------|------|--------|--------|
| 外皮 | 表面灰棕色至灰褐色,可见突起皮孔 | 表面淡黄色或灰褐色,外皮常呈撕裂状,有的带撕裂出来的束状纤维 | 面灰黄色或棕黄色,有浅纵沟及棕褐色残余粗皮的斑点 |
| 断面 | 皮部浅棕色至棕褐色,木部黄白色 | 断面黄棕色,布满导管孔,髓小 | 断面黄色或淡黄色,木部淡黄至黄棕色,维管束车轮纹,导管针孔状,髓部不明显 |
| 气味 | 无臭,味微苦而涩 | 无臭,味淡 | 具樟脑样臭,味苦 |
| 薄层色谱 | 可检出齐墩果酸 | 可检出齐墩果酸 | 可检出马兜铃酸及齐墩果酸 |

## (三) 利湿退黄药

### 金钱草

【来源】本品为报春花科植物过路黄 *Lysimachia christinae* Hance 的干燥全草。夏、秋二季采收,除去杂质,晒干。

【产地】主产于四川。长江流域及山西、陕西、云南、贵州等地亦产。

【炮制】取原药材,除去杂质,抢水洗,切段,干燥。

【饮片特征】金钱草一般以色绿、叶完整、气清香者为佳。

本品为不规则的段。茎棕色或暗棕红色,有纵纹,实心。叶对生,展平后呈宽卵形或心形,上表面灰绿色或棕褐色,下表面色较浅,主脉明显突出,用水浸后,对光透视可见黑色或褐色的条纹。偶见黄色花,单生叶腋。气微,味淡。

【功效应用】金钱草性味甘、咸,微寒。归肝、胆、肾、膀胱经。具有利湿退黄、利尿通淋、解毒消肿的功效。用于湿热黄疸,胆胀胁痛,石淋,热淋,小便涩痛,痈肿疔疮,蛇虫咬伤。此外,本品鲜品捣汁涂患处,用治烧伤、烫伤。现代还常用本品治疗胆结石。

【不良反应】本品不良反应较少,偶见过敏。内服、外用可见皮肤瘙痒,出现红色斑丘疹;偶见白细胞减少现象;或见全身潮红、发热,并以手足心及面部尤甚;腹痛、大便时肛门灼热疼痛。

【用药禁忌】

**1. 病证禁忌**　气虚、阴虚无湿热者慎用。水、电解质紊乱、出血患者慎用。

**2. 配伍禁忌**　不宜与东莨菪碱、咖啡因以及磺胺类药物同用。

**3. 饮食禁忌**　忌食油腻、辛辣食物。

**4. 使用注意**　单味大剂量应用时，需注意疗程，不宜长期使用。

【处方应付】

正名：金钱草。

**金钱草**　处方用名写过路黄、金钱草，付金钱草。

【调剂要求】

**用法与用量**　15~60g，煎服。鲜品加倍。外用适量。与其他药配伍用于利尿通淋、利湿退黄，宜饭后服或代茶饮。内服入汤剂或浸酒捣汁饮。外用鲜品捣烂外敷，或煎水熏洗，可以消肿解毒，用于疔疮肿毒、蛇虫咬伤及烫伤等症。

【用药指导】　饮食宜清淡。石淋患者需多饮水，饮水宜净化、煮沸后饮用。注意排尿量，长期服用患者需定期检测肝、肾功能及血钾。

【贮藏养护】　置通风干燥处。

# 茵　陈

【来源】　本品为菊科植物滨蒿 *Artemisia scoparia* Waldst. et Kit. 或茵陈蒿 *Artemisia capillaris* Thunb. 的干燥地上部分。春季幼苗高 6~10cm 时采收或秋季花蕾长成至花初开时采割，除去杂质和老茎，晒干。春季采收的习称"绵茵陈"，秋季采割的称"花茵陈"。

【产地】　茵陈蒿主产于陕西、山西、安徽等省。滨蒿主产于东北地区及河北、山东等省。以陕西所产者质最佳，习称"西茵陈"。

【炮制】　取原药材，除去残根和杂质，干燥，搓碎或切碎。绵茵陈筛去灰屑。

【饮片特征】　金钱草一般以质嫩、绵软、色灰白、香气浓者为佳。

春季采收的习称"绵茵陈"。多卷曲成团状，灰白色或灰绿色，全体密被白色茸毛，绵软如绒。茎细小，长 1.5~2.5cm，直径 0.1~0.2cm，除去表面白色茸毛后可见明显纵纹；质脆，易折断。叶具柄；展平后叶片呈一至三回羽状分裂，叶片长 1~3cm，宽约 1cm；小裂片卵形或稍呈倒披针形、条形，先端锐尖。

加工后搓碎或切碎。气清香，味微苦。

秋季采割的称"花茵陈"。茎呈圆柱形，多分枝，长 30~100cm，直径 2~8mm；表面淡紫色或紫色，有纵条纹，被短柔毛；体轻，质脆，断面类白色。叶密集，或多脱落；下部叶二至三回羽状深裂，裂片条形或细条形，两面密被白色柔毛；茎生叶一至二回羽状全裂，基部抱茎，裂片细丝状。头状花序卵形，多数集成圆锥状，长 1.2~1.5mm，直径 1~1.2mm，有短梗；总苞片 3~4 层，卵形，苞片 3 裂；外层雌花 6~10 个，可多达 15 个，内层两性花 2~10 个。瘦果长圆形，黄棕色。

加工后搓碎或切碎。气芳香，味微苦。

【功效应用】茵陈性味苦、辛，微寒。归脾、胃、肝、胆经。具有清利湿热、利胆退黄的功效。用于黄疸尿少，湿温暑湿，湿疮瘙痒。

【不良反应】本品不良反应较少，偶见恶心、呕吐、上腹饱胀与灼热感、轻度腹泻、胸闷、心悸等不良反应。

【用药禁忌】

**1. 病证禁忌**　脾虚血亏之虚黄忌用。

**2. 配伍禁忌**　不宜与灰黄霉素、洋地黄类、奎尼丁、氯霉素同用。

**3. 特殊人群**　孕妇、老年人不宜长期大量使用。

**4. 饮食禁忌**　忌食油腻、辛辣食物。

**5. 使用注意**　与其他利胆退黄药同用，注意用量。顾护脾胃，不可过量。

【处方应付】

正名：茵陈。

**茵陈**　处方用名写茵陈蒿、茵陈，付茵陈。

【调剂要求】

**用法与用量**　6~15g，煎服。与其他药物配伍以利湿退黄，宜饭后服用。外用适量，煎汤熏洗，用以解毒疗疮。

【用药指导】饮食清淡，宜低脂饮食。若与其他利胆退黄药同用，注意用量。长期服用的患者需定期检测肝、肾功能及血钾。

【贮藏养护】置通风干燥处，防潮。

# 第七节　温里药

凡具有温性或热性，以消除里寒证为主要作用的药物称为温里药，又称祛寒药。多具辛味，以入心、脾、肾三经为主，具有温里、散寒、回阳、救逆、温经、止痛等作用，归纳起来，主要为温中散寒和温肾回阳两个方面。温里药性味辛温燥烈，易于耗伤阴血，故阴亏、血虚患者，均应慎用或忌用。

温里药应用文火和武火交叉煎煮，使有效成分充分煎出。汤剂一般需煎煮2~3次。从煎沸时算起，头煎煎药时间为20~25分钟，二煎煎药时间为15~20分钟。附子有毒，宜先煎1~2小时，至口尝无麻辣感为度。吴茱萸辛热燥烈，有小毒。肉桂芳香含挥发油，煎服宜后下或焗服。附子不宜与半夏、瓜蒌、天花粉、川贝母、浙贝母、白蔹、白及等同用。肉桂畏赤石脂；丁香畏郁金；肉桂善入血分，易伤阴动血，血热妄行者忌用。

本节重点介绍附子、干姜、肉桂、吴茱萸4味中药的功效特点和调剂应用。

## 附　子

【来源】本品为毛茛科植物乌头 *Aconitum carmichaelii* Debx. 的子根的加工品。6月下旬至 8 月上旬采挖，除去母根、须根及泥沙，习称"泥附子"，加工成盐附子、黑顺片、白附片等规格。

【产地】主要分布于四川和陕西；河北、江苏、浙江、安徽、山东、河南、湖北、湖南、云南、甘肃等省亦有分布及种植。

附子以四川江油、陕西城固种植历史悠久，产量大、质量好，销往全国并出口。陕西兴平是附子种苗生产基地。

【炮制】

**1. 盐附子**　选择个大、均匀的泥附子，洗净，浸入食用胆巴的水溶液中过夜，再加食盐继续浸泡，每日取出晾晒，并逐渐延长晾晒时间，直至附子表面大量出现结晶的盐粒（盐霜），体质变硬为止，习称"盐附子"。

**2. 黑顺片**　取泥附子按大小分别洗净，浸入食用胆巴的水溶液中数日，连同浸液煮至透心，捞出，水漂，纵切成约 0.5cm 的厚片再用水浸漂，取出，蒸至出现油面、光泽后，烘制半干，再晒干或继续烘干，习称"黑顺片"。

**3. 白附片**　选择大小均匀的泥附子，洗净，浸入食用胆巴的水溶液中数日，连同浸液煮至透心，捞出，剥去外皮，纵切成厚约 0.3cm 的片，用水浸漂，取出，蒸透，烘制半干，再晒干或继续烘干，习称"白附片"。

【饮片特征】盐附子以个大、体重、色灰黑、表面起霜盐者为佳，黑顺片以身干、片大、均匀、皮黑褐色、切面油润有光泽者为佳，白附片以身干、片大、均匀、色黄白、半透明者为佳。

**1. 盐附子**　呈圆锥形，长 4~7cm，直径 3~5cm。表面灰黑色，被盐霜，顶端有凹陷的芽痕，周围有瘤状突起的支根或支根痕。体重，横切面灰褐色，可见充满盐霜的小空隙及多角形形成层环纹，环纹内侧导管束排列不整齐。气微，味咸而麻，刺舌。

**2. 黑顺片**　为纵切片，上宽下窄，长 1.7~5cm，宽 0.9~3cm，厚 0.2~0.5cm。外皮黑褐色，切面暗黄色，油润具光泽，半透明状，并有纵向导管束。质硬而脆，断面角质样。气微，味淡。

**3. 白附片**　为纵切片，无外皮，黄白色，半透明，厚约 0.3cm。

【功效应用】附子性味辛、甘，大热；有毒。归脾、胃、肾、心、肺经。具有回阳救逆、补火助阳、散寒止痛的功效。用于阴盛格阳，大汗亡阳，吐泻厥逆，肢冷脉微，心腹冷痛，冷痢，脚气水肿，风寒湿痹，阳痿，宫冷，虚寒吐泻，阴寒水肿，阳虚外感，阴疽疮疡以及一切沉寒痼冷之疾。盐附子生品，有大毒，制后毒性降低，可用于内服调配。

【不良反应】附子含有毒性成分乌头碱，主要对心肌、迷走神经、末梢神经有兴奋麻痹作用，中毒症状如舌尖麻木、肢体麻木，有蚁走感，眩晕、视力模糊、恶心、呕吐，严重者危及生命。

【用药禁忌】

**1. 病证禁忌**　热证、阴虚阳亢者忌用。

**2. 配伍禁忌** 不宜与半夏、全瓜蒌、瓜蒌子、瓜蒌皮、天花粉、川贝母、浙贝母、平贝母、伊贝母、湖北贝母、白蔹、白及同用。

**3. 特殊人群** 阴虚阳亢者及孕妇忌用。

**4. 饮食禁忌** 忌食生冷、辛辣食物，忌饮酒，不宜与咖啡同食。

**5. 使用注意** 用量不宜过大。与其他温热药同用时，注意减量。

【处方应付】

正名：附子。

**1. 黑顺片** 处方用名写黑附子、黑附片、附片、黑顺片、附子，付顺片。

**2. 白附片** 处方用名写白附片、制白附片，付白附片。

【调剂要求】

**1. 用法与用量** 3~15g，煎服。内服用炮制品。入汤剂或入丸、散。治疗里寒痼冷证，宜饭后服；用于回阳救逆，应适时服。

**2. 特殊处理** 入汤剂宜先煎 30~60 分钟，以减弱其毒性。盐附子为生品，毒性药品，须特殊管理。

【用药指导】不可自行用药。疗程及用量需遵医嘱。注意监测血压、心率、体温、呼吸等变化，注意有无舌麻、心悸等不良反应。

【贮藏养护】置通风干燥处，防霉，防蛀。

# 干 姜

【来源】本品为姜科植物姜 *Zingiber officinale* Rosc. 的干燥根茎。冬季采挖，除去须根和泥沙，晒干或低温干燥。趁鲜切片晒干或低温干燥者称为"干姜片"。

【产地】我国中部、东南部至西南部各省广为栽培，主产于四川、贵州、广东、广西、湖北、福建等地。

【炮制】

**1. 干姜** 取原药材，除去杂质，闷润至内外湿度一致，切厚片，晒干或低温干燥，筛去碎屑。若产地来货切片者，除去杂质。

**2. 炮姜** 取河砂，置热锅内，用武火炒至灵活状态，加入大小分开的干姜片，不断翻动，烫至鼓起，表面棕褐色，筛去河砂，晾凉。

**3. 姜炭** 取干姜块，置热锅内，用武火炒至鼓起，表面黑色，内部棕褐色，喷淋清水少许，熄灭火星，取出，晾干。

【饮片特征】干姜以质坚实、断面色黄白、粉性足、气味浓者为佳。

**1. 干姜片** 呈不规则纵切片或斜切片，具指状分枝，长 1~6cm，宽 1~2cm，厚 0.2~0.4cm。外皮灰黄色或浅黄棕色，粗糙，具纵皱纹及明显的环节。切面灰黄色或灰白色，略显粉性，可见较多的纵向纤维，有的呈毛状。质坚实，断面纤维性。气香、特异，味辛辣。

**2. 炮姜** 呈不规则膨胀的块状。表面棕黄色或棕褐色。质地轻泡，断面棕黄色，细颗粒性，维管束散在。气香、特异，味微辛、辣。

**3. 姜炭** 呈不规则块片。表面黑色，断面棕褐色，纤维性。体轻，质地松脆。气微香，味微辛辣。

【功效应用】干姜性味辛、热，归脾、胃、心、肺经，具有温中散寒、回阳通脉、温肺化饮的功效，用于脘腹冷痛、呕吐泄泻、肢冷脉微、痰饮喘咳。炮姜苦温而涩，辛散与温中作用均减弱，增加了温经止血的作用，适用于脾胃虚寒、腹痛吐泻、吐衄崩漏、阳虚失血。姜炭性味同炮姜，归脾、肝经，具有止血温经的作用，适用于各种虚寒性出血，且出血较急、出血量较多者。

【用药禁忌】

**1. 病证禁忌** 阴虚阳亢证、阴虚咳嗽吐血、表虚有热汗出、自汗盗汗、热呕腹痛者忌用。

**2. 配伍禁忌** 恶五灵脂。能杀生半夏毒性。

**3. 特殊人群** 孕妇慎用。

**4. 使用注意** 注意患者体质及饮食习惯，不宜食辛辣刺激性食物。本品性味辛热，不宜长期大量应用。

【处方应付】

正名：干姜。

**1. 炮姜** 处方用名写炮姜、炮姜炭，付炮姜。

**2. 姜炭** 处方用名写姜炭、干姜炭，付姜炭。

【调剂要求】

**1. 用法与用量** 3~10g，煎服。入煎汤或入丸、散。

**2. 特殊处理** 可单用研末，水调服。

【用药指导】与其他温热药同用时，注意减量。应监测体温、食欲、二便、血压等的变化。

【贮藏养护】置阴凉干燥处，防蛀。

## 肉 桂

【来源】本品为樟科植物肉桂 *Cinnamomum cassia* Presl 的干燥树皮。多于秋季剥取，阴干。

【产地】主要分为进口和国产。进口主要来自越南等东南亚地区国家，国产主要产于我国的广西、广东、云南、福建等地。广西、广东、云南、福建、中国台湾、海南等地的热带及亚热带地区均有栽培，尤以广西栽培为多，大多为人工纯林。

【炮制】取原药材，除去杂质及粗皮，加工成块。

【饮片特征】肉桂均以皮厚、体重、表面细致、含油量高、香气浓、甜味重而味辛者为佳。

肉桂饮片呈大小不等的不规则块状。内外表面均为红棕色，外表面具明显的刀刮痕，内表面略平坦，有细纵纹，划之显油痕。断面外层棕色而较粗糙，内层红棕色而油润，两层间有一条黄棕色的线纹。气香浓烈，味甜、辣。

【功效应用】肉桂性味辛、甘，热。归肾、脾、心、肝经。具有补火助阳、引火归源、散寒止痛、温通经脉的功效。用于阳痿宫冷，腰膝冷痛，肾虚作喘，虚阳上浮，眩晕目赤，心腹冷痛，虚寒吐泻，寒疝腹痛，痛经经闭。

【用药禁忌】

**1. 病证禁忌**　热证、阴虚阳亢证、出血者忌用。脑出血等出血性疾病患者、低血压患者等不宜大量长期用。

**2. 配伍禁忌**　不宜与赤石脂配伍。

**3. 饮食禁忌**　忌食辛辣、油腻、刺激性食物。

**4. 特殊人群**　有出血倾向者及孕妇慎用；妇女月经期慎用；婴幼儿、老年人不宜大量长期用。

**5. 使用注意**　与其他温热药同用时注意减量。

【处方应付】

正名：肉桂。

**肉桂**　处方用名写紫油桂、桂心、企边桂、玉桂、肉桂，付肉桂。

【调剂要求】

**1. 用法与用量**　1~5g，煎服，入煎汤或入丸、散。或研末冲服，每次1~2g。不宜久服。用于温补肾阳、散寒止痛、温经通脉，宜饭后服。

**2. 特殊处理**　入汤剂宜后下。

【用药指导】应监测体温、心率、二便、血压等的变化。

【贮藏养护】置阴凉干燥处，密闭。

# 吴茱萸

【来源】本品为芸香科植物吴茱萸 *Euodia rutaecarpa*（Juss.）Benth.、石虎 *E. rutaecarpa*（Juss.）Benth. var. *officinalis*（Dode）Huang 或疏毛吴茱萸 *E. rutaecarpa*（Juss.）Benth. var. *bodinieri*（Dode）Huang 的干燥近成熟果实。8~11月果实尚未开裂时，剪下果枝，晒干或低温干燥，除去枝、叶、果梗等杂质。

【产地】主产于贵州、湖南、湖北、云南、四川、陕西、福建、浙江、江西、广东、广西等地。以贵州、湖南产量大、质量好，由于过去多集散于湖南常德，故有"常吴萸"之称，称为道地药材。

【炮制】

**1. 吴茱萸**　取原药材，除去杂质，洗净，干燥。

**2. 制吴茱萸**　取甘草捣碎，加适量水，煎汤，去渣，加入净吴茱萸，煮至汤被吸尽，取出，干燥。每100kg吴茱萸，用甘草片6kg。

【饮片特征】吴茱萸以饱满、色绿、香气浓烈者为佳。

**1. 吴茱萸** 呈球形或略呈五角状扁球形，直径 2~5mm。表面暗黄绿色至褐色，粗糙，有多数点状突起或凹下的油点。上端有五角形状的裂隙，基部残留被有黄色茸毛的果梗或果梗痕。横切面可见子房五室，每室有淡黄色种子 1~2 粒。气芳香浓郁，味辛辣而苦。

**2. 制吴茱萸** 表面绿黑色至黑褐色，芳香气减弱，味辛辣而微苦。

【功效应用】吴茱萸性味辛、苦，热；有小毒。归肝、脾、胃、肾经。具有散寒止痛、降逆止呕、助阳止泻的功效。生品只供外用，可引火下行，治口舌生疮。制吴茱萸降低了燥性和毒性，可供内服，用于厥阴头痛、寒疝腹痛、寒湿脚气、经行腹痛、脘腹胀痛、呕吐吞酸、五更泄泻。

【不良反应】内服可能引起腹痛腹泻、视力障碍、错觉、毛发脱落等不良反应。吴茱萸的过敏反应为皮肤灼热、瘙痒，出现红色小丘疹。

【用药禁忌】

**1. 病证禁忌** 阴虚内热者、小便不利者忌用。

**2. 配伍禁忌** 不宜与附子同用。

**3. 饮食禁忌** 忌食辛辣刺激性食物，亦不宜过多食用寒凉之品。

**4. 特殊人群** 孕妇慎用。

**5. 使用注意** 与其他温热药同用时，注意减量。有小毒，不宜长期大量服用。

【处方应付】

正名：吴茱萸。

**制吴茱萸** 处方用名写吴萸、炙吴萸、制吴萸、吴茱萸、炙吴茱萸、制吴茱萸，付制吴茱萸。

【调剂要求】

**用法与用量** 2~5g，煎服。内服多用制吴茱萸。用于散寒温里入煎汤或入丸、散。生品供外用，研末醋调敷足心引火下行，治高血压及口舌生疮；亦可外洗治头疮及皮肤湿疹。内服宜饭后服用。外用适时。

【用药指导】应监测肝肾功能、食欲、二便等的变化。

【贮藏养护】置阴凉干燥处。

（金艳）

# 第八节　理气药

凡能调理气分、疏畅气机，消除气滞的药物，称为理气药。理气药大多辛温芳香，味辛、苦；多归肝、脾、肺、胃经。具有行气消胀、解郁止痛、降逆止呕、顺气宽胸、止呃平喘等作用。本类药物易于耗气伤液，故气虚液亏的病人不宜多用。

本类药物中行气力强之品，易伤胎气，孕妇慎用；大多含挥发油成分，不宜久煎，以免影响药效。沉香为贵重中药，应研末用药液冲服。

本节重点介绍陈皮、青皮、化橘红、枳实、木香、香附、沉香、川楝子、薤白9味中药的功效特点和调剂应用。

# 陈　皮

【来源】本品为芸香科植物橘 *Citrus reticulata* Blanco 及其栽培变种的干燥成熟果皮。药材分为"陈皮"和"广陈皮"。采摘成熟果实，剥取果皮，晒干或低温干燥。

【产地】主产于湖北、广东、福建、四川、重庆、浙江、江西、湖南等地。其中以广东新会、四会、广州近郊产者质佳，以四川、重庆等地产量大。

【炮制】

**1. 陈皮**　取原药材，除去杂质，喷淋水，润透，切丝，干燥。

附：广陈皮。取原药材，除去杂质，加工成块。

**2. 陈皮炭**　取陈皮丝，置热锅内，用武火炒至表面黑褐色，喷淋清水少许，熄灭火星，取出，晾干。

【饮片特征】陈皮以外表面深红色、色鲜艳、气香者为佳。广陈皮以外表面紫红色或深红色、"大棕眼"明显、对光视之半透明、香气浓郁者为佳。

**1. 陈皮**　呈不规则的条状或丝状。外表面橙红色或红棕色，有细皱纹和凹下的点状油室。内表面浅黄白色、粗糙，附黄白色或黄棕色筋络状维管束。气香，味辛、苦。

附：广陈皮。呈不规则块状，点状油室较大，质较柔软。气香，味辛、苦。

**2. 陈皮炭**　呈丝状，表面黑褐色，质松脆易碎。气微，味淡。

【功效应用】陈皮性味苦、辛，温，归肺、脾经，具有理气健脾、燥湿化痰的功效，用于脘腹胀满、食少吐泻、咳嗽痰多。炒炭后，具有止血、化痰的功效，用于痰中带血。

【不良反应】可能出现的过敏反应有喷嚏不止、流涕溢泪、胸闷不适、腹胀肠鸣、腹痛腹泻、皮肤瘙痒、丘疹。

【用药禁忌】

**1. 病证禁忌**　内有实热或气阴不足者忌用。

**2. 配伍禁忌**　不宜与洋地黄、呋喃唑酮、酚妥拉明、妥拉唑啉、酚苄明、碳酸钙、碳酸镁、硫酸亚铁、氢氧化铝同用。

**3. 特殊人群**　孕妇慎用。

**4. 饮食禁忌**　忌食生冷、黏腻、易生痰湿之品。

【处方应付】

正名：陈皮。

**1. 陈皮**　处方用名写橘皮、红皮、黄橘皮、柑皮，付陈皮。

**2. 陈皮炭**　处方用名写陈皮炭，付陈皮炭。

**【调剂要求】**

**1. 用法与用量**　3~10g，煎服。内服入煎汤或入丸、散。

**2. 特殊处理**　为辛温苦燥之品，传统认为以陈久之品入药为宜。鲜橘皮可捣烂敷局部，用于收敛燥湿。

**【用药指导】**　不宜长期大量服用。应监测血压、心率、血糖、食欲、二便等的变化。

**【贮藏养护】**　置阴凉干燥处，防霉，防蛀。

# 青 皮

**【来源】**　本品为芸香科植物橘 *Citrus reticulata* Blanco 及其栽培变种的干燥幼果或未成熟果实的果皮。5~6月收集自落的幼果，晒干，习称"个青皮"；7~8月采收未成熟的果实，在果皮上纵剖成四瓣至基部，除尽瓤瓣，晒干，习称"四花青皮"。

**【产地】**　主产于四川、湖南、江西、浙江、福建、广东、广西等南方产橘区。

**【炮制】**

**1. 青皮**　取原药材，除去杂质，洗净，闷润，切厚片或丝，晒干。晒去碎屑。

**2. 醋青皮**　取净青皮片或丝，加入定量米醋拌匀，闷润至醋被吸尽后，置炒制容器内，用文火加热，炒干，取出晾凉。筛去碎屑。每100kg青皮片或丝，用米醋20kg。

**【饮片特征】**　青皮以个匀、质硬、体重、肉厚、瓤小、香气浓者为佳。

**1. 青皮**　呈类圆形厚片或不规则丝状，外表皮灰绿色或墨绿色，密生多数油室，切面黄白色或淡黄棕色，有时可见瓤囊8~10瓣，外缘有油点1~2列。质硬。气清香，味酸、苦、辛。

**2. 醋青皮**　形如青皮片或丝，色泽加深，微有醋气，味苦、辛。

**【功效应用】**　青皮味苦、辛，性温，归肝、胆、胃经。具有疏肝破气、消积化滞的功能。用于胸胁胀痛，疝气疼痛，乳癖，乳痈，食积气滞，脘腹胀痛。生品性烈，辛散破气力强，疏肝之中兼有发汗的作用，以破气消积为主。醋青皮能引药入肝，缓和辛烈之性，消除发汗作用，以免伤伐正气，且增强了疏肝止痛、消积化滞的作用。

**【不良反应】**　偶见过敏反应。

**【用药禁忌】**

**1. 病证禁忌**　气阴不足多汗者慎用。高血压患者不宜长期大量服用。

**2. 特殊人群**　孕妇慎用。

**3. 饮食禁忌**　忌食生冷、油腻和对胃肠有较大刺激性的食物。

**【处方应付】**

正名：青皮。

**1. 青皮**　处方用名写青皮、小青皮，付青皮。

**2. 醋青皮**　处方用名写醋青皮，付醋青皮。

【调剂要求】

**用法与用量**　3~10g，煎服。入汤剂或入丸、散。

【用药指导】与其他破气药同用时，注意减量。应监测血压、心率、心律、呼吸、痰液、大便等的变化。

【贮藏养护】置阴凉干燥处。

## 化橘红

【来源】本品为芸香科植物化州柚 *Citrus grandis* 'Tomentosa' 或柚 *Citrus grandis*（L.）Osbeck 的未成熟或近成熟的干燥外层果皮。前者习称"毛橘红"，后者习称"光七爪""光五爪"。夏季果实未成熟时采收，置沸水中略烫后，将果皮割成 5 或 7 瓣，除去果瓤和部分中果皮，压制成形，干燥。

【产地】化州橘主产于广东茂名地区的化州、电白、廉江，但以化州为主，尤以赖家屯产品最为著名。

【炮制】

1. 摘取果实置沸水中略烫，捞起后晾干，用刀均匀地把果皮切成七裂，使基部相连，将果皮剥开，削去部分中果皮，晒干或烘干，再以水湿润后，对折，用木板压平，烘干。

2. 取原药材，除去杂质，趁鲜时切成五裂，基部相连，剥开果皮，削去中果皮，将边缘及尖部折进，压平，烘干。

【饮片特征】化州柚以外表皮青绿色或黄色、个大可切七裂、香气浓郁者为佳。柚以新品为优，新品对纸折断时，可见油点溅出，并且纸上显油剂，香气浓郁。

**1. 化州柚**　呈对折的七角或展平的五角星状，单片呈柳叶形。完整者展平后直径 15~28cm，厚 0.2~0.5cm。外表面黄绿色，密布茸毛，有皱纹及小油室；内表面黄白色或淡黄棕色，有脉络纹。质脆，易折断，断面不整齐，外缘有 1 列不整齐的下凹的油室，内侧稍柔而有弹性。气芳香，味苦、微辛。

**2. 柚**　呈五角星状，外表面黄绿色至黄棕色，有密集凹下小油点，表面光滑无毛。

【功效应用】化橘红味辛、苦，性温。归肺、脾经。具有理气宽中，燥湿化痰的功能。用于风寒咳嗽，喉痒痰多，食积伤酒，呕恶痞闷，呕吐呃逆，食积不化，脘腹胀痛。

【不良反应】偶见过敏反应。

【用药禁忌】

**1. 病证禁忌**　气虚及阴虚有燥痰者不宜服。

**2. 饮食禁忌**　忌食辛辣、生冷、黏腻、易生痰湿之品。

【处方应付】

正名：化橘红。

**化橘红** 处方用名写七爪橘红、五爪橘红、毛橘红，付化橘红。

【调剂要求】

**用法与用量** 3~6g，煎服。入汤剂或入丸散。

【用药指导】为辛温苦燥之品，传统认为以陈久之品入药为宜，不宜大量服用。

【贮藏养护】置阴凉干燥处。

# 枳 实

【来源】本品为芸香科植物酸橙 *Citrus aurantium* L. 及其栽培变种或甜橙 *Citrus sinensis* Osbeck 的干燥幼果。5~6 月收集自落的果实，除去杂质，自中部横切为两半，晒干或低温干燥，较小者直接晒干或低温干燥。

【产地】主产于四川、江西、福建等地。

【炮制】

**1. 枳实** 取原药材，除去杂质，洗净，润透，切薄片，干燥，筛去碎屑。

**2. 麸炒枳实** 先将锅烧热，均匀散入定量的麦麸，用中火加热，待冒烟时投入枳实片，急速翻炒至淡黄色时取出，筛去麦麸，晾凉。每 100kg 枳实片，用麦麸 10kg。

**3. 烫枳实** 取河砂，置热锅内，用武火炒至灵活状态，加入净枳实，烫至表面鼓起，稍有裂隙时取出，筛去河砂，晾凉。

【饮片特征】枳实以外果皮绿褐色、果肉厚、白色、瓤小、质坚实、香气浓者为佳。

**1. 枳实** 为不规则弧状条形或圆形薄片，条片长达 2.5cm，宽达 1.2cm，圆片直径 0.3~1.5cm。切面外果皮黑绿色至暗棕色，中果皮部分黄白色至黄棕色，近外缘有 1~2 列点状油室，条片内侧或圆片中央具棕褐色瓤。质脆，气清香，味苦微酸。

**2. 麸炒枳实** 形如枳实片，色较深，略有焦斑，质脆易折断，气焦香，味微苦、微酸。

**3. 烫枳实** 为圆球形或半球形。表面略鼓起，稍有裂隙。质轻易碎。气焦香，味微。

【功效应用】枳实味苦、辛、酸，性微寒，归脾、胃经。具有破气消积、化痰散痞的功能。枳实性较峻烈，以破气化痰为主，但破气作用强烈，有损伤正气之虑，适宜气壮邪实者。

枳实麸炒后可缓和其峻烈之性，以免损伤正气，以散结消痞力胜。用于食积胃脘痞满，积滞便秘，湿热泻利。

【用药禁忌】

**1. 病证禁忌** 脾胃虚弱者慎用。久病体虚、食少者忌大量久服。高血压患者慎用。

**2. 配伍禁忌** 不宜与单胺氧化酶抑制剂、碳酸钙、硫酸镁、硫酸亚铁、氢氧化铝、碳酸铋、洋地黄等同用。

**3. 特殊人群** 孕妇慎用。

**4. 饮食禁忌**　忌食生冷、黏腻、易生痰湿的食物。

【处方应付】

正名：枳实。

**1. 枳实**　处方用名写枳实，付枳实。

**2. 炒枳实**　处方用名写炒枳实，付麸炒枳实。

**3. 烫枳实**　处方用名写烫枳实，付砂烫枳实。

【调剂要求】

**1. 用法与用量**　3~10g，煎服。大剂量可用至30g。入汤剂或入丸、散。行气止痛可研末调敷或炒热用。行气消积宜饭后服用。

**2. 特殊处理**　不宜久煎。

【用药指导】与其他破气药同用时，注意减量。应监测血压、心率、体温、大便等的变化。

【贮藏养护】置阴凉干燥处，防蛀。

# 木　香

【来源】本品为菊科植物木香 *Aucklandia lappa* Decne. 的干燥根。秋、冬两季采挖，除去泥沙和须根，切段，大的再纵剖成瓣，干燥后撞去粗皮。

【产地】主产于云南丽江、迪庆、大理、四川涪陵等地。

【炮制】

**1. 木香**　取原药材，除去杂质，洗净，闷润至软，切厚片晾干。

**2. 煨木香**　取未干燥的木香片，平铺于吸油纸上，一层木香片一层纸，如此间隔平铺数层，上下用平坦木板夹住，以绳捆扎结实，使木香与吸油纸紧密接触，放烘干室或温度较高处，煨至木香所含挥发油渗透到纸上，取出木香，放凉，备用。

【饮片特征】木香以条匀、质坚实、色棕黄、香气浓郁者为佳。

**1. 木香**　为类圆形或不规则的厚片。外表皮黄棕色至灰褐色，有纵皱纹。切片棕黄色至棕褐色，中部有明显菊花心状的放射纹理，形成层环褐色，褐色油点（油室）散在。有特异香气，味微苦。

**2. 煨木香**　形如木香片，切片棕黄色。气微香，味微苦。

【功效应用】木香味辛、苦，性温，归脾、胃、大肠、三焦、胆经，具有行气止痛、健脾消食的功能。生木香行气作用强，多用于脘腹胀痛。煨木香除去部分油质，实肠止泻作用增强。

【不良反应】可能出现的过敏反应有腹痛腹泻、瘙痒、粟粒状红色丘疹、头晕、胸闷、心烦等。

【用药禁忌】

**1. 病证禁忌**　气虚、阴虚、津亏、火旺者慎用。小便不利者不宜久用。自汗盗汗、遗精者不宜久用、大剂量用。高血压患者慎用。

**2. 配伍禁忌**　不宜与单胺氧化酶抑制剂、碳酸钙、硫酸镁、硫酸亚铁、氢氧化铝、碳酸铋、洋地黄等同用。

**3. 特殊人群**　孕妇慎用。

**4. 饮食禁忌**　忌食生冷、黏腻、对胃黏膜有刺激的食物。

【处方应付】

正名：木香。

**1. 木香**　处方用名写木香，付木香。

**2. 煨木香**　处方用名写煨木香，付煨木香。

【调剂要求】

**1. 用法与用量**　3~6g，煎服。入汤剂或入丸、散。止痛止泻宜饭后服用。也可磨汁或研末外用。

**2. 煎法与服法**　入汤剂不宜久煎。

【用药指导】与其他行气药同用时，注意减量。应监测血压、心率、食欲、二便等的变化，以及有无过敏反应等。注意生品与炮制品的药效差异。

【贮藏养护】置阴凉干燥处，防霉，防蛀。

# 香　附

【来源】本品为莎草科植物莎草 *Cyperus rotundus* L. 的干燥根茎。秋季采挖，燎去毛须，置沸水中略煮或蒸透后晒干，或燎后直接晒干。

【产地】主产于辽宁、河北、山东、山西、江苏、安徽、浙江、江西、福建、台湾、湖北、湖南、广东、广西、陕西、甘肃、四川、贵州、云南等地。其中山东产者称"东香附"，浙江产者称"南香附"，品质较好。

【炮制】

**1. 香附**　取原药材，除去毛须及杂质，碾成绿豆大颗粒，或润透，切薄片，干燥。筛去碎屑。

**2. 醋香附**

（1）取净香附颗粒或片，加定量的米醋拌匀，闷润至醋被吸尽后，置炒制容器内，用文火加热炒干，取出晾凉。筛去碎屑。

（2）取净香附，加入定量的米醋，再加与米醋等量的水，共煮至醋液基本吸尽，再蒸5小时，闷片刻，取出微晾，切薄片，干燥，筛去碎屑；或取出干燥后，碾成绿豆大颗粒。每100kg香附颗粒或片，用米醋20kg。

**3. 四制香附**　取净香附颗粒或片，加入定量的生姜汁、米醋、黄酒、食盐水拌匀，闷润至汁液被吸尽后，用文火加热炒干，取出晾凉。筛去碎屑。每100kg香附颗粒或片，用米醋20kg。

**4. 酒香附**　取净香附颗粒或片，加入定量的黄酒拌匀，闷润至黄酒被吸尽，置炒制容器内，用文火加热炒干，取出晾凉。筛去碎屑。每 100kg 香附颗粒或片，用黄酒 20kg。

**5. 香附炭**　取净香附，大小分档，置炒制容器内，用中火加热，炒制表面焦黑色，内部焦褐色，喷淋清水，灭尽火星，取出晾干，凉透。筛去碎屑。

【饮片特征】香附以个大、质坚实、红棕色、香气浓者为佳。

**1. 香附**　呈不规则颗粒或厚片，外表皮棕褐色或黑褐色，切面色白或黄棕色，质硬，内皮层环纹明显。气香，味微苦。

**2. 醋香附**　形如香附颗粒或片，表面黑褐色。微有醋香气，味微苦。

**3. 酒香附**　形如香附颗粒或片，表面红紫色，略有酒气。

**4. 四制香附**　形如香附颗粒或片，表面深棕褐色，内部呈黄褐色，具有清香气。

**5. 香附炭**　形如香附颗粒或片，表面焦黑色，内部焦褐色。质脆，易碎。气焦香，味苦涩。

【功效应用】生香附味辛、微苦、微甘，性平，归肝、脾、三焦经。具有疏肝解郁、理气宽中、调经止痛的功能。用于肝郁气滞，胸胁胀痛，疝气疼痛，乳房胀痛，脾胃气滞，脘腹痞闷，胀满疼痛，月经不调，经闭痛经。醋香附专入肝经，疏肝止痛作用增强，并能消积化滞。酒香附能通经脉、散结滞，多用于治寒疝腹痛。四制香附以行气解郁、调经散结为主，多用于治疗胁痛、痛经、月经不调等症。香附炭味苦、涩，性温，多用于治疗妇女崩漏不止等。

【用药禁忌】

**1. 病证禁忌**　血虚、阴虚、血热者慎用。低血压患者慎用。

**2. 饮食禁忌**　忌食生冷、刺激性及油腻的食物。

【处方应付】

正名：香附。

**1. 香附**　处方用名写香附，付香附。

**2. 醋香附**　处方用名写醋香附，付醋香附。

**3. 酒香附**　处方用名写酒香附，付酒香附。

**4. 四制香附**　处方用名写四制香附，付四制香附。

**5. 香附炭**　处方用名写香附炭，付香附炭。

【调剂要求】

**用法与用量**　6~12g，煎服。内服入汤剂或入丸、散。外用适量。研末撒或调敷，煎水外洗可疗疮；亦可做饼热熨局部，疗寒疝。

【用药指导】与其他行气药同用时，注意减量。应监测血压、心率、心律的变化。顾护脾胃。注意生品与炮制品的药效差异。

【贮藏养护】置阴凉干燥处，防蛀。

# 沉　香

【来源】本品为瑞香科常绿乔木白木香 *Aquilaria sinensis* （Lour.）Gilg 含有树脂的

木材。全年均可采收，割取含树脂的木材，除去不含树脂的部分，阴干。

【产地】主产于海南、广西、福建，以及印度尼西亚、马来西亚、越南等地。

【炮制】取原药材，除去枯朽白木，刷净，再加工成小碎段。

【饮片特征】沉香以质坚沉重、香浓油足、色紫黑者为佳。

沉香饮片呈不规则块、片状或盔帽状，有的为小碎块。表面凹凸不平，有刀痕，偶有孔洞，可见黑褐色树脂与黄白色木部相间的斑纹，孔洞及凹窝表面多呈朽木状。质较坚实，断面刺状。气芳香，味苦。

【功效应用】沉香性味辛、苦，温，归脾、胃、肾经，具有行气止痛、降逆止呕、温肾纳气的功效。用于治气逆喘息，呕吐呃逆，脘腹胀痛，腰膝虚冷，大肠虚秘，小便气淋，男子精冷。

【不良反应】可出现的过敏反应有恶心、肠鸣和腹泻。接触其粉尘后可出现皮肤黏膜水肿、红痒、有灼热感，可出现红色皮疹，并伴有鼻黏膜干涩、灼热感、胀痛、耳道发痒、上呼吸道不适等。

【用药禁忌】

**1. 病证禁忌** 实热者、阴虚火旺者、气虚下陷者忌用。脏器下垂忌用。遗尿者不宜久服。低血压患者慎用。

**2. 特殊人群** 孕妇慎用。

**3. 饮食禁忌** 忌食生冷、油腻的食物。

【处方应付】

正名：沉香。

**沉香** 处方用名写沉香、沉香木，付沉香。

【调剂要求】

**1. 用法与用量** 1~5g，煎服。入汤剂或入丸、散。或磨汁冲服。饭后服用。

**2. 特殊处理** 不宜久煎。

【用药指导】与其他行气药同用时，注意减量。应监测血压、食欲、二便的变化。气虚下陷，阴虚火旺者忌用。

【贮藏养护】置阴凉干燥处。

# 川楝子

【来源】本品为楝科落叶乔木川楝 *Melia toosendan* Sieb. et Zucc. 的干燥成熟果实。冬季果实成熟时采收，除去杂质，干燥。

【产地】主产于甘肃、湖北、四川、贵州和云南等地，其他省区广泛栽培；生于土壤湿润、肥沃的杂木林和疏林内。以四川产者为最佳。

【炮制】

**1. 川楝子** 取原药材，除去杂质。用时捣碎。

**2. 炒川楝子**　取净川楝子，切片或砸成小块，置炒制容器内，用中火加热，炒至表面焦黄色或焦褐色，取出晾凉，筛去灰屑。

**3. 盐川楝子**　取净川楝子片或碎块，用盐水拌匀，稍闷，待盐水被吸尽后，置炒制容器内，用文火加热，炒至深黄色，取出晾凉，筛去碎屑。每100kg川楝子，用食盐2kg。

【饮片特征】川楝子以表面金黄色、肉黄白色、厚而松软者为佳。

**1. 川楝子**　川楝子呈类球形。表面金黄色或棕黄色，微有光泽，具有深棕色小点，顶端有花柱残痕，基部凹陷，外果皮革质，果肉松软，淡黄色，遇水湿润有黏性。果核球形或卵圆形，质坚硬。气特异，味酸苦。

**2. 炒川楝子**　为厚片或不规则碎块，表面焦黄色，发泡，有焦气，味苦涩。

**3. 盐川楝子**　为厚片或不规则碎块，表面深黄色，味微咸。

【功效应用】川楝子味苦，性寒，归肝、小肠、膀胱经，具有疏肝行气、止痛驱虫的功能。川楝子生品有小毒，长于杀虫、疗癣，兼能止痛。炒川楝子可缓和苦寒之性，降低毒性，减少滑肠之弊，以疏肝理气止痛力胜。川楝子盐炙能引药下行，增强疗疝止痛的功效。

【不良反应】可能出现的不良反应有头晕、头痛、嗜睡、恶心、呕吐、腹痛等。

【用药禁忌】

**1. 病证禁忌**　脾胃虚寒者忌用。

**2. 配伍禁忌**　不宜与神经肌肉传递阻断剂类药同用。

**3. 特殊人群**　孕妇慎用或忌用。肝肾功能不全者、老人慎用。婴幼儿忌用。

**4. 饮食禁忌**　忌坚硬、难消化的食物。

【处方应付】

正名：川楝子。

**1. 川楝子**　处方用名写苦楝子、川楝树子、川楝子、金铃子，付川楝子。

**2. 炒川楝子**　处方用名写炒川楝子，付炒川楝子。

**3. 盐川楝子**　处方用名写盐川楝子，付盐川楝子。

【调剂要求】

**用法与用量**　3~10g，煎服，入汤剂或入丸、散。外用适量，研末敷患处，治疗体癣。

【用药指导】与其他破气药或寒凉药同用时，注意减量。有小毒，不可自行延长用药时间。应监测肝肾功能、食欲、大便等的变化。内服不宜过量、久服。

【贮藏养护】置通风干燥处，防蛀。

# 薤　白

【来源】本品为百合科植物小根蒜 *Allium macrostemon* Bge. 或薤 *Allium chinense* G. Don 的干燥鳞茎。夏、秋两季采挖，洗净，除去须根，蒸透或置沸水中烫透，晒干。

【产地】主产于东北、河北、江苏、湖北等地。

【炮制】取原药材，除去杂质及须根、皮膜，簸筛去须毛。

【饮片特征】薤白以个大、饱满、质坚、黄白色、半透明者为佳。

**1. 小根蒜** 呈不规则卵圆形，高 0.5~1.5cm，直径 0.5~1.8cm。表面黄白色或淡黄棕色，皱缩，半透明，有类白色膜质鳞片包被，底部有突起的鳞茎盘。质硬，角质样。有蒜臭，味微辣。

**2. 薤** 呈略扁的长卵形，高 1~3cm，直径 0.3~1.2cm。表面淡黄棕色或棕褐色，具浅纵皱纹。质较软，断面可见鳞叶 2~3 层，嚼之粘牙。

【功效应用】薤白性味辛、苦，温，归肺、心、胃、大肠经，具有通阳散结、行气导滞的功效。用于胸痹心痛彻背，胸脘痞闷，咳喘痰多，脘腹疼痛，泄痢后重，白带，疮疖痈肿。

【不良反应】可能出现的不良反应有头晕、头痛、嗜睡、恶心、呕吐、腹痛等。

【用药禁忌】

**1. 病证禁忌** 气虚无滞者及胃弱纳呆、不耐蒜味者不宜用。

**2. 配伍禁忌** 不宜与对胃黏膜有刺激作用的药物同用。

**3. 特殊人群** 孕妇慎用。

**4. 饮食禁忌** 忌生冷、油腻、对胃黏膜有刺激的食物。

【处方应付】

正名：薤白。

**薤白** 处方用名写薤根、野蒜、小独蒜、薤白，付薤白。

【调剂要求】

**用法与用量** 5~10g，煎服。入汤剂或入丸、散。外用捣敷或捣汁涂。

【用药指导】与其他行气药同用时，注意减量。不宜大量长期服用。注意监测血压、心率、血脂、大便等的变化。注意顾护脾胃。

【贮藏养护】置干燥处，防蛀。

# 第九节　消食药

凡能健脾开胃以促进饮食积滞消化的药物，称为消食药。消食药大多性味甘平或甘温，归脾、胃经。消食药具有健运脾胃、消食除胀和中的功效。所以，凡由宿食不消引起的脘腹胀闷、嗳气吞酸、恶心呕吐、大便失常，以及脾胃虚弱，消化不良等症，均宜使用本类药物治疗。

消食药应用文火和武火交叉煎煮，使有效成分充分煎出。汤剂一般需煎煮 2~3 次。从煎沸时算起，头煎煎药时间为 20~25 分钟，二煎煎药时间为 15~20 分钟。哺乳期妇女应用消食药须忌用麦芽。

本节重点介绍山楂、麦芽、莱菔子、鸡内金 4 味中药的功效特点和调剂应用。

# 山 楂

【来源】本品为蔷薇科植物山里红 *Crataegus pinnatifida* Bge. var. *major* N. E. Br. 或山楂 *Crataegus pinnatifida* Bge. 的干燥成熟果实。

【产地】山楂主产于河南、山东、河北等地，以山东产量大、质佳。多为栽培品。野山楂习称"南山楂"，主产于江苏、浙江、广东、广西等地。

【炮制】

**1. 山楂** 取原药材，除去杂质及脱落的核。

**2. 炒山楂** 取净山楂，置热锅内，用中火炒至颜色加深，取出，晾凉。

**3. 焦山楂** 取净山楂，置热锅内，用中火炒至外表焦褐色、内部黄褐色，取出，晾凉。

**4. 山楂炭** 取净山楂，置热锅内，用武火炒至外表焦黑色、内部焦褐色，取出，晾凉。

【饮片特征】山楂以果大、肉厚、核少、皮红者为佳。

**1. 生山楂** 为圆形片，皱缩不平，直径 1~2.5cm，厚 0.2~0.4cm。外皮红色，具皱纹，有灰白色小斑点。果肉深黄色至浅棕色。中部横切片具 5 粒浅黄色果核，但核多脱落而中空。有的片上可见短而细的果梗或花萼残迹。气微清香，味酸、微甜。

**2. 炒山楂** 果肉黄褐色，偶见焦斑。气清香，味酸微甜。

**3. 焦山楂** 表面焦褐色，内部黄褐色，有焦香气。

**4. 山楂炭** 表面焦黑色，内部焦褐色，味涩。

【功效应用】山楂性味酸、甘，微温。归脾、胃、肝经。具有消食化积、行气散瘀的功效。

生山楂长于活血化瘀，常用于血瘀经闭、产后瘀阻、心腹刺痛、疝气疼痛，以及高脂血症、高血压病、冠心病。炒山楂酸味减弱，可缓和对胃的刺激性，善于消食化积，用于脾虚食滞，食欲不振，神倦乏力。焦山楂不仅酸味减弱，且增加了苦味，长于消食止泻，消食导滞作用增强，用于肉食积滞，泻痢不爽。山楂炭其性收涩，偏于止血止泻。用于肠胃出血或脾虚腹泻兼食滞者。

【不良反应】偶见因过量食用而导致胃石症和小肠梗阻者。还可能引起胃酸过多，出现反酸、胃痛、烧心等情况。

【用药禁忌】

**1. 病证禁忌** 脾胃虚弱而无积滞者或胃酸分泌过多者均慎用。

**2. 配伍禁忌** 忌与氨基糖苷类、大环内酯类抗生素、磺胺类药物及乙酰化物配伍。

**3. 饮食禁忌** 山楂不宜与海鲜、人参、柠檬同食。

**4. 特殊人群** 孕妇、儿童、胃酸分泌过多者、病后体虚及患牙病者不宜食用。

**5. 使用注意** 区别证候轻重选择药量。不可用量过大，以免引起胃脘不适等情况。

【处方应付】

正名：山楂。

**1. 山楂** 处方用名写山楂、山查、山楂片，付生山楂。

**2. 炒山楂** 处方用名写炒山楂、炒山楂片、北山楂，付炒山楂。

**3. 焦山楂** 处方用名写焦山楂，付焦山楂。

**4. 山楂炭** 处方用名写山楂炭，付山楂炭。

【调剂要求】

**用法与用量** 煎服，9~12g，大剂量可用至30g。内服生用或炒用，入汤剂或入丸、散。外用捣敷或煎水洗。

【用药指导】服用滋补药品期间忌服用，胃酸过多、消化性溃疡病人服用山楂时应注意用量。

【贮藏养护】置通风干燥处，防蛀。

# 麦 芽

【来源】本品为禾本科植物大麦 *Hordeum vulgare* L. 的成熟果实经发芽干燥的炮制加工品。将麦粒用水浸泡后，保持适宜温、湿度，待幼芽长至约5mm时，晒干或低温干燥。

【产地】全国大部分地区均产，多产于北方地区。

【炮制】

**1. 麦芽** 取新鲜成熟饱满的净大麦，用清水浸泡六至七成透，捞出，置能排水的容器内，盖好，每日淋水2~3次，保持湿润。待幼芽长至约0.5cm时取出，干燥即得。

**2. 炒麦芽** 取净麦芽，置热锅内，用文火炒至表面棕黄色，鼓起并有香气时，取出放凉。

**3. 焦麦芽** 取净麦芽，置热锅内，用中火加热，炒至有爆裂声，表面焦黄色，鼓起并有焦香气时，取出放凉。

【饮片特征】麦芽以色黄粒大、饱满、芽完整者为佳。

**1. 麦芽** 呈梭形长8~12mm，直径3~4mm。表面淡黄色，背面为外稃包围，具5脉；腹面为内稃包围。除去内、外稃后，腹面有1条纵沟；基部胚根处生出幼芽和须根，幼芽长披针状条形，长约5mm。须根数条，纤细而弯曲。质硬，断面白色，粉性。气微，味微甘。

**2. 炒麦芽** 形如麦芽，表面棕黄色，偶见焦斑，有香气，味微苦。

**3. 焦麦芽** 形如麦芽，表面焦褐色，有焦斑，有焦香气，味微苦。

【功效应用】麦芽性味甘，平。归脾、胃经。具有行气消食、健脾开胃、退乳消胀的功效。生麦芽健脾和胃通乳、疏肝行气。用于脾虚食少，乳汁郁积，乳癖。治一般消化不良，对于食积化热者尤宜生用。还可用于肝郁气滞，痰阻乳络，乳房块结。

炒麦芽性偏温而气香，具有行气、消食、回乳之功。用于食积不消，中虚食少，脾胃虚弱，食少难消，脘腹胀闷，妇女断乳。

焦麦芽性偏温而味甘微涩，消食化滞、止泻的作用增强。用于食积不消，脘腹胀痛，还可用于治疗脾胃虚寒，大便溏泻。

【不良反应】服药后少数病例有口干、口苦、烦躁、腹泻等副作用。麦芽毒性小，但作为动物饲料大量摄入时，因含微量麦芽毒素（N-甲基大麦芽碱），属快速去极化型肌肉松弛剂，可引起中毒。再者，麦芽变质时可有剧毒真菌寄生而致中毒，在贮藏过程中应注意。

【用药禁忌】

**1. 病证禁忌** 无积滞、脾胃虚者不宜用。

**2. 配伍禁忌** 忌与水杨酸钠、阿司匹林、四环素族抗生素、鞣酸蛋白、烟酸等同服，因麦芽淀粉酶可降低这些药物的疗效。

**3. 饮食禁忌** 服用期间，忌饮茶。

**4. 特殊人群** 妊娠及哺乳期妇女不宜使用。

**5. 使用注意** 麦芽与理气药同用时应注意用量。出现舌红少苔、口干欲饮、甚至盗汗、消瘦时，则不宜应用。

【处方应付】

正名：麦芽。

**1. 麦芽** 处方用名写麦芽、炒麦芽、大麦芽，付炒麦芽。

**2. 生麦芽** 处方用名写生麦芽，付生麦芽。

**3. 焦麦芽** 处方用名写焦麦芽，付焦麦芽。

【调剂要求】

**1. 用法与用量** 10～30g，大量可用150g。煎服，入丸、散剂。消食以炒为宜。

**2. 特殊处理** 回乳炒用60g。

【用药指导】顾护脾胃，注意观察食欲、二便、血压等变化。

【贮藏养护】置通风干燥处，防蛀。

## 莱菔子

【来源】本品为十字花科植物萝卜 *Raphanus sativus* L. 的干燥成熟种子。夏季果实成熟时采割植株，晒干，搓出种子，除去杂质，再晒干。

【产地】全国各地皆产，主产于河北、河南、浙江、黑龙江等地。

【炮制】

**1. 莱菔子** 取原药材，除去杂质，洗净，干燥。用时捣碎。

**2. 炒莱菔子** 取净莱菔子，置于热锅内，用文火加热，炒至微鼓起，有密集爆裂声香气逸出时取出，晾凉，用时捣碎。

【饮片特征】莱菔子以粒大、饱满、油性大者为佳。

**1. 莱菔子** 类圆形或椭圆形，稍扁。表面黄棕色、红棕色或灰棕色。气微，味苦、辛。

**2. 炒莱菔子**　形如莱菔子，表面微鼓起，色泽加深，质酥脆，气微香。

【功效应用】莱菔子性味辛、甘，平。归肺、脾、胃经。具有消食除胀、降气化痰的功效。生用性主升散，长于涌吐风痰。炒莱菔子性主降，长于消食除胀、降气化痰，又利于粉碎和煎出药效，且香味易服。多用于食积腹胀，气喘咳嗽。

【不良反应】多用莱菔子能使人胃中嘈杂。莱菔子含大量脂肪油，能引起滑肠，使人便稀次多，而且排便不畅快。气虚者慎服。"虚弱者服之，气喘难布息。"（《本草从新》）

【用药禁忌】

**1. 病证禁忌**　甲状腺患者不宜服用。体虚者不宜服，莱菔过敏者忌服。无食积、积滞者慎用。

**2. 配伍禁忌**　不宜与人参、熟地等补药同用；与何首乌、熟地配伍可致皮疹。

**3. 饮食禁忌**　忌与葡萄、苹果、杨梅等同食，可诱发甲状腺肿。

**4. 使用注意**　莱菔子辛散耗气，使用时应注意用量。

【处方应付】

正名：莱菔子。

**1. 莱菔子**　处方用名写莱菔子、炒莱菔子，付炒莱菔子。

**2. 生莱菔子**　处方用名写生莱菔子，付生莱菔子。

【调剂要求】

**用法与用量**　4.5~9g，大剂量可至15~30g。水煎服，研末或入丸、散吞服。

【用药指导】勿长期过量服用。顾护脾胃，注意观察食欲、二便、血压等变化及是否有呕吐。

【贮藏养护】置通风干燥处，防蛀。

# 鸡内金

【来源】本品为雉科动物家鸡 *Gallus gallus* Domesticus Brisson 的干燥沙囊内壁。杀鸡后，取出鸡肫，立即剥下内壁，洗净，干燥。

【产地】全国各地均产，自产自销。

【炮制】

**1. 鸡内金**　除去杂质，洗净，干燥。

**2. 炒鸡内金**　取净鸡内金置于热锅内，用中火加热，炒至表面焦黄色，取出晾凉。

**3. 砂炒鸡内金**　取净砂置锅内，用中火炒至灵活状态时，投入大小分档的净鸡内金，翻埋至鼓起、卷曲、酥脆、表面深黄色时取出，筛去砂，晾凉。

**4. 醋鸡内金**　取净鸡内金压碎，置锅内用文火加热，炒至鼓起，喷醋，取出，干燥。每100kg鸡内金，用醋15kg。

【饮片特征】鸡内金以干燥、完整、个大、色黄者为佳。

**1. 鸡内金**　为不规则卷片，厚约 2mm。表面黄色、黄绿色或黄褐色，薄而半透明，具明显的条状皱纹。质脆，易碎，断面角质样，有光泽。气微腥，味微苦。

**2. 炒鸡内金**　表面暗黄褐色至焦黄色，鼓起，质酥脆，用放大镜观察，显颗粒状或微细泡状。轻折即断，断面有光泽。

**3. 砂炒鸡内金**　形如炒鸡内金，鼓起均匀，质酥脆易碎。

**4. 醋鸡内金**　褐黄色，鼓起，略有醋气。

【功效应用】鸡内金性味甘，平。归脾、胃、小肠、膀胱经。具有健胃消食、涩精止遗、通淋化石的功效。

鸡内金生品长于攻积、通淋化石，用于泌尿系统结石和胆道结石。炒制后质地酥脆，便于粉碎，矫正不良气味，并能增强健脾消积的作用。用于消化不良，食积不化，脾虚泄泻及小儿疳积。

醋制鸡内金质酥易碎，矫正了不良气味。有疏肝助脾的作用，用于脾胃虚弱，脘腹胀满。

【用药禁忌】

**1. 病证禁忌**　脾弱便溏者、高脂血症者、胆囊切除者及跌打瘀肿者慎用。

**2. 配伍禁忌**　不宜与地榆、石榴皮、五倍子、虎杖、狗脊、大黄、茶叶、儿茶、四季青、仙鹤草、侧柏叶等含鞣酸的中药配伍使用。

**3. 饮食禁忌**　忌与柿子、苹果、茶叶、咖啡等同时食用。

**4. 使用注意**　脾虚无积滞者勿用。

【处方应付】

正名：鸡内金。

**1. 鸡内金**　处方用名写鸡内金、内金、炙内金、鸡胗皮、鸡肫皮，付醋炙鸡内金。

**2. 炒内金**　处方用名写炒内金，付炒鸡内金、砂炒鸡内金。

【调剂要求】

**用法与用量**　3~10g。煎服或入丸、散。外用适量，焙干研末，调敷或生贴，与蜂蜜调糊状可涂治冻疮。

【用药指导】不宜空腹时服用。

【贮藏养护】置通风干燥处，防蛀。

# 第十节　驱虫药

凡能驱虫或杀灭人体寄生虫的药物，称为驱虫药。本类药物中，部分药物具有毒副作用，应用时应当注意用量，以免损伤正气。

驱虫药一般在空腹时服用为宜，以使药力充分作用于虫体，从而起效更为迅捷。对于作用较强，可能产生副作用的药物，则宜在临睡前服用。根据各种驱虫药的特性，妥善掌握用量与用法；其中，药性峻烈或有毒之品，体弱者及孕妇应慎用。雷丸为贵重中药，宜研成粉末用药液冲服。

本节重点介绍使君子、苦楝皮、槟榔、贯众4味中药的功效特点和调剂应用。

# 使君子

【来源】本品为使君子科植物使君子 *Quisqualis indica* L. 的干燥成熟果实。秋季果皮变紫黑色时采收，除去杂质，干燥。

【产地】分布于西南及江西、福建、台湾、湖南、广东、广西等地。

【炮制】

**1. 使君子**　取原药材，除去杂质。用时捣碎。

**2. 使君子仁**　取净使君子，除去外壳。

**3. 炒使君子仁**　取使君子仁，置炒制容器内，用文火加热，炒至表面黄色微有焦斑，有香气逸出时取出放凉，用时捣碎。

【饮片特征】使君子以个大、颗粒饱满、种仁色黄、味香甜而带油性者为佳。

**1. 使君子**　呈椭圆形或卵圆形，具5条纵棱，偶有4~9棱，长2.5~4cm，直径约2cm。表面黑褐色至紫黑色，平滑，微具光泽。顶端狭尖，基部钝圆，有明显圆形的果梗痕。质坚硬，横切面多呈五角星形，棱角处壳较厚，中间呈类圆形空腔。种子长椭圆形或纺锤形，长约2cm，直径约1cm；表面棕褐色或黑褐色，有多数纵皱纹；种皮薄，易剥离；子叶2，黄白色，有油性，断面有裂隙。气微香，味微甜。

**2. 使君子仁**　呈长椭圆形或纺锤形，长约2cm，直径约1cm。表面棕褐色或黑褐色，有多数纵皱纹。种皮易剥离，子叶2，黄白色，有油性，断面有裂隙。气微香，味微甜。

**3. 炒使君子仁**　表面黄白色，有多数纵皱纹；有时可见残留有棕褐色种皮。气香，味微甜。

【功效应用】性味甘、温，归脾、胃经，具有杀虫消积的功效。用于蛔虫病，蛲虫病，虫积腹痛，小儿疳积。生品杀虫力强，使君子仁与带壳使君子功效相同，入煎剂可用使君子捣碎入药，使君子仁多入丸、散或嚼服；炒后可缓和膈肌痉挛的副作用，并长于健脾消积，亦能杀虫。

【不良反应】大量服用或与热茶同用，能引起呃逆、眩晕、精神不振、恶心、呕吐、腹泻等反应。一般均较轻微，可自行消失。

【用药禁忌】

**1. 饮食禁忌**　忌食热物。

**2. 使用注意**　注意用量；无虫积者勿用。

【处方应付】

正名：使君子。

**1. 使君子**　处方用名写使君子，付生使君子。

**2. 使君子仁** 处方用名写使君子仁，付生使君子仁。

**3. 炒使君子仁** 处方用名写炒使君子仁，付炒使君子仁。

【调剂要求】

**1. 用法与用量** 使君子9~12g，捣碎入煎剂；使君子仁6~9g，多入丸、散或单用，1~2次分服。小儿每岁1~1.5粒，炒香嚼服，1日总量不超过20粒。研为细末，可用米汤调服。

**2. 特殊处理** 用时捣碎。

【用药指导】服药时忌饮浓茶。顾护脾胃。注意观察食欲、二便等。

【贮藏养护】置通风干燥处，防霉，防蛀。

# 苦 楝 皮

【来源】本品为楝科植物川楝 *Melia toosendan* Sieb. et Zucc. 或楝 *Melia azedarach* L. 的干燥树皮和根皮。春、秋二季剥取，晒干，或除去粗皮，晒干。

【产地】川楝主产于四川、云南、贵州、甘肃等省。楝主产于山西、甘肃、山东、江苏等省。野生或栽培。

【炮制】取原药材，除去杂质、粗皮，洗净，润透，切丝，干燥。

【饮片特征】根皮以干燥、皮厚、条大、无糟朽、去栓皮者为佳，干皮以外表皮光滑、不易剥落，可见多皮孔的幼嫩树皮为佳。

饮片呈不规则的丝状。外表面灰棕色或灰褐色，除去粗皮者呈淡黄色。内表面类白色或淡黄色。切面纤维性，略呈层片状，易剥离。气微，味苦。

【功效应用】性味苦、寒，有毒，归肝、脾、胃经，具有杀虫、疗癣的功效。用于蛔虫病、蛲虫病、虫积腹痛，外治疥癣瘙痒。

【不良反应】苦楝皮有一定的毒副反应，服药中毒后可有头痛、头晕、恶心、呕吐、腹痛等症状。严重中毒者，可出现内脏出血、中毒性肝炎、精神失常、呼吸中枢麻痹，甚至休克、昏迷、死亡。

【用药禁忌】

**1. 病证禁忌** 肝肾功能障碍者、体弱及脾胃虚寒者忌服。

**2. 饮食禁忌** 忌食辛辣及饮酒。

**3. 特殊人群** 孕妇及肝肾功能不全者慎用。

**4. 使用注意** 为了避免中毒，不宜连续、过量服用。

【处方应付】

正名：苦楝皮。

**苦楝皮** 处方用名写苦楝皮，付苦楝皮。

【调剂要求】

**用法与用量** 3~6g，煎服。鲜品效果更佳，可用15~30g。或入丸、散。睡前或晨间空腹顿服，或在睡前和次晨分服。外用适量，煎水洗，或研末调敷。

【用药指导】可在服药前先吃些油类食物，以减少药物对胃黏膜的刺激，防止胃肠道反应的发生。煎剂服时可加糖矫味，不必另服泻药。

【贮藏养护】置通风干燥处，防潮。

## 槟　榔

【来源】本品为棕榈科植物槟榔 *Arecacatechu* L. 的干燥成熟种子。春末至秋初采收成熟果实，用水煮后，干燥，除去果皮，取出种子，干燥。

【产地】主产于海南、云南、福建、台湾、广东、广西等地。国外以印度尼西亚、印度、菲律宾等地产量大。

【炮制】

**1. 槟榔**　取原药材，除去杂质，浸泡，润透，切薄片，阴干。

**2. 炒槟榔**　取槟榔片，置热锅内，用文火加热，炒至微黄色，取出，晾凉。

【饮片特征】槟榔以个大而圆整、体重、质坚实、不枯心、断面大理石样纹理明显清晰者为佳。

**1. 槟榔**　呈类圆形的薄片。切面可见棕色种皮与白色胚乳相间的大理石样花纹。气微，味涩、微苦。

**2. 炒槟榔**　形如槟榔片，表面微黄色，可见大理石样花纹。

**3. 焦槟榔**　形如槟榔片，表面焦黄色，可见大理石样花纹。

【功效应用】槟榔性味苦、辛，温，归胃、大肠经，具有杀虫、消积、行气、利水、截疟的功效。用于绦虫病，蛔虫病，姜片虫病，虫积腹痛，积滞泻痢，里急后重，水肿脚气，疟疾。

生品力峻，常用于治绦虫、蛔虫、姜片虫及水肿、脚气、疟疾。炒后缓和药性，以免克伐太过耗伤正气，并能减少服后恶心、腹泻、腹痛的副作用，长于消食导滞，用于食积不消、里急后重。焦槟榔作用稍弱于炒槟榔，适于素体较弱者。

【不良反应】过量的槟榔碱可引起流涎、呕吐、利尿、昏睡及惊厥。如系内服引起者可用高锰酸钾溶液洗胃，并注射阿托品。

【用药禁忌】

**1. 病证禁忌**　气虚下陷者禁服，脾虚便溏、泻后、疟后虚痢者不可用。

**2. 饮食禁忌**　服药前 1 日晚禁食或进少量流质饮食。

**3. 特殊人群**　肝脏有器质性病变，肝功能减退时不宜服用。

**4. 使用注意**　区分生用与炒用的药效差异。依据病情轻重定剂量与疗程。

【处方应付】

正名：槟榔。

**1. 槟榔**　处方用名写腹皮子、槟榔，付生槟榔。

**2. 炒槟榔**　处方用名写炒槟榔，付炒槟榔。

**3. 焦槟榔**　处方用名写焦槟榔，付焦槟榔。

【调剂要求】

**1. 用法与用量**　6~15g，煎服。但用于绦虫病、姜片虫病时，可用 30~60g。

**2. 特殊处理**　用于杀虫，单煎，清晨空腹时分次或一次服下，以防呕吐。服药后保持安静，或煎剂冷服。

【用药指导】槟榔煎浓加糖调味可防止发生恶心、呕吐等副作用。顾护脾胃。注意观察食欲、二便、血压等。

【贮藏养护】置通风干燥处，防蛀。

# 贯　众

【来源】本品为鳞毛蕨科植物粗茎鳞毛蕨 *Dryopteris crassirhizoma* Nakai 的干燥根茎和叶柄残基。秋季采挖，削去叶柄、须根，除去泥沙，晒干。

【产地】主产于黑龙江、吉林、辽宁三省山区，习称"绵马贯众"（北京习用"荚果蕨贯众"）。

【炮制】

**1. 贯众**　取原药材，除去杂质，洗净，润透，切厚片或小块，干燥，筛去灰屑。

**2. 贯众炭**　取贯众片或块，大小分开，分别置炒制容器内，用武火加热，炒至表面焦黑色、内部焦褐色，喷淋少许清水，灭尽火星，取出晾干，筛去碎屑。

【饮片特征】贯众以个大、实，叶柄断面棕绿色者为佳。

**1. 贯众**　呈不规则的厚片或碎块，根茎外表皮黄棕色至黑褐色，多被有叶柄残基，有的可见棕色鳞片，切面淡棕色至红棕色，有黄白色维管束小点，环状排列。气特异，味初淡而微涩，后渐苦、辛。

**2. 贯众炭**　形同贯众，表面焦黑色，内部焦褐色，味涩。

【功效应用】性味苦、微寒，有小毒，归肝、胃经。具有清热解毒、凉血止血、杀虫的功效。用于风热感冒，温毒发斑，疮疡肿毒，崩漏下血，虫积腹痛。杀虫及清热解毒宜生用，止血炒炭用。

【不良反应】用量过大会引起中毒反应。

【用药禁忌】

**1. 病证禁忌**　非热毒实证不宜用。

**2. 饮食禁忌**　少食生冷、辛辣、油腻食物。

**3. 特殊人群**　孕妇慎服。

**4. 使用注意**　依据病情轻重定剂量。不宜大量久服。

【处方应付】

正名：贯众。

**1. 贯众**　处方用名写贯众、贯仲，付贯众。

**2. 贯众炭**　处方用名写贯众炭，付贯众炭。

【调剂要求】

**1. 用法与用量**　5～10g，内服煎汤或入丸、散，饭后服用。外用适量，捣敷或煎汤熏洗患处。

**2. 特殊处理**　不宜久煎。

【用药指导】与其他寒凉药同用时不宜超量。顾护脾胃。注意观察体温、血常规、大便等情况。

【贮藏养护】置通风干燥处。

# 第十一节　止血药

凡以制止人体内外出血为主要作用的药物，统称止血药。本类药物分别具有收涩止血、化瘀止血、凉血止血、温经止血等不同作用，主要用于血热妄行、阴虚阳亢、瘀血阻滞、血不归经及气不摄血等引起的咯血、吐血、衄血、便血、尿血、崩漏下血及创伤出血等多种出血症。

止血药用法各不相同，有需炒炭者（艾叶），有不需炒者（三七），有主要用于汤剂者（蒲黄），有直接研粉吞服者（白及），有用量较大者（仙鹤草），当各随药性用之。三七为贵重中药，宜研成粉末用药液冲服。

本节分凉血止血药、化瘀止血药、收敛止血药、温经止血药4类，重点介绍大蓟、小蓟、地榆、白茅根、三七、蒲黄、白及、艾叶8味中药的功效特点和调剂应用。

## （一）凉血止血药

## 大　蓟

【来源】本品为菊科植物蓟 *Cirsium japonicum* Fisch. ex DC. 的干燥地上部分。夏、秋二季花开时采割，除去杂质，晒干。

【产地】我国大部分地区均产。

【炮制】

**1. 大蓟**　取原药材，除去杂质，喷淋清水，闷润至内外湿度一致，切中段，干燥，筛去碎屑。

**2. 大蓟炭**　取净大蓟，置热锅内，用武火炒至表面焦黑色、内部棕褐色，喷淋清水少许，熄灭火星，取出，晾干。

【饮片特征】大蓟以色绿、叶多者为佳。

**1. 大蓟**　不规则小段，茎短圆柱形，直径0.5～1.5cm，表面灰绿色或棕褐色，具纵棱，被丝状毛。切面灰白色，髓部疏松或中空。叶片皱缩或破碎，完整者展平后呈倒披针形或倒卵状椭圆形，羽状深裂，边缘具不等长的针刺；上表面灰绿色或黄棕色，下表面色较浅，两面均具白色丝状毛。头状花序多破碎。气微，味淡。

**2. 大蓟炭**　形如大蓟，多破碎。表面黑褐色，断面棕褐色。质松脆。具焦香气。

【功效应用】大蓟味甘、苦，性凉。具有凉血止血、散瘀解毒消痈的功效，生品凉血消肿力胜，常用于热淋、痈肿疮毒及热邪偏盛的出血证。大蓟炭凉性减弱，收敛止血作用增强。多用于吐血、呕血、咯血、嗽血等出血较急剧者。

【不良反应】偶有身热、头昏、倦怠、呕吐、腹痛或失眠、尿频、尿多、荨麻疹等。一般停药后症状消失。

【用药禁忌】

**1. 病证禁忌**　虚寒出血、脾胃虚寒、不思饮食、泄泻不止者禁服。

**2. 特殊人群**　低血压患者不宜大量久服。

【处方应付】

正名：大蓟。

**1. 大蓟**　处方用名写大蓟、虎蓟、山牛蒡、驴扎嘴，付大蓟。

**2. 大蓟炭**　处方用名写大蓟炭，付大蓟炭。

【调剂要求】

**用法与用量**　9~15g，入汤剂或入丸、散内服。凉血、解毒宜饭后服用。外用适量，煎水随时外洗患处或鲜品捣烂敷患处。

【用药指导】与其他寒凉药同用时，注意减量。顾护脾胃。注意观察体温、食欲、二便等。

【贮藏养护】置通风干燥处。

## 小　蓟

【来源】本品为菊科植物刺儿菜 *Cirsium setosum*（Willd.）MB. 的干燥地上部分。夏、秋二季花开时采割，除去杂质，晒干。

【产地】主产于我国大部分地区，中欧、东欧、俄罗斯东部、日本、朝鲜等地区亦有分布。

【炮制】

**1. 小蓟**　取原药材，除去杂质，喷淋清水，闷润至内外湿度一致，切中段，干燥，筛去碎屑。

**2. 小蓟炭**　取净小蓟，置热锅内，用武火炒至表面黑褐色、内部黄褐色，喷淋清水少许，熄灭火星，取出，晾干。

【饮片特征】小蓟以色绿、叶多者为佳。

**1. 小蓟**　不规则小段。茎圆柱形，直径 0.2~0.5cm，表面灰绿色或带紫色，具纵棱及白色柔毛；质脆，易折断，断面中空。叶片皱缩或破碎，完整者展平后呈长椭圆形或长圆状披针形，长 3~12cm，宽 0.5~3cm；全缘或微齿裂至羽状深裂，齿尖具针刺；上表面绿褐色，下表面灰绿色，两面均具白色柔毛。头状花序单个或数个顶生，总苞钟状，花紫红色。气微，味微苦。

**2. 小蓟炭**  形如小蓟，外表黑褐色，内黄褐色。质松脆，具焦香气，味苦。

【功效应用】小蓟味甘、苦，性凉。归心、肝经。具有凉血、止血、祛瘀消痈的功效，生品凉血消肿力胜，多用于血热出血、痈肿疮毒、热淋等。小蓟炭凉性减弱，收敛止血作用增强，多用于吐血、呕血、咯血等出血证。

【不良反应】偶有身热、头昏、倦怠、呕吐、腹痛或失眠、尿频、尿多、荨麻疹等。一般停药后症状消失。

【用药禁忌】

**1. 病证禁忌**  血虚、脾胃虚寒、不思饮食、便溏泄泻者忌服。

**2. 特殊人群**  低血压患者不宜大量久服。

【处方应付】

正名：小蓟。

**1. 小蓟**  处方用名写小蓟、刺蓟菜、刺儿菜，付小蓟。

**2. 小蓟炭**  处方用名写小蓟炭，付小蓟炭。

【调剂要求】

**用法与用量**  5~12g，入汤剂或入丸、散内服。凉血、解毒宜饭后服用。降血压可适量煎水代茶饮。外用适量，煎水随时外洗患处或鲜品捣烂敷患处。

【用药指导】与其他寒凉药同用时，注意减量。顾护脾胃。注意观察体温、食欲、二便等。

【贮藏养护】置通风干燥处。

# 地　榆

【来源】本品为蔷薇科植物地榆 *Sanguisorba officinalis* L. 或长叶地榆 *Sanguisorba officinalis* L. var. *longifolia*（Bert.）Yü et Li 的干燥根。春季将发芽时或秋季植株枯萎后采挖，除去须根，洗净，干燥，或趁鲜切片，干燥。

【产地】主产于黑龙江、吉林、辽宁、内蒙古、河北、山西、陕西、甘肃、青海、新疆、山东、河南、江西、江苏、浙江、安徽、湖南、湖北、广西、四川、贵州、云南、西藏等地。

【炮制】

**1. 地榆**  取原药材，除去杂质及残茎，大小分开，洗净，浸泡至约六成透时，取出，闷润至内外湿度一致，切厚片，干燥，筛去碎屑。若为产地已切片者，除去杂质。

**2. 地榆炭**  取地榆片置锅内，用武火炒至表面呈焦黑色、内部棕褐色，喷淋清水少许，熄灭火星，取出，晾干。

【饮片特征】地榆以条粗、质坚、断面粉红色者为佳。

**1. 地榆**　不规则的类圆形或斜切片。外表面黑褐色至暗棕色，具明显纵皱。切面较平坦，粉红色、淡黄色或黄棕色。木部淡黄色或带粉红色，呈显著放射状排列。气微，味微苦涩。

**2. 长叶地榆**　根圆柱形，不规则的类圆形或斜切片。表面红棕色或棕紫色，质较坚韧，断面黄棕色或红棕色，皮部有多数黄白色或黄棕色棉状纤维。木部淡黄色。不呈放射状排列。气弱，味微苦、涩。

**3. 地榆炭**　形如地榆片，表面焦褐色、内部棕褐色。具焦香气，味微苦涩。

【功效应用】地榆性味苦、酸、涩，微寒，归肝、胃、大肠经，具有凉血止血、解毒敛疮的功效。生品凉血解毒力胜，多用于疮痈肿痛、湿疹、阴痒、水火烫伤。炒炭后长于收敛止血，常用于吐血、咯血、衄血、尿血、便血、痔血、血痢、崩漏等出血证。

【不良反应】可引起中毒性肝炎。

【用药禁忌】

**1. 病证禁忌**　热痢初起不宜单独使用。虚寒性便血、下痢、崩漏、出血有瘀者慎用。脾胃虚寒者忌服。

**2. 配伍禁忌**　不宜与抗生素、异烟肼、维生素 $B_1$、维生素 $B_6$、含金属离子的药物、生物碱、洋地黄、酶类药物等同用。

**3. 特殊人群**　孕妇、产妇忌用。

【处方应付】

正名：地榆。

**1. 地榆**　处方用名写地榆、山地瓜、猪人参、血箭草，付地榆。

**2. 地榆炭**　处方用名写地榆炭，付地榆炭。

【调剂要求】

**1. 用法与用量**　9～15g，入汤剂或入丸、散内服。饭后服用。外用适量，水煎外洗及湿敷或研末涂敷患处。

**2. 特殊处理**　鲜品捣汁饮或捣汁外敷。

【用药指导】与其他寒凉药同用时，注意减量。顾护脾胃。注意观察体温、食欲、二便、肝肾功能等。大面积烧伤者，不宜外涂，以防鞣质被大量吸收而引起中毒性肝炎。

【贮藏养护】置通风干燥处，防霉。

## 白茅根

【来源】本品为禾本科植物白茅 *Imperata cylindrica* Beauv. var. *major*（Nees）C. E. Hubb. 的干燥根茎。春、秋二季采挖，洗净，晒干，除去须根和膜质叶鞘，捆成小把。

【产地】主产于河南、辽宁、河北、山西、山东、陕西、新疆等北方地区。

【炮制】

**1. 白茅根** 取原药材，除去杂质，洗净，闷润至内外湿度一致，切中段，干燥，筛去碎屑。

**2. 鲜茅根** 取鲜白茅根，洗净，除去须根及膜质叶鞘。用时切成段。

**3. 茅根炭** 取白茅根段，置热锅内，用武火炒至表面焦褐色，喷淋清水少许，熄灭火星，取出，晾干。

【饮片特征】白茅根以条粗、色白、味甜者为佳。

**1. 白茅根** 呈长圆柱形的段，直径0.2~0.4cm。表面黄白色或淡黄色，微有光泽，具纵皱纹，节明显，稍突起。体轻，质略脆，断面皮部白色，多有裂隙，放射状排列，中柱淡黄色，易与皮部剥离。气微，味微甜。

**2. 鲜茅根** 长圆柱形，长30~60cm，节间长短不等，通常1.5~3cm，其余同白茅根。

**3. 茅根炭** 形同白茅根，表面黑褐色至黑色，具纵皱纹，有的可见淡棕色稍隆起的节。略具焦香气，味苦。

【功效应用】白茅根性味甘、寒，归肺、胃、膀胱经。具有凉血止血、清热利尿的功效。生品、鲜品长于凉血、清热利尿。常用于血热妄行的多种出血证，以及热淋、小便不利、水肿、湿热黄疸、热盛烦渴、胃热呕哕及肺热咳嗽等。茅根炭味涩，寒性减弱，清热凉血作用轻微，止血作用增强，专用于出血证，并偏于收敛止血，常用于出血证较急者。

【不良反应】偶见头晕、恶心、大便次数略增等现象。

【用药禁忌】

**病证禁忌** 脾胃虚寒者慎用；寒性出血者忌用。

【处方应付】

正名：白茅根。

**1. 白茅根** 处方用名写白茅根、茅根、兰根、茹根，付白茅根。

**2. 鲜茅根** 处方用名写鲜茅根、鲜白茅根，付鲜茅根。

**3. 茅根炭** 处方用名写茅根炭、白茅根炭，付茅根炭。

【调剂要求】

**用法与用量** 9~30g，鲜品30~60g，入汤剂内服；亦可用鲜品捣汁服。

【用药指导】与其他寒凉药同用时，注意减量。顾护脾胃。注意观察体温、食欲、二便等。

【贮藏养护】置通风干燥处。

## （二）化瘀止血药

# 三 七

【来源】本品为五加科植物三七 *Panax notoginseng* (Burk.) F. H. Chen 的干燥根和

根茎。秋季开花前采挖，洗净，分开主根、支根及根茎，干燥。支根习称"筋条"，根茎习称"剪口"。

【产地】主产于云南、广西、江西、湖北、广东、四川等地。野生者已少见，多为栽培。

【炮制】

**1. 三七**　取原药材，除去杂质。用时捣碎。

**2. 三七粉**　取三七，洗净，干燥，粉碎成细粉。

**3. 熟三七**　取净三七，打碎，分开大小块，用食用油炸至表面棕黄色，取出，沥去油，研细粉。或取三七，洗净，蒸透，取出，及时切片，干燥。

【饮片特征】三七以个大、肥壮、体重、质坚实，表面黄褐色、断面灰绿色者为佳。

**1. 三七**　呈类圆锥形或圆柱形，长 1~6cm，直径 1~4cm。顶端有茎痕，周围有瘤状突起。表面灰褐色或灰黄色，有断续的纵皱纹、支根痕及微突起的横长皮孔。体重，质坚实，难折断，击碎后断面呈灰绿色、黄绿色或灰白色，微显蜡样光泽，皮部与木部易分离，皮部有细小的棕色斑点，木部微显放射状纹理。气微，味苦回甜，习称"铜皮铁骨狮子头"。

筋条呈圆柱形，长 2~6cm，上端直径约 0.8cm，下端直径约 0.3cm。

剪口呈不规则的皱缩块状及条状，表面有数个明显的茎痕及环纹，断面中心灰白色，边缘灰色。

**2. 三七粉**　灰黄色粉末。

**3. 熟三七**　类圆形薄片，表面棕黄色，角质样，有光泽，质坚硬，易折断，气微，味苦回甜。

【功效应用】三七性味甘、微苦，温。归肝、胃经。具有散瘀止血、消肿定痛的作用。用于咯血，吐血，衄血，便血，崩漏，外伤出血，胸腹刺痛，跌仆肿痛。三七粉与三七功效相同，可直接吞服或外敷用于创伤出血。熟三七化瘀作用较弱，以滋补力胜，可用于身体虚弱，气血不足。

【不良反应】偶有恶心、呕吐及出血倾向等不良反应。

【用药禁忌】

**1. 病证禁忌**　血热妄行，或出血而兼有阴虚口干者，不宜单独使用。

**2. 配伍禁忌**　不宜与洛美沙星、尼美舒利、三七总苷合用。

**3. 特殊人群**　孕妇慎用。

【处方应付】

正名：三七。

**1. 三七**　处方用名写三七、参三七、田七，付三七。

**2. 三七粉**　处方用名写三七粉，付三七粉。

**3. 熟三七**　处方用名写熟三七，付熟三七。

**【调剂要求】**

**1. 用法与用量**　3~9g，入汤剂或入丸、散内服。饭后服用。三七粉每次1~3g，吞服。外用适量，研末外掺或调敷。

**2. 特殊处理**　研粉吞服。

**【用药指导】**与其他止血药或活血化瘀药同用时，注意减量。注意观察体温、食欲、二便等。不可自行加大剂量或延长用药时间。

**【贮藏养护】**置阴凉干燥处，防蛀。

# 蒲 黄

**【来源】**本品为香蒲科植物水烛香蒲 *Typha angustifolia* L.、东方香蒲 *Typha orientalis* Presl 或同属植物的干燥花粉。夏季采收蒲棒上部的黄色雄花序，晒干后碾轧，筛取花粉。剪取雄花后，晒干，成为带有雄花的花粉，即为草蒲黄。

**【产地】**主产于东北、华北、西北、华东及河南、湖北、广西、四川、贵州、云南等地。多野生于浅水河流两岸、水旁、沼泽等地。

**【炮制】**

**1. 蒲黄**　取原药材，揉碎结块，过筛，除去花丝及杂质。

**2. 炒蒲黄**　取蒲黄，置热锅内，用中火炒至深黄色，取出，晾凉，筛去碎屑。

**3. 蒲黄炭**　取蒲黄，置热锅内，用中火炒至黑褐色，喷淋清水少许，熄灭火星，取出，晾干。

**【饮片特征】**蒲黄以色鲜黄、润滑感强、纯净者为佳。

**1. 蒲黄**　黄色粉末。体轻，放水中则漂浮水面，手捻有滑腻感，易附着手指上。气微，味淡。

**2. 炒蒲黄**　形如蒲黄，表面深黄色，味淡微涩。

**3. 蒲黄炭**　形如蒲黄，表面棕褐色或黑褐色，具焦香气，味微苦涩。

**【功效应用】**蒲黄性味甘，平。归肝、心经。功能止血、化瘀、通淋。用于瘀血阻滞的胸腹刺痛，经闭痛经，跌仆肿痛，血淋涩痛。炒黄后活血化瘀作用减弱，用于补血止血。炒炭后性涩，止血作用增强，用于吐血、咯血、衄血、崩漏、外伤出血。

**【不良反应】**偶有头晕、腹泻、荨麻疹、食欲减退、胃部不适等不良反应。

**【用药禁忌】**

**1. 病证禁忌**　无瘀滞者慎用。遗尿患者忌用。电解质紊乱者不宜长期使用。长期腹泻患者、低血压患者、心功能不全患者不宜大剂量长期服用。

**2. 配伍禁忌**　不宜与乙酰胆碱等M胆碱受体激动剂合用。不宜与肾上腺素受体阻断药合用。

**3. 特殊人群**　孕妇忌用。月经期妇女慎用。

【处方应付】

正名：蒲黄。

**1. 蒲黄** 处方用名写蒲花、蒲棒花粉、蒲草黄、草蒲黄、蒲黄，付蒲黄。

**2. 炒蒲黄** 处方用名写炒蒲黄，付炒蒲黄。

**3. 蒲黄炭** 处方用名写蒲黄炭，付蒲黄炭。

【调剂要求】

**1. 用法与用量** 5~10g，入汤剂或入丸、散内服，饭后服用。外用适量，研末撒或调敷。

**2. 特殊处理** 布包煎。

【用药指导】 与其他活血化瘀药同用时，注意减量。止血多炒用，化瘀多生用。对花粉过敏者，应注意观察药后有无过敏反应。注意观察体温、食欲、二便等。监测心功能、血压。注意电解质变化。不可自行延长用药时间。

【贮藏养护】 置通风干燥处，防潮，防蛀。

## （三）收敛止血药

# 白 及

【来源】 本品为兰科植物白及 *Bletilla striata*（Thunb.）Reichb. f. 的干燥块茎。夏、秋二季采挖，除去须根，洗净，置沸水中煮或蒸至无白心，晒至半干，除去外皮，晒干。

【产地】 主产于连云港、南通、南京、句容、宜兴、溧阳、上海等地，生林下阴湿处或山坡草丛中；分布于华东、中南、西南及甘肃、陕西等地。

【炮制】

**1. 白及** 取原药材，除去杂质，大小分开，洗净，浸泡4~8小时，取出，闷润至内外湿度一致，切薄片，晒干或低温干燥，筛去碎屑。

**2. 白及粉** 取净白及，粉碎成细粉。

【饮片特征】 白及以根茎肥厚，色白明亮，个大坚实，无须根者为佳。

**1. 白及** 本品呈不规则薄片，外表皮灰白色或黄白色。切面类白色，角质样，半透明，维管束小点状，散生。质脆。气微，味苦，嚼之有黏性。

**2. 白及粉** 为淡黄白色粉末。气微，味苦，嚼之有黏性。

【功效应用】 白及性味苦、甘、涩，微寒。归肺、肝、胃经。功能收敛止血、消肿生肌。用于咯血，吐血，外伤出血，疮疡肿毒，皮肤皲裂；肺结核咯血，溃疡病出血。

【不良反应】 可能引起恶心、呕吐等不良反应。

【用药禁忌】

**1. 病证禁忌** 凡外感咯血、肺痈初起、肺胃出血而实热火甚者及瘀血等引起的出血证，忌单味服用。

**2. 配伍禁忌**　反乌头。恶石膏。畏李核、杏仁。

【处方应付】

正名：白及。

**1. 白及**　处方用名写白芨、明白芨、紫兰根、白及，付白及。

**2. 白及粉**　处方用名写白及粉，付白及粉。

【调剂要求】

**用法与用量**　6~15g，入汤剂或入丸、散内服。白及粉每次 3~6g，研末吞服，或用凉开水或凉米汁调服。外用适量。

【用药指导】顾护脾胃。注意观察体温、食欲、二便等。

【贮藏养护】置通风干燥处。

## （四）温经止血药

# 艾　叶

【来源】本品为菊科植物艾 *Artemisia argyi* Levl. et Vant. 的干燥叶。夏季花未开时采摘，除去杂质，晒干。

【产地】分布于全国大部分地区（东北部、北部、西部至南部地区），主产于安徽、山东等地。

【炮制】

**1. 艾叶**　取原药材，除去杂质及梗，筛去灰屑。

**2. 醋艾叶**　取净艾叶，加入定量米醋拌匀，闷润至醋被吸尽，至热锅内，用文火炒干，取出晾凉。每 100kg 净艾叶，用米醋 15kg。

**3. 醋艾炭**　取净艾叶，置热锅内，用中火炒至表面焦褐色，喷淋米醋，炒干，取出，晾凉。每 100kg 净艾叶，用米醋 15kg。

【饮片特征】艾叶以叶背面灰白色、绒毛多、香气浓郁者为佳。

**1. 艾叶**　本品多皱缩、破碎，有短柄。完整叶片展平后呈卵状椭圆形，羽状深裂，裂片椭圆状披针形，边缘有不规则的粗锯齿，上表面灰绿色或深黄绿色，有稀疏的柔毛及腺点；下表面密生灰白色绒毛。质柔软。气清香，味苦。

**2. 醋艾叶**　不规则碎片，表面微黑色。气清香，略有醋气。

**3. 醋艾炭**　不规则碎片，多细末。清香气淡，略有醋气。

【功效应用】艾叶性味辛、苦，温。归肝、脾、肾经。功能温经止血、散寒止痛；外用祛湿止痒。用于吐血，衄血，崩漏经多，妊娠下血，少腹冷痛，经寒不调，宫冷不孕；外治皮肤瘙痒，脱皮。生品性燥，祛寒燥湿力强，但对胃有刺激性，故多外用。醋艾叶温而不燥，能缓和对胃的刺激性，增强逐寒止痛的作用。醋艾炭辛散之性大减，增强温经止血的作用。

【不良反应】偶有过敏反应和消化系统反应。

【用药禁忌】

**1. 病证禁忌** 凡外感风热、实热内炽、阴虚火旺、血虚血热者不宜用。出血证属血热妄行者忌用；昏迷者忌用，心功能不全等心脏病患者不宜长期使用。

**2. 配伍禁忌** 与镇静药、麻醉药同用时，不宜剂量过大。

**3. 特殊人群** 孕妇以及先兆流产属热证者慎用。婴幼儿、老年人不宜长期使用。肝功能不全者忌用。

【处方应付】

正名：艾叶。

**1. 艾叶** 处方用名写生艾叶、艾叶（外用），付艾叶。

**2. 醋艾叶** 处方用名写醋艾叶，付醋艾叶。

**3. 醋艾炭** 处方用名写艾叶（内服）、艾叶炭、艾炭、蕲艾炭，付醋艾炭。

【调剂要求】

**用法与用量** 3~9g，煎服，饭后服用。生品外用适量，煎水熏洗、捣敷或捣绒做艾条、艾炷熏灸。

【用药指导】本品有小毒，不可自行加大剂量或延长用药时间。与其他温热药同用时，注意减量。顾护脾胃。注意观察食欲、二便、体温、心功能等。

【贮藏养护】置阴凉干燥处。

# 第十二节 活血化瘀药

凡以疏通血脉，促进血行，消散瘀血为主要作用的药物均称为活血化瘀药。

本类药物包括植物药、动物药和树脂类药物，性味多辛温。辛能散瘀化滞，温可通行血脉，促进血行。本类药物宜饭后服。同时，一些药物为妊娠禁忌药，大多能活血通经，有的还可以堕胎催产，故妇女月经过多，或血虚无滞的经闭及孕妇，均当慎用或忌用。此外，本类药物炮制品较多，发药时需仔细核对。另外，本类药物包括一些动物药，需要特殊贮藏，并定期检查。本类药物包含有毒中药，在审方时需特别注意，应特殊贮存，专柜加锁保管。

本节分活血止痛药、活血调经药、活血疗伤药、破血消癥药4类，重点介绍川芎、延胡索、郁金、莪术、丹参、虎杖、益母草、桃仁、红花、牛膝、土鳖虫、莪术12味中药的功效特点和调剂应用。

## （一） 活血止痛药

### 川 芎

【来源】本品为伞形科植物川芎 *Ligusticum chuanxiong* Hort. 的干燥根茎。夏季当茎上的节盘显著突出，并略带紫色时采挖，除去泥沙，晒后烘干，再去须根。

【产地】主产于四川都江堰市、彭州市。

【炮制与临床】

**1. 川芎**  取原药材，除去杂质，洗净，大小分开，浸泡至约七成透时，取出，闷润至内外湿度一致，切厚片，干燥，筛去碎屑。

**2. 酒川芎**  取川芎片，用黄酒喷洒均匀，闷润至黄酒被吸尽，置热锅内，文火炒干，取出，晾凉。每100kg川芎片，用黄酒15kg。

【饮片特征】川芎以个大饱满、质坚实、断面色黄白、油性大、香气浓者为佳。

**1. 川芎**  川芎片为不规则厚片，外表灰褐色或褐色，有皱缩纹，切面黄白色或灰黄色，具明显的波状环纹或多角形纹理，散生黄棕色油点。质坚实。香气浓郁，味苦、辛，微回甜，稍有麻舌感。

**2. 酒川芎**  形同川芎片，色泽加深。切面黄褐色，偶见焦斑。质坚脆。略有酒气。

【功效应用】川芎性味辛，温。归肝、胆、心包经。功能活血行气、祛风止痛。用于胸痹心痛，胸胁刺痛，跌仆肿痛，月经不调，经闭痛经，癥瘕腹痛，头痛，风湿痹痛。酒川芎能引药上行，增强活血行气止痛作用。多用于血瘀头痛，偏头痛，风寒痹痛，产后瘀阻腹痛等。

【不良反应】可能出现嘴唇变厚、肿胀、流滋腻黄水等不良反应。

【用药禁忌】

**1. 病证禁忌**  凡阴虚火旺、多汗、热盛及各种出血性疾病急性期或有出血倾向者，皆不宜用。

**2. 配伍禁忌**  恶黄连、黄芪、山茱萸、狼毒；畏硝石、滑石、黄连。不宜与阿司匹林、肝素、链激酶等抗凝血、溶栓药物合用；不宜与利舍平合用。

**3. 特殊人群**  孕妇慎用。月经期及月经过多者慎用。

【处方应付】

正名：川芎。

**1. 川芎**  处方用名写川芎，付川芎。

**2. 酒川芎**  处方用名写酒川芎、制川芎，付酒炙川芎。

【调剂要求】

**1. 用法与用量**  3~10g，入汤剂或入丸、散内服，宜饭后温服。1~1.5g，研末吞服。外用研末麻油调敷，用于疮痈肿痛。

**2. 特殊处理**  不宜久煎。

【用药指导】本品刺激口腔黏膜及咽喉，宜饭后服用。脾胃虚弱者，饮食宜清淡。注意监测疼痛症状、口唇与舌质瘀斑、皮肤黏膜，监测呼吸、脉搏、血压、凝血功能、肝肾功能、心电图、腹部B超等。不宜单味久服。酒精过敏者不宜用酒川芎。

【贮藏养护】置阴凉干燥处，防蛀，防潮，防泛油。

# 延胡索

【来源】本品为罂粟科植物延胡索 *Corydalis yanhusuo* W. T. Wang 的干燥块茎。夏初茎叶枯萎时采挖，除去须根，洗净，置沸水中煮至恰无白心时取出，晒干。

【产地】主产于河北、山东、江苏、浙江等地。

【炮制】

**1. 延胡索**　拣去杂质，用水浸泡，洗净，晒晾，润至内外湿度均匀，切片或打碎。

**2. 醋延胡索**　取原药材，拣去杂质，置锅内，加米醋和适量水，煮至透心，米醋被吸尽，取出，稍晾，至内外湿度一致，切厚片，干燥。每 100kg 延胡索，用米醋 25kg。

**3. 酒延胡索**　取净延胡索片，加入定量黄酒拌匀，闷润至酒被吸尽后，置热锅内，文火炒干，取出晾凉，筛去碎屑。每 100kg 延胡索，用黄酒 15kg。

【饮片特征】延胡索以个大、饱满、质坚、色黄、内色黄亮者为佳。

**1. 延胡索**　呈不规则圆形厚片。外表皮黄色或黄褐色，有不规则网状皱纹。切面黄色，角质样，具蜡样光泽。气微，味苦。

**2. 醋延胡索**　形如延胡索片，表面和切面黄褐色，质较硬。微具醋香气。

**3. 酒延胡索**　形如延胡索片，表面和切面深黄色或黄褐色，光泽不明显。略具酒气。

【功效应用】延胡索性味辛、苦，温；归肝、脾经。功能活血、行气、止痛。用于胸胁、脘腹疼痛，胸痹心痛，经闭痛经，产后瘀阻，跌仆肿痛。生品，其止痛有效成分不易煎出，效果欠佳。醋延胡索行气止痛作用增强，广泛用于身体各部位的多种疼痛。酒延胡索功效以活血、祛瘀、止痛为主。

【不良反应】可能出现恶心、呕吐、乏力、食欲不振、腹胀、嗜睡、心率减慢等不良反应。

【用药禁忌】

**1. 病证禁忌**　本品辛温走散，凡经血枯少、月经先期、虚证崩漏、产后腹痛等属血热、血虚、气虚证者均应慎用。有延胡索过敏史者忌用。

**2. 配伍禁忌**　本品研末冲服时，不宜与制酸药如 $H_2$ 受体阻滞剂、铝碳酸镁、碳酸氢钠等同时服用。

**3. 特殊人群**　孕妇慎用。

【处方应付】

正名：延胡索。

**1. 醋延胡索**　处方用名写元胡、炙元胡、醋元胡、玄胡索、延胡索，付醋炙延胡索。

**2. 酒延胡索**　处方用名写酒延胡索、酒元胡，付酒炙延胡索。

**【调剂要求】**

**1. 用法与用量**   3~10g，入煎汤或入丸、散内服。研末服 1.5~3g。治疗疼痛、瘀血等病症宜饭后温服。治疗因疼痛失眠者宜睡前服。外用捣碎，醋调敷。

**2. 特殊处理**   煎煮时间可适当延长。

**【用药指导】** 顾护脾胃。定期监测心电图、血常规、血压、凝血功能、肝功能、腹部 B 超；胃脘疼痛者应监测钡餐、胃镜等。

**【贮藏养护】** 置通风干燥处，防霉，防蛀。

# 郁 金

**【来源】** 本品为姜科植物温郁金 *Curcuma wenyujin* Y. H. Chen et C. Ling、姜黄 *Curcuma longa* L.、广西莪术 *Curcuma kwangsiensis* S. G. Lee et C. F. Liang 或蓬莪术 *Curcuma phaeocaulis* Val. 的干燥块根。前两者分别习称"温郁金"和"黄丝郁金"，其余按性状不同习称"桂郁金"或"绿丝郁金"。冬季茎叶枯萎后采挖，除去泥沙和细根，蒸或煮至透心，干燥。

**【产地】** 温郁金主产于浙江，黄丝郁金主产于四川，桂郁金主产于广西、广东；绿丝郁金主产于四川。

**【饮片特征】** 郁金均以质坚实、外皮皱纹细者为佳。

郁金饮片为椭圆形或长条形薄片。外表皮灰黄色、灰褐色至灰棕色，具不规则的纵皱纹，切面灰棕色、橙黄色至灰黑色，角质样，内皮层环明显。气微香，味微苦；或气芳香，味辛辣；或气微，味淡。

**【炮制】** 取原药材，除去杂质，洗净，浸泡至约七成透时，取出，闷润至内外湿度一致，切薄片，干燥，筛去碎屑。

**【功效应用】** 郁金性味辛、苦，寒。归肝、心、肺经。功能活血止痛、行气解郁、清心凉血、利胆退黄。用于胸胁刺痛，胸痹心痛，经闭痛经，乳房胀痛，热病神昏，癫痫发狂，血热吐衄，黄疸尿赤。

**【用药禁忌】**

**1. 病证禁忌**   血虚无瘀滞者忌用；阴虚火旺、破血妄行之吐血禁用；失血严重、气虚滞胀者禁用。凡气滞血瘀兼有气虚、血虚、阴虚者慎用；脾胃虚寒者慎用。

**2. 配伍禁忌**   反丁香。

**3. 特殊人群**   孕妇、月经期妇女慎用。

**【处方应付】**

正名：郁金。

**郁金**   处方用名写郁金、郁金片、黄郁金、广郁金、川郁金、温郁金、黑郁金、马蒁、五帝足、黄郁，付郁金。

【调剂要求】

**1. 用法与用量** 3~10g，入汤剂或入丸、散或磨汁服。研末服，2~5g。宜饭后服用。亦可研末调涂外敷。

**2. 特殊处理** 煎煮时间可适当延长。

【用药指导】顾护脾胃。观测有无巩膜黄染，皮肤黄染，大小便颜色，肝区、肾区叩痛等；定期监测尿常规、肝肾功能、B超等。

【贮藏养护】置干燥处，防蛀。

## （二）活血调经药

## 丹 参

【来源】本品为唇形科植物丹参 *Salvia miltiorrhiza* Bge. 的干燥根及根茎。春秋二季采挖，除去泥沙，干燥。

【产地】野生于安徽、河南、陕西、江苏、四川、河北、山东、辽宁等省。陕西、山东、安徽、河北、四川、内蒙古、甘肃等地均有栽培。

【炮制】取原药材，除去杂质及残茎，迅速洗净，闷润至内外湿度一致，切厚片或5~10mm段，干燥，筛去碎屑。

【饮片特征】丹参以根条粗壮、干燥、色紫红、无芦头及须根者为佳。

丹参饮片呈类圆形或椭圆形的厚片，直径0.3~1cm。外表皮棕红色或暗棕红色，粗糙，具纵皱纹。老根外皮疏松，多显紫红色，常呈鳞片状剥落。质硬而脆，切面有裂隙或略平整而致密，皮部棕红色，木部灰黄色或紫褐色，有黄白色放射状纹理。气微，味微苦涩。栽培品较粗壮，直径0.5~1.5cm。表面红棕色，具纵皱纹，外皮紧贴不易剥落。质坚实，断面较平整，略呈角质样。

【功效应用】丹参性味苦，微寒。归心、肝经。功能活血祛瘀、通经止痛、清心除烦、凉血消痈。用于胸腹刺痛，月经不调，经闭痛经，癥瘕积聚，热痹疼痛，心烦不眠，疮疡肿痛。

【不良反应】可能出现口干、头晕、乏力、气短、胸闷、恶心、呕吐等不良反应，但可自行缓解。

【用药禁忌】

**1. 病证禁忌** 血寒、血虚无瘀者禁用。

**2. 配伍禁忌** 反藜芦。

**3. 特殊人群** 孕妇慎用。

【处方应付】

正名：丹参。

**丹参** 处方用名写紫丹参、红根、血参根、丹参，付丹参。

【调剂要求】

**用法与用量** 10～15g，煎汤或入丸、散或膏剂内服。宜饭后服用。外用熬膏涂或煎汤熏洗。

【用药指导】水煎剂用于活血时宜温服。注意监测腹部B超、肝功能、血常规。长期大量使用者，应监测肝肾功能。丹参与其他寒性活血化瘀中药联用时，适当减量。

【贮藏养护】置通风干燥处，防霉。

# 虎 杖

【来源】本品为蓼科植物虎杖 *Polygonum cuspidatum* Sieb. et Zucc. 的干燥根及根茎。春秋二季采挖，除去须根，洗净，趁鲜切短段或厚片，晒干。

【产地】主产于江苏、浙江、安徽、广东、广西、四川、云南、贵州等地。

【炮制】取原药材，除去杂质，洗净，闷透，切厚片，干燥。

【饮片特征】虎杖以粗壮、坚实、断面色黄者为佳。

虎杖饮片为圆柱形短段或不规则厚片，直径0.5～2.5cm。外皮棕褐色，有纵皱纹和须根痕，切面皮部较薄，木部宽广，棕黄色，射线放射状，皮部与木部较易分离。根茎髓中有隔或呈空洞状。质坚硬。气微，味微苦，涩。

【功效应用】虎杖性味微苦，微寒。归肝、胆、肺经。功能利湿退黄、清热解毒、散瘀止痛、止咳化痰。用于湿热黄疸，淋浊，带下，风湿痹痛，痈肿疮毒，水火烫伤，经闭，癥瘕，跌打损伤，肺热咳嗽。

【不良反应】可能出现口干、口苦、恶心、呕吐、腹痛、腹泻等不良反应。

【用药禁忌】

**1. 病证禁忌** 脾胃虚弱者慎用。

**2. 配伍禁忌** 不宜与四环素类、红霉素、克林霉素等同服。

**3. 特殊人群** 孕妇慎用。

【处方应付】

正名：虎杖。

**虎杖** 处方用名写虎杖，付虎杖。

【调剂要求】

**用法与用量** 9～15g，煎汤或研粉内服。宜饭后服用。外用熬膏涂或煎汤熏洗。

【用药指导】顾护脾胃。不宜长期大量使用。

【贮藏养护】置通风干燥处，防霉，防蛀。

# 益母草

【来源】本品为唇形科植物益母草 *Leonurus japonicus* Houtt. 的新鲜或干燥地上部分。鲜品春季幼苗期至初夏花前期采割；干品夏季茎叶茂盛、花未开或花初开时采割，晒干，或切段晒干。

【产地】主产于内蒙古、河北北部、山西、陕西西北部、甘肃等地。

【炮制】

**1. 鲜益母草**　取原药材，除去杂质，迅速洗净。

**2. 益母草**　取原药材，拣净杂质，迅速洗净，略润，切段，干燥。

【饮片特征】益母草以枝嫩、叶多、色灰绿者为佳。

**1. 鲜益母草**　幼苗期无茎，基生叶圆心形，边缘 5~9 浅裂，每裂片有 2~3 钝齿。花前期茎呈方柱形，上部多分枝，四面凹下成纵沟，长 30~60cm，直径 0.2~0.5cm；表面青绿色；质鲜嫩，断面中部有髓。叶交互对生，有柄；叶片青绿色，质鲜嫩，揉之有汁；下部茎生叶掌状 3 裂，上部叶羽状深裂或浅裂成 3 片，裂片全缘或具少数锯齿。气微，味微苦。

**2. 益母草**　呈不规则的段。茎方形，四面凹下成纵沟，灰绿色或黄绿色。切面中部有白髓。叶片灰绿色，多皱缩、破碎。轮伞花序腋生，花黄棕色，花萼筒状，花冠二唇形。气微，味微苦。

【功效应用】益母草性味辛、苦，微寒。归肝、心包、膀胱经。临床多生用或鲜用，功能活血调经、利尿消肿、清热解毒。用于月经不调，痛经经闭，恶露不尽，水肿尿少，疮疡肿毒。

【不良反应】偶见乏力、疼痛酸麻；重者伴有大汗、血压下降，甚或虚脱。此外，尚有腰痛、血尿、变态反应、腹泻等不良反应。

【用药禁忌】

**1. 病证禁忌**　血虚无瘀者不宜使用，阴虚血少者忌服。

**2. 特殊人群**　滑胎及孕妇虚证无瘀者忌用。

【处方应付】

正名：益母草。

**1. 益母草**　处方用名写坤草、益母蒿、益母艾、益母草，付益母草。

**2. 鲜益母草**　处方用名写鲜益母草，付鲜益母草。

【调剂要求】

**用法与用量**　9~30g；鲜品 12~40g。煎汤或入丸、散或膏剂内服。治痈疔肿毒、皮肤痒疹，取鲜品捣烂外敷或煎汤外洗。

【用药指导】汤药宜温服，外洗液温度宜控制在 40~50℃，适时应用。定期监测血常规、尿常规、凝血六项等。

【贮藏养护】置通风干燥处。

# 桃　仁

【来源】本品为蔷薇科植物桃 *Prunus persica*（L.）Batsch 或山桃 *Prunus davidiana*

（Carr.）Franch. 的干燥成熟种子。果实成熟后采收，除去果肉和核壳，取出种子，晒干。

【产地】全国大部分地区有产，主产于四川、云南、陕西、山东、北京、河北、陕西、河南等地。

【炮制】

**1. 桃仁**　取原药材，筛去灰屑杂质，拣净残留的壳及泛油的黑褐色种子。用时捣碎。

**2. 燀桃仁**　取净桃仁置沸水中，加热烫至种皮微膨起即捞出，在凉水中稍泡，捞起，搓开种皮与种仁，干燥，筛去种皮。用时捣碎。

**3. 炒桃仁**　取燀桃仁，置热锅内，用文火炒至黄色，略带焦斑，取出放凉。用时捣碎。

【饮片特征】桃仁以颗粒均匀、饱满、完整者为佳。

**1. 桃仁**　呈扁长卵形。表面黄棕色至红棕色，密布颗粒状突起。一端尖，中部膨大，另端钝圆稍偏斜，边缘较薄。尖端一侧有短线形种脐，圆端有颜色略深不甚明显的合点，自合点处散出多数纵向维管束。气微，味微苦。

**2. 燀桃仁**　扁长卵形，无种皮，表面呈淡黄白色，有细皱纹。

**3. 炒桃仁**　形如燀桃仁，微黄色，略具焦斑，有香气。

【功效应用】桃仁性味苦、甘，平。归心、肝、大肠经。功能活血祛瘀、润肠通便、止咳平喘。用于经闭痛经，癥瘕痞块，肺痈肠痈，跌仆损伤，肠燥便秘，咳嗽气喘。燀桃仁去皮，可除去非药用部位，使有效成分易于煎出，提高药效。炒桃仁偏于润燥和血，多用于肠燥便秘、心腹胀满等。

【用药禁忌】

**1. 病证禁忌**　血燥血虚之产后腹痛、留血结块者慎用。

**2. 配伍禁忌**　不宜与安定类镇静催眠药及麻醉性镇咳药合用。

**3. 特殊人群**　孕妇慎用。

【处方应付】

正名：桃仁。

**1. 燀桃仁**　处方用名写桃仁、山桃仁、净桃仁、桃仁泥，付燀桃仁。

**2. 炒桃仁**　处方用名写炒桃仁，付炒桃仁。

【调剂要求】

**1. 用法与用量**　5～10g，煎汤或入丸、散内服。

**2. 特殊处理**　用时捣碎。

【用药指导】与杏仁、白果、枇杷、白芥子等含苦杏仁苷的药物配伍时，注意减量，避免苦杏仁苷中毒。注意观察呼吸、血压、肝肾功能等。

【贮藏养护】置通风干燥处。

# 红　花

【来源】本品为菊科植物红花 *Carthamus tinctorius* L. 的干燥花。夏季花由黄变红时采摘，阴干或晒干。

【产地】主产于河南、浙江、四川、新疆等地。

【炮制】取原药材，除去杂质，筛去碎屑。

【饮片特征】红花以花片长、色鲜红、质柔软者为佳。

为不带子房的管状花，长 1~2cm。表面红黄色或红色。花冠筒细长，先端 5 裂，裂片呈狭条形，长 5~8mm；雄蕊 5，花药聚合成筒状，黄白色；柱头长圆柱形，顶端微分叉。质柔软。气微香，味微苦。

【功效应用】红花性味辛，温。归心、肝经。功能活血通经、散瘀止痛。用于经闭，痛经，恶露不行，癥瘕痞块，胸痹心痛，瘀滞腹痛，胸胁刺痛，跌仆损伤，疮疡肿痛。

【不良反应】可引起腹部不适、腹痛、腹泻；内服可出现过敏反应，轻者出现皮疹瘙痒，重者可见浮肿、腹痛、呼吸不畅、吞咽困难、尿少等不良反应。

【用药禁忌】

**1. 病证禁忌**　素体阳热亢盛、血热妄行以及血虚无滞者不宜服用。有溃疡病、各种出血证急性期及有出血倾向者慎用。

**2. 配伍禁忌**　不宜与阿司匹林等抗血小板聚集药及非甾体类抗炎药同用；红花与尿激酶、链激酶等溶栓药物合用时，应该谨慎。

**3. 特殊人群**　孕妇忌用。月经期妇女、肝功能不全者慎用。儿童、老年人、体弱者应酌情减轻用药剂量。

【处方应付】

正名：红花。

**红花**　处方用名写草红花、刺红花、杜红花、南红花、红蓝花、红花，付红花。

【调剂要求】

**1. 用法与用量**　3~10g，水或酒煎，或入丸、散剂内服。宜饭后服。治喉痹可用红花浸酒绞汁服。治褥疮、鸡眼、扁平疣可局部用药，研末撒或调敷。

**2. 特殊处理**　煎煮火候不宜过大，以微沸为佳。

【用药指导】本品活血力强，应从小剂量开始，逐渐递增。与其他活血化瘀中药联用时，可适当减量，避免活血过度，破血耗气。宜温服。服用后有排粉红色尿液的现象，不必惊慌。定期监测血常规、心电图等。

【贮藏养护】置阴凉干燥处，防潮，防蛀。

# 牛　膝

【来源】本品为苋科植物牛膝 *Achyranthes bidentata* Bl. 的干燥根。冬季茎叶枯萎时采挖，除去须根和泥沙，捆成小把，晒至干瘪后，将顶端切齐，晒干。

【产地】主产于河南焦作地区，河北等地亦产。

【炮制】

**1. 牛膝**　取原药材，除去杂质，洗净，闷润至内外湿度一致，除去残留芦头，切中段，干燥或低温干燥。

**2. 酒牛膝**　取牛膝段，用黄酒拌匀，闷润至黄酒被吸尽，置热锅内，用文火炒干，取出，晾凉。每100kg牛膝段，用黄酒10kg。

**3. 盐牛膝**　取牛膝段，加入定量食盐水拌匀，稍闷润，待盐水被吸尽，置热锅内，用文火炒干，取出，晾凉。每100kg牛膝段，用食盐2kg。

【饮片特征】牛膝以条长、皮细肉肥、色黄白者为佳。

**1. 牛膝**　呈圆柱形的段，直径0.4~1cm。表面灰黄色或淡棕色，有细纵皱纹及横长皮孔。质硬脆，易折断，受潮后变软，切面平坦，淡棕色或棕色，略呈角质样而油润，中心维管束木部较大，黄白色，其外周散有多数黄白色点状维管束，断续排列成2~4轮。气微，味微甜而稍苦涩。

**2. 酒牛膝**　形同牛膝段，表面色略深，偶见焦斑。微有酒香气。

**3. 盐牛膝**　形同牛膝段，多有焦斑，微有咸味。

【功效应用】牛膝性味苦、甘、酸，平。归肝、肾经。功能逐瘀通经、补肝肾、强筋骨、利尿通淋、引血下行。用于经闭，痛经，腰膝酸痛，筋骨无力，淋证，水肿，头痛，眩晕，牙痛，口疮，吐血，衄血。酒牛膝补肝肾、强筋骨、祛瘀止痛作用增强。牛膝盐炙引药下行，通淋行瘀作用增强。

【用药禁忌】

**1. 病证禁忌**　梦遗失精、脾虚中气下陷、久泄、脱肛、阴挺及脾虚下陷之腿膝肿痛者禁用。

**2. 特殊人群**　孕妇忌用。月经过多者忌单用。

【处方应付】

正名：牛膝。

**1. 牛膝**　处方用名写牛膝、怀牛膝，付牛膝。

**2. 酒牛膝**　处方用名写酒牛膝，付酒炙牛膝。

**3. 盐牛膝**　处方用名写盐牛膝，付盐炙牛膝。

【调剂要求】

**用法与用量**　5~12g。入煎剂或入丸、散，或浸酒、熬膏内服。宜饭后服。

【用药指导】顾护脾胃。与其他活血化瘀药配伍时，注意剂量。定期监测血常规、尿常规、肝肾功能、凝血六项等。

【贮藏养护】置阴凉干燥处，防霉。

## （三） 活血疗伤药

### 土鳖虫

【来源】本品为鳖蠊科昆虫地鳖 *Eupolyphaga sinesis* Walker 或冀地鳖 *Steleophaga plancyi*（Boleny）的雌虫干燥体。捕捉后，置沸水中烫死，晒干或烘干。

【产地】主产于河北、河南、陕西、甘肃、青海及湖南等地。

【炮制】取原药材，除去杂质，筛去碎屑。

【饮片特征】土鳖虫均以身干、个整齐、黑褐色、无泥土者为佳。

**1. 地鳖** 呈扁平卵形，长 1.3~3cm，宽 1.2~2.4cm。前端较窄，后端较宽，背部紫褐色，具光泽，无翅。前胸背板较发达，盖住头部；腹背板9节，呈覆瓦状排列。腹面红棕色，头部较小，有丝状触角1对，常脱落，胸部有足3对，具细毛和刺。腹部有横环节。质松脆，易碎。气腥臭，味微咸。

**2. 冀地鳖** 长 2.2~3.7cm，宽 1.4~2.5cm。背部黑棕色，通常在边缘带有淡黄褐色斑块及黑色小点。

【功效应用】土鳖虫性味咸，寒；有小毒。归肝经。功能破血逐瘀、续筋接骨。用于跌打损伤，筋伤骨折，血瘀经闭，产后瘀阻腹痛，癥瘕痞块。

【不良反应】大剂量使用会出现消化系统不良反应，如恶心、呕吐、胃脘不适等；外敷可能出现皮肤过敏反应。

【用药禁忌】

**1. 病证禁忌** 经闭属于肾虚血枯者忌用。脾胃虚弱者慎用。

**2. 配伍禁忌** 不宜与β受体阻滞剂、钙通道阻滞剂等西药合用。

**3. 特殊人群** 孕妇忌服。

【处方应付】

正名：土鳖虫。

**土鳖虫** 处方用名写地鳖虫、土元、土鳖虫、䗪虫，付土鳖虫。

【调剂要求】

**用法与用量** 3~10g，煎汤或入丸、散内服。宜饭后服。研末服 1~1.5g，以黄酒送服为佳。外用，研末调敷或用鲜品捣敷。

【用药指导】顾护脾胃。药液气腥臭，建议饭后服用以减少胃肠道反应；汤药宜温服。定期监测血压、心率、血常规、尿常规、凝血六项等。掌握适应证，注意剂量及患者体质。过敏体质慎用。服药恶心者，可以捣生姜浓汁喝，已经呕吐者，可喝粥养胃气。

【贮藏养护】置通风干燥处，防蛀。

## （四） 破血消癥药

# 莪 术

【来源】本品为姜科植物蓬莪术 *Curcuma phaeocaulis* Val.、广西莪术 *Curcuma kwangsiensis* S. G. Lee et C. F. Liang 或温郁金 *Curcuma wenyujin* Y. H. Chen et C. Ling 的干燥根茎。后者习称"温莪术"。

【产地】

**1. 蓬莪术** 主产于四川温江、乐山、沐川等地。

**2. 广西莪术** 主产于广西贵县、横县、灵山、大新、钦州；广东四会、高安、鹤山等地。

**3. 温莪术** 主产于浙江温州地区瑞安陶山、马屿及福建南安、安溪等。

【炮制】

**1. 莪术** 取原药材，除去杂质，大小分开，洗净，浸泡 4~8 小时，取出，闷润 8~12小时，至内外湿度一致，切厚片，晒干或低温干燥，筛去碎屑。

**2. 醋莪术** ①取原药材，除去杂质，洗净，大小分开，置锅内，加米醋和水适量，煮 3~4 小时，至米醋被吸尽、内无干心，取出，晾凉。切厚片，晒干或低温干燥，筛去碎屑。②取莪术片，置锅内，加米醋和水适量，煮 1~2 小时，至米醋被吸尽，取出，晒干或低温干燥。每 100kg 净莪术片，用米醋 20kg。

【饮片特征】莪术以个大、质坚实、断面色发绿、气香者为佳。全国以桂莪术为主流商品，质佳，尤以广西贵县所产为佳。川莪术、温莪术均不及桂莪术。

**1. 蓬莪术** 呈卵圆形、长卵形、圆锥形或长纺锤形，顶端多钝尖，基部钝圆，长 2~8cm，直径 1.5~4cm。表面灰黄色至灰棕色，上部环节突起，有圆形微凹的须根痕或残留的须根，有的两侧各有 1 列下陷的芽痕和类圆形的侧生根茎痕，有的可见刀削痕。体重，质坚实，断面灰褐色至蓝褐色，蜡样，常附有灰棕色粉末，皮层与中柱易分离，内皮层环纹棕褐色。气微香，味微苦而辛。

**2. 广西莪术** 环节稍突起，断面黄棕色至棕色，常附有淡黄色粉末，内皮层环纹黄白色。

**3. 温莪术** 断面黄棕色至棕褐色，常附有淡黄色至黄棕色粉末。气香或微香。

【功效应用】辛、苦，温；归肝、脾经。功能行气破血、消积止痛。用于癥瘕痞块，瘀血经闭，胸痹心痛，食积胀痛。

【处方应付】

正名：莪术。

**1. 莪术** 处方用名写蓬莪茂、蓬莪、蓬术、莪术，付莪术。

**2. 醋莪术** 处方用名写醋莪术，付醋莪术。

【调剂要求】

**用法与用量**　3~10g，煎汤或入丸、散内服。宜饭后服。研末服1~1.5g，以黄酒送服为佳。外用，研末调敷或用鲜品捣敷。

【用药指导】顾护脾胃。药液气腥臭，建议饭后服用以减少胃肠道反应；汤药宜温服。定期监测血压、心率、血常规、尿常规、凝血六项等。掌握适应证，注意剂量及患者体质。过敏体质慎用。服药恶心者，可以捣生姜浓汁喝，已经呕吐者，可喝粥养胃气。

【贮藏养护】置通风干燥处，防蛀。

# 第十三节　化痰止咳平喘药

凡能够消除痰涎的药物，称为化痰药；能够减轻或制止咳嗽、气喘的药物，称为止咳平喘药。

本类药物分为温化寒痰药、清化热痰药、止咳平喘药三类。有些药物有大毒，如半夏、天南星等，生品应放在毒麻药专柜存放，并有专人、专账、专锁管理，以防发生中毒事故；煎煮时应久煎，宜饭前服。有些药物存在配伍禁忌，同时还存在妊娠禁忌，如半夏反乌头，孕妇慎用白附子，审方时需认真检查。另外，一些药物的炮制规格较多，如半夏包括生半夏、清半夏、姜半夏及法半夏，发药时需仔细核对。

本节分温化寒痰药、清化热痰药、止咳平喘药3类，重点介绍半夏、天南星、芥子、旋覆花、桔梗、瓜蒌、川贝母、浙贝母、竹茹、苦杏仁、百部、紫苏子、桑白皮、葶苈子14味中药的功效特点和调剂应用。

## （一）温化寒痰药

## 半　夏

【来源】本品为天南星科植物半夏 *Pinellia ternata*（Thunb.）Breit. 的干燥块茎。夏秋二季采挖，洗净，除去外皮和须根，晒干。

【产地】主产于江西、四川、甘肃、湖北、安徽、江苏、河南、浙江等地。以甘肃陇南的质量最好。

【炮制】

**1. 生半夏**　取原药材，除去杂质，筛去灰屑，晒干。

**2. 清半夏**　取净半夏，大小分开，用8%白矾水溶液浸泡至内无干心，口尝微有麻舌感，取出，洗净，切厚片，干燥。每100kg净半夏，用白矾20kg。

**3. 姜半夏**　取净半夏，大小分开，用水浸泡至内无干心时，取出；另取生姜切片煎汤，加白矾与半夏共煮透，取出，晾干，或晾至半干，干燥；或切薄片，干燥。每100kg净半夏，用生姜25kg、白矾12.5kg。

**4. 法半夏** 取半夏，大小分开，用水浸泡至内无干心，取出；另取甘草适量，加水煎煮二次，合并煎液，倒入用适量水制成的石灰液中，搅匀，加入上述已浸透的半夏，浸泡，每日搅拌 1~2 次，并保持浸液 pH 值在 12 以上，至剖面黄色均匀，口尝微有麻舌感时，取出，洗净，阴干或烘干，即得。每 100kg 净半夏，用甘草 15kg、生石灰 10kg。

【饮片特征】半夏原药材以个大、皮净、色白、质坚实、粉性足者为佳。

**1. 生半夏** 呈类球形，有的稍偏斜，直径 1~1.5cm。表面白色或浅黄色，顶端有凹陷的茎痕，周围密布麻点状根痕；下面钝圆，较光滑。质坚实，断面洁白，富粉性。气微，味辛辣、麻舌而刺喉。

**2. 清半夏** 呈椭圆形、类圆形或不规则的片。切面淡灰色至灰白色，可见灰白色点状或短线状维管束迹，有的残留栓皮处下方显淡紫红色斑纹。质脆，易折断，断面略呈角质样。气微，味微涩、微有麻舌感。

**3. 姜半夏** 呈片状、不规则颗粒状或类球形。表面棕色至棕褐色。质硬脆，断面淡黄棕色，常具角质样光泽。气微香，味淡、微有麻舌感，嚼之略粘牙。

**4. 法半夏** 呈类球形或破碎成不规则颗粒状。表面淡黄白色、黄色或棕黄色。质较松脆或硬脆，断面黄色或淡黄色，颗粒者质稍硬脆。气微，味淡略甘、微有麻舌感。

【功效应用】半夏性味辛、温，有毒，归脾、胃、肺经，具有燥湿化痰、降逆止呕、消痞散结的功效。用于湿痰寒痰，咳喘痰多，痰饮眩悸，风痰眩晕，痰厥头痛，呕吐反胃，胸脘痞闷，梅核气；外治痈肿痰核。清半夏、姜半夏、法半夏性味辛、温，归脾、胃、肺经。清半夏长于化痰，以燥湿化痰为主。姜半夏以温中化痰、降逆止呕为主。法半夏燥湿化痰，偏于祛寒痰，同时具有调和脾胃的作用。

【不良反应】生半夏对口腔、喉头和消化道黏膜有强烈的刺激性，可导致失音、呕吐、水泻等副作用，但这种刺激作用可通过煎煮而除去。久用半夏制剂口服或肌注，少数病例会出现肝功能异常和血尿。

【用药禁忌】

**1. 病证禁忌** 阴虚燥咳、血证、热痰、燥痰者应慎用。萎缩性胃炎与支气管扩张咯血者不宜单味过量久服。

**2. 配伍禁忌** 不宜与川乌、制川乌、草乌、制草乌、附子同用。

**3. 特殊人群** 妊娠期妇女忌服。肝功能异常者慎用。

**4. 使用注意** 内服不可用生品。

【处方应付】

正名：半夏。

**1. 生半夏** 处方用名写生半夏，付生半夏。

**2. 清半夏** 处方用名写清半夏，付清半夏。

**3. 姜半夏** 处方用名写姜半夏，付姜半夏。

**4. 法半夏** 处方用名写法半夏，付法半夏。

【调剂要求】

**1. 用法与用量** 内服一般炮制后使用，3~9g。外用适量，磨汁涂或研末以酒调敷患处。制品入煎汤或入丸、散；生品外用研末撒。鲜品捣敷或研汁涂，用于发背疔疮肿毒、毒蛇咬伤。煎剂用于化痰宜饭后服，和胃降逆宜饭前服，和胃安神宜晚饭后服。

**2. 特殊处理** 遵照《医疗用毒性药品管理办法》的有关规定使用。

【用药指导】本品有毒，注意剂量及疗程。饮食宜清淡、易消化。注意呼吸、皮肤变化；定期监测尿常规、肝功能。

【贮藏养护】置通风干燥处，防蛀。

# 天南星

【来源】本品为天南星科植物天南星 *Arisaema erubescens*（Wall.）Schott、异叶天南星 *Arisaema heterophyllum* Bl. 或东北天南星 *Arisaema amurense* Maxim. 的干燥块茎。秋、冬二季茎叶枯萎时采挖，除去须根及外皮，干燥。

【产地】天南星分布于河北、河南、广西、陕西、湖北、四川、贵州、云南、山西等地。东北天南星分布于黑龙江、吉林、辽宁、河北、江西、湖北、四川等地。异叶天南星分布于黑龙江、吉林、辽宁、浙江、江苏、江西、湖北、四川、陕西等地。

【炮制】

**1. 生天南星** 取原药材，除去杂质，洗净，干燥。

**2. 制天南星** 取净天南星，大小分开，浸漂，每日换水 2~3 次，至起白沫时（约7天），换水后加白矾（每 100kg 天南星，加白矾 2kg），泡 1 日后，再进行换水，至切开口尝微有麻舌感时取出。将生姜片、白矾置锅内，加适量水煮沸后，加入天南星共煮至无干心时取出，除去姜片，晾至四至六成干，切薄片，干燥。每 100kg 净天南星，用生姜、白矾各 12.5kg。

【饮片特征】天南星原药材以个大、匀整、无外皮、色白、粉性足者为佳。

**1. 生天南星** 呈扁球形，高 1~2cm，直径 1.5~6.5cm。表面类白色或淡棕色，较光滑，顶端有凹陷的茎痕，周围有麻点状根痕，有的块茎周边有小扁球状侧芽。质坚硬，不易破碎，断面不平坦，白色，粉性。气微辛，味麻辣。

**2. 制天南星** 呈类圆形或不规则形的薄片。黄色或淡棕色，质脆易碎，断面角质状。气微，味涩，微麻。

【功效应用】天南星性味苦、辛，温，有毒，归肺、肝、脾经，具有散结消肿的功效，外用治痈肿、蛇虫咬伤。制天南星毒性降低，具有燥湿化痰、祛风止痉、散结消肿的功效，用于顽痰咳嗽、风痰眩晕、中风痰壅、口眼㖞斜、半身不遂、癫痫、惊风、破伤风，外用治痈肿、蛇虫咬伤。

【不良反应】天南星对皮肤、黏膜均有强刺激性，人口嚼生天南星，可使舌、咽、口腔麻木和肿痛，出现黏膜糜烂、音哑、张口困难，甚至呼吸缓慢、窒息等。皮肤接触可致瘙痒肿胀。天南星尚有可能导致头晕心慌、四肢麻木等副作用。

**【用药禁忌】**

**1. 病证禁忌**　阴虚燥痰证忌用，血热出血者、干咳少痰者慎用。

**2. 配伍禁忌**　与镇静药有协同作用，联用时需减量。

**3. 特殊人群**　孕妇忌服。哺乳期妇女慎用。

**4. 使用注意**　本品有毒，注意剂量及疗程。生品内服宜慎。

**【处方应付】**

正名：天南星。

**1. 生天南星**　处方用名写生南星、生天南星，付生天南星。

**2. 制天南星**　处方用名写制天南星，付制天南星。

**【调剂要求】**

**1. 用法与用量**　3~9g，煎服，多制用。外用生品适量，研末以醋或酒调敷患处。治疗风痰重病可不拘时服用。通络止痛，宜饭后服用。

**2. 特殊处理**　遵照《医疗用毒性药品管理办法》的有关规定使用。

**【用药指导】**　注意观察呼吸、皮肤变化；注意监测肝肾功能。

**【贮藏养护】**　置通风干燥处，防霉，防蛀。

# 芥　子

**【来源】**　本品为十字花科植物白芥 *Sinapis alba* L. 或芥 *Brassica juncea*（L.）Czern. et Coss. 的干燥成熟种子。前者习称"白芥子"，后者习称"黄芥子"。夏末秋初果实成熟时采割植株，晒干，打下种子，除去杂质。

**【产地】**　白芥子在山西、山东、安徽、新疆、四川、云南等地有栽培。黄芥子各地均有栽培。

**【炮制】**

**1. 芥子**　取原药材，除去杂质。用时捣碎。

**2. 炒芥子**　取净芥子，置锅内用文火炒至淡黄色至深黄色（炒白芥子）或深黄色至棕褐色（炒黄芥子），有香辣气，取出，摊凉。用时捣碎。

**【饮片特征】**　白芥子原药材以粒大、饱满、色黄白、无杂质者为佳。黄芥子原药材以子粒饱满、均匀、鲜黄色、无杂质者为佳。

**1. 芥子**　白芥子呈球形，直径 1.5~2.5mm。表面灰白色至淡黄色，具细微的网纹，有明显的点状种脐。种皮薄而脆，破开后内有白色折叠的子叶，有油性。无臭，味辛辣。

黄芥子颗粒较小，直径 1~2mm。表面黄色至棕黄色，少数呈暗红棕色。研碎后加水浸湿，则产生辛烈的特异臭气。

**2. 炒芥子**　形如芥子，表面淡黄色至深黄色（炒白芥子）或深黄色至棕褐色（炒黄芥子），偶有焦斑。有香辣气味。

**【功效应用】**　芥子性味辛、温，归肺经，具有温肺豁痰利气、散结通络止痛的功效，用于寒痰喘咳、胸胁胀痛、痰滞经络、关节麻木疼痛、痰湿流注、阴疽肿毒。炒芥子缓和辛散走窜之性，避免耗气伤阴，善于顺气豁痰。

【不良反应】白芥子油对皮肤黏膜有刺激作用，能引起充血、灼痛，甚至发疱，内服过量可引起呕吐、腹痛、腹泻。

【用药禁忌】

**1. 病证禁忌**　久咳肺虚及阴虚火旺者忌用，消化道溃疡、出血者及皮肤过敏者忌用。

**2. 配伍禁忌**　不宜与西药麻醉药、镇静药同用。

**3. 使用注意**　用量不宜过大，以免引起腹泻。

【处方应付】

正名：芥子。

**1. 芥子**　处方用名写生芥子，应付芥子。

**2. 炒芥子**　处方用名写炒芥子，应付炒芥子。

【调剂要求】

**用法与用量**　3~9g，煎服。外用适量。

【用药指导】区分生、制品药效差异。顾护脾胃。外用者，注意观察皮肤过敏现象。

【贮藏养护】置通风干燥处，防潮。

## 旋覆花

【来源】本品为菊科植物旋覆花 *Inula japonica* Thunb. 或欧亚旋覆花 *Inula britannica* L. 的干燥头状花序。夏、秋二季花开放时采收，除去杂质，阴干或晒干。

【产地】主产于河南、河北、江苏、浙江、安徽等地。

【炮制】

**1. 旋覆花**　取原药材，除去梗、叶及杂质。

**2. 蜜旋覆花**　取炼蜜，加适量沸水稀释，淋入净旋覆花中，拌匀，闷润至蜜吸尽，置热锅内，用文火炒至不粘手时，取出，晾凉。

【饮片特征】旋覆花原药材以花头完整、色黄绿者为佳。

**1. 旋覆花**　呈扁球形或类球形，直径 1~2cm。总苞由多数苞片组成，呈覆瓦状排列，苞片披针形或条形，灰黄色，长 0.4~1.1cm；总苞基部有时残留花梗，苞片及花梗表面被白色茸毛，舌状花 1 列，黄色，长约 1cm，多卷曲，常脱落，先端 3 齿裂；管状花多数，棕黄色，长约 0.5cm，先端 5 齿裂；子房顶端有多数白色冠毛，长 0.5~0.6cm。有的可见椭圆形小瘦果。体轻，易散碎。气微，味微苦。

**2. 蜜旋覆花**　形如旋覆花，深黄色。手捻稍粘手。具蜜香气，味甜。

【功效应用】旋覆花性味苦、辛、咸，微温，归肺、脾、胃、大肠经，具有降气、消痰、行水、止呕的功效，用于风寒咳嗽、痰饮蓄结、胸膈痞闷、喘咳痰多、呕吐噫气、心下痞硬。旋覆花蜜炙后降逆止呕作用弱于生品，长于润肺止咳、降气平喘。

**【不良反应】** 偶有过敏反应。可出现头晕、胸闷、心慌、恶心、呕吐等症状，停药后症状消失。

**【用药禁忌】**

**1. 病证禁忌**　阴虚劳嗽、津伤燥咳者慎用。

**2. 配伍禁忌**　不宜与白芷、桑螵蛸配伍。

**3. 使用注意**　本品有绒毛，易刺激咽喉作痒而致呛咳呕吐，需布包煎。

**【处方应付】**

正名：旋覆花。

**1. 旋覆花**　处方用名写金钱花、满天星、旋覆花，付旋覆花。

**2. 蜜旋覆花**　处方用名写蜜旋覆花，付蜜旋覆花。

**【调剂要求】**

**1. 用法与用量**　3~9g，煎服。

**2. 特殊处理**　入汤剂宜包煎。

**【用药指导】** 注意监测咳嗽、痰液变化。

**【贮藏养护】** 置干燥处，防潮。

## （二）　清化热痰药

## 川贝母

**【来源】** 本品为百合科植物川贝母 *Fritillaria cirrhosa* D. Don、暗紫贝母 *Fritillaria unibracteata* Hsiao et K. C. Hsia、甘肃贝母 *Fritillaria przewalskii* Maxim.、梭砂贝母 *Fritillaria delavayi* Franch.、太白贝母 *Fritillaria taipaiensis* P. Y. Li 或瓦布贝母 *Fritillaria unibracteata* Hsiao et K. C. Hsia var. *wabuensis*（S. Y. Tang et S. C. Yue）Z. D. Liu，S. Wang et S. C. chen 的干燥鳞茎。按性状不同分别习称"松贝""青贝""炉贝"和"栽培品"。夏、秋二季或积雪融化后采挖，除去须根、粗皮及泥沙，晒干或低温干燥。

**【产地】** 暗紫贝母为商品松贝的主要来源，因以四川省松潘为集散地而得名，主产于四川省。甘肃省贝母又称岷贝，产于青海的称青贝；主产于甘肃省、青海省、四川省。卷叶贝母为商品青贝的主要来源，主产于西藏自治区、云南、四川。梭砂贝母因四川省产品多集散在康定（旧名打箭炉）而名炉贝，主产于四川省、云南省。

**【炮制】** 取原药材，除去杂质，用时捣碎，或研末。

**【饮片特征】** 川贝母原药材以质坚实、粉性足、色白者为佳。

**1. 松贝**　呈类圆锥形或近球形，高 0.3~0.8cm，直径 0.3~0.9cm。表面类白色。外层鳞叶 2 瓣，大小悬殊，大瓣紧抱小瓣，未抱部分呈新月形，习称"怀中抱月"；顶部闭合，内有类圆柱形、顶端稍尖的心芽和小鳞叶 1~2 枚；先端钝圆或稍尖，底部平，微凹入，中心有 1 灰褐色的鳞茎盘，偶有残存须根。质硬而脆，断面白色，富粉性。气微，味微苦。

**2. 青贝**　呈类扁球形，高 0.4~1.4cm，直径 0.4~1.6cm。外层鳞叶 2 瓣，大小相近，相对抱合，顶部开裂，内有心芽和小鳞叶 2~3 枚及细圆柱形的残茎。

**3. 炉贝**　呈长圆锥形，高 0.7~2.5cm，直径 0.5~2.5cm。表面类白色或浅棕黄色，有的具棕色斑点。外层鳞叶 2 瓣，大小相近，顶部开裂而略尖，基部稍尖或较钝。

**4. 川贝**　川贝母栽培品呈类扁球形或短圆柱形，高 0.5~2cm，直径 1~2.5cm。表面类白色或浅棕黄色，稍粗糙，有的具浅黄色斑点。外层鳞叶 2 瓣，大小相近，顶部多开裂而较平。

【功效应用】川贝母性味苦、甘，微寒，归肺、心经，具有清热润肺、化痰止咳、散结消痈的功效，用于肺热燥咳、干咳少痰、阴虚劳嗽、痰中带血、瘰疬、乳痈、肺痈。

【不良反应】据报道，偶有引起哮喘发作的不良反应。

【用药禁忌】

**1. 病证禁忌**　脾胃虚寒及有湿痰者不宜用。低血压、糖尿病、青光眼患者慎用。

**2. 配伍禁忌**　不宜与川乌、制川乌、草乌、制草乌、附子同用。

**3. 饮食禁忌**　忌食辛辣刺激性食物。

**4. 特殊人群**　孕妇慎用。

**5. 使用注意**　中病即止。

【处方应付】

正名：川贝母。

**川贝母**　处方用名写川贝母、空草、贝母、川贝，付川贝母。

【调剂要求】

**1. 用法与用量**　3~10g，煎服；研粉冲服，一次 1~2g。治疗咳嗽有痰或少痰宜饭后服用。

**2. 特殊处理**　可直接研粉冲服。

【用药指导】用药剂量不宜太大，饮食以清淡易消化为佳。注意痰量及痰色的变化。单剂量服粉时，也可用川贝粉炖梨。

【贮藏养护】置通风干燥处，防蛀。

## 浙贝母

【来源】本品为百合科植物浙贝母 *Fritillaria thunbergii* Miq. 的干燥鳞茎。初夏植株枯萎时采挖，洗净。大小分开，大者除去芯芽，习称"大贝"；小者不去芯芽，习称"珠贝"。分别撞擦，除去外皮，拌以煅过的贝壳粉，吸去擦出的浆汁，干燥；或取鳞茎，大小分开，洗净，除去芯芽，趁鲜切成厚片，洗净，干燥，习称"浙贝片"。

【产地】 主产于江苏（南部）、浙江（北部）和湖南等地。

【炮制】 取原药材，除去杂质，洗净，润透，切厚片，干燥；或打成碎块。

【饮片特征】 浙贝母原药材以鳞叶肥厚、质坚实、粉性足、断面色白者为佳。

**1. 大贝** 为鳞茎外层的单瓣鳞叶，略呈新月形，高 1~2cm，直径 2~3.5cm。外表面类白色至淡黄色，内表面白色或淡棕色，被有白色粉末。质硬而脆，易折断，断面白色至黄白色，富粉性。气微，味微苦。

**2. 珠贝** 为完整的鳞茎，呈扁圆形，高 1~1.5cm，直径 1~2.5cm。表面类白色，外层鳞叶 2 瓣，肥厚，略似肾形，互相抱合，内有小鳞叶 2~3 枚和干缩的残茎。

**3. 浙贝片** 为鳞茎外层的单瓣鳞叶切成的片。椭圆形或类圆形，直径 1~2cm，边缘表面淡黄色，切面平坦，粉白色。质脆，易折断，断面粉白色，富粉性。

【功效应用】 浙贝母性味苦、寒，归心、肺经，具有清热化痰止咳、解毒散结消痈的功效，用于风热咳嗽、痰火咳嗽、肺痈、乳痈、瘰疬、疮毒。

【不良反应】 据报道，偶有引起哮喘发作的不良反应。

【用药禁忌】

**1. 病证禁忌** 脾胃虚寒、大便溏者忌用。湿痰、痰质轻稀者不宜单独使用。低血压、糖尿病、青光眼患者慎用。

**2. 配伍禁忌** 不宜与川乌、制川乌、草乌、制草乌、附子同用。

**3. 饮食禁忌** 忌生冷、油腻食物。

**4. 特殊人群** 孕妇慎用。

**5. 使用注意** 中病即止。

【处方应付】

正名：浙贝母。

**浙贝母** 处方用名写浙贝、大贝、象贝、珠贝，付浙贝母。

【调剂要求】

**用法与用量** 5~10g，煎服或入丸、散；外用研末撒或调敷。

【用药指导】 用药剂量不宜太大，饮食以清淡、易消化为佳。注意痰量及痰色的变化。

【贮藏养护】 置干燥处，防蛀。

# 瓜 蒌

【来源】 本品为葫芦科植物栝楼 *Trichosanthes kirilowii* Maxim. 或双边栝楼 *Trichosanthes rosthornii* Harms 的干燥成熟果实。秋季果实成熟时，连果梗剪下，置通风处阴干。

【产地】 主产于安徽、山东、河南、四川、江苏。浙江、河北、山西、陕西、福建、广东、广西等地亦产。

【炮制】取原药材，除去杂质及果柄，洗净，置适宜容器内，蒸（70~80℃）10~15分钟，取出，压扁，切宽丝，晒干或低温干燥，筛去碎屑。

【饮片特征】瓜蒌以完整不破、果皮厚、皱缩有筋、体重、糖粉足者为佳。

瓜蒌饮片呈不规则的丝或块状。外表面橙红色或橙黄色，皱缩或较光滑；内表面黄白色，有红黄色丝络，果瓤橙黄色，与多数种子黏结成团。具焦糖气，味微酸、甜。

【功效应用】瓜蒌性味甘、微苦，寒，归肺、胃、大肠经，具有清热涤痰、宽胸散结、润燥滑肠的功效，用于肺热咳嗽、痰浊黄稠、胸痹心痛、结胸痞满、乳痈、肺痈、肠痈、大便秘结。

【不良反应】可能引起胃部不适及轻度腹泻。

【用药禁忌】

**1. 病证禁忌**　脾虚便溏者及寒痰、湿痰者忌用。

**2. 配伍禁忌**　不宜与川乌、制川乌、草乌、制草乌、附子同用。恶干姜、牛膝。

**3. 特殊人群**　孕妇慎用。

**4. 使用注意**　区别证候轻重选择药量。

【处方应付】

正名：瓜蒌。

**瓜蒌**　处方用名写瓜蒌、药瓜、栝楼蛋，付瓜蒌。

【调剂要求】

**用法与用量**　9~15g，煎服或入丸、散；外用捣烂敷。饭后服用。

【用药指导】根据病情及个体差异掌握剂量，饮食以清淡易消化为佳。注意痰量及痰色的变化，以及观察大便的变化。

【贮藏养护】置阴凉干燥处，防霉，防蛀。

# 竹　茹

【来源】本品为禾本科植物青秆竹 *Bambusa tuldoides* Munro、大头典竹 *Sinocalamus beecheyanus*（Munro）McClure var. *pubescens* P. F. Li 或淡竹 *Phyllostachys nigra*（Lodd.）Munro var. *henonis*（Mitf.）Stapf ex Rendle 的茎秆的干燥中间层。全年均可采制，取新鲜茎，除去外皮，将稍带绿色的中间层刮成丝条，或削成薄片，捆扎成束，阴干。前者称"散竹茹"，后者称"齐竹茹"。

【产地】青秆竹，多分布于广东、广西。大头典竹多分布于广东、海南及广西。淡竹，多分布于黄河流域至长江流域间及陕西秦岭等地，尤以江苏、浙江、安徽、河南、山东等省产量较大。

【炮制】

**1. 竹茹**　取原药材，除去杂质，切段或揉成小团。

**2. 姜竹茹**　取净竹茹，加姜汁拌匀，闷润至姜汁被吸尽后，置锅内用文火加热翻炒至黄色，取出，放凉。每 100kg 竹茹，用生姜 10kg。

【饮片特征】竹茹原药材以丝细均匀、干燥、色绿、质柔软、有弹性者为佳。

**1. 竹茹**　呈卷曲成团的不规则丝条或呈长条形薄片状。宽窄厚薄不等，浅绿色、黄绿色或黄白色。纤维性，体轻松，质柔韧，有弹性。气微，味淡。

**2. 姜竹茹**　形如竹茹，表面黄色，微有姜香气。

【功效应用】竹茹性味甘、微寒，归肺、胃、心、胆经，具有清热化痰、除烦止呕的功效，用于痰热咳嗽、胆火夹痰、惊悸不宁、心烦失眠、中风痰迷、舌强不语、胃热呕吐、妊娠恶阻、胎动不安。竹茹姜制后缓和寒性，增强止呕的作用。

【用药禁忌】

**1. 病证禁忌**　寒痰咳喘、胃寒呕逆及脾虚泄泻者忌用。感寒夹湿作呕者慎用。肺寒咳嗽者慎用。

**2. 饮食禁忌**　忌生冷油腻食物。

**3. 使用注意**　区别证候轻重选择药量。

【处方应付】

正名：竹茹。

**1. 竹茹**　处方用名写竹茹，应付竹茹。

**2. 姜竹茹**　处方用名写姜竹茹，应付姜竹茹。

【调剂要求】

**用法与用量**　5~10g，煎服或入丸、散。

【用药指导】根据病情及个体差异掌握剂量，饮食以清淡易消化为佳。注意痰量及痰色的变化。

【贮藏养护】置于干燥处，防霉，防蛀。

# 桔　梗

【来源】本品为桔梗科植物桔梗 *Platycodon grandiflorum*（Jacq.）A. DC. 的干燥根。春、秋二季采挖，洗净，除去须根，趁鲜剥去外皮或不去外皮，干燥。

【产地】主产于安徽、内蒙古、山东、陕西等地。

【炮制】取原药材，除去杂质，洗净，稍浸，取出，闷润至内外湿度一致，切厚片，干燥，筛去碎屑。

【饮片特征】桔梗原药材以根肥大、色白、质坚实、味苦者为佳。

桔梗片呈椭圆形或不规则厚片。外皮多已除去或偶有残留。切面皮部黄白色，较窄；形成层环纹明显，棕色；木部宽，有较多裂隙。气微，味微甜后苦。

【功效应用】桔梗性味苦、辛，平，归肺经，具有宣肺、利咽、祛痰、排脓的功效，用于咳嗽痰多、胸闷不畅、咽痛喑哑、肺痈吐脓。

【不良反应】可能引起恶心、呕吐。

【用药禁忌】

**1. 病证禁忌**　呕吐、呛咳、眩晕、阴虚火旺咯血等忌用。胃溃疡、消化道出血者慎用。肺结核、支气管扩张者忌用。

**2. 配伍禁忌**　不宜与山茱萸合用。

**3. 饮食禁忌**　忌猪肉、油腻、生冷食物。

**4. 特殊人群**　孕妇慎用。

**5. 使用注意**　与其他药物同用，注意用量及疗程。顾护脾胃。

【处方应付】

正名：桔梗。

桔梗　处方用名写桔梗、包袱花、铃铛花、僧帽花，付桔梗。

【调剂要求】

**用法与用量**　3~10g，煎服或入丸、散。饭后服用。

【用药指导】饮食清淡。注意痰量及痰色的变化。

【贮藏养护】置通风干燥处，防蛀。

## （三）　止咳平喘药

## 苦杏仁

【来源】本品为蔷薇科植物山杏 *Prunus armeniaca* L. var. *ansu* Maxim. 、西伯利亚杏 *Prunus sibirica* L. 、东北杏 *Prunus mandshurica*（Maxim.）Koehne 或杏 *Prunus armeniaca* L. 的干燥成熟种子。夏季采收成熟果实，除去果肉和核壳，取出种子，晒干。

【产地】主产于三北地区（华北、东北、西北），以内蒙古、吉林、辽宁、河北、山西、陕西为多。

【炮制】

**1. 苦杏仁**　取原药材，筛去皮屑杂质，拣净残留的核壳及褐色油粒。用时捣碎。

**2. 燀苦杏仁**　取净苦杏仁，置沸水中烫至种皮微胀时，取出，放入冷水中，取出，搓去种皮，晒干后簸净，收集种仁。

**3. 炒苦杏仁**　取燀苦杏仁，置热锅内，用文火炒至表面黄色，略带焦斑时，取出，晾凉。

【饮片特征】苦杏仁原药材以颗粒饱满、完整、味苦者为佳。

**1. 苦杏仁**　呈扁心形，长1~1.9cm，宽0.8~1.5cm，厚0.5~0.8cm。表面黄棕色至深棕色，一端尖，另一端钝圆，肥厚，左右不对称，尖端一侧有短线形种脐，圆端合点处向上具多数深棕色的脉纹。种皮薄，子叶2，乳白色，富油性。气微，味苦。

**2. 燀苦杏仁**　呈扁心形。表面乳白色或黄白色，一段尖，另端钝圆，肥厚，左右不对称，富油性。有特异的香气，味苦。

**3. 炒苦杏仁**　形如燀苦杏仁，表面黄色至棕黄色，微带焦斑。有香气，味苦。

【功效应用】苦杏仁性味苦、微温，有小毒，归肺、大肠经，具有降气止咳平喘、润肠通便的功效，用于咳嗽气喘、胸满痰多、肠燥便秘。苦杏仁燀后利于成分煎出，并能杀酶保苷，作用与生品相同。苦杏仁炒后性温，长于温散肺寒，并可杀酶保苷，去小毒。

【不良反应】可能引起眩晕、心悸、恶心、呕吐等不良反应。

【用药禁忌】

**1. 病证禁忌**　虚咳、阴虚咳嗽及大便溏泻者慎用。

**2. 配伍禁忌**　据报道，苦杏仁不宜与可待因、吗啡、哌替啶、苯巴比妥等具有中枢神经抑制作用的药物同用，不宜与酸性药物同用。

**3. 特殊人群**　婴幼儿、孕妇慎用。

**4. 使用注意**　内服不宜过量，以免中毒。若与其他止咳平喘药同用，注意用量。

【处方应付】

正名：苦杏仁。

**1. 苦杏仁**　处方用名写苦杏仁、北杏、光北杏，付苦杏仁。

**2. 燀苦杏仁**　处方用名写燀杏仁，付燀苦杏仁。

**3. 炒苦杏仁**　处方用名写炒杏仁，付炒苦杏仁。

【调剂要求】

**1. 用法与用量**　5~10g，煎服。内服入煎汤或入丸散。饭后服用。

**2. 特殊处理**　生品入煎剂捣碎，后下。

【用药指导】饮食宜清淡。注意观察呼吸、痰质及食欲、二便、血压等。

【贮藏养护】置阴凉干燥处，防蛀。

# 百 部

【来源】本品为百部科植物直立百部 *Stemona sessilifolia*（Miq.）Miq.、蔓生百部 *Stemona japonica*（Bl.）Miq. 或对叶百部 *Stemona tuberosa* Lour. 的干燥块根。春、秋二季采挖，除去须根，洗净，置沸水中略烫或蒸至无白心，取出，晒干。

【产地】主产于湖北、广西、云南、四川、湖南等地。

【炮制】

**1. 百部**　取原药材，拣净杂质及残茎，洗净，闷润至内外湿度一致，切厚片，干燥，筛去碎屑。

**2. 蜜百部**　取炼蜜，加适量沸水稀释，淋入百部片中，拌匀，闷润至蜜吸尽，置热锅内，用文火炒至表面棕黄色，不粘手时，取出，晾凉。每100kg百部，用炼蜜12.5kg。

【饮片特征】百部原药材以粗壮、肥润、坚实、色白者为佳。

**1. 百部**　百部片呈不规则厚片或不规则条形斜片；表面灰白色、棕黄色，有深纵皱纹；切面灰白色、淡黄棕色或黄白色，角质样；皮部较厚，中柱扁缩。质韧软。气微，味甘、苦。

**2. 蜜百部**　形如百部片，表面棕黄色或棕褐色，略带焦斑，稍有黏性。味甜。

【功效应用】百部性味甘、苦，微温，归肺经，具有润肺下气止咳、杀虫灭虱功效，用于新久咳嗽、肺痨咳嗽、顿咳；外用于头虱、体虱、蛲虫病、阴痒。蜜百部润肺止咳。

【不良反应】可能出现口、鼻、咽喉发干及头晕、胸闷、厌食等不良反应。

【用药禁忌】

**1. 病证禁忌**　脾虚便溏者不宜用。慢性肠炎、慢性胃炎者忌大量久服。

**2. 配伍禁忌**　不宜与酶制剂同用，不宜与碱性较强的西药同用，不宜与阿托品、氨茶碱同用，不宜与咖啡因同用。

**3. 饮食禁忌**　不宜饮茶，忌食辛辣刺激性食物。

**4. 使用注意**　区别证候轻重选择药量。

【处方应付】

正名：百部。

**1. 百部**　处方用名写百条根、百部草、百部，付百部。

**2. 蜜百部**　处方用名写蜜百部，付蜜百部。

【调剂要求】

**用法与用量**　3~9g，煎服。外用适量，水煎或酒浸。内服煎汤治疗新旧咳嗽。外用煎水洗或以医用酒精适量浸渍，治疗体虱、阴虱；水煎液保留灌肠治蛲虫病。治疗咳喘宜饭后服用。

【用药指导】饮食宜清淡；注意观察呼吸、痰质及食欲、二便等。

【贮藏养护】置通风干燥处，防蛀，防霉。

## 紫苏子

【来源】本品为唇形科植物紫苏 *Perilla frutescens*（L.）Britt. 的干燥成熟果实。秋季果实成熟时采收，除去杂质，晒干。

【产地】主产于江苏、安徽、河南等地。

【炮制】

**1. 紫苏子**　取原药材，除去杂质，筛去碎屑。

**2. 炒紫苏子**　取净紫苏子，置热锅内，用文火炒至有爆裂声，并有香气逸出时，取出，晾凉。

【饮片特征】紫苏子原药材以色黄白、油性足者为佳。

**1. 紫苏子**　呈卵圆形或类球形，直径约 1.5mm。表面灰棕色或灰褐色，有微隆起的暗紫色网纹，基部稍尖，有灰白色点状果梗痕。果皮薄而脆，易压碎。种子黄白色，种皮膜质，子叶2，类白色，有油性。压碎有香气，味微辛。

**2. 炒紫苏子**　形如紫苏子，表面灰褐色，有细裂口，有焦香气。

【功效应用】紫苏子性味辛、温，归肺经，具有降气化痰、止咳平喘、润肠通便的功效，用于痰壅气逆、咳嗽气喘、肠燥便秘。紫苏子炒后可缓和辛散之性，多用于喘咳。

【不良反应】偶见腹泻。

【用药禁忌】

**1. 病证禁忌**　阴虚咳喘及脾虚便溏者慎用。

**2. 饮食禁忌**　忌食鲤鱼。忌油腻生冷食物。

**3. 使用注意**　区别证候轻重选择药量。

【处方应付】

正名：紫苏子。

**1. 紫苏子**　处方用名写紫苏子、黑苏子、蓝苏子，付紫苏子。

**2. 炒紫苏子**　处方用名写炒紫苏子，付炒紫苏子。

【调剂要求】

**用法与用量**　3~10g，煎服。内服煎汤或入丸、散。饭后服用。

【用药指导】饮食宜清淡。注意观察呼吸、痰质及食欲、大便等。

【贮藏养护】置通风干燥处，防蛀。

## 桑白皮

【来源】本品为桑科植物桑 *Morus alba* L. 的干燥根皮。秋末叶落时至次春发芽前采挖根部，刮去黄棕色粗皮，纵向剖开，剥取根皮，晒干。

【产地】主产于安徽、河南、浙江、江苏、湖南等地。

【炮制】

**1. 桑白皮**　取原药材，除去杂质，洗净，稍润，切丝，干燥。

**2. 蜜桑白皮**　取炼蜜，加适量开水稀释，淋入桑白皮丝中拌匀，闷润，置锅内，用文火炒至深黄色、不粘手时，取出晾凉。每100kg桑白皮，用炼蜜25kg。

【饮片特征】

**1. 桑白皮**　本品呈不规则丝条状，厚0.1~0.4cm。外表面白色或淡黄白色，较平坦，有的残留橙黄色或棕黄色鳞片状粗皮；内表面黄白色或灰黄色，有细纵纹。体轻，质韧，纤维性强，难折断，易纵向撕裂，撕裂时有粉尘飞扬。气微，味微甘。

**2. 蜜桑白皮**　形如桑白皮丝，表面深黄色或棕黄色，略具光泽，滋润，纤维性强，易纵向撕裂。气微，味甜。

【功效应用】桑白皮性味甘、寒，归肺经，具有泻肺平喘、利水消肿的功效，用于肺热咳嗽、水肿胀满尿少、面目肌肤浮肿。桑白皮蜜炙后寒泻之性缓和，偏于润肺止咳。

【用药禁忌】

**1. 病证禁忌** 外感风寒、肺虚无火寒嗽者不宜服用；久病体虚、咳喘气短、咳嗽痰白者禁止大量或单味药长期使用。电解质紊乱者忌用，遗尿症、小便频数者忌大量服用。低血压者忌大量服用。

**2. 配伍禁忌** 据报道，桑白皮不宜与阿托品同用，不宜与泻药同用。

**3. 使用注意** 区别证候轻重选择药量。

【处方应付】

正名：桑白皮。

**1. 桑白皮** 处方用名写桑皮、桑白皮，付桑白皮。

**2. 蜜桑白皮** 处方用名写蜜桑白皮、炙桑白皮，付蜜桑白皮。

【调剂要求】

**用法与用量** 6~12g，煎服。内服入汤剂或入丸散。饭后服用。

【用药指导】注意观察呼吸、痰质。注意监测尿量、血压及电解质。

【贮藏养护】置通风干燥处，防潮、防蛀。

# 葶苈子

【来源】本品为十字花科植物播娘蒿 *Descurainia sophia* （L.） Webb. ex Prantl. 或独行菜 *Lepidium apetalum* Willd. 的干燥成熟种子。前者习称"南葶苈子"，后者习称"北葶苈子"。夏季果实成熟时采割植株，晒干，搓出种子，除去杂质。

【产地】南葶苈子主要产于华东、中南等地区，北葶苈子主要产于华北、东北地区。

【炮制】

**1. 葶苈子** 取原药材，除去杂质和灰屑。

**2. 炒葶苈子** 取净葶苈子，用文火炒至有爆声，取出，放凉。

【饮片特征】葶苈子原药材以身干、籽粒饱满、纯净者为佳。

**1. 葶苈子** 南葶苈子呈长圆形略扁，长约0.8~1.2mm，宽约0.5mm。表面棕色或红棕色，微有光泽，具纵沟2条，其中1条较明显。一端钝圆，另端微凹或较平截，种脐类白色，位于凹入端或平截处。气微，味微辛、苦，略带黏性。

北葶苈子呈扁卵形，长1~1.5mm，宽0.5~1mm。一端钝圆，另端尖而微凹，种脐位于凹入端。味微辛辣，黏性较强。

**2. 炒葶苈子** 形如葶苈子，微鼓起，表面棕黄色。有油香气，不带黏性。

【功效应用】葶苈子性味辛、苦，大寒，归肺、膀胱经，具有泻肺平喘、行水消肿的功效。用于痰涎壅肺，喘咳痰多，胸胁胀满，不得平卧，胸腹水肿，小便不利。葶苈子炒后药性缓和，免伤肺气，可用于实中夹虚的患者。

【不良反应】可能出现全身皮肤丘疹伴瘙痒、胸闷憋气、恶心呕吐、心慌等。

【用药禁忌】

**1. 病证禁忌**　肺虚喘咳、脾虚肿满者忌服。

**2. 配伍禁忌**　与降压药、利尿药、强心苷类药合用时剂量不宜过大。

**3. 特殊人群**　孕妇禁用。

**4. 使用注意**　区别证候轻重选择药量。与其他苦寒止咳平喘药同用时，注意减量。

【处方应付】

正名：葶苈子。

**1. 葶苈子**　处方用名写丁历、大适、大室、葶苈子，付葶苈子。

**2. 炒葶苈子**　处方用名写炒葶苈子，付炒葶苈子。

【调剂要求】

**1. 用法与用量**　3~9g，煎服。内服入汤剂或丸散剂，饭后服用。外用适量，水煎或酒浸。

**2. 特殊处理**　入汤剂宜包煎。

【用药指导】顾护脾胃。注意观察呼吸、痰质及食欲。注意尿量变化，监测电解质。

【贮藏养护】置干燥处。

# 第十四节　安神药

凡以安神定志为主要功效的药物，称为安神药。

安神药分为两类：一类属于质重的金石药及介类药，取其重则能镇，重可去怯的作用，为重镇安神药；一类属于植物药，取其养心滋肝的作用，为养心安神药。金石药和矿物药在煎煮时需打碎先煎，特殊药物如朱砂忌用火煅。本类药物宜睡前服。一些金石类药物有毒，不可过量服用或持续服用，以防中毒。需贮存于坛、瓷瓶内，密封，置干燥处。

本节分重镇安神药、养心安神药2类，重点介绍朱砂、磁石、龙骨、酸枣仁、柏子仁、远志6味中药的功效特点和调剂应用。

## （一）　重镇安神药

### 朱　砂

【来源】本品为硫化物类矿物辰砂族辰砂，主含硫化汞（HgS）。采挖后，选取纯净者，用磁铁吸净含铁的杂质，再用水淘去杂石和泥沙。

【产地】主产于湖南、贵州、四川、云南等地。

【炮制】

朱砂粉取原药材，用磁铁吸去铁屑，置乳钵或球磨机中，加适量水共研细，再加多量水，搅拌，待粗细粉粒下沉，倾出混悬液，下沉部分再按上法反复操作多次，除去杂质，合并混悬液，静置，分取沉淀，干燥，研散。

【饮片特征】朱砂原矿物以色鲜红、有光泽、质脆体重、无杂质为佳。

朱砂粉本品为朱红色极细粉末，体轻，以手指撮之无粒状物，以磁铁吸之无铁末。气微，味淡。

【功效应用】朱砂性味甘、微寒，有毒，归心经，具有清心镇惊、安神、明目、解毒的功效，用于心悸易惊、失眠多梦、癫痫发狂、小儿惊风、视物昏花、口疮、喉痹、疮疡肿毒。

【不良反应】用量过大或过久容易造成急性或慢性中毒。

【用药禁忌】

**1. 病证禁忌** 本品性寒，非实热者不宜用。

**2. 配伍禁忌** 避免与茶碱、普萘洛尔及含溴、碘的物质同用。

**3. 特殊人群** 孕妇及肝肾功能不全者禁用。

**4. 使用注意** 本品有毒，应控制用量，不宜久服，中病即止，以防中毒；外用不宜大面积用药。入药只宜生用，忌火。

【处方应付】

正名：朱砂。

**朱砂** 处方用名写朱砂、辰砂、丹砂，付朱砂粉。

【调剂要求】

**用法与用量** 0.1~0.5g，多入丸、散服，不宜入煎剂。外用适量，撒敷患处。用于安神宜睡前服；治疗温热病之热入心包或痰热内闭、高热烦躁适时服。

【用药指导】避免高脂饮食或饮酒，以防产生不良反应。注意观察尿量，定期检测肝肾功能，观察口腔有无异常味觉及流涎增多、皮肤有无浮肿等。

【贮藏养护】密闭，置干燥处。

# 磁 石

【来源】本品为氧化物类矿物尖晶石族磁铁矿，主含四氧化三铁（$Fe_3O_4$）。采挖后，除去杂石。

【产地】主产于山东、河北、河南、辽宁、黑龙江、内蒙古、湖北、云南、广东、四川、山西、江苏、安徽等地。

【炮制】

**1. 磁石** 取原药材，拣去杂质，加工成碎块。

**2. 煅磁石** 取净磁石块，置煅炉或适宜的容器内，煅至红透，立即倒入醋中浸淬，煅淬两次，冷却后，取出，研成细末。每100kg磁石，用醋30kg。

【饮片特征】磁石原矿物以铁黑色、有光泽、吸铁能力强、杂质少者为佳。

**1. 磁石**　本品为不规则的碎块。灰黑色或褐色，条痕黑色，具金属光泽，质坚硬，具磁性，有土腥气，味淡。

**2. 煅磁石**　本品为不规则的碎块或颗粒。表面黑色，质硬而酥，无磁性，有醋香气。

【功效应用】磁石性味咸、寒，归肝、心、肾经，具有镇惊安神、平肝潜阳、聪耳明目、纳气平喘的功效，用于惊悸失眠、头晕目眩、视物昏花、耳鸣耳聋、肾虚气喘。煅磁石煅淬后质地酥脆，易于粉碎及煎出有效成分，聪耳明目、补肾纳气力强，缓和了重镇安神功效。

【不良反应】用量过大或过久容易造成中毒。

【用药禁忌】

**1. 病证禁忌**　脾胃虚弱者慎服。

**2. 配伍禁忌**　恶牡丹、莽草。畏黄石脂。

**3. 特殊人群**　孕妇慎用。

**4. 使用注意**　区别证候轻重选择药量。中病即止。

【处方应付】

正名：磁石。

**1. 磁石**　处方用名写玄石、生磁石、磁君，付磁石。

**2. 煅磁石**　处方用名写煅磁石，付煅磁石。

【调剂要求】

**1. 用法与用量**　9~30g，先煎。入丸、散，每次1~3g。镇摄浮阳、安定神志宜睡前服；益肾纳气平喘宜饭后服。

**2. 特殊处理**　入汤剂宜打碎先煎。

【用药指导】因服后不易消化，故入丸、散不可多服。注意观察尿量、血压变化，定期检测肝肾功能，观察有无恶心、眩晕出现以及口唇红紫变化。

【贮藏养护】置干燥处。

# 龙　骨

【来源】本品为古代哺乳动物如三趾马、犀类、鹿类、牛类、象类等的骨骼化石或象类门齿的化石。前者习称"土龙骨"，后者习称"五花龙骨"。挖出后，除去泥土和杂质，将骨与齿分开。

【产地】主产于山西、陕西、内蒙古等地。

【炮制】

**1. 龙骨**　取原药材，除去杂质，刷去泥土及灰尘，捣碎。

**2. 煅龙骨**　取净龙骨小块，置耐火容器内，用武火加热，煅至红透，取出，放凉，碾碎。

【饮片特征】土龙骨原矿物以质硬、色白、吸湿性强者为佳。五花龙骨原矿物以质硬、分层有大理石样花纹、横断面具指纹、吸湿性强者为佳。习惯认为五花龙骨优于土龙骨，但产量甚少。

**1. 龙骨**　土龙骨呈不规则块状，大小不一。表面粉白色或浅棕色，多较光滑，有的具纵向裂隙或棕色条纹和斑点。质硬，断面不平坦，关节处有多数蜂窝状小孔。吸湿性强，舐之粘舌。无臭，味淡。

五花龙骨呈不规则块状，大小不一，直径 5~25cm。表面淡灰白色或淡黄棕色，夹有蓝灰色（青花）及红棕色（五花）深浅粗细不同的大理石花纹。偶有不具花纹者，平滑，时有小裂隙。质硬，较酥脆，易风化成片状剥落。横断面有指纹，吸湿性强，以舌舐之，可附于舌上。无臭，无味。

**2. 煅龙骨**　本品呈粉末状，灰白色或灰褐色，质轻，酥脆易碎，微有吸湿性。无臭，味淡。

【功效应用】龙骨性味甘、涩，平，归心、肝、肾、大肠经，具有镇惊安神、平肝潜阳、收敛固涩的功效，用于心神不安、惊悸多梦、头晕目眩。煅龙骨增强收敛涩精、生肌的功效，外用治疮疡久溃不敛及湿疮。

【不良反应】据报道，身体裸露部位接触本品后偶可出现麻痒、水肿以及红疹。服用本品后偶可出现心动过速、贫血加重等情况。

【用药禁忌】

**1. 病证禁忌**　湿热积滞者不宜使用。

**2. 配伍禁忌**　据报道，本品不宜与四环素、地高辛等强心苷类、异烟肼等药同服。

**3. 使用注意**　区别生、制品药效差异。依据证候轻重选择药量。

【处方应付】

正名：龙骨。

**1. 龙骨**　处方用名写龙骨、生龙骨，付龙骨。

**2. 煅龙骨**　处方用名写煅龙骨，付煅龙骨。

【调剂要求】

**1. 用法与用量**　15~30g，先煎。外用适量。镇惊安神宜睡前服，平肝潜阳宜饭后服。

**2. 特殊处理**　入汤剂宜打碎先煎。

【用药指导】注意观察心率变化，外用观察有无皮肤异常变化。

【贮藏养护】置干燥处。

## （二）养心安神药

### 酸枣仁

【来源】本品为鼠李科植物酸枣 *Ziziphus jujuba* Mill. var. *spinosa*（Bunge）Hu ex

H. F. Chou 的干燥成熟种子。秋末冬初采收成熟果实，除去果肉和核壳，收集种子，晒干。

【产地】主产于辽宁、内蒙古、河北、河南、山东、山西、陕西、甘肃、安徽、江苏等地。

【炮制】

**1. 酸枣仁**　取原药材，除去杂质及残留核壳。

**2. 炒酸枣仁**　取净酸枣仁，置热锅内，用文火炒至外皮鼓起，表面颜色变深，并有香气逸出时，取出，晾凉。

【饮片特征】酸枣仁原药材以粒大、饱满、有光泽、外皮红棕色、种仁色黄白者为佳。

**1. 酸枣仁**　本品呈扁圆形或扁椭圆形，长 5~9mm，宽 5~7mm，厚约 3mm。表面紫红色或紫褐色，平滑有光泽，有的有裂纹。有的两面均呈圆隆状突起；有的一面较平坦，中间有 1 条隆起的纵线纹；另一面稍突起。一端凹陷，可见线形种脐；另端有细小突起的合点。种皮较脆，胚乳白色，子叶两片，浅黄色，富油性。气微，味淡。

**2. 炒酸枣仁**　形如酸枣仁，表面微鼓起，微具焦斑。略有焦香气，味淡。

【功效应用】酸枣仁性味甘、酸，平，归肝、胆、心经，具有养心补肝、宁心安神、敛汗生津的功效，用于虚烦不眠、惊悸多梦、体虚多汗、津伤口渴。炒酸枣仁炒后易于粉碎和煎出有效成分，并能杀酶保苷，养心安神作用增强。

【不良反应】用量过大或过久容易造成恶心、呕吐等不良反应。

【用药禁忌】

**1. 病证禁忌**　外感发热者忌服。

**2. 特殊人群**　孕妇及糖尿病患者慎用。

**3. 使用注意**　区别证候轻重选择药量。

【处方应付】

正名：酸枣仁。

**1. 酸枣仁**　处方用名写枣仁、山枣、酸枣仁，付酸枣仁。

**2. 炒酸枣仁**　处方用名写炒酸枣仁，付炒酸枣仁。

【调剂要求】

**用法与用量**　10~15g，煎服。内服入汤剂或入丸、散。饭后服用。

【用药指导】顾护脾胃。观察有无恶心、眩晕等变化。

【贮藏养护】置阴凉通风干燥处，防蛀。

## 柏子仁

【来源】本品为柏科植物侧柏 *Platycladus orientalis*（L.）Franco 的干燥成熟种仁。秋、冬二季采收成熟种子，晒干，除去种皮，收集种仁。

【产地】主产于山东、河南、江苏、河北、山西、陕西等地。

【炮制】

**1. 柏子仁**　取原药材，除去杂质及残留的种皮。

**2. 柏子仁霜**　取净柏子仁，碾成泥状，用布包严，蒸热，压榨去油，如此反复操作，至药物不再黏结成饼为度，再碾细。

【饮片特征】柏子仁原药材以粒饱满、色黄白、油性大、不浸油、无杂质者为佳。

**1. 柏子仁**　本品呈长卵形或长椭圆形，长4~7mm，直径1.5~3mm。表面黄白色或淡黄棕色，外包膜质内种皮，顶端略尖，有深褐色的小点，基部钝圆。质软，富油性。气微香，味淡。

**2. 柏子仁霜**　本品为均匀、疏松的淡黄色粉末，微显油性，气微香。

【功效应用】柏子仁性味甘、平，归心、肾、大肠经，具有养心安神、润肠通便、止汗的功效，用于阴血不足、虚烦失眠、心悸怔忡、肠燥便秘、阴虚盗汗。柏子仁霜可消除致呕和致泄的副作用，多用于心神不宁、虚烦失眠的脾虚患者。

【不良反应】有致呕、致泻的副作用。

【用药禁忌】

**1. 病证禁忌**　便溏及多痰者慎用。

**2. 配伍禁忌**　恶菊花、羊蹄。

**3. 特殊人群**　孕妇不宜大量长期服用。

**4. 使用注意**　区别证候轻重选择药量。

【处方应付】

正名：柏子仁。

**1. 柏子仁**　处方用名写柏子仁、柏仁，付柏子仁。

**2. 柏子仁霜**　处方用名写柏子仁霜，付柏子仁霜。

【调剂要求】

**用法与用量**　3~10g，煎服。内服入汤剂或丸、散。

【用药指导】顾护脾胃。观察有无恶心、呕吐、腹泻等变化。

【贮藏养护】置阴凉干燥处，防热，防蛀。

## 远　志

【来源】本品为远志科植物远志 *Polygala tenuifolia* Willd. 或卵叶远志 *Polygala sibirica* L. 的干燥根。春、秋二季采挖，除去须根和泥沙，晒干。

【产地】主产于山西、陕西、河南、吉林等地。山西产量最大，陕西质量最好。

【炮制】

**1. 远志**　取原药材，除去杂质及木心，洗净，闷润约1小时，至内外湿度一致，切长段，干燥，筛去碎屑。

**2. 制远志**　取远志段，与甘草煎液同置锅内，不时翻搅，煮至煎液被吸尽，取出，干燥。每100kg净远志，用甘草6kg。

【饮片特征】远志原药材以色黄、内厚、干燥者为佳。

**1. 远志**　本品呈圆柱形的段，外表面灰黄色至灰棕色，有横皱纹，断面棕黄色，中空。气微，味苦、微辛，嚼之有刺喉感。

**2. 制远志**　形如远志段，表面黄棕色。味微甜。

【功效应用】远志性味苦、辛，温，归心、肾、肺经，具有安神益智、交通心肾、祛痰、消肿的功效。用于心肾不交引起的失眠多梦、健忘惊悸、神志恍惚，咳痰不爽，疮疡肿毒，乳房肿痛。制远志缓和燥性，消除麻味，以安神益智为主。

【不良反应】用量过大或过久可能出现伤及阴液等不良反应。

【用药禁忌】

**1. 病证禁忌**　有胃炎及胃溃疡者慎用。阴虚阳亢者忌服。

**2. 配伍禁忌**　畏珍珠、藜芦、蛴螬。

**3. 使用注意**　区分生、制品药效差异。区别证候轻重选择药量。

【处方应付】

正名：远志。

**1. 远志**　处方用名写远志、棘菀、棘菀、细草，付远志。

**2. 制远志**　处方用名写制远志，付制远志。

【调剂要求】

**用法与用量**　3～10g，内服煎汤、浸酒或入丸、散。饭后服用。

【用药指导】顾护脾胃。观察有无二便、血压等变化。

【贮藏养护】置阴凉通风干燥处。

# 第十五节　平肝息风药

凡以平肝阳、息肝风为主要作用的药物，称为平肝息风药。

本类药物包括平抑肝阳药和息风止痉药，平抑肝阳药多为质重之介类或矿石类药物，息风止痉药多为动物类药物。平肝息风药中矿石类、介壳类质坚沉重，用量应大，生用时宜先煎。钩藤有效成分易被高热破坏，入汤剂应后下。一些贵重药物如羚羊角，一般入丸、散服用。有毒之品如全蝎，用量不宜过大。某些昆虫类药物具有较大毒性，应严格掌握剂量和炮制方法、服药方法，不可孟浪用药。贵重药的贮存管理应专柜加锁存放，并有专人负责。

本节分平抑肝阳药、息风止痉药2类，重点介绍石决明、牡蛎、赭石、羚羊角、钩藤、天麻、全蝎、蜈蚣、地龙9味中药的功效特点和调剂应用。

## （一）平抑肝阳药

## 石决明

【来源】本品为鲍科动物杂色鲍 *Haliotis diversicolor* Reeve、皱纹盘鲍 *Haliotis discus hannai* Ino、羊鲍 *Haliotis ovina* Gmelin、澳洲鲍 *Haliotis ruber* （Leach）、耳鲍 *Haliotis asinina* Linnaeus 或白鲍 *Haliotis laevigata*（Donovan）的贝壳。夏、秋二季捕捞，去肉，洗净，干燥。

【产地】主产于福建平潭、厦门，广东捷胜、平海、宝安、上川岛、卤洲岛、涠洲岛以及海南崖县（三亚）、保平港等地。

【炮制】

**1. 石决明** 取原药材，除去杂质，洗净，干燥，碾碎。

**2. 煅石决明** 取净石决明，置煅炉或适宜容器内，煅至酥脆，取出，晾凉，打碎。

【饮片特征】石决明以个大、壳厚、外皮洁净、内有彩色光泽者为佳。

**1. 石决明** 为不规则的碎块。灰白色，有珍珠样彩色光泽。质坚硬。气微，味微咸。

**2. 煅石决明** 为不规则的碎块或粗粉。灰白色无光泽，质酥脆。断面呈层状。

【功效应用】石决明性味咸、寒，归肝经，具有平肝潜阳、清肝明目的功效，用于头痛眩晕、目赤翳障、视物昏花、青盲雀目。石决明煅后降低咸寒之性，缓和平肝潜阳的功效，增强收敛、明目作用。

【不良反应】临床如大剂量服用，会出现消化道不良反应，如胃脘不适、食欲不振等。

【用药禁忌】

**1. 病证禁忌** 脾胃虚寒、食少便溏者慎用。慢性萎缩性胃炎不宜大量长期服用。

**2. 配伍禁忌** 石决明畏旋覆花，反云母。据报道，石决明不宜与四环素类、异烟肼、利福平、维生素C、洋地黄类药同用。

**3. 特殊人群** 肾炎、肾功能不全等肾病患者不宜大量长期服用。

**4. 使用注意** 区分生、熟制品药效差异。石决明咸寒易伤脾胃，需掌握用药剂量，并配伍健脾和胃药。

【处方应付】

正名：石决明。

**1. 石决明** 处方用名写九孔螺、千里光、生石决明，付生石决明。

**2. 煅石决明** 处方用名写石决明、煅石决明，付煅石决明。

【调剂要求】

**1. 用法与用量** 6~20g，煎服。内服多用生品，入汤剂或入丸、散。平肝潜阳宜饭后服，治泛酸、烧心宜饭前服用。外用适量，点眼宜煅用、水飞。

**2. 特殊处理** 先煎。

【用药指导】与其他寒凉药物同用时，注意减量。顾护脾胃，饮食宜熟软易消化。关注胃肠功能、肝肾功能、心率、血压等。

【贮藏养护】置干燥处。

# 牡 蛎

【来源】本品为牡蛎科动物长牡蛎 *Ostrea gigas* Thunberg、大连湾牡蛎 *Ostrea talien-whanensis* Crosse 或近江牡蛎 *Ostrea rivularis* Gould 的贝壳。全年均可捕捞，去肉，洗净，晒干。

【产地】我国沿海均有分布，山东、福建、广东沿海已人工养殖。

【炮制】

**1. 牡蛎** 取原药材，洗净，干燥，碾碎。

**2. 煅牡蛎** 取净牡蛎，置煅炉或适宜的容器内，煅至酥脆，取出，晾凉。

【饮片特征】牡蛎以个大、整齐、质坚、内面光洁、色白者为佳。

**1. 牡蛎** 为不规则的碎块。白色。质硬，断面层状。气微，味微咸。

**2. 煅牡蛎** 为不规则的碎块或粗粉。灰白色。质酥脆，断面层状。

【功效应用】牡蛎性味咸、微寒，归肝、胆、肾经，具有重镇安神、潜阳补阴、软坚散结的功效，用于惊悸失眠、眩晕耳鸣、瘰疬痰核、癥瘕痞块。煅牡蛎收敛固涩、制酸止痛，用于自汗盗汗、遗精滑精、崩漏带下、胃痛吞酸。

【不良反应】据报道，部分患者用药后会出现呕吐、腹泻等胃肠道不良反应；程度较轻者，停药后可自行消失。

【用药禁忌】

**1. 病证禁忌** 体虚而多寒者忌服。肾阳虚、外感表证、便秘者忌用。脾胃虚寒、食少便溏者慎用。萎缩性胃炎患者不宜大量长期服用。对海产品过敏者忌用。

**2. 配伍禁忌** 不宜与麻黄、细辛、吴茱萸、辛夷同用。有研究认为，不宜与四环素类、异烟肼等同用，不宜与洋地黄、维生素 C 同用。

**3. 特殊人群** 孕妇慎用；肾炎、肾功能不全等肾病患者不宜大量长期服用。

**4. 使用注意** 区别生、制品药效差异。区别证候轻重选择药量，不宜长期大剂量服用。

【处方应付】

正名：牡蛎。

**1. 牡蛎** 处方用名写生牡蛎、蛎蛤、牡蛤，付牡蛎。

**2. 煅牡蛎** 处方用名写牡蛎、煅牡蛎，付煅牡蛎。

【调剂要求】

**1. 用法与用量** 9~30g，煎服。外用适量。入汤剂或入丸、散。外用研末干撒，调敷或做扑粉，用于皮肤湿疹、湿疮。用于重镇安神睡前服；用于平肝潜阳、软坚散结、收敛固涩宜饭后服；用于制酸止痛宜饭前服。

**2. 特殊处理**　先煎。

【用药指导】与其他寒凉药物同用时，注意减量。用药中顾护脾胃，饮食宜熟软易消化。关注胃肠功能、肝肾功能、心率、血压等。

【贮藏养护】置干燥处。

# 赭　石

【来源】本品为氧化物类矿物刚玉族赤铁矿，主含三氧化二铁（$Fe_2O_3$）。采挖后，除去杂石。

【产地】主产于山西、河北、河南、山东等地。

【炮制】

**1. 赭石**　取原药材，除去杂质，加工成碎块。

**2. 煅赭石**　取净赭石，置煅炉或适宜的容器内，煅至红透，取出，立即投入米醋中浸淬，捞出，晾干，未煅透者再反复烧煅和浸淬，直至酥脆。每100kg净赭石，用醋30~60kg。

【饮片特征】赭石以色棕红、有钉头、断面层叠状者为佳。

**1. 赭石**　为鲕状、豆状、肾状集合体，多呈不规则的扁平块状。暗棕红色或灰黑色，条痕樱红色或红棕色，有的有金属光泽。一面多有圆形的突起，习称"钉头"；另一面与突起相对应处有同样大小的凹窝。体重，质硬，砸碎后断面显层叠状。气微，味淡。

**2. 煅赭石**　为无定形粉末或成团粉末，暗褐色或紫褐色，光泽消失。质地酥脆，略带醋气。

【功效应用】性味苦、寒，归肝、心、肺、胃经，具有平肝潜阳、重镇降逆、凉血止血的功效，用于眩晕耳鸣、呕吐、噫气、呃逆、喘息、吐血、衄血、崩漏下血。煅代赭石降低了苦寒之性，增强了平肝止血作用。

【不良反应】据报道，赭石超量服用可致中毒反应，可出现头痛头晕、恶心呕吐、腹痛腹泻、呕吐物及大便带血、心悸、眩晕、呼吸困难、血压降低、尿闭、抽搐、黄疸、肝脏损害等症状。

【用药禁忌】

**1. 病证禁忌**　凡外感风寒、内伤生冷、脾胃虚寒、肾阳虚衰者均不宜单独服用。肠炎、腹泻者忌单味长期服用。脱肛、子宫下垂等中气下陷者忌用。

**2. 配伍禁忌**　不宜与附子、天雄同用。有报道认为，不宜与四环素族、异烟肼、利福平、泼尼松片、维生素C等同用。

**3. 特殊人群**　孕妇慎用。老年人、婴幼儿及肝肾功能不全者不宜长期服用。

**4. 使用注意** 本品苦寒重镇，药性沉降，不宜长期服用。

【处方应付】

正名：赭石。

**1. 赭石** 处方用名写生赭石，付生赭石。

**2. 煅赭石** 处方用名写赭石、煅赭石，付煅赭石。

【调剂要求】

**1. 用法与用量** 10~30g，煎服；入丸、散 1~3g。外用适量。用于平肝潜阳、凉血止血宜饭后服；用于重镇降逆宜少量多次不定时服。

**2. 特殊处理** 先煎。

【用药指导】与其他寒凉药同用时，注意减量。用药中顾护脾胃，饮食宜熟软易消化。注意观察和监测精神状态、肝肾功能、心功能、大便、血压等。

【贮藏养护】瓦缸装，置干燥处。

## （二） 息风止痉药

### 羚羊角

【来源】本品为牛科动物赛加羚羊 *Saiga tatarica* Linnaeus 的角。猎取后锯取其角，晒干。

【产地】主产于新疆博乐、温泉、塔城、裕民等地；此外，在俄罗斯、蒙古等国也产。

【炮制】

**1. 羚羊角镑片** 取羚羊角，大小分开，温水洗净，去塞，加工成极薄片，干燥。

**2. 羚羊角粉** 取原药材，洗净，去塞，干燥，打成碎块，粉碎成细粉。

【饮片特征】羚羊角以角肉丰满、色润、有光泽、质嫩、无裂纹、显有鲜红血斑（称全活羚羊）者为佳。

**1. 羚羊角镑片** 如玉色骨质透明极薄片，气微，味淡。

**2. 羚羊角粉** 类白色细粉，气微，味淡。

【功效应用】羚羊角性味咸、寒，归肝、心经，具有平肝息风、清肝明目、散血解毒的功效，用于肝风内动、惊痫抽搐、妊娠子痫、高热痉厥、癫痫发狂、头痛眩晕、目赤翳障、温毒发斑、痈肿疮毒。

【不良反应】有临床报道，羚羊角粉可引起过敏性紫癜。亦有临床报道羚羊角注射液可致过敏性休克。

【用药禁忌】

**1. 病证禁忌** 本品性寒，脾虚慢惊者忌用；阴虚动风者慎用。

**2. 配伍禁忌** 不宜与川乌、草乌、附子同用；不宜与小檗碱同用。羚羊角与镇静药、麻醉药同用时剂量不宜过大。

**3. 特殊人群**　孕妇慎用。

**4. 使用注意**　不宜大剂量使用，日用量累计不宜超过 3g。

【处方应付】

正名：羚羊角。

**1. 羚羊角**　处方用名写羚羊角，付羚羊角片。

**2. 羚羊角粉**　处方用名写羚羊角粉，付羚羊角粉。

【调剂要求】

**1. 用法与用量**　1~3g，煎服。磨汁或研粉服，每次 0.3~0.6g。内服入汤剂；磨汁或研粉服；或入丸、散剂服。治疗高热随时服；凉血解毒饭后服。

**2. 特殊处理**　先煎，单煎 2 小时以上。

【用药指导】　与其他寒凉药同用时，注意减量。用药中顾护脾胃，饮食宜熟软易消化。关注与监测精神状态、过敏反应、血压、心功能等。

【贮藏养护】　置阴凉干燥处。

# 钩　藤

【来源】本品为茜草科植物钩藤 *Unacaria rhynchophylla*（Miq.）Miq. ex Havil.、大叶钩藤 *Uncaria macrophylla* Wall.、毛钩藤 *Uncaria hirsuta* Havil.、华钩藤 *Uncaria sinensis*（Oliv.）Havil. 或无柄果钩藤 *Uncaria sessilifructus* Roxb. 的干燥带钩茎枝。秋、冬二季采收，去叶，切段，晒干。

【产地】主产于陕西、安徽、浙江、江西、福建、湖北、湖南、广东、广西、四川、贵州、云南等地。

【炮制】取原药材，除去杂质。

【饮片特征】钩藤以质坚、色红褐或棕褐、有钩者为佳。

茎枝呈圆柱形或类方柱形，长 2~3cm，直径 0.2~0.5cm。表面红棕色至紫红色者具细纵纹，光滑无毛；黄绿色至灰褐色者有的可见白色点状皮孔，被黄褐色柔毛。多数枝节上对生两个向下弯曲的钩（不育花序梗），或仅一侧有钩，另一侧为突起的疤痕；钩略扁或稍圆，先端细尖，基部较阔；钩基部的枝上可见叶柄脱落后的窝点状痕迹和环状的托叶痕。质坚韧，断面黄棕色，皮部纤维性，髓部黄白色或中空。气微，味淡。

【功效应用】钩藤性味甘、凉，归肝、心包经，具有息风定惊、清热平肝的作用。用于肝风内动，惊痫抽搐，高热惊厥，感冒夹惊，小儿惊啼，妊娠子痫，头痛眩晕。

【不良反应】有报道，高血压病人服用钩藤总碱治疗量时，个别可出现心动过缓、头晕、皮疹、月经量减少等症状，但停药后可自行消除。

【用药禁忌】

**1. 病证禁忌**　脾胃虚寒、肾阳虚以及外感风寒、内伤生冷等证患者不宜长期服用。昏迷、心动过缓、低血压患者不宜大量长期服用。

**2. 配伍禁忌** 不宜与肾上腺素及去甲肾上腺素同用。

**3. 特殊人群** 先兆流产者慎用。老年人和婴幼儿不宜长期大量服用。

**4. 使用注意** 根据证候轻重选择药量和疗程。久用注意寒凉伤胃。

【处方应付】

正名：钩藤。

钩藤 处方用名写钩藤、大钩丁、双钩藤，付钩藤。

【调剂要求】

**1. 用法与用量** 3~12g，煎服。内服入煎剂或入散剂。治热极生风随时服；治肝阳头痛、眩晕饭后服。

**2. 特殊处理** 后下。

【用药指导】 与其他寒凉药同用时，注意减量。用药中顾护脾胃，饮食宜熟软易消化。关注和监测精神状态、血压变化、心率、胃肠功能等。

【贮藏养护】 置干燥处。

# 天 麻

【来源】 本品为兰科植物天麻 *Gastrodia elata* Bl. 的干燥块茎。立冬后至次年清明前采挖，立即洗净，蒸透，敞开低温干燥。

【产地】 主产于四川、云南、贵州、湖北、陕西等地，现多为栽培生产。

【炮制】 取原药材，除去杂质，大小分开，洗净，润透或蒸软，切薄片，干燥。

【饮片特征】 天麻以质地坚实，体重，有鹦哥嘴，无空心者为佳。

天麻饮片呈不规则的薄片。外表皮淡黄色至黄棕色，有时可见点状排成的横环纹。切面黄白色至淡棕色。角质样，半透明。气微，味甘。

【功效应用】 天麻性味甘、平，归肝经，具有息风止痉、平抑肝阳、祛风通络的功效，用于小儿惊风、癫痫抽搐、破伤风、头痛眩晕、手足不遂、肢体麻木、风湿痹痛。

【不良反应】 据报道，天麻及天麻制剂偶有过敏反应及中毒发生。如口服天麻粉可引起荨麻疹、药疹。口服天麻丸可引起过敏性紫癜。天麻注射液可致过敏性休克。大剂量炖服天麻可致急性肾衰竭及昏迷等。使用天麻还可引起面部灼热、乏力自汗、头晕眼花、头痛、恶心呕吐、胸闷心慌、呼吸加快、小便失禁及神志不清等毒性反应。

【用药禁忌】

**1. 病证禁忌** 阴虚火旺、血虚血燥、实热内炽而致肝风内动或肝阳上亢者不宜单味服用。气血两虚者不宜单味服用。心动过缓、低血压患者不宜大量长期服用。

**2. 配伍禁忌** 天麻与镇静药、麻醉药、抗心律失常药、降血压药配伍应用时用量不宜过大，不宜与免疫抑制剂合用。

**3. 特殊人群** 孕妇慎用。老年人和婴幼儿不宜长期服用。

**4. 使用注意** 若与镇静药、麻醉药同用，应注意减量。

【处方应付】

正名：天麻。

**天麻** 处方用名写天麻，付天麻。

【调剂要求】

**1. 用法与用量** 3~10g，煎服；研末冲服 1~1.5g。内服入煎剂，或入丸、散剂或冲服。用于平抑肝阳、祛风通络多饭后服；用于息风止痉可不拘时服。

**2. 特殊处理** 亦可制成注射剂。

【用药指导】 饮食宜清淡、易消化。监测精神状态、血压变化、心率、肾功能、过敏反应等。

【贮藏养护】 置阴凉通风干燥处，防蛀，防霉。

# 全 蝎

【来源】 本品为钳蝎科动物东亚钳蝎 *Buthus martensii* Karsch 的干燥体。春末至秋初捕捉，除去泥沙，置沸水或沸盐水中，煮至全身僵硬，捞出，置通风处，阴干。

【产地】 主产于山东、河北、河南、陕西、湖北、山西等省。

【炮制】 取原药材，除去杂质；或洗净，干燥。

【饮片特征】 全蝎以完整、色青褐或黄褐、干净、身挺、腹硬、脊背抽沟、无盐霜者为佳。

本品头胸部与前腹部呈扁平长椭圆形，后腹部呈尾状，皱缩弯曲，完整者体长约6cm。头胸部呈绿褐色，前面有 1 对短小的螯肢和 1 对较长大的钳状脚须，形似蟹螯，背面覆有梯形背甲，腹面有足 4 对，均为 7 节，末端各具 2 爪钩；前腹部由 7 节组成，第 7 节色深，背甲上有 5 条隆脊线。背面绿褐色，后腹部棕黄色，6 节，节上均有纵沟，末节有锐钩状毒刺，毒刺下方无距。气微腥，味咸。

【功效应用】 全蝎性味辛、平，有毒，归肝经，具有息风镇痉、通络止痛、攻毒散结的作用。用于肝风内动，痉挛抽搐，小儿惊风，中风口㖞，半身不遂，破伤风，风湿顽痹，偏正头痛，疮疡，瘰疬。

【不良反应】 据报道，用量过大可致头痛、头昏、血压升高、烦躁不安；严重者血压突然下降、呼吸困难、发绀、昏迷、呼吸麻痹。还可引起蛋白质尿、神经中毒，表现为面部咬肌强直性痉挛。过敏体质者还可出现过敏反应，表现为全身性红色皮疹及风团、发热、全身剥脱性皮炎等。

【用药禁忌】

**1. 病证禁忌** 血虚生风者慎用。昏迷患者禁用。低血压、糖尿病患者不宜长期或大量服用。肝炎患者、过敏体质者忌用。

**2. 配伍禁忌** 有报道，不宜与降胆固醇、降压药同用。

**3. 饮食禁忌** 忌辛辣、刺激性食物。

**4. 特殊人群**　孕妇忌用。老年人及婴幼儿不宜大剂量服用。

**5. 使用注意**　本品有毒，注意剂量及疗程，中病即止。

【处方应付】

正名：全蝎。

**全蝎**　处方用名写全蝎、钳蝎、全虫，付全蝎。

【调剂要求】

**用法与用量**　3~6g，研末服0.6~1g。内服入煎剂或入丸、散剂。用于息风止痉不拘时服，用于通络止痛多饭后服。外用适量，研末调敷。

【用药指导】用药中顾护脾胃，饮食宜熟软易消化。过敏体质者勿用。观察精神状态，监测血压、血糖、肝功能、凝血机制、过敏反应等。

【贮藏养护】置干燥处，防蛀。

# 蜈　蚣

【来源】本品为蜈蚣科动物少棘巨蜈蚣 *Scolopendra subspinipes mutilans* L. Koch 的干燥体。春、夏二季捕捉，用竹片插入头尾，绷直，干燥。

【产地】全国各地多有分布。主产于江苏、浙江、湖北、湖南、安徽、河南、陕西等地。

【炮制】

**1. 蜈蚣**　取原药材，去竹片及头足，用时折断或捣碎。

**2. 焙蜈蚣**　取净蜈蚣，除去头足，用文火焙至黑褐色质脆时，放凉。

【饮片特征】以条长、身干、头红身黑绿、腿全者为佳。

**1. 蜈蚣**　呈扁平长条形，长9~15cm，宽0.5~1cm。由头部和躯干部组成，全体共22个环节。头部暗红色或红褐色，略有光泽，有头板覆盖，头板近圆形，前端稍突出，两侧贴有颚肢一对，前端两侧有触角一对。躯干部第一背板与头板同色，其余20个背板为棕绿色或墨绿色，具光泽，自第四背板至第二十背板上常有两条纵沟线；腹部淡黄色或棕黄色，皱缩；自第二节起，每节两侧有步足一对；步足黄色或红褐色，偶有黄白色，呈弯钩形，最末一对步足尾状，故又称尾足，易脱落。质脆，断面有裂隙。气微腥，有特殊刺鼻的臭气，味辛、微咸。

**2. 焙蜈蚣**　形如蜈蚣，呈棕褐色或黑褐色，有焦腥气。

【功效应用】性味辛、温，有毒，归肝经，具有息风镇痉、通络止痛、攻毒散结的功效。用于肝风内动，痉挛抽搐，小儿惊风，中风口喝，半身不遂，破伤风，风湿顽痹，偏正头痛，疮疡，瘰疬，蛇虫咬伤。

蜈蚣生用有毒，内服用于息风镇痉、通络止痛、攻毒散结，外用治疮疡肿毒、蛇虫咬伤。焙制后虫体干燥，便于粉碎，并能矫味矫臭，使毒性降低。功用同生品。

【不良反应】蜈蚣的成分具有溶血作用，能引起过敏性休克，大剂量使用会导致心肌麻痹并抑制呼吸中枢。

【用药禁忌】

**1. 病证禁忌**　血虚生风者慎服。

**2. 配伍禁忌**　畏蜥蝓、蜘蛛、鸡屎、桑皮、白盐。

**3. 特殊人群**　孕妇禁用。

**4. 使用注意**　本品有毒，用量不宜过大。

【处方应付】

正名：蜈蚣。

**1. 蜈蚣**　处方用名写蜈蚣，付生蜈蚣。

**2. 焙蜈蚣**　处方用名写焙蜈蚣，付焙蜈蚣。

【调剂要求】

**用法与用量**　3~5g，煎服。研末冲服每次 0.6~1g。外用适量。

【用药指导】顾护脾胃。注意观察食欲、心率、血压等。

【贮藏养护】置干燥处，防霉，防蛀。

# 地　龙

【来源】本品为钜蚓科动物参环毛蚓 *Pheretima aspergillum*（E. Perrier）、通俗环毛蚓 *Pheretima vulgaris* Chen、威廉环毛蚓 *Pheretima guillelmi*（Michaelsen）或栉盲环毛蚓 *Pheretima pectinifera* Michaelsen 的干燥体。前一种习称"广地龙"，后三种习称"沪地龙"。

广地龙春季至秋季捕捉，沪地龙夏季捕捉，及时剖开腹部，除去内脏和泥沙，洗净，晒干或低温干燥。

【产地】广地龙主产于广东、广西等近河边的地方，以广东产品最优，销往全国和出口。

沪地龙主产于上海、河南、山东、安徽、福建等地。此外，内蒙古、新疆、青海、甘肃、陕西、湖北等地均产，一般均自产自销。

【炮制】取原药材，除去杂质，洗净，切长段，干燥。

【饮片特征】广地龙以干燥、条大、肥壮、不碎、无泥者为佳，沪地龙以身干、条大、不碎者为佳。

**1. 广地龙**　呈长条状薄片，弯曲，边缘略卷，长 15~20cm，宽 1~2cm。全体具环节，背部棕褐色至紫灰色，腹部浅黄棕色；第 14~16 环节为生殖带，习称"白颈"，较光亮。体前端稍尖，尾端钝圆，刚毛圈粗糙而硬，色稍浅。雄生殖孔在第 18 环节腹侧刚毛圈一小孔突上，外缘有数环绕的浅皮褶，内侧刚毛圈隆起，前面两边有横排（一排或二排）小乳突，每边 10~20 个不等。受精囊孔 2 对，位于7/8 至 8/9 环节间一椭圆形突起上，约占节周 5/11。体轻，略呈革质，不易折断，气腥，味微咸。饮片段状。

**2. 沪地龙**　长 8~15cm，宽 0.5~1.5cm。全体具环节，背部棕褐色至黄褐色，腹部浅黄棕色；第 14~16 环节为生殖带，较光亮。第 18 环节有一对雄生殖孔。通俗环毛蚓的雄交配腔能全部翻出，呈花菜状或阴茎状；威廉环毛蚓的雄交配腔孔呈纵向裂缝状；栉盲环毛蚓的雄生殖孔内侧有 1 或多个小乳突。受精囊孔 3 对，在 6/7 至 8/9 环节间。饮片段状。

【功效应用】地龙性味咸、寒，归肝、脾、膀胱经，具有清热定惊、通络、平喘、利尿的功效，用于高热神昏、惊痫抽搐、关节痹痛、肢体麻木、半身不遂、肺热喘咳、水肿尿少。

【不良反应】据报道，复方地龙注射液肌注可引起过敏性休克。地龙口服过量可致中毒，表现为头痛头昏、血压先升高后突然降低、腹痛、胃肠道出血、心悸、呼吸困难等。

【用药禁忌】

**1. 病证禁忌** 脾胃虚寒者慎用；慢性胃炎、肝炎、食少易呕者禁大量久服；心动过缓以及低血压患者忌大量久服；有出血倾向者忌用；过敏体质者忌用。

**2. 配伍禁忌** 不宜与阿司匹林、吲哚美辛、左旋多巴等合用。

**3. 饮食禁忌** 畏葱、盐。忌食生冷刺激性食物。

**4. 特殊人群** 孕妇及先兆流产者不宜大量服用，老年人及婴幼儿不宜大量长期服用。

**5. 使用注意** 与其他寒凉药同用时，注意减量。

【处方应付】

正名：地龙。

**地龙** 处方用名写蚯蚓、曲蟮、土龙、地龙，付地龙。

【调剂要求】

**1. 用法与用量** 5~10g，鲜品 10~20g，研末吞服 1~2g。内服入煎剂或入丸、散剂及注射剂等。用于平喘、通络多饭后服；用于清热息风不拘时服。外用适量，捣烂，或研末调敷，用于利水、疗痈、通痹。

**2. 特殊处理** 亦可用鲜品加食盐化水服治癫痫。

【用药指导】顾护脾胃，饮食宜熟软易消化。关注精神状态，监测血压、心率、胃肠功能、凝血机制、过敏反应等。

【贮藏养护】置通风干燥处，防霉，防蛀。

# 第十六节　开窍药

凡气味芳香，且以通关开窍、苏醒神志为主要作用的药物，称为芳香开窍药。

本类药物易于挥发，多入丸、散，不入煎剂，且用量小，进行处方调剂时需精细称量。临床应用时应中病即止，只宜暂服，不可久用。本类药物中的贵细中药如麝香，贮存管理应设专柜加锁存放，实行双人签收与核发管理手续。另外，本类药物大多为妊娠禁忌药，故在审核处方时需特别注意。

本节重点介绍麝香、天然冰片、石菖蒲 3 味中药的功效特点和调剂应用。

# 麝 香

【来源】本品为鹿科动物林麝 *Moschus berezovskii* Flerov、马麝 *Moschus sifanicus* Prze-walski 或原麝 *Moschus moschiferus* Linnaeus 成熟雄体香囊中的干燥分泌物。野麝多在冬季至次春猎取，猎获后，割取香囊，阴干，习称"毛壳麝香"；剖开香囊，除去囊壳，习称"麝香仁"。家麝直接从其香囊中取出麝香仁，阴干或用干燥器密闭干燥。

【产地】野生麝香主产于西藏自治区、四川甘孜藏族自治州、阿坝藏族羌族自治州等地，贵州、云南、广西、陕西等地也产。康藏高原及四川阿坝草原为麝香主要产地。家养麝香主产于四川。

【炮制】取毛壳麝香，除去囊壳，取出麝香仁，除去杂质，用时研细。

【饮片特征】整麝香（毛香）以身干、色黄、香浓者为佳。麝香仁以仁黑、粉末棕黄（俗称黑子黄香）、香气浓烈、富油性者为佳。

麝香仁野生者质软，油润，疏松；其中不规则圆球形或颗粒状者习称"当门子"，表面多呈紫黑色，油润光亮，微有麻纹，断面深棕色或黄棕色；粉末状者多呈棕褐色或黄棕色，并有少量脱落的内层皮膜和细毛。饲养者呈颗粒状、短条形或不规则的团块；表面不平，紫黑色或深棕色，显油性，微有光泽，并有少量毛和脱落的内层皮膜。气香浓烈而特异，味微辣、微苦带咸。

【功效应用】麝香性味辛，温，归心、脾经。具有开窍醒神、活血通经、消肿止痛的功效。用于热病神昏，中风痰厥，气郁暴厥，中恶昏迷，经闭，癥瘕，难产死胎，胸痹心痛，心腹暴痛，跌仆伤痛，痹痛麻木，痈肿瘰疬，咽喉肿痛。

【不良反应】超量或使用不当可中毒，表现为中枢神经系统麻痹，呼吸、心跳抑制。麝香的毒性反应还表现为可致急性肾衰竭；对消化道黏膜有刺激性，可出现口腔黏膜及咽部糜烂、口内异物感、牙齿脱落、恶心呕吐、腹痛腹泻；可引起鼻衄、齿衄、吐血、便血及全身广泛性出血点，严重者可致呼吸中枢麻痹、心力衰竭、昏迷、抽搐、无尿、瞳孔散大、内脏广泛出血。麝香膏外用时有致过敏反应的报道。

【用药禁忌】

**1. 病证禁忌** 实热内炽、阴虚火旺、血虚血热证忌用。本品辛散走窜，有耗气伤阴之弊，故气血亏虚的患者不宜长期服用。出血性疾病患者忌用。肾病患者慎用。昏迷属脱证者忌用。

**2. 配伍禁忌** 据报道，不宜与马钱子同用；不宜与普罗帕酮、奎尼丁等西药同用。

**3. 饮食禁忌** 服药期间不宜食生冷瓜果或饮酒；忌蒜。

**4. 特殊人群** 孕妇及围孕期妇女忌用。儿童慎用。运动员慎用。

**5. 使用注意** 单味药应用尤须谨慎。

【处方应付】

正名：麝香。

**麝香仁** 处方用名写脐香、麝脐香、麝香，付麝香细粉。

**【调剂要求】**

**1. 用法与用量**　0.03~0.1g，多入丸、散用。外用适量。外用吹喉、吹鼻、点眼、调涂或入膏药中敷贴。

**2. 特殊处理**　研细粉。

**【用药指导】**　老年人不宜长期服用。儿童使用需遵医嘱。监测尿常规、肾功能、血常规、凝血功能及有无过敏反应等。不可随意自行加大用量或延长用药时间。

**【贮藏养护】**　密闭，置阴凉干燥处，遮光，防潮，防蛀。

# 天然冰片

**【来源】**　本品为樟科植物樟 *Cinnamomum camphora* (L.) Presl 的新鲜枝、叶经提取加工制成。

**【产地】**　主产于广东、广西、云南、贵州、湖南等地。

**【炮制】**　原品入药，不另加工。

**【饮片特征】**　天然冰片以片大而薄、色洁白、质松、气清香纯正者为佳。

本品为白色结晶性粉末或片状结晶。气清香，味辛、凉。具挥发性，点燃时有浓烟，火焰呈黄色。

**【功效应用】**　天然冰片性味辛、苦，凉，归心、脾、肺经，具有开窍醒神，清热止痛的功效，用于热病神昏、惊厥，中风痰厥，气郁暴厥，中恶昏迷，胸痹心痛，目赤，口疮，咽喉肿痛，耳道流脓。

**【不良反应】**　据报道，冰片外用可致皮肤潮红、灼热瘙痒，出现水肿型红斑及散在性红色丘疹等过敏反应。口服除可致皮疹外，还可出现头晕、心慌等症。

**【用药禁忌】**

**1. 病证禁忌**　凡外感风寒、内伤生冷、脾胃阳虚、肾阳虚衰等证慎用。凡气血亏虚所致昏厥者忌用。

**2. 配伍禁忌**　天然冰片与镇静药、麻醉药等中枢神经抑制药同用时，用药剂量需减少。

**3. 特殊人群**　孕妇忌用。老年人及婴幼儿慎用。

**4. 使用注意**　不宜大剂量长期服用。外用注意皮肤过敏反应。

**【处方应付】**

正名：天然冰片。

**天然冰片**　处方用名写龙脑、龙脑香、冰片、右旋龙脑，付天然冰片。

**【调剂要求】**

**用法与用量**　0.3~0.9g，入丸、散服。外用适量，研粉点敷患处。

**【用药指导】**　与其他寒凉药物同用时，注意减量。用药中顾护脾胃，饮食宜熟软易消化。注意用药者精神状态、过敏反应等。

**【贮藏养护】**　密封，置阴凉处。

## 石菖蒲

【来源】本品为天南星科植物石菖蒲 *Acorus tatarinowii* Schott 的干燥根茎。秋、冬二季采挖，除去须根和泥沙，晒干。

【产地】主产于四川、浙江、江苏、湖南等地。

【炮制】取原药材，除去杂质，大小分开，洗净，浸泡 1~2 小时，取出，闷润至内外湿度一致，切厚片，晒干或低温干燥，筛去碎屑。

【饮片特征】石菖蒲药材以条粗、断面色类白、香气浓者为佳。

饮片呈扁圆形或长条形的厚片。外表皮棕褐色或灰棕色，有的可见环节及根痕。切面纤维性，类白色或微红色，有明显环纹及油点。气芳香，味苦、微辛。

【功效应用】石菖蒲性味辛、苦，温，归心、胃经，具有开窍豁痰、醒神益智、化湿开胃的功效。用于神昏癫痫，健忘失眠，耳鸣耳聋，脘痞不饥，噤口下痢。

【不良反应】个别病人服后会有发热等不适反应。大剂量服用偶可见皮肤潮红、血尿、血压增高等。其挥发油肌注可出现头昏、恶心、呕吐等。

【用药禁忌】

**1. 病证禁忌**　外感风寒或湿热、实热内炽，阴虚火旺及血虚血热证忌单味服用。阴血不足者禁用。胃溃疡者慎用。

**2. 配伍禁忌**　据报道，不宜与麻黄同用，不宜与西药乙酰胆碱合用，不宜与硫酸亚铁等含铁制剂合用。

**3. 饮食禁忌**　服药期间不宜食动物肝脏、鱼、禽、蛋黄及海带、紫菜、黄豆、菠菜、番茄、茄子等。忌羊肉、羊血、饴糖等。

**4. 使用注意**　老年人及婴幼儿不宜长期服用。

【处方应付】

正名：石菖蒲。

**石菖蒲**　处方用名写香菖蒲、石菖蒲，付石菖蒲。

【调剂要求】

**用法与用量**　3~10g，煎服，或入丸、散。外用适量，煎水洗或研末调敷。

【用药指导】用量不宜过大，如服药后感觉不适，应立即停药观察。从事精细工作者不宜大量、长期服用。

【贮藏养护】置干燥处，防霉。

# 第十七节　补虚药

凡能补充人体物质亏损或增强人体机能活动，以治疗各种虚证的药物，统称补虚药。

所谓虚证，概括起来为气虚证、阳虚证、血虚证、阴虚证四种。补虚药也可根据其作用和应用范围分为补气药、补阳药、补血药、补阴药四类。临床使用应当根据虚证的不同类型而予以不同的补虚药。如气虚证用补气药，阳虚证用补阳药，血虚证用补血药，阴虚证用养阴药等。但人体在生命活动过程中，气、血、阴、阳是互相依存的，所以在虚损不足的情况下，也常互相影响。

补虚药不适用于有实邪的病证，因能"闭门留寇"而加重病情。但在实邪未除，正气已虚的情况下，在祛邪药中，可适当选用补虚药，以"扶正祛邪"，达到战胜疾病的目的。补虚药如使用不当，往往有害而无益。如阴虚有热而用补阳药、阳虚有寒而用养阴药，均能产生不良的后果。

因本品属于气味浓厚之品，在临床调剂时需注意以下几点：

1. 入煎剂时，宜久煎，使药味尽出，利于煎出有效物质。

2. 宜温服，于早晨空腹时服用，以利于充分吸收。

3. 注意特殊中药的服用、煎煮方法，如人参、西洋参等属贵重药材，宜另煎兑服，以免其他药渣吸收其药液造成浪费；阿胶、鹿茸胶须烊化冲服。

4. 若需久服，可做丸、膏剂服用，以利吸收，促使药效缓慢发挥。

此外，还当顾护脾胃，适当配伍健运脾胃之品，以免妨碍消化吸收，影响疗效。

本节分补气药、补阳药、补血药、补阴药 4 类，重点介绍人参、党参、黄芪、白术、山药、甘草、鹿茸、肉苁蓉、淫羊藿、杜仲、续断、补骨脂、益智、蛤蚧、菟丝子、巴戟天、当归、熟地黄、何首乌、白芍、阿胶、南沙参、北沙参、麦冬、石斛、黄精、枸杞子、龟甲、鳖甲 29 味中药的功效特点和调剂应用。

## （一）补气药

## 人 参

【来源】本品为五加科植物人参 *Panax ginseng* C. A. Mey. 的干燥根和根茎。多于秋季采挖，洗净经晒干或烘干。栽培的俗称"园参"，多加工成生晒参和红参；播种在山林野生状态下自然生长的称"林下山参"，习称"籽海"，多加工成全须生晒参。

【产地】人参主产于东北三省，是东北三宝之一，吉林抚松、集安、靖宇、长白山产量最大；辽宁的桓仁、新宾、凤城、铁岭、抚顺等地也产；黑龙江的铁力、伊春、东宁、牡丹江等地也产。野生人参产量极少，主要在长白山脉及小兴安岭地区偶有发现。朝鲜和俄罗斯远东地区少有发现。

【炮制】

**1. 人参（生晒参）** 园参剪去小支根，置日光下晒干或烘干，称为生晒参。取生晒参，洗净，润透，切薄片，干燥。

**2. 红参** 园参剪去小支根，蒸制 2~2.5 小时，取出晒干或烘干，即为红参。取红参蒸软或稍浸后烘软，切薄片，干燥。或用时粉碎、捣碎。

【饮片特征】人参原药材以条粗、质硬、完整、表面黄白色者为佳。红参原药材以条粗、质硬、腿长、完整、表面棕红色者为佳。

**1. 人参**　呈圆形或类圆形薄片。外表皮灰黄色。切面淡黄白色或类白色，显粉性，形成层环纹棕黄色，皮部有黄棕色的点状树脂道及放射性裂隙。体轻，质脆。香气特异，味微苦、甘。

**2. 红参**　呈类圆形或椭圆形薄片。外表皮红棕色，半透明。切面平坦，角质样。质硬而脆。气微香而特异，味甘、微苦。

【功效应用】人参性味甘、微苦，微温。归脾、肺、心、肾经。具有大补元气、复脉固脱、补脾益肺、生津养血、安神益智的功效。用于体虚欲脱，肢冷脉微，脾虚食少，肺虚喘咳，津伤口渴，内热消渴，气血亏虚，久病虚羸，惊悸失眠，阳痿宫冷。红参性味甘、微苦，温。归脾、肺、心、肾经。具有大补元气、复脉固脱、益气摄血的功效。用于体虚欲脱，肢冷脉微，气不摄血，崩漏下血。

【不良反应】长期大量服用人参或人参制剂，可产生"人参滥用综合征"，出现腹泻、皮疹、失眠、神经过敏、血压升高、忧郁、性欲亢进（或性功能减退）、头痛、心悸等不良反应；过大剂量使用，可引起中毒，出现恶心、呕吐、抽搐、神志昏迷、大小便失禁、发热、血压升高、双侧瞳孔不等大、呼吸急促、烦躁不安、全身玫瑰疹、眼底出血、体温升高、惊厥甚至死亡；有的可能出现过敏反应，表现为皮肤散在丘疹、瘙痒难耐、灼热等，严重者可出现全身水肿；亦有低血钾、男子女性型乳房、乳腺痛等。

【用药禁忌】

**1. 病证禁忌**　服用本品容易上火，有出血倾向、舌红者以及辨证属湿阻、热证湿热内盛，症见胸闷不舒、苔腻者不宜用。感冒、急性感染、自身免疫性疾病、乳腺炎、肥胖、高血压、心律失常、失眠、甲亢、痛风患者不宜用。

**2. 配伍禁忌**　人参反藜芦，畏五灵脂，恶皂荚，均忌同用。不宜与利多卡因、胺碘酮、普萘洛尔、吩噻嗪类、呋塞米等合用。不宜与维生素 C、烟酸、胃酶合剂等酸性强的药物合用。不宜与强心药物，如地高辛同用。不宜与硫酸亚铁等含金属的盐类药物合用。

**3. 饮食禁忌**　服药期间忌食萝卜、绿豆、螃蟹及强碱性食物，如茶、葡萄、海带等。

**4. 特殊人群**　14 岁以下儿童不宜服用；孕妇及哺乳期妇女不宜大剂量使用。运动员慎用。

**5. 使用注意**　有助火壅滞敛邪之弊，防其助火，可配生地黄、天冬等凉润之品；防其碍气作胀，可配砂仁、陈皮等理气除胀之品。自身免疫性疾病患者需在医师指导下应用。

【处方应付】

正名：人参。

**1. 人参**　处方用名写人参、生晒参、园参、人参片，付人参片。

**2. 红参**　处方用名写红参、边条参、吉林参，付红参片。

【调剂要求】

**1. 用法与用量**　3～9g，煎服。挽救虚脱可用至 15～30g；补益应从小剂量开始，1～3薄片，煎汤服用，没有不适反应可缓慢增加剂量。

**2. 特殊处理**　常入煎剂，另煎兑服。慢性病需久服者亦可熬膏，入丸、散。

【用药指导】人参虽为补虚扶弱佳品，但必须有气虚、阳虚、气血两虚或阳气衰弱等症状才可使用，禁止滥用。服药期间，若出现头痛、心悸、失眠、血压升高等不良反应当及时停药。注意监测服药者食欲、睡眠、心率、血压等变化。

【贮藏养护】置阴凉干燥处，密闭保存。防蛀。

# 党　参

【来源】本品为桔梗科植物党参 *Codonopsis pilosula*（Franch.）Nannf.、素花党参 *Codonopsis pilosula* Nannf. var. *modesta*（Nannf.）L. T. Shen 或川党参 *Codonopsis tangshen* Oliv. 的干燥根。秋季采挖，洗净，晒干。

【产地】主产于东北、华北及陕西、山西、宁夏、甘肃、青海、河南、四川、云南、西藏等地。北方各省山区皆有野生。

【炮制】

**1. 党参**　取原药材，除去杂质，根据干湿程度，洗净后直接切 8～10mm 段，或闷润至软硬适宜后切 8～10mm 段，干燥，筛去碎屑。

**2. 米炒党参**　将大米置热的炒药锅内，用中火加热至米冒烟时，投入党参片拌炒，至党参呈黄色时取出，筛去米，晾凉。每 100kg 党参片，用大米 20kg。

【饮片特征】党参原药材以根条肥大粗壮、肉质柔润、外皮细、香气浓、断面黄白色、味甜、嚼之无渣者为佳。

**1. 党参**　党参片呈类圆形的厚片。外表皮灰黄色、黄棕色至灰棕色，有时可见根头部有多数疣状突起的茎痕和芽。切面皮部淡棕黄色至黄棕色，木部淡黄色至黄色，有裂隙或放射状纹理。有特殊香气，味微甜。

**2. 米炒党参**　形如党参片，表面深黄色，偶有焦斑。

【功效应用】党参性味甘、平。归脾、肺经。具有健脾益肺、养血生津的功效。用于脾肺气虚，食少倦怠，咳嗽虚喘，气血不足，面色萎黄，心悸气短，津伤口渴，内热消渴。米炒党参气变清香，能增强和胃、健脾止泻作用，多用于脾胃虚弱，食少，便溏。

【不良反应】可引起咽痛、头晕、视物模糊；甚则两腿肌肉抽搐、步态不稳，继则出现精神失常、意识不清、失声失语；亦有用量过大引起心前区不适或脉律不齐的报道。

【用药禁忌】

**1. 病证禁忌**　气滞、热盛、肝火盛者禁用；邪盛而正不虚者不宜用。

**2. 配伍禁忌**　反藜芦。据报道，不宜与硫酸亚铁、维生素 B、四环素、红霉素、林可霉素、利福平、洋地黄等同用。

**3. 饮食禁忌**　服药期间忌食萝卜、绿豆等强碱性食物，如葡萄、茶叶、海带等。

**4. 使用注意**　剂量不宜过大。应从小剂量起始，逐渐增加药量。正虚邪实者不宜单独使用。

【处方应付】

正名：党参。

**1. 党参**　处方用名写黄参、防党参、条党参、潞党参、党参，付党参片。

**2. 米炒党参**　处方用名写炒党参、米炒党参，付米炒党参。

【调剂要求】

**用法与用量**　9~30g，煎服。内服入煎剂，亦可熬膏或入丸、散及其他中成药制剂。宜饭前服用。

【用药指导】宜清淡及易消化饮食。注意监测服药者的精神状态、饮食等变化。

【贮藏养护】置通风干燥处。防蛀。

# 黄 芪

【来源】本品为豆科植物蒙古黄芪 *Astragalus membranaceus*（Fisch.）Bge. var. *mongholicus*（Bge.）Hsiao 或膜荚黄芪 *Astragalus membranaceus*（Fisch.）Bge. 的干燥根。春、秋二季采挖，除去须根和根头，晒干。

【产地】主产于山西、内蒙古、黑龙江、陕西、河北及东北三省。栽培、野生均有，以栽培品为主。

【炮制】

**1. 黄芪**　取原药材，除去杂质，大小分开，洗净，闷润至质柔韧；或投入浸润罐内，加水适量，浸润至可弯曲（约90°），取出，晾至内外软硬适宜，切厚片，干燥，筛去碎屑。

**2. 蜜黄芪**　取炼蜜，加适量开水稀释后，淋入净黄芪片中，拌匀，闷润至蜜吸尽，置热锅内，用文火炒至表面深黄色，不粘手时，取出，晾凉。每100kg 黄芪片，用炼蜜30~35kg。

【饮片特征】黄芪原药材以根条粗长、皱纹少、粉性足、坚实绵韧、味甘甜、豆腥气浓厚者为佳。

**1. 黄芪**　黄芪片呈类圆形或椭圆形的厚片，外表皮黄白色至淡棕褐色，可见纵皱纹或纵沟。切面皮部黄白色，木部淡黄色，有放射状纹理及裂隙，有的中心偶有枯朽状，黑褐色或呈空洞。气微，味微甜，嚼之有豆腥味。

**2. 炙黄芪**　形如黄芪片，表面深黄色或淡棕褐色，质较脆，略带黏性，有蜜香气，味甜。

【功效应用】黄芪性味甘、微温。归肺、脾经。具有补气升阳、固表止汗、利水消肿、生津养血、行滞通痹、托毒排脓、敛疮生肌的功效。用于气虚乏力，食少便溏，中气下陷，久泻脱肛，便血崩漏，表虚自汗，气虚水肿，内热消渴，血虚萎黄，半身不遂，痹痛麻木，痈疽难溃，久溃不敛。炙黄芪甘温而偏润，增强补中益气的作用，善补脾肺气虚诸证。

【不良反应】偶见过敏反应、皮肤瘙痒，可出现红色斑丘疹，使原有咳嗽、水肿加重；亦可见头晕、眼胀、大便干、失眠、肢体浮肿、血压上升、四肢震颤等不良反应。

【用药禁忌】

**1. 病证禁忌**　凡表实邪盛、内有积滞、疮疡初起或溃后热毒尚盛者忌用。甲亢、低血糖、出血性疾病、自身免疫性疾病患者慎用。

**2. 配伍禁忌**　不宜与降压药合用；不宜与强心苷药物合用；不宜与肝素、华法林、阿司匹林等合用。

**3. 饮食禁忌**　服药期间忌喝茶、吃水果，忌与海带等碱性食物同食。

**4. 使用注意**　本品甘温补气，能助湿生热，不可滥用。自身免疫性疾病及器官移植患者需遵医嘱。

【处方应付】

正名：黄芪。

**1. 黄芪**　处方用名写绵芪、北芪、黄芪，付黄芪片。

**2. 炙黄芪**　处方用名写蜜黄芪、蜜北芪、炙黄芪，付炙黄芪。

【调剂要求】

**用法与用量**　9～30g，煎服。内服入煎剂，亦可熬膏或入丸、散及其他中成药制剂。宜饭前服。

【用药指导】宜清淡及易消化饮食。注意监测服药者精神状态、饮食、血压等变化。

【贮藏养护】置通风干燥处。防潮、防蛀。

# 白　术

【来源】本品为菊科植物白术 *Atractylodes macrocephala* Koidz. 的干燥根茎。冬季下部叶枯黄、上部叶变脆时采挖，除去泥沙，烘干或晒干，再除去须根。

【产地】主产于浙江、安徽、湖南、江西、湖北、河北等地，以栽培为主。

【炮制】

**1. 生白术**　取原药材，除去杂质及残茎，洗净，浸泡至约七成透时，取出，闷润至内外湿度一致，切厚片，干燥，筛去碎屑。

**2. 麸炒白术**　取蜜炙麸皮，撒入热锅内，待冒烟时，加入白术片，用文火炒至表面黄棕色，有焦香气逸出时取出，筛去麸皮，晾凉。每100kg 白术片，用蜜炙麸皮 10kg。

**3. 土炒白术**　取伏龙肝细粉，置热锅内，用中火炒至灵活状态时加入白术片，炒至外面均匀挂有土色，有香气逸出时取出，筛去伏龙肝细粉，晾凉。每100kg白术片，用伏龙肝细粉30kg。

【饮片特征】白术原药材以个大、体重、质坚实、断面黄白色、外皮细、香气浓、甜味强而辣味少者为佳。

**1. 生白术**　白术片呈不规则的厚片。外表皮灰黄色或灰棕色。切面黄白色至淡棕色，散生棕黄色的点状油室，木部具放射状纹理；烘干者切面角质样，色较深或有裂隙。气清香，味甘、微辛，嚼之略带黏性。

**2. 麸炒白术**　形如白术片，表面黄棕色，偶见焦斑。略有焦香气。

**3. 土炒白术**　形如白术片，表面土黄色，附有细土末，有土香气。

【功效应用】生白术性味苦、甘，温，归脾、胃经。具有健脾益气、燥湿利水、止汗、安胎的功效。用于脾虚食少，腹胀泄泻，痰饮眩悸，水肿，自汗，胎动不安。麸炒白术能缓和燥性，增强健脾消胀的作用，常用于脾胃不和，运化失常，表虚自汗。土炒白术增强补脾止泻的作用，常用于脾虚食少，泄泻便溏，胎动不安。

【不良反应】偶有患者表现为吐血、衄血、便血、恶寒发热、烦躁不安、肌肤发斑等。

【用药禁忌】

**1. 病证禁忌**　阴虚内热、津液亏耗、燥渴、实胀、气闷者慎用。

**2. 配伍禁忌**　不宜与抗菌药物（青霉素、链霉素、新霉素、磺胺类、灰黄霉素）、降血糖药（甲苯磺丁脲、氯磺丙脲）及汞剂、碘剂、砷剂、抗组胺药、利尿药等合用。

**3. 饮食禁忌**　不宜与桃、李、杏、芫荽、青鱼等同食。

**4. 使用注意**　久用有伤津之弊，注意顾护津液。

【处方应付】

正名：白术。

**1. 白术**　处方用名写于术、白术，付生白术片。

**2. 麸炒白术**　处方用名写炒白术、麸炒白术，付麸炒白术。

**3. 土炒白术**　处方用名写土白术、土炒白术，付土炒白术。

【调剂要求】

**用法与用量**　6~12g，煎服。内服入煎剂，亦可熬膏，或入丸、散及其他中成药制剂。宜饭前服。

【用药指导】宜清淡及易消化饮食。注意监测服药者食欲、大便、血常规等变化。

【贮藏养护】置通风干燥处。防蛀。

# 山 药

【来源】本品为薯蓣科植物薯蓣 *Dioscotea opposita* Thunb. 的干燥根茎。冬季茎叶枯萎后采挖，切去根头，洗净，除去外皮和须根，干燥，习称"毛山药"；或除去外皮，趁鲜切厚片，干燥，称为"山药片"；也有选择肥大顺直的干燥山药，置清水中，浸至无干心，闷透，切齐两端，用木板搓成圆柱状，晒干，打光，习称"光山药"。

【产地】主产于河南焦作境内，含孟州、博爱、沁阳、武陟、温县等县（县级市），所产山药名贵，习称"怀山药"，素有"怀参"之称，为全国之冠。山西太谷、介休、平遥、孝义等县产品亦佳。陕西大荔、渭南，河北安国、保定、博野、安平等县亦产。

【炮制】

**1. 山药** 取毛山药或光山药，除去杂质，大小分开，洗净，浸泡至约七成透时取出，闷润至内外湿度一致，切厚片，干燥，筛去碎屑。

**2. 麸炒山药** 取麸皮，撒入热锅内，待冒烟时，加入毛山药或光山药片，迅速翻动，用中火炒至淡棕黄色，取出，筛去麸皮，晾凉。每100kg山药片，用麸皮10kg。

【饮片特征】山药原药材均以条粗、色白、质坚实、粉性足、光滑圆润者为佳。

**1. 山药** 毛山药片或光山药片呈类圆形的厚片。表面类白色或淡黄白色，质脆，易折断，切面类白色，富粉性。气微，味淡、微酸。嚼之略有黏性。

**2. 麸炒山药** 形如毛山药片或光山药片，切面黄白色或微黄色，偶见焦斑，略有焦香气。

**3. 山药片** 为不规则的厚片，皱缩不平，切面白色或黄白色，质坚脆，粉性。气微，味淡、微酸。

【功效应用】山药性味甘、平。归脾、肺、肾经。具补脾养胃、生津益肺、补肾涩精的功效。用于脾虚食少，久泻不止，肺虚喘咳，肾虚遗精，带下，尿频，虚热消渴。麸炒山药补脾健胃作用增强，用于脾虚食少、泄泻便溏、白带过多。

【不良反应】偶见内服出现荨麻疹、片状疱疹、瘙痒，并见咽喉痒、胸闷发热；外敷亦可见皮肤瘙痒、心烦不安。

【用药禁忌】

**1. 病证禁忌** 湿盛中满或有积滞者慎用。实热邪实者忌用。低血糖者不宜长期大量服用。

**2. 配伍禁忌** 恶甘遂。据报道，不宜与维生素C、烟酸、谷氨酸及胃酶合剂合用。

**3. 使用注意** 外用易致皮肤过敏。

【处方应付】

正名：山药。

**1. 山药** 处方用名写淮山、怀山、山药，付山药。

**2. 麸炒山药** 处方用名写炒山药、麸炒山药，付麸炒山药。

【调剂要求】

**用法与用量** 15～30g，煎服，鲜品可加大剂量；研末吞服6～10g；或入丸、散及其他中成药制剂。宜饭前服。外用适量，鲜品适量捣敷。

【用药指导】本品药食两用，药性平和。外用若出现皮肤红肿瘙痒，立即停用。内服注意血糖、饮食、大便等情况；外用注意观察皮肤变化。

【贮藏养护】置通风干燥处。防蛀。

# 甘　草

【来源】本品为豆科植物甘草 *Glycyrrhiza uralensis* Fisch.、胀果甘草 *Glycyrrhiza inflata* Bat. 或光果甘草 *Glycyrrhiza glabra* L. 的干燥根和根茎。春、秋二季采挖，除去须根，晒干。

【产地】主要分布于内蒙古、宁夏、新疆、甘肃；以内蒙古、宁夏甘草品质优良。家种甘草主产于甘肃的河西走廊，陇西的周边，宁夏部分地区。

【炮制】

**1. 甘草**　取原药材，除去杂质，大小分开，洗净，浸泡，取出，闷润至内外湿度一致；或投入浸润罐，加水适量，浸润约 90 分钟，至折断面无干心，取出，晾至内外软硬适宜，切厚片，干燥，筛去碎屑。

**2. 炙甘草**　取炼蜜，加适量沸水稀释后，淋入净甘草片中，拌匀，闷润至蜜吸尽，置热锅内，用文火炒至黄色至深黄色，不粘手时取出，晾凉。每 100kg 甘草片，用炼蜜 25～30kg。

【饮片特征】甘草原药材以根条粗壮、外皮细紧坚实、色红棕、断面色黄白、粉性足、味甜者为佳。

**1. 甘草**　甘草片呈类圆形或椭圆形的厚片。外表皮红棕色或灰棕色，具纵皱纹。切面略显纤维性，中心黄白色，有明显放射状纹理及形成层环。质坚实，具粉性。气微，味甜而特殊。

**2. 炙甘草**　形如甘草片，外皮红棕色或灰棕色，微有光泽。切面黄色至深黄色，形成层环明显。略有黏性。具焦香气，味甜。

【功效应用】甘草性味甘、平。归心、肺、脾、胃经。具有补脾益气、清热解毒、祛痰止咳、缓急止痛、调和诸药的功效。用于脾胃虚弱，倦怠乏力，心悸气短，咳嗽痰多，脘腹、四肢挛急疼痛，痈肿疮毒，可缓解药物毒性、烈性。炙甘草甘温，以补脾和胃、益气复脉力胜，常用于脾胃虚弱，心气不足，脘腹疼痛，筋脉挛急等。

【不良反应】长期大量使用可引起假性醛固酮增多症，出现水肿、血压升高、血钾降低等；神经系统表现为四肢无力、痉挛麻木、头晕头痛等；有雌激素样作用，可致女性乳腺肿大，男性阳痿，睾丸、阴茎萎缩；亦可见荨麻疹型药疹，哮喘发作，恶心、呕吐、腹泻等胃肠道反应；甚至有过敏性休克等过敏反应。

【用药禁忌】

**1. 病证禁忌**　甘草味甘，能助湿壅气，令人中满，故湿盛而胸腹胀满及呕吐者忌服。各种水肿、肾病、高血压、低血钾、充血性心力衰竭等患者慎用。

**2. 配伍禁忌**　甘草反甘遂、大戟、芫花、海藻。据报道，不宜与奎宁、阿托品、盐酸麻黄碱等合用；不宜与强心苷合用；本品有排钾作用，不宜与噻嗪类利尿药同用；

不宜与阿司匹林、水杨酸钠等同用；不宜与糖皮质激素合用；不宜与利舍平合用。

**3. 使用注意** 用药期间出现浮肿、高血压等不良反应，立即减少用量或递减直至停用。出现低血钾症，可予口服补钾剂。

【处方应付】

正名：甘草。

**1. 甘草** 处方用名写红甘草、粉甘草、甘草，付甘草片。

**2. 炙甘草** 处方用名写炙甘草、蜜甘草，付炙甘草。

【调剂要求】

**用法与用量** 2~10g，煎服。大剂量可用到 15~30g。内服入煎剂或中成药制剂，外用适量。

【用药指导】宜低盐饮食。注意监测服药者血压、血钾、小便，以及神经系统症状如头痛、头晕、四肢无力麻木等情况。

【贮藏养护】置通风干燥处。防霉、防蛀。

## （二） 补阳药

# 鹿 茸

【来源】本品为鹿科动物梅花鹿 *Cervus Nippon* Temminck 或马鹿 *Cervus elaphus* Linnaeus 的雄鹿未骨化密生茸毛的幼角。前者习称"花鹿茸"，后者习称"马鹿茸"。夏、秋二季锯取鹿茸，经加工后，阴干或烘干。

【产地】梅花鹿野生者很少，主要以家养为主，主产于吉林、辽宁；马鹿野生与家养均有，主产于黑龙江、吉林、青海、新疆、四川等地。东北梅花鹿采收的叫"花鹿茸"，质量最优；东北马鹿采收的叫"东马茸"，品质较优；西北所产的叫"西马茸"，品质较次。

【炮制】

**1. 鹿茸片** 取鹿茸，燎去茸毛，刮净，以布带缠绕茸体，自锯口面小孔灌入热白酒，并不断添酒，至润透或灌酒稍蒸，横切薄片，压平，干燥。

**2. 鹿茸粉** 取鹿茸，燎去茸毛，刮净，劈成碎块，研成细粉。

【饮片特征】花鹿茸、马鹿茸均以茸形粗壮、顶端丰满、毛细柔软、色红黄，皮毛完整、有油润光泽者为佳。

**1. 鹿茸片** 花鹿茸片呈圆形或近圆形，切面直径 1~5cm。鹿茸外表面密生红黄色或棕色细茸毛，有时可见燎痕或刮痕。外皮红棕色或棕色，多光润。中部黄白色、无骨化、密布细孔。体轻质软富弹性，有时可见小而角质样片即蜡片。气微腥、味微咸。马鹿茸片呈长椭圆形或长圆形，表面茸毛灰白色，稀疏、粗而长。外皮灰棕色，角质化较厚。中部白色或红棕色，可见由外向内的骨化圈明显，中间可见蜂窝状孔纹，质硬、无弹性，有时透明。气微味淡。

**2. 鹿茸粉**　呈土黄色细粉，气微腥，味微咸。

【功效应用】鹿茸性味甘、咸，温，归肾、肝经。具有壮肾阳、益精血、强筋骨、调冲任、托疮毒的功效。用于肾阳不足，精血亏虚，阳痿滑精，宫冷不孕，羸瘦，神疲，畏寒，眩晕，耳鸣，耳聋，腰脊冷痛，筋骨痿软，崩漏带下，阴疽不敛等。

【不良反应】偶有胃肠功能障碍、皮肤潮红、瘙痒、月经周期延长、恶心等症状，仅个别患者有一过性心动过速的现象。

【用药禁忌】

**1. 病证禁忌**　阴虚阳亢者忌服；肾虚有火者不宜用；上焦有痰热及胃家有火者忌用；凡吐血下血、阴虚火旺者忌用。

**2. 特殊人群**　孕妇忌服；儿童忌用；运动员禁用。

**3. 饮食禁忌**　服药期间宜少食生冷、辛辣刺激之品。

**4. 使用注意**　注意区别证候轻重选择用药量。服用本品宜从小量开始，严密观察，缓缓增加，切不可骤用大量，以防阳升风动，助火动血，导致多种出血证。

【处方应付】

正名：鹿茸。

**1. 鹿茸片**　处方用名写鹿茸、鹿茸片，付鹿茸片。

**2. 鹿茸粉**　处方用名写鹿茸粉，付鹿茸粉。

【调剂要求】

**1. 用法与用量**　内服1~2g，从小剂量服起，逐渐加至常量。宜饭前服。小剂量可缓解疲劳，大剂量增强性功能。研末冲服效果好，或入丸、散。

**2. 特殊处理**　可浸酒服用；或制取鹿茸精口服液或肌注。

【用药指导】与其他温热药或食物同用时，注意减量。用药中顾护脾胃，宜食熟软易消化食物。注意观察服药后的舌象、脉象、饮水量、性功能等情况变化。

【贮藏养护】置阴凉干燥处。密闭，防蛀。

# 蛤　蚧

【来源】本品为壁虎科动物蛤蚧 *Gekko gecko* Linnaeus 的干燥体。全年均可捕捉，除去内脏，拭净，用竹片撑开，使全体扁平顺直，低温干燥。

【产地】国产蛤蚧主产于广西、广东、云南、贵州等地。进口蛤蚧产于泰国、越南、柬埔寨、印尼等地。现有人工饲养。

【炮制】

**1. 蛤蚧**　取原药材，除去鳞片及头足，切成小块。

**2. 酒蛤蚧**　取蛤蚧块，用黄酒浸润后，烘干。

【饮片特征】蛤蚧原药材以体大、肥壮、尾粗而长、无虫蛀者为佳。

**1. 蛤蚧**　呈不规则的片状小块。表面灰黑色或银灰色，有棕黄色的斑点及鳞甲脱落的痕迹。切面黄白色或灰黄色。脊椎骨和肋骨突起。气腥，味微咸。

**2. 酒蛤蚧** 形如蛤蚧块，微有酒香气，味微咸。

【功效应用】 蛤蚧性味咸、平。归肺、肾经。具有补肺益肾、纳气定喘、助阳益精的功效。用于肺肾不足，虚喘气促，劳嗽咯血，阳痿，遗精。

【用药禁忌】

**1. 病证禁忌** 阴虚火旺、风寒及实热咳嗽、大便溏者忌服。

**2. 特殊人群** 妊娠无虚象者慎服；运动员慎用。

**3. 饮食禁忌** 忌辛辣、油腻、燥热食物。

**4. 使用注意** 注意区别证候轻重选择药量；注意有无过敏反应。

【处方应付】

正名：蛤蚧。

**1. 蛤蚧** 处方用名写蛤解、蛤蟹、蛤蚧，付蛤蚧。

**2. 酒蛤蚧** 处方用名写酒蛤蚧，付酒蛤蚧。

【调剂要求】

**1. 用法与用量** 3~6g，煎服，研末冲服每次 1~2g，1 日 3 次。饭前服可增加补益之功。

**2. 特殊处理** 可 1~2 对浸酒。

【用药指导】 用药中顾护脾胃。宜食熟软易消化食物。注意观察服药者呼吸、二便等反应。

【贮藏养护】 用木箱严密封装，常用花椒拌存，置阴凉干燥处，防蛀。

# 肉苁蓉

【来源】 本品为列当科植物肉苁蓉 *Cistanche deserticoLa* Y. C. Ma 或管花肉苁蓉 *Cistanche tubulosa*（Schenk）Wight 的干燥带鳞叶的肉质茎。春季苗刚出土时或秋季冻土之前采挖，除去茎尖。切段，晒干。

【产地】 主产于内蒙古、陕西、甘肃、宁夏、新疆等地。野生、栽培均有。

【炮制】

**1. 肉苁蓉** 取原药材，除去杂质，大小分档，洗净，浸泡、闷润至内外湿度一致，切厚片，干燥，筛去碎屑。

**2. 酒苁蓉** 取肉苁蓉片，加入黄酒拌匀，闷润 4~8 小时，装入蒸罐内，密封，蒸 12~24 小时，中间倒罐一次，至黄酒被吸尽，表面黑色时，取出，干燥。每 100kg 肉苁蓉片，用黄酒 30kg。

【饮片特征】 肉苁蓉原药材以条粗壮、密生鳞叶、质柔润者为佳。

**1. 肉苁蓉** 肉苁蓉片呈不规则形的厚片。表面棕褐色或灰棕色。有的可见肉质鳞叶。切面有淡棕色或棕黄色点状维管束，排列成波状环纹。气微，味甜、微苦。

**2. 酒肉苁蓉** 形如肉苁蓉片。表面黑棕色，切面点状维管束，排列成波状环纹。质柔润。略有酒香气，味甜、微苦。

**3. 管花肉苁蓉片** 切面散生点状维管束。

【功效应用】肉苁蓉性味甘、咸，温。归肾、大肠经。具有补肾阳、益精血、润肠通便的功效。用于肾阳不足，精血亏虚，阳痿不孕，腰膝酸软，筋骨无力，肠燥便秘。

【用药禁忌】

**1. 病证禁忌** 阴虚火旺者、腹泻便溏者忌服；胃肠湿热而大便干结者不宜用。

**2. 特殊人群** 孕妇慎服。

**3. 饮食禁忌** 不宜食油腻、生冷食品。

**4. 使用注意** 区别生、制品的选用；区别证候轻重选择药量。

【处方应付】

正名：肉苁蓉。

**1. 肉苁蓉** 处方用名写大芸、寸芸、肉苁蓉，付肉苁蓉片。

**2. 酒肉苁蓉** 处方用名写酒肉苁蓉，付酒肉苁蓉。

【调剂要求】

**1. 用法与用量** 6～10g，煎服。大剂量可用到15～30g。多做汤剂入药，或入丸、散。补肾通便宜饭前服用。

**2. 特殊处理** 亦可浸酒服用。

【用药指导】与其他温热药同用时注意减量。用药中顾护脾胃，宜食熟软易消化食物。重点观察服药者二便、性欲等情况。

【贮藏养护】置通风干燥处，防蛀。酒肉苁蓉，密闭，置于阴凉干燥处。

# 淫羊藿

【来源】本品为小檗科植物淫羊藿 *Epimedium brevicomu* Maxim. 、箭叶淫羊藿 *Epimedium sagittatum*（Sieb. et Zucc.）Maxim. 、柔毛淫羊藿 *Epimedium pubescens* Maxim. 或朝鲜淫羊藿 *Epimedium koreanum* Nakai 的干燥叶。夏、秋季茎叶茂盛时采收，晒干或阴干。

【产地】淫羊藿主产于黑龙江、吉林、辽宁、山东、江苏、江西、湖南、广西、四川、贵州、陕西、甘肃。箭叶淫羊藿主产于浙江、安徽、江西、湖北、四川、台湾、福建、广东、广西等地。柔毛淫羊藿主产于四川。朝鲜淫羊藿主产于东北。

【炮制】

**1. 淫羊藿** 取原药材，除去杂质及枝梗，取叶，洗净，稍润，切丝，干燥。

**2. 炙淫羊藿** 取羊脂油加热熔化，加入淫羊藿丝，拌匀，用文火炒至均匀有光泽，取出，晾凉。每100kg淫羊藿丝，用羊脂油（炼油）20～30kg。

【饮片特征】淫羊藿原药材以无根茎、叶片多、色带绿者为佳。

**1. 淫羊藿** 呈丝片状。上表面绿色、黄绿色或浅黄色，下表面灰绿色，网脉明显，中脉及细脉凸出，边缘具黄色刺毛状细锯齿。近革质。气微，味微苦。

**2. 炙淫羊藿** 形如淫羊藿丝。表面浅黄色，显油亮光泽。微有羊脂油气。

【功效应用】淫羊藿性味辛、甘，温，归肝、肾经。具有补肾阳、强筋骨、祛风湿的功效。用于肾阳虚衰，阳痿遗精，筋骨痿软，风湿痹痛，麻木拘挛。炙淫羊藿增强温肾助阳作用，多用于阳痿、不孕。

【不良反应】口服后有轻微不良反应，以口干、恶心为多见，其次为腹胀、头晕，但多可自行消失。

【用药禁忌】

**1. 病证禁忌** 阴虚火旺、相火易动者不宜服；阳强不痿者忌服。

**2. 特殊人群** 孕妇慎服。

**3. 饮食禁忌** 忌食生冷、辛辣之物。

**4. 使用注意** 区别生、制品的选用；区别证候轻重选择药量。

【处方应付】

正名：淫羊藿。

**1. 淫羊藿** 处方用名写仙灵脾、淫羊藿，付淫羊藿。

**2. 炙淫羊藿** 处方用名写炙淫羊藿，付炙淫羊藿。

【调剂要求】

**用法与用量** 6~10g，煎服。一般入汤剂，或浸酒、熬膏，或入丸、散服用。饭前服补肾阳效果佳，饭后服用于祛风除湿。

【用药指导】与其他温热药同用时，注意减量。用药中顾护脾胃，宜食熟软易消化食物。注意观察服药者口渴、性功能、精液质量、血糖等变化。

【贮藏养护】置通风干燥处。

# 杜 仲

【来源】本品为杜仲科植物杜仲 *Eucommia ulmoides* Oliv. 的干燥树皮。4~6月剥取，刮去粗皮，堆置"发汗"至内皮呈紫褐色，晒干。

【产地】主产于张家界杜仲之乡（世界最大的野生杜仲产地），现江苏国家级大丰林业基地大量人工培育杜仲。另外，四川、安徽、陕西、湖北、河南、贵州、云南、江西、甘肃、湖南、广西等地都有种植。

【炮制】

**1. 杜仲** 取原药材，除去杂质，刮去残留的粗皮，厚薄分开，洗净，闷润至内外湿度一致，切块或宽丝，干燥，筛去碎屑。

**2. 盐杜仲** 取杜仲块或丝，喷淋适量盐水，拌匀，闷润至盐水被吸尽，置热锅内，用中火炒至表面黑褐色、内部棕褐色，丝易断时，取出，晾凉。每100kg杜仲丝，用食盐 3kg。

【饮片特征】杜仲原药材以皮厚而大、外面黄棕色、内面黑褐色而光、折断时白丝多者为佳。

**1. 杜仲**　本品呈小方块或丝状。外表面淡棕色或灰褐色，有明显的皱纹。内表面暗紫色、光滑，用指甲刮之显油痕。断面有细密、银白色、富弹性的橡胶丝相连。气微，味稍苦。

**2. 盐杜仲**　形如杜仲块或丝，表面黑褐色，内表面褐色，折断时胶丝弹性较差。味微咸。

【功效应用】杜仲性味甘，温，归肝、肾经。具有补肝肾、强筋骨、安胎的功效。用于肝肾不足，腰膝酸痛，筋骨无力，头晕目眩，妊娠漏血，胎动不安。盐炙引药入肾，直达下焦，温而不燥，补肝肾、强筋骨、安胎作用增强。

【用药禁忌】

**1. 病证禁忌**　阴虚火旺者慎服。

**2. 饮食禁忌**　慎用生冷黏滑之品。

**3. 使用注意**　区别生、制品选用；区别证候轻重选择药量。

【处方应付】

正名：杜仲。

**1. 杜仲**　处方用名写丝楝树皮、杜仲，付杜仲。

**2. 盐杜仲**　处方用名写盐杜仲，付盐炙杜仲。

【调剂要求】

**1. 用法与用量**　6~10g，煎服。外用适量。多入汤剂，或入丸、散。用于肝肾亏虚宜饭前服用。

**2. 特殊处理**　用于祛风湿、强筋骨可浸酒服。

【用药指导】与其他温热药同用时注意减量。用药中顾护脾胃，宜食熟软易消化食物。用药后注意观察服药者饮水、二便、性欲、血压等情况。

【贮藏养护】置通风干燥处。

## 续　断

【来源】本品为川续断科植物川续断 *Dipsacus asper* Wall. ex Henry 的干燥根。秋季采挖，除去根头和须根，用微火烘至半干，堆置"发汗"至内部变绿色时再烘干。

【产地】主产于江西、湖北、湖南、广西、四川、贵州、云南、西藏等地。

【炮制】

**1. 续断**　取原药材，除去杂质，浸泡、闷润至内外湿度一致，软硬适中，切厚片，干燥，筛去碎屑。

**2. 酒续断**　取续断片，用黄酒喷洒均匀，闷润至黄酒被吸尽，置热锅内，用文火炒至微带黑色，取出，晾凉。每100kg续断片，用黄酒10kg。

**3. 盐续断**　取续断片，用盐水拌匀，稍闷润，待盐水被吸尽后，置炒制容器内，用文火加热，炒干，取出晾凉，筛去碎屑。每100kg续断片，用食盐2kg。

【饮片特征】续断原药材以条粗、质软、皮部绿褐色为佳。

**1. 续断**　续断片呈类圆形或椭圆形的厚片。外表皮灰褐色至黄褐色，有纵皱。切面皮部墨绿色或棕褐色，木部灰黄色或黄褐色，可见放射状排列的导管束纹，形成层部位多有深色环。气微，味苦、微甜而涩。

**2. 酒续断**　形如续断片，表面浅黑色或灰褐色，略有酒香气。

**3. 盐续断**　形如续断片，表面黑褐色，味微咸。

【功效应用】续断性味苦、辛，微温。归肝、肾经。具有补肝肾、强筋骨、续折伤、止崩漏的功效。用于肝肾不足，腰膝酸软，风湿痹痛，跌仆损伤，筋伤骨折，崩漏，胎漏。酒续断多用于风湿痹痛，跌仆损伤，筋伤骨折。盐续断入肾经，多用于腰膝酸软。

【不良反应】偶可出现全身瘙痒、皮肤潮红、迅速出现小片斑丘疹等现象。

【用药禁忌】

**1. 病证禁忌**　阴虚火旺者忌服；风湿热痹者慎用。

**2. 饮食禁忌**　不宜食用生冷油腻之品。

**3. 使用注意**　治崩漏下血宜炒用。区别证候轻重选择药量。

【处方应付】

正名：续断。

**1. 续断**　处方用名写川断、续断，付续断片。

**2. 酒续断**　处方用名写酒川断、酒续断，付酒炙续断。

**3. 盐续断**　处方用名写盐续断，付盐炙续断。

【调剂要求】

**1. 用法与用量**　9~15g，煎服或入丸、散剂；用于补肝肾、强筋骨宜饭前服。外用适量。

**2. 特殊处理**　浸酒服用长于治疗肝肾亏虚之腰膝疼痛等。

【用药指导】与其他温热药物同用时，注意减量。用药中顾护脾胃，宜食熟软易消化食物。注意观察服药者体温、食欲、肢体功能、二便等反应。

【贮藏养护】置通风干燥处，防蛀。

## 补骨脂

【来源】本品为豆科植物补骨脂 *Psoralea corylifolia* L. 的干燥成熟果实。秋季果实成熟时采收果序，晒干，搓出果实，除去杂质。

【产地】主产于安徽、浙江、陕西、河南、湖北、四川、江苏等地，以栽培为主。

【炮制】

**1. 补骨脂**　取原药材，簸净杂质，洗净，晒干。

**2. 盐补骨脂**　取净补骨脂，喷淋适量盐水，拌匀，闷润至盐水被吸尽，置热锅内，用文火微炒至表面微鼓起，并有香气逸出时，取出，晾凉。每100kg净补骨脂，用食盐3kg。

【饮片特征】补骨脂原药材以粒籽饱满、身干、色黑、无杂质者为佳。

**1. 补骨脂**　本品呈肾形，略扁，长3～5mm，宽2～4mm，厚约1.5mm。表面黑色、黑褐色或灰褐色，具细微网状皱纹。顶端圆钝，有一小突起，凹侧有果梗痕。质硬。果皮薄，与种子不易分离；种子1枚，子叶2，黄白色，有油性。气香，味辛、微苦。

**2. 盐补骨脂**　形如补骨脂。表面黑色或黑褐色，微鼓起。气微香，味微咸。

【功效应用】补骨脂性味辛、苦，温。归肾、脾经。具有温肾助阳、纳气平喘、温脾止泻；外用消风祛斑的功效。用于肾阳不足，阳痿遗精，遗尿尿频，腰膝冷痛，肾虚作喘，五更泄泻。外用治白癜风、斑秃。盐炙补骨脂可引药入肾，增强温肾助阳、纳气、止泻的作用。

【不良反应】有以补骨脂为原料提取的补骨脂素，肌肉注射治疗白癜风引起过敏性休克的报道。久服补骨脂可致光敏及皮肤色泽变暗。

【用药禁忌】

**1. 病证禁忌**　凡阴虚火动、梦遗、尿血、小便短涩及目赤口苦舌干、大便燥结、内热作渴、火升目赤、易饥嘈杂、湿热成痿，以致骨乏无力者，皆不宜服用。

**2. 特殊人群**　孕妇慎服。

**3. 饮食禁忌**　慎用生冷之品。

**4. 使用注意**　区别生、制品的药效差异。区别证候轻重确定药量。外用可治白癜风，在局部用药后应照射日光5～15分钟，弱光可照20分钟后洗去药液，避免起疱。

【处方应付】

正名：补骨脂。

**1. 补骨脂**　处方用名写破故纸、故脂子、补骨脂，付补骨脂。

**2. 盐补骨脂**　处方用名写盐补骨脂，付盐补骨脂。

【调剂要求】

**1. 用法与用量**　6～10g，煎服或入丸、散。用于脾肾阳虚诸证宜饭前服。外用适量。外用以医用酒精浸泡后涂患处可治疗白癜风。

**2. 特殊处理**　可制成注射剂，肌肉注射用。

【用药指导】与其他温热药物同用时，注意减量。用药中顾护脾胃，宜食熟软易消化食物。注意观察服药者大便、饮水及皮肤色泽变化等情况。

【贮藏养护】置通风干燥处。防蛀。

# 菟丝子

【来源】本品为旋花科植物南方菟丝子 *Cuscuta australis* R. Br. 或菟丝子 *Cuscuta chinensis Lam.* 的干燥成熟种子。秋季果实成熟时采收植株，晒干，打下种子，除去杂质。

【产地】主产于辽宁、吉林、河北、内蒙古、河南、山东、山西、江苏等地。

【炮制】

**1. 菟丝子** 取原药材，除去杂质，洗净，晒干。

**2. 盐菟丝子** 取净菟丝子，喷淋适量盐水，拌匀，待盐水被吸尽后，置热锅内，用文火炒至表面略鼓起，微有爆裂声并有香气逸出时，取出，晾凉。每100kg净菟丝子，用食盐 2kg。

【饮片特征】菟丝子原药材以颗粒饱满、无尘土及杂质者佳。

**1. 菟丝子** 本品呈类球形，直径 1~2mm。表面灰棕色至棕褐色，粗糙，种脐线形或扁圆形。质坚实，不易以指甲压碎。气微，味淡。

**2. 盐补骨脂** 形如菟丝子，表面棕黄色，裂开，略有香气。

【功效应用】菟丝子性味辛、甘，平。归肝、肾、脾经。具有补益肝肾、固精缩尿、安胎、明目、止泻的功效；外用消风祛斑。用于肝肾不足，腰膝酸软，阳痿遗精，遗尿尿频，肾虚胎漏，胎动不安，目昏耳鸣，脾肾虚泻；外治白癜风。菟丝子盐制后引药入肾，不温不燥，补肾作用缓和。

【用药禁忌】

**1. 病证禁忌** 阴虚火旺、大便热燥、小便短赤者忌服；阳强者禁用。

**2. 特殊人群** 孕妇无肾虚者慎服。

**3. 饮食禁忌** 忌食生冷、致泻食品。

**4. 使用注意** 区别生、制品的药效差异。区别证候轻重确定药量。

【处方应付】

正名：菟丝子。

**1. 菟丝子** 处方用名写豆寄生、无根草、菟丝子，付菟丝子。

**2. 盐菟丝子** 处方用名写盐菟丝子，付盐炙菟丝子。

【调剂要求】

**1. 用法与用量** 6~10g，煎服。外用适量。内服常入汤剂，或入丸、散，或泡酒服用。补肝肾饭前服效果显著。

**2. 特殊处理** 熟捣烂做饼，外用治疗白癜风、美容等。

【用药指导】用药中顾护脾胃，宜食熟软易消化食物。注意观察服药者食欲、血糖、大便等反应。

【贮藏养护】置通风干燥处。

# 巴戟天

【来源】本品为茜草科植物巴戟天 *Morinda officinalis* How 的干燥根。全年均可采挖，洗净，除去须根，晒至六七成干，轻轻捶扁，晒干。

【产地】主产于广东、广西、江西、四川等地，尤以广东德庆、郁南出产者为优，栽培为主。栽培的巴戟天比野生的质优。

【炮制】

**1. 巴戟天**　取原药材，除去杂质，洗净，置蒸器内蒸透，趁热除去木心或用水润透后除去木心，切段干燥。筛去碎屑。

**2. 盐巴戟天**　取净巴戟天段，用盐水拌匀，待盐水被吸尽后，置炒制容器内，用文火炒干，取出，晾凉。或取净巴戟天，用盐水拌匀，蒸软，除去木心，切段，干燥。筛去碎屑。每 100kg 净巴戟天，用食盐 2kg。

**3. 制巴戟天**　取甘草，捣碎，加水煎汤两次，去渣，加入净巴戟天拌匀，置锅内，用文火煮透，取出，趁热除去木心，切段，干燥。筛去碎屑。每 100kg 净巴戟天，用甘草 6kg，煎汤约 50kg。

【饮片特征】巴戟天原药材以条大肥壮、呈链球状、肉厚色紫、味香甜者为佳。

**1. 巴戟天**　呈扁圆柱形短段或不规则块。表面灰黄色或暗灰色，具纵纹和横裂纹。切面皮部厚，紫色或淡紫色，中空。气微，味甘而微涩。

**2. 盐巴戟天**　呈扁圆柱形短段或不规则块。表面灰黄色或暗灰色，具纵纹和横裂纹。切面皮部厚，紫色或淡紫色，中空。气微，味甘、咸而微涩。

**3. 制巴戟天**　呈扁圆柱形短段或不规则块。表面灰黄色或暗灰色，具纵纹和横裂纹。切面皮部厚，紫色或淡紫色，中空。气微，味甘而微涩。

【功效应用】巴戟天性味甘、辛，微温。归肾、肝经。具有补肾阳、强筋骨、祛风湿的功效。用于阳痿遗精，宫冷不孕，月经不调，少腹冷痛，风湿痹痛，筋骨痿软。巴戟天盐制后引药入肾，温而不燥，补肾作用缓和，多服久服无伤阴之弊。甘草制后增加甘温补益作用，偏于补肾壮阳、强筋骨。

【用药禁忌】

**1. 病证禁忌**　阴虚火旺者忌服；内热炽盛者禁服。

**2. 饮食禁忌**　慎用生冷、油腻之品。

**3. 使用注意**　区别生、制品的药效差异。区别证候轻重确定药量。

【处方应付】

正名：巴戟天。

**1. 巴戟天**　处方用名写巴戟、巴戟肉、巴戟天，付巴戟天。

**2. 盐巴戟天**　处方用名写盐巴戟天，付盐炙巴戟天。

**3. 制巴戟天**　处方用名写制巴戟天，付制巴戟天。

**【调剂要求】**

**1. 用法与用量**　3～10g，煎服。多入汤剂，或入丸、散。用于补肾壮阳宜饭前服。

**2. 特殊处理**　亦可浸酒或熬膏。

**【用药指导】**　与其他温热药物同用时，注意减量。用药中顾护脾胃，宜食熟软易消化食物。注意观察服药者小便、口渴等情况。

**【贮藏养护】**　置通风干燥处。防霉、防蛀。

# 益　智

**【来源】**　本品为姜科植物益智 *Alpinia oxyphylla* Miq. 的干燥成熟果实。夏、秋间果实由绿变红时采收，晒干或低温干燥。

**【产地】**　主产于海南岛屯昌、澄迈、保亭、琼中等地，广东、广西、福建亦产，多为栽培品。

**【炮制】**

**1. 益智**　取原药材，除去杂质及外壳。用时捣碎。

**2. 盐益智**　取净益智，用盐水拌匀，稍闷，待盐水被吸尽后，置炒制容器内，用文火加热，炒干至颜色加深为度，取出，晾凉。每100kg净益智，用食盐2kg。

**【饮片特征】**　益智原药材以身干、粒大、饱满、显油性、香气浓郁者为佳。

**1. 益智**　本品集结成团，中有隔膜将种子团分为3瓣，每瓣有种子6～11粒。种子呈不规则的扁圆形，略有钝棱，直径约3mm，表面灰褐色或灰黄色，外被淡棕色膜质的假种皮；质硬，胚乳白色。有特异香气，味辛、微苦。

**2. 盐益智**　本品呈不规则的扁圆形，略有钝棱，直径约3mm。外表棕褐至黑褐色，质硬，胚乳白色。有特异香气。味辛、微咸。

**【功效应用】**　益智性味辛、温，归脾、肾经。具有暖肾固精缩尿、温脾止泻摄唾的功效。用于肾虚遗尿，小便频数，遗精白浊，脾寒泄泻，腹中冷痛，口多涎唾等。益智盐制后辛燥性减弱，专行下焦，长于温肾、固精、缩尿。

**【用药禁忌】**

**1. 病证禁忌**　阴虚火旺者忌服；因热而患遗精、尿频、尿崩者均忌服。

**2. 饮食禁忌**　慎食生冷、油腻、燥热之品。

**3. 使用注意**　区别生、制品的药效差异。区别证候轻重确定药量。

**【处方应付】**

正名：益智。

**1. 益智**　处方用名写益智、益智仁，付益智。

**2. 盐益智**　处方用名写盐益智、盐益智仁，付盐炙益智。

**【调剂要求】**

**1. 用法与用量**　3～10g，煎服。多入汤剂，或入丸、散。

**2. 特殊处理**　也可炒熟嚼服。

【用药指导】本品温燥，易伤阴助火，与其他温热药物同用时，注意减量。用药中顾护津液，宜食熟软易消化食物。注意观察服药者小便、口渴等情况。

【贮藏养护】置通风干燥处。防霉防蛀。

## （三）补血药

## 当　归

【来源】本品为伞形科植物当归 *Angelica sinensis*（Oliv.）Diels 的干燥根。秋末采挖，除去须根和泥沙，待水分稍蒸发后，捆成小把，上棚，用烟火慢慢熏干。

【产地】主产于甘肃定西、陇南地区，云南、四川、湖北等地亦产。以定西岷县产量大、质量优。

【炮制】

**1. 当归**　取原药材，除去杂质，洗净，闷润至内外湿度一致，切薄片，晒干或低温干燥，筛去碎屑。

**2. 当归头**　取净当归头部，洗净，润透，切薄片，晒干或低温干燥，筛去碎屑。

**3. 当归尾**　取净当归尾部，洗净，润透，切薄片，晒干或低温干燥，筛去碎屑。

**4. 当归身**　取切去头、尾的净当归，纵切成薄片，晒干或低温干燥，筛去碎屑。

**5. 酒当归**　取当归片，用黄酒拌匀，闷润至黄酒被吸尽，置热锅内，用文火炒至微干，取出，晾凉。每 100kg 当归片，用黄酒 15kg。

【饮片特征】当归原药材以主根粗长、支根少、油润、断面黄白色、气味浓厚者为佳。

**1. 当归**　当归片呈类圆形、椭圆形或不规则薄片。外表皮浅棕色至棕褐色。切面浅棕黄色或黄白色，平坦，有裂隙，中间有浅棕色的形成层环，并有多数棕色的油点，香气浓郁，味甘、辛、微苦。

**2. 酒当归**　形如当归片。切面深黄色或浅棕黄色，略有焦斑。香气浓郁，并略有酒香气。

【功效应用】当归性味甘、辛，温，归肝、心、脾经。具有补血活血、调经止痛、润肠通便的功效。用于血虚萎黄，眩晕心悸，月经不调，经闭痛经，虚寒腹痛，风湿痹痛，跌仆损伤，痈疽疮疡，肠燥便秘。酒当归活血通经功效增强，用于经闭痛经、风湿痹痛、跌仆损伤。

【不良反应】偶可见消化系统不良反应，如恶心、呕吐、腹胀、腹泻等。

【用药禁忌】

**1. 病证禁忌**　湿热中阻、肺热痰火、阴虚阳亢等忌用；大便泄泻者忌服；心功能不全等心脏病患者、低血压患者、出血性疾病患者不宜大量长期服用。

**2. 配伍禁忌**　畏菖蒲、海藻、生姜。不宜与降压药、肝素、华法林、阿司匹林等药合用。

**3. 特殊人群** 孕妇慎服；妇女崩漏经多者慎用。

**4. 饮食禁忌** 忌面食；忌生冷黏腻食物。

**5. 使用注意** 区别生、制品的药效差异。区别证候轻重确定药量。

【处方应付】

正名：当归。

**1. 当归** 处方用名写秦归、云归、当归，付当归片。

**2. 酒当归** 处方用名写酒当归，付酒炙当归。

【调剂要求】

**用法与用量** 6～12g，煎服。多入汤剂，亦可入丸、散。宜饭前服。

【用药指导】服用本品可出现大便溏软，停药后可自行缓解。注意观察服药者体温、食欲、月经量、二便、血常规等变化。

【贮藏养护】置阴凉干燥处。防潮，防蛀。

## 熟地黄

【来源】本品为玄参科植物地黄 *Rehmannia glutinosa* Libosch. 的干燥块根炮制加工品。

【产地】主产于河南、山西、山东、山西、河北等地，均为栽培。尤以河南焦作出产者质优，称"怀地黄"，是著名的"道地药材"。

【炮制】

**1. 熟地黄** 取整生地黄，除去杂质，洗净，稍晾干，加黄酒拌匀，闷润24～48小时，装入蒸罐内，加水适量，密封，蒸12～24小时，中间倒罐一次，至黄酒被吸尽，色泽黑润时取出，晒至约八成干时，切厚片，干燥。每100kg净生地黄，用黄酒30～50kg。

**2. 熟地黄炭** 取整熟地黄，置锅内，上盖一锅，两锅结合处外用黄土泥封严，上锅底补贴一张白纸条，上压重物，用武火加热，焖煅至白纸条变为焦黄色时停火，待凉后，取出，加工成小块，或取熟地黄片，大小分开，置热锅内，用武火炒至鼓起，表面焦黑色、内部黑褐色，喷淋清水少许，熄灭火星，取出，晾干。

【饮片特征】熟地黄以块根肥大、软润、味甜、内外乌黑有光泽者为佳。

**1. 熟地黄** 为不规则的块片、碎块，大小、厚薄不一。表面乌黑色，有光泽，黏性大。质柔软而带韧性，不易折断，断面乌黑色，有光泽。气微，味甜。

**2. 熟地黄炭** 形如熟地黄片，表面焦黑色，有光泽。

【功效应用】熟地黄性味甘、微温。归肝、肾经。具有补血滋阴、益精填髓的功效。用于血虚萎黄，心悸怔忡，月经不调，崩漏下血，肝肾阴虚，腰膝酸软，骨蒸潮热，盗汗遗精，内热消渴，眩晕，耳鸣，须发早白等。制炭后以补血止血为主，用于崩漏或虚损性出血。

【不良反应】有报道可见腹胀、腹泻。

【用药禁忌】

**1. 病证禁忌**　气滞痰多、脘腹胀痛、食少便溏者忌服；糖尿病患者、单纯性肥胖患者忌单味药大量长期服用。

**2. 饮食禁忌**　忌葱、蒜、萝卜、无鳞鱼、猪血和强碱性食物，如葡萄、茶叶、葡萄酒、海带芽、海带等。

**3. 使用注意**　区别证候轻重选择药量及确定疗程长短。据病证特点选择合适配伍。

【处方应付】

正名：熟地黄。

**1. 熟地黄**　处方用名写熟地、熟地黄，付熟地黄。

**2. 熟地黄炭**　处方用名写熟地炭、熟地黄炭，付熟地黄炭。

【调剂要求】

**1. 用法与用量**　9~15g，煎服。多入汤剂，或入丸、散，饭前服用为佳。

**2. 特殊处理**　宜充分浸泡。也可熬膏或浸酒服用。

【用药指导】本品滋腻，适当配伍健脾开胃之品，避免黏腻碍胃。注意观察服药者食欲、二便、呼吸、血常规等变化。

【贮藏养护】置阴凉通风干燥处。

# 何首乌

【来源】本品为蓼科植物何首乌 *Polygonum multiflorum* Thunb. 的干燥块根。秋、冬二季叶枯萎时采挖，削去两端，洗净，个大的切成块，干燥。

【产地】何首乌在我国分布很广，主产于华中、华南、西南、华东等地，家种与野生均有。广东德庆何首乌为"道地药材"。

【炮制】

**1. 何首乌**　取原药材，除去杂质，大小分档，洗净，浸泡至约七成透时取出，闷润至内外湿度一致，切厚片或块，干燥，筛去碎屑。

**2. 制何首乌**　取何首乌片或块，置适宜容器内，加黑豆汁和黄酒拌匀，闷润 4~8 小时，装入蒸罐内，加水适量，密封，蒸 18~24 小时，中间倒罐一次，至汁液被吸尽，内外均呈棕褐色至黑褐色时，取出，干燥。每 100kg 何首乌片（块），用黑豆 10kg，黄酒 25kg。

【饮片特征】何首乌原药材以体重、质坚实、粉性足、断面有"云锦花纹"者为佳。

**1. 何首乌**　呈不规则的厚片或块。外表皮红棕色或红褐色，皱缩不平，有浅沟，并有横长皮孔样突起及细根痕。切面浅黄棕色或浅红棕色，显粉性；横切面有的皮部可见云锦状花纹，中央木部较大，有的呈木心。气微，味微苦而甘涩。

**2. 制何首乌**　呈不规则皱缩状的块片，厚约 1cm。表面黑褐色或棕褐色，凹凸不平。质坚硬，断面角质样，棕褐色或黑色。气微，味微甘而苦涩。

【功效应用】何首乌性味苦、甘、涩，微温。归肝、心、肾经。具有解毒、消痈、截疟、润肠通便的功效。用于疮痈，瘰疬，风疹瘙痒，久疟体虚，肠燥便秘。何首乌制后味转甘厚而性转温，增强补肝肾、益精血、乌须发、强筋骨、化浊降脂的功效。用于血虚萎黄，眩晕耳鸣，须发早白，腰膝酸软，肢体麻木，崩漏带下，高脂血症。

【不良反应】少数病人服用后可以出现腹泻、恶心、呕吐；个别病人服用后可引起发热、汗出、畏寒、乏力等类似疟疾的症状。服用生品可导致肝肾功能损伤。

【用药禁忌】

**1. 病证禁忌**　外感热病患者以及外感表邪未解者忌用；大便溏泄及湿痰较重者忌用；低血糖患者不宜大量长期服用。肝功能不全者禁用。

**2. 配伍禁忌**　不宜与碱性药物联用；不宜与肾上腺皮质激素药合用；不宜与肾上腺素、去甲肾上腺素、异丙肾上腺素、醛固酮等药同用。

**3. 特殊人群**　孕妇及肝功能不全者忌用生品。

**4. 饮食禁忌**　忌葱、蒜等刺激性食物和生冷食物等。

**5. 使用注意**　区别生、制品药效差异。区别证候轻重选择药量。注意根据病证适当配伍。

【处方应付】

正名：何首乌。

**1. 何首乌**　处方用名写生何首乌，付何首乌片。

**2. 制何首乌**　处方用名写何首乌、制何首乌，付制何首乌。

【调剂要求】

**1. 用法与用量**　3~6g，煎服。也可入丸、散，或熬膏、浸酒服用。宜饭前服用。外用适量，煎水洗、研末撒或调涂治疗皮肤瘙痒等。

**2. 特殊处理**　充分浸泡。

【用药指导】使用生、制何首乌需遵医嘱，不可自行加大药量或延长用药时间。注意监测服药者肝功能、血脂、食欲、二便、须发及生殖功能等情况。

【贮藏养护】置通风干燥处。防蛀。

# 白　芍

【来源】本品为毛茛科植物芍药 *Paeonia lactiflora* Pall. 的干燥根。夏、秋二季采挖，洗净，除去头尾和细根，置沸水中煮后除去外皮或去皮后再煮，晒干。

【产地】主产于浙江、安徽、四川等地。此外，山东、贵州、湖南、湖北、甘肃、陕西、河南、云南等地亦产。浙江产者，商品称为"杭白芍"，品质最佳；安徽产者称为"亳白芍"，产量最大；四川产者名"川白芍"，又名"中江芍"，产量亦大。均为栽培品。

【炮制】

**1. 白芍**　取原药材，除去杂质，大小分开，浸泡至约七成透时，取出，闷润至内外湿度一致，或投入浸润罐内，加水适量，浸润至折断面无干心，取出，晾至内外软硬适宜，切薄片，干燥，筛去碎屑。

**2. 酒白芍** 取白芍片，加黄酒拌匀，闷润至黄酒被吸尽，置热锅内，用文火炒至微黄色，取出，晾凉，筛去碎屑。每100kg白芍片，用黄酒10kg。

**3. 炒白芍** 取白芍片，置热锅内，用文火炒至微黄色，取出，晾凉，筛去碎屑。

**4. 土白芍** 取伏龙肝细粉，置热锅内，用中火炒至灵活状态时，加入白芍片，炒至表面挂土色，微显焦黄色时，取出，筛去伏龙肝细粉，晾凉。每100kg白芍片，用伏龙肝细粉20kg。

【饮片特征】白芍原药材以根粗长、匀直、质坚实、粉性足、表面洁净者为佳。

**1. 白芍** 白芍片呈类圆形的薄片。表面淡棕红色或类白色，平滑。切面类白色或微带棕红色，形成层环明显，可见稍隆起的筋脉纹呈放射状排列。气微，味微苦、酸。

**2. 酒白芍** 形如白芍片，表面微黄色或淡棕黄色，有的可见焦斑。微有酒香气。

**3. 炒白芍** 形如白芍片，表面微黄色或淡棕黄色，有的可见焦斑。气微香。

**4. 土炒白芍** 形如白芍片，表面土黄色，微有焦土气。气微香。

【功效应用】白芍性味苦、酸，微寒。归肝、脾经。具有养血调经、敛阴止汗、柔肝止痛、平抑肝阳的功效。用于血虚萎黄，月经不调，自汗，盗汗，胁痛，腹痛，四肢挛痛，头痛眩晕等症。酒白芍入血分，善于调经止血、柔肝止痛。炒白芍寒性缓和，以养血和营、敛阴止汗为主。土炒白芍借土气入脾，增强养血、和脾、止泻的作用。

【不良反应】偶有上腹部不适、腹痛的情况。

【用药禁忌】

**1. 病证禁忌** 阳衰虚寒之证忌用；外感风寒、内伤生冷、脾胃虚寒、肾阳虚衰等证忌用；月经不调属虚寒者不宜单味药大量服用；气虚自汗、阳虚汗出者忌用；伤寒病在上焦之阳结、疹子忌用。

**2. 配伍禁忌** 恶芒硝、石斛，畏鳖甲、小蓟，反藜芦。有研究认为，不宜与降血压、强心苷类药物、肝素、华法林、阿司匹林、茶碱类药物合用。

**3. 特殊人群** 孕妇慎服。婴幼儿、老人、妇女产后不宜大量长期服用。

**4. 饮食禁忌** 慎食生冷之品。

**5. 使用注意** 区分生、制品药效差异。区别证候轻重选择药量。据病证特点选择合适配伍。

【处方应付】

正名：白芍。

**1. 白芍** 处方用名写杭芍、亳芍、白芍，付白芍片。

**2. 酒白芍** 处方用名写酒白芍，付酒炙白芍。

**3. 炒白芍** 处方用名写炒白芍，付炒白芍。

**4. 土炒白芍** 处方用名写土炒白芍，付土炒白芍。

【调剂要求】

**用法与用量** 6~15g，煎服。也可入丸、散服。宜饭前服用。外用适量。

【用药指导】用药中顾护脾胃，宜清淡饮食。注意观察服药者体温、食欲、血糖、血脂、二便变化。

【贮藏养护】置通风干燥处。防蛀。

# 阿 胶

【来源】本品为马科动物驴 *Equus asinm* L. 的干燥皮或鲜皮经煎煮、浓缩制成的固体胶。

【产地】主产于山东、浙江等地。以山东省东阿县产品最为著名。

【炮制】

**1. 阿胶** 将驴皮浸泡去毛，切块洗净，分次水煎，滤过，合并滤液，浓缩（可分别加入适量的黄酒、冰糖及豆油）至稠膏状，冷凝，切块，晾干，即得阿胶。

**2. 阿胶丁** 取原药材，烘软，切成 1cm 左右的小方块（阿胶丁）。

**3. 阿胶珠** 取蛤粉，置热锅内，用文火炒至灵活状态，加入阿胶丁，烫炒成珠，且内无溏心，迅速取出，筛去蛤粉，晾凉。每 100kg 阿胶丁，用蛤粉 30kg。

【饮片特征】阿胶以有光泽、质硬脆、断面光亮者为佳。

**1. 阿胶** 呈长方形块、方形块或丁状。棕色至黑褐色，有光泽。质硬而脆，断面光亮，碎片对光照视呈棕色半透明状。气微，味微甘。

**2. 阿胶珠** 呈圆球形。质松泡，外表灰白色或灰褐色，内部呈蜂窝状，气微香。味微甘。

【功效应用】阿胶性味甘、平。归肺、肝、肾经。具有补血、滋阴润燥、止血的功效。用于血虚萎黄，眩晕心悸，肌痿无力，心烦不眠，虚风内动，肺燥咳嗽，劳嗽咯血，吐血尿血，便血崩漏，妊娠胎漏。炒制后降低了滋腻之性，矫味，善于益肺润燥。

【不良反应】可见消化系统反应，如恶心、呕吐、厌食、食欲不振、腹胀、腹泻等；心血管系统不良反应，如心律不齐、频发室性早搏，停药后可消失。

【用药禁忌】

**1. 病证禁忌** 脾胃虚弱者慎用；有瘀血阻滞者、外感热病或外感病邪未解者慎用。

**2. 配伍禁忌** 畏大黄。

**3. 特殊人群** 肾炎及肾功能不全等肾病患者不宜单味药大量长期服用。

**4. 饮食禁忌** 忌食油腻、黏滑、生冷之品。

**5. 使用注意** 区分生、制品药效差异。区别证候轻重选择药量。据病证特点选择合适配伍。

【处方应付】

正名：阿胶。

**1. 阿胶** 处方用名写阿胶、阿胶丁，付阿胶。

**2. 阿胶珠** 处方用名写阿胶珠，付阿胶珠。

【调剂要求】

**1. 用法与用量** 3~9g，烊化兑服。饭前服用为佳。

**2. 特殊处理** 阿胶烊化兑服。阿胶珠入煎剂。

【用药指导】本品性质黏腻有碍消化，用药期间饮食宜清淡、易消化。不可自行加大药量或延长疗程。注意观察服药者血常规、造血功能、食欲、二便等变化。

【贮藏养护】密闭，防潮。

## （四）　补阴药

### 南沙参

【来源】本品为桔梗科植物轮叶沙参 *Adenophora tetraphylla*（Thunb.）Fisch 或沙参 *Adenophora stricta* Miq. 的干燥根。春、秋二季采挖，除去须根，洗后趁鲜刮去粗皮，洗净，干燥。

【产地】全国各地均产，产于江苏、安徽、浙江、江西、广东、贵州、湖南、湖北等地的质量为优。

【炮制】取原药材，除去杂质及残留的根茎，大小分档，洗净，闷润至内外湿度一致，切厚片，干燥，筛去碎屑。

【饮片特征】南沙参原药材以粗细均匀、肥壮、色白者为佳。

南沙参片呈圆形、类圆形或不规则形厚片。外表皮黄白色或淡棕黄色，切面黄白色，有不规则裂隙。气微，味微甘。

【功效应用】南沙参性味甘、微寒。归肺、胃经。具有养阴清肺、益胃生津、化痰、益气的功效。用于肺热燥咳，阴虚劳嗽，干咳痰黏，胃阴不足，食少呕吐，气阴不足，烦热口干。

【不良反应】据报道可发生过敏反应，表现为接触性皮炎，如皮肤灼痛、瘙痒、水肿、丘疹、水疱；眼部症状为结膜炎、怕光流泪；黏膜症状为咽部充血、鼻炎等；部分病例有白细胞轻度增高和嗜酸性粒细胞比值偏高。

【用药禁忌】

**1. 病证禁忌**　感受风寒而致咳嗽及肺胃虚寒者忌服。

**2. 配伍禁忌**　不宜与藜芦同用。

**3. 使用注意**　外用偶可导致接触性皮炎，使用时注意询问过敏史。

【处方应付】

正名：南沙参。

**南沙参**　处方用名写泡参、南沙参，付南沙参片。

【调剂要求】

**用法与用量**　9~15g，煎服。入汤剂或入丸、散等中成药制剂。鲜品加量。宜饭前服用。外用适量。

【用药指导】若出现不适症状，应停药观察或咨询医生。宜清淡易消化饮食。注意监测服药者食欲、大便、皮肤黏膜变化等。

【贮藏养护】置通风干燥处，防蛀。

## 北沙参

【来源】本品为伞形科植物珊瑚菜 *Glehnia littoralis* Fr. Schmidt ex Miq. 的干燥根。夏、秋二季采挖，除去须根，洗净，稍晾，置沸水中烫后，除去外皮，干燥。或洗净直接干燥。

【产地】主产于山东、河北、辽宁、江苏等地。以山东莱阳沙参为"道地药材"。多为栽培品。

【炮制】取原药材，除去杂质及残茎，洗净，闷润至内外湿度一致，切厚片或中段，干燥，筛去碎屑。

【饮片特征】北沙参原药材以粗细均匀、长短一致、去净栓皮、色黄白者为佳。

北沙参片呈圆形、类圆形或不规则形厚片或短段。外表皮黄棕色，有棕黄色点状细根痕。切面皮部浅黄白色，木部黄色，质脆，易折断。有不规则裂隙。气特异，味微甘。

【功效应用】北沙参性味甘、微苦，微寒。归肺、胃经。具有养阴清肺、益胃生津的功效。用于肺热燥咳，劳嗽痰血，胃阴不足，热病津伤，咽干口渴。

【不良反应】少数人会出现接触性皮炎，表现为局部灼痛、瘙痒、水肿、丘疹，伴怕光流泪、发热、乏力、头晕、胸闷，以及鼻腔、结膜、咽部充血等。

【用药禁忌】

**1. 病证禁忌** 感受风寒而致咳嗽及肺胃虚寒者慎服。心功能不全等心脏病患者不宜大剂量使用。

**2. 配伍禁忌** 不宜与藜芦同用。

**3. 使用注意** 用药期间注意顾护脾胃。注意有无过敏反应。

【处方应付】

正名：北沙参。

**北沙参** 处方用名写海沙参、银条参、北沙参，付北沙参片。

【调剂要求】

**用法与用量** 5~12g，煎服。鲜品加量。或入丸、散及中成药制剂。宜饭前服用。

【用药指导】宜清淡易消化饮食。注意监测服药者食欲、大便等情况。

【贮藏养护】置通风干燥处。防霉，防蛀。

## 麦 冬

【来源】本品为百合科植物麦冬 *Ophiopogon japonicus* （L. f）Ker-GawL 的干燥块根。夏季采挖，洗净，反复暴晒、堆置，至七八成干，除去须根，干燥。

【产地】主产于浙江、福建、四川、江西、安徽、贵州、云南、广西等地。以栽培为主。

【炮制】取原药材，除去杂质，润透，压扁，干燥。

【饮片特征】麦冬以个大、肥壮、半透明、质柔、色黄白、有香气、嚼之发黏、干燥无须根者为佳。

形如纺锤形块片。表面淡黄色或灰黄色，有细纵纹。质柔韧，断面黄白色，半透明，中柱细小。气微香，味甘、微苦。

【功效应用】麦冬性味甘、微苦，微寒。归心、肺、胃经。具有养阴生津、润肺清心的功效。用于肺燥干咳，阴虚痨嗽，喉痹咽痛，津伤口渴，内热消渴，心烦失眠，肠燥便秘。

【不良反应】有报道服用麦冬过敏者，表现为恶心呕吐、心慌烦躁、全身红斑、瘙痒、针刺样掣痛，甚至谵语、昏仆等。

【用药禁忌】

**1. 病证禁忌**　脾胃虚寒便溏、风寒感冒、痰湿咳嗽者忌服。

**2. 配伍禁忌**　恶款冬花，畏苦参、青葙子。

**3. 使用注意**　根据体质与病情，把握剂量与疗程。

【处方应付】

正名：麦冬。

**麦冬**　处方用名写麦门冬、麦冬，付麦冬。

【调剂要求】

**用法与用量**　6～12g，煎服。或熬膏，或入丸、散剂，或其他中成药制剂。宜饭前服用。

【用药指导】宜清淡易消化饮食，若出现不适，应停药观察或咨询医生。注意观察服药者食欲、大便等。

【贮藏养护】置通风干燥处。防潮。

## 石　斛

【来源】本品为兰科植物金钗石斛 *Dendrobium nobile* Lindl、鼓槌石斛 *Dendrobium chrysotoxum* Lindl. 或流苏石斛 *Dendrobium fimbriatum* Hook. 的栽培品及其同属植物近似种的新鲜或干燥茎。全年均可采收，鲜用者除去根和泥沙；干用者采收后，除去杂质，用开水略烫或烘软，再边搓边烘晒，至叶鞘搓净，干燥。

【产地】主产于安徽、湖北南部、香港、海南、广西西部至东北部、四川南部、贵州西南部至北部、云南东南部至西北部、西藏东南部等地。野生、栽培均有。

【炮制】

**1. 干石斛**　取原药材及残根，洗净，闷润至内外湿度一致，切中段，干燥，筛去碎屑。

**2. 鲜石斛**　鲜品洗净，去根，用时剪成段。

【饮片特征】干石斛均以色金黄、有光泽、质柔韧者为佳。鲜石斛以色黄绿、肥满多汁、嚼之发黏者为佳。

**1. 干石斛**　呈扁圆柱形或圆柱形的段。表面金黄色、绿黄色或棕黄色，有光泽，有深纵沟或纵棱，有的可见棕褐色的节。切面黄白色至黄褐色，有多数散在的筋脉点。

气微，味淡或微苦，嚼之有黏性。

**2. 鲜石斛**　呈圆柱形或扁圆柱形的段。直径 0.4~1.2cm。表面黄绿色，光滑或有纵纹，肉质多汁。气微，味微苦而回甜，嚼之有黏性。

【功效应用】石斛性味甘、微寒。归胃、肾经。具有益胃生津、滋阴清热的功效。用于热病津伤，口干烦渴，胃阴不足，食少干呕，病后虚热不退，阴虚火旺，骨蒸劳热，目暗不明，筋骨痿软。

【不良反应】大剂量可引起惊厥；临床有用石斛导致过敏性皮炎的报告。

【用药禁忌】

**1. 病证禁忌**　石斛能敛邪，故温热病早期忌用；又能助湿，故湿温病尚未化燥伤津者，以及脾胃虚寒、大便溏薄、舌苔厚腻者均忌用。胃溃疡、心功能不全、糖尿病患者用时需慎重。

**2. 配伍禁忌**　不宜与阿托品合用。

**3. 特殊人群**　孕妇慎用。

**4. 饮食禁忌**　慎食生冷之品。

**5. 使用注意**　本品有促进胃液分泌、升高血糖、兴奋子宫的功能，不宜长期大剂量使用。

【处方应付】

正名：石斛。

**1. 石斛**　处方用名写石斛、石兰、干石斛，付干石斛。

**2. 鲜石斛**　处方用名写鲜石斛，付鲜石斛。

【调剂要求】

**1. 用法与用量**　干品 6~12g；鲜品 15~30g。煎服。或熬膏或入丸、散等中成药制剂。亦可泡水代茶饮。宜饭后服用。

**2. 特殊处理**　先煎。

【用药指导】宜清淡易消化饮食。用量不宜过大；出现腻苔应停药。注意观察服药者食欲、大便、舌苔等变化。

【贮藏养护】干品置通风干燥处，防潮；鲜品置阴凉潮湿处，防冻。

## 枸杞子

【来源】本品为茄科植物宁夏枸杞 *Lycium barbarum* L. 的干燥成熟果实。夏、秋二季果实呈红色时采收，热风烘干，除去果梗，或晾至皮皱后，晒干，除去果梗。

【产地】主产于河北北部、内蒙古、山西北部、陕西北部、甘肃、宁夏、青海、新疆等地。宁夏及天津地区栽培多、产量高。宁夏中宁产最佳，故称为"中宁枸杞"或"宁夏枸杞"。以栽培为主。

【炮制】取原药材，除去杂质及残留的果梗。

【饮片特征】枸杞子以粒大、肉厚、种子少、色红、质柔软者为佳。呈类纺锤形或椭圆形，表面红色或暗红色，顶端有小突起状的花柱痕，基部有白色的果梗痕。果皮柔韧，皱缩；果肉肉质，柔润。种子20~50粒，类肾形，扁而翘，表面浅黄色或棕黄色。气微，味甜。

【功效应用】枸杞子性味甘、平。归肝、肾经。具有滋补肝肾、益精明目的功效。用于虚劳精亏，腰膝酸痛，眩晕耳鸣，阳痿遗精，内热消渴，血虚萎黄，目昏不明。

【不良反应】可有皮肤潮红、瘙痒、荨麻疹样风团，伴有恶心、呕吐等过敏反应；可出现尿频、尿痛、尿血等毒性反应；亦有饮用枸杞子酒后出现自发性鼻出血的报道。

【用药禁忌】

**1. 病证禁忌**　脾虚便溏、泄泻、实热邪盛者忌用。据报道有降血压作用，血压低者不宜单味大剂量长期服用；乳腺炎、乳腺增生患者不宜单味大剂量使用。

**2. 配伍禁忌**　不宜与庆大霉素、妥布霉素、阿托品等合用。

**3. 使用注意**　不宜久服或大量使用。

【处方应付】

正名：枸杞子。

**枸杞子**　处方用名写甘杞子、枸杞、枸杞子，付枸杞子。

【调剂要求】

**用法与用量**　6~12g，煎服。或熬膏、浸酒或入丸、散剂，亦可泡水代茶饮。宜饭前服用。

【用药指导】宜清淡易消化饮食。注意观察服药者食欲、血糖、血压等。

【贮藏养护】置阴凉干燥处，防闷热，防潮，防蛀。

# 黄　精

【来源】本品为百合科植物滇黄精 *Polygonatum kingianum* Coll. et Hemsl.、黄精 *Polygonatum sibiricum* Red. 或多花黄精 *Polygonatum cyrtonema* Hua 的干燥根茎。按形状不同，习称"大黄精""鸡头黄精""姜形黄精"。春、秋二季采挖，除去须根，洗净，置沸水中略烫或蒸至透心，干燥。

【产地】黄精在我国分布很广，大黄精主产于贵州、广西、云南等地；鸡头黄精产于河北、内蒙古、山西及北方各省；多花黄精产于贵州、湖南、云南、安徽、浙江等地。多为栽培品。

【炮制】

**1. 黄精**　取原药材，除去杂质，大小分档，洗净，浸泡至约七成透，取出，闷润至内外湿度一致、软硬适中时，切厚片，干燥，筛去碎屑。

**2. 酒黄精**　取原药材，置适宜容器内，加黄酒拌匀，闷润，装入蒸罐内，加水适量，密封，蒸至汁液被吸尽，色泽黑润，口尝无麻味时，取出，稍凉，切厚片，干燥。每100kg黄精，用黄酒20kg。

【饮片特征】黄精原药材以块大、肥润色黄、断面透明者为佳。

**1. 黄精**　黄精片呈不规则的厚片，外表皮淡黄色至黄棕色。切面略呈角质样，淡黄色至黄棕色，可见多数淡黄色筋脉小点。质稍硬而韧。气微，味甜，嚼之有黏性。

**2. 酒黄精** 形如黄精片，表面棕褐色至黑色，有光泽，断面棕褐色至浅褐色，可见筋脉小点。质较柔软。味甜，微有酒香气。

【功效应用】黄精性味甘、平。归脾、肺、肾经。具有补气养阴、健脾、润肺、益肾的功效。用于脾胃气虚，体倦乏力，胃阴不足，口干食少，肺虚燥咳，劳嗽咯血，精血不足，腰膝酸软，须发早白，内热消渴。黄精酒制后减少刺激性，助药势，使之滋而不腻，增强补益作用。

【不良反应】临床曾有少数病人服用黄精糖浆后轻度腹胀，饭后服则可避免。

【用药禁忌】

**1. 病证禁忌** 外感热病患者以及外感表邪未解者忌用；脾虚有湿者忌用；咳嗽痰多及中寒泄泻者忌用。

**2. 饮食禁忌** 忌葱、蒜等刺激性食物和生冷滋腻食物等。

**3. 使用注意** 区别生、制品药。区别证候轻重选择药量。注意根据病证适当配伍。

【处方应付】

正名：黄精。

**1. 黄精** 处方用名写黄精，付黄精片。

**2. 酒黄精** 处方用名写酒黄精，付酒黄精。

【调剂要求】

**1. 用法与用量** 9~15g，煎服。也可入丸、散，或熬膏、浸酒服用。宜饭前服用。外用适量。

**2. 特殊处理** 充分浸泡。

【用药指导】不可自行加大药量或延长用药时间。注意监测服药者食欲、二便等情况。

【贮藏养护】置通风干燥处。防霉，防蛀。

# 龟 甲

【来源】本品为龟科动物乌龟 *Chinemys reevesii*（Gray）的背甲及腹甲。全年均可捕捉，以秋、冬二季为多，捕捉后杀死，或用沸水烫死，剥取背甲和腹甲，除去残肉，晒干。

【产地】主产于浙江、湖北、湖南、安徽、江苏等地。

【炮制】

**1. 龟甲** 取原药材，置适宜容器内，蒸约45分钟，取出，放入热水中，立即用硬刷除尽皮肉，洗净，干燥，加工成块。

**2. 醋龟甲** 取河沙，置热锅中，用武火炒至灵活状态，加入净龟甲，烫至表面黄色，取出，筛去河沙，趁热投入米醋中浸淬，取出，干燥。每100kg净龟甲，用米醋30kg。

【饮片特征】龟甲原药材以身干、无腐肉者为佳。

**1. 龟甲** 龟甲片呈不规则的块状。表面黄色或棕褐色，有的可见深棕褐色斑点，有不规则纹理。内表面黄白色至灰白色，有的略带血迹或残肉，呈锯齿状嵌接。质坚硬，可自骨板缝处断裂。气微腥，味微咸。

**2. 醋龟甲**  形如龟甲片。内表面棕黄色或棕褐色，边缘有的呈锯齿状。断面不平整，有的有蜂窝状小孔。质松脆。气微腥，味微咸，微有醋香气。

【功效应用】龟甲性味咸、甘，微寒。归肝、肾、心经。具有滋阴潜阳、益肾强骨、养血补心、固经止崩的功效。用于阴虚潮热，骨蒸盗汗，头晕目眩，虚风内动，筋骨痿软，心虚健忘，崩漏经多。龟甲醋制后质地变松脆，利于有效成分煎出，并可矫臭矫味。

【不良反应】有少数患者出现过敏反应，表现为胸闷、心悸、紫绀、血压下降、昏迷。

【用药禁忌】

**1. 病证禁忌**  脾胃虚寒及有寒湿者忌用。

**2. 配伍禁忌**  不宜与四环素类药物合用。

**3. 特殊人群**  孕妇慎用。肾病患者不宜长期大量服用。

**4. 饮食禁忌**  忌辛热食物，忌酒和苋菜。

**5. 使用注意**  本品为动物类药，成分复杂，易引起过敏反应，使用时需注意。

【处方应付】

正名：龟甲。

**1. 龟甲**  处方用名写龟板、龟甲，付龟甲片。

**2. 醋龟甲**  处方用名写醋龟甲，付醋龟甲。

【调剂要求】

**1. 用法与用量**  9~24g，煎服。入汤剂、熬膏或入丸、散。用于益肾健胃、养心补血宜饭前服；用于止血可饭后服用。外用烧灰研末敷。

**2. 特殊处理**  入汤剂应打碎先煎。

【用药指导】若出现头晕、心悸、胸闷等不适，应立即停药就诊。注意监测服药者血压、心率、小便等情况。

【贮藏养护】置干燥处。防蛀。

# 鳖 甲

【来源】本品为鳖科动物鳖 *Trionyx sinensis* Wiegmann 的背甲。全年均可捕捉，以秋、冬二季为多，捕捉后杀死，置沸水中烫至背甲上的硬皮能剥落时取出，剥取背甲，除去残肉，晒干。

【产地】主产于长江流域之湖北、安徽、河南、浙江、江西等地。此外，四川、福建、陕西、甘肃、贵州亦产，以湖北、安徽二省产量最大。

【炮制】

**1. 生鳖甲**  取原药材，置适宜容器内，蒸约45分钟，至皮膜残肉易于除去时，取出，放入热水中，立即用硬刷除尽皮肉，洗净，干燥，加工成块。

**2. 醋鳖甲**　取河沙，置热锅中，用武火炒至灵活状态，加入净鳖甲，烫至表面黄色，取出，筛去河沙，趁热投入米醋中浸淬，取出，干燥。每100kg净鳖甲，用米醋30kg。

【饮片特征】鳖甲原药材以身干、个大、无残肉、洁净者为佳。

**1. 生鳖甲**　鳖甲片呈不规则的碎片。外表面黑褐色或墨绿色，略有光泽，具细网状皱纹和灰黄色或灰白色斑点。内表面类白色，质坚硬。气腥，味淡。

**2. 醋鳖甲**　形如鳖甲片。呈深黄色，质松脆。气微腥，味微咸，微有醋香气。

【功效应用】鳖甲性味咸，寒，归肝、肾经。具有滋阴潜阳、退热除蒸、软坚散结的功效。用于阴虚发热，骨蒸劳热，阴虚阳亢，头晕目眩，虚风内动，手足瘛疭，经闭，癥瘕，久疟疟母。鳖甲醋制后质地变酥脆，有利于有效成分煎出，并可矫臭矫味。

【不良反应】有恶心、呕吐、纳呆、腹泻等消化道不良反应；有皮疹、瘙痒、皮炎等过敏反应；甚至出现过敏性休克，症见烦躁不安、心跳加快、呼吸急促，继而面色苍白、头晕眼花、汗出、血压下降等。

【用药禁忌】

**1. 病证禁忌**　脾胃虚寒、食少便溏者忌用。

**2. 配伍禁忌**　恶矾石、理石。不宜与四环素族、异烟肼、洋地黄、磷酸盐、硫酸盐同用。

**3. 特殊人群**　孕妇慎用。肾病患者不宜长期大量服用。

**4. 使用注意**　本品为动物药，易引起过敏反应，使用时需注意。

【处方应付】

正名：鳖甲。

**1. 生鳖甲**　处方用名写鳖壳、鳖甲，付生鳖甲片。

**2. 醋鳖甲**　处方用名写醋鳖甲，付醋鳖甲。

【调剂要求】

**1. 用法与用量**　9~24g，煎服。入汤剂、熬膏或入丸、散。外用烧灰研末敷。

**2. 特殊处理**　入汤剂应打碎先煎。

【用药指导】若出现皮疹、瘙痒、皮炎等过敏反应或恶心呕吐、纳呆、腹泻等消化道反应，应停药观察并及时就诊。注意监测服药者皮肤、血压、心率及消化道症状等变化。

【贮藏养护】置干燥处。防蛀。

# 第十八节　收涩药

凡以收敛固涩为主要作用的药物，称为收涩药，又称固涩药。

"散而收之""涩能固脱"，本类药大多具有酸、涩性味，能收敛固涩，具有敛汗、止泻、固精、缩尿、止带、止血、止嗽等作用。适用于久病体虚、元气不固所致的自汗、盗汗、久泻、久痢、脱肛、遗精、早泄、遗尿、尿频、带下日久、失血崩漏、久嗽不止等滑脱不禁的证候。收涩之品有敛邪之弊，即前人所说可致"闭门留寇"，故凡表邪未解或内有湿滞、余热未清者均不宜用，如虚极欲脱，亦不宜单用收涩，治当求本。

本节分固表止汗药、敛肺涩肠药、固精缩尿止带药 3 类，重点介绍麻黄根、浮小麦、五味子、乌梅、椿皮、赤石脂、莲子、山茱萸、桑螵蛸、海螵蛸 10 味中药的功效特点和调剂应用。

## （一）固表止汗药

### 麻黄根

【来源】本品为麻黄科植物草麻黄 *Ephedra sinica* Stapf 或中麻黄 *Ephedra intermedia* Schrenk et C. A. Mey. 的干燥根和根茎。秋末采挖，除去残茎、须根和泥沙，干燥。

【产地】主产于辽宁、河北、山西、新疆、内蒙古、甘肃、青海等地。

【炮制】

**1. 麻黄根**　取原药材，除去杂质及残茎，洗净，润透，切厚片，干燥。

**2. 蜜麻黄根**　取适量稀释的炼蜜与净麻黄根片拌匀，闷润，置炒药锅内，文火，炒至蜜被吸透呈黄棕色，取出，放凉后不粘手。每 100kg 麻黄根片，用炼蜜 15kg。

【饮片特征】麻黄根原药材以质硬、外皮红棕、断面色黄白者为佳。

**1. 麻黄根**　呈类圆形的厚片。外表面红棕色或灰棕色，有纵皱纹及支根痕。切面皮部黄白色，木部淡黄色或黄色，纤维性，具放射状纹，有的中心有髓。气微，味微苦。

**2. 蜜麻黄根**　表面呈黄棕色，微显光泽，有焦香气，味略甜。

【功效应用】麻黄根味甘、涩，性平，归心、肺经，具有固表止汗的功效，用于自汗、盗汗。蜜麻黄根长于益气固表，适用于气虚汗证。

【不良反应】药不对证则易致出汗增加。

【用药禁忌】

**1. 病证禁忌**　表邪及实邪所致汗证禁用。

**2. 配伍禁忌**　实热证所致出汗是邪热内蒸迫津外出所致，亦是机体抗邪的反应，清除实热则汗出自止，不需配伍本类止汗药。虚脱证出汗，须拯危救脱，当以大补元气、回阳救逆为主，亦不需配伍本类止汗药。

**3. 特殊人群**　孕妇慎用。

**4. 使用注意**　与其他固表止汗药同用时，注意减量。不可久服或大量服用。

【处方应付】

正名：麻黄根。

**1. 麻黄根**　处方用名写麻黄根、生麻黄根，付麻黄根。

**2. 蜜麻黄根**　处方用名写蜜麻黄根、炙麻黄根，付蜜炙麻黄根。

【调剂要求】

**用法与用量** 3~9g，煎服。外用适量，研粉撒扑。

【用药指导】注意观察血压、心率、呼吸频率等。

【贮藏养护】置干燥处。

## 浮小麦

【来源】本品为禾本科一年生草本植物小麦 *Triticum aestivum* L. 干瘪轻浮的颖果。夏季果实成熟时采收。扬场后，取其瘪瘦轻浮的麦粒，簸净杂质晒干；或以水淘之，取浮起者晒干。

【产地】全国产麦区均产。

【炮制】

**1. 浮小麦** 取原药材，除去杂质，筛去灰屑，洗净，捞出，干燥。

**2. 炒浮小麦** 取净浮小麦，置锅内，用文火加热炒至棕黄色，取出放凉。

【饮片特征】浮小麦原药材以粒均匀、轻浮、无杂质为佳。

**1. 浮小麦** 浮小麦干瘪颖果呈长圆形，两端略尖。长约 7mm，直径约 2.6mm。表面黄白色，皱缩。有时尚带有未脱净的外稃与内稃。腹面有一深陷的纵沟，顶端钝形，带有浅黄棕色柔毛，另一端成斜尖形，有脐。质硬而脆，易断，断面白色，粉性差。无臭，味淡。

**2. 炒浮小麦** 形如浮小麦，表面棕黄色，微有香气。

【功效应用】浮小麦味甘，性凉，归心经，具有除虚热、止汗的功效，用于阴虚发热、盗汗、自汗。炒浮小麦味甘，性平，性味更加平和，止汗宜微炒用。

【用药禁忌】

**1. 病证禁忌** 无汗而烦躁、实邪所致汗出、虚脱汗出者忌用。

**2. 配伍禁忌** 实热证所致出汗、虚脱证出汗不需配伍本类止汗药。

**3. 使用注意** 与其他固表止汗药同用时，注意减量。

【处方应付】

正名：浮小麦。

**1. 浮小麦** 处方用名写浮小麦，付浮小麦。

**2. 炒浮小麦** 处方用名写炒浮小麦、炙浮小麦，付炒浮小麦。

【调剂要求】

**用法与用量** 15~30g，煎服。内服入煎汤或入丸、散。

【用药指导】注意观察血压、心率、呼吸频率、出汗变化等。

【贮藏养护】贮干燥容器内，置通风干燥处。炒浮小麦密闭，防蛀，防霉。

## （二）敛肺涩肠药

## 五味子

【来源】本品为木兰科植物五味子 *Schisandra chinensis*（Turcz.） Baill. 或木兰科植

物华中五味子 *Schisandra sphenanthera* Rehd. et Wils. 的干燥成熟果实。前者习称"北五味子",后者习称"南五味子"。秋季果实成熟时采摘,晒干或蒸后晒干,除去果梗和杂质。

【产地】北五味子主产于东北、内蒙古、河北、山西等地;南五味子主产于西南及长江流域以南地区,如河南、山西、甘肃、四川、云南。

【炮制】

**1. 五味子** 取原药材,除去杂质,用时捣碎。

**2. 醋五味子** 取原药材,除去杂质,迅速洗净,加米醋拌匀,闷润 3~4 小时,置适宜容器内,蒸 18~24 小时,至乌黑色有油润光泽时取出,干燥。每 100kg 五味子,用米醋 20kg。

【饮片特征】五味子原药材以粒大肉厚、色紫红、有油性者为佳。

**1. 五味子** 北五味子呈不规则的球形或扁球形,直径 5~8mm。表面红色、紫红色或暗红色,皱缩,显油润;有的表面呈黑红色或出现"白霜"。果肉柔软,种子 1~2个,肾形,表面棕黄色,有光泽,种皮薄而脆。

南五味子,粒较小,表面棕红色至暗棕色,干瘪,皱缩,果肉常紧贴种子上。果肉气微,味酸;种子破碎后,有香气,味辛、微苦。

**2. 醋五味子** 形如五味子,表面紫黑色,质柔润或稍显油润,微具醋气。

【功效应用】五味子性味酸、甘,温,归肺、心、肾经。具有收敛固涩、益气滋肾、生津止渴、宁心安神的功效。用于久咳虚喘,遗精滑精,遗尿尿频,久泻不止,自汗盗汗,津伤口渴,内热消渴,心悸、失眠、多梦等。五味子经醋制,增强了酸涩收敛、涩精止泻的作用。

【不良反应】有出现窦性心动过速、呼吸抑制、过敏反应,以及胃部烧灼、泛酸、胃痛等消化道不良反应的报道。

【用药禁忌】

**1. 病证禁忌** 表证未解、内有实热,咳嗽初起、麻疹初发均不宜服用。

**2. 配伍禁忌** 有研究认为,不宜与磺胺类药物、氨基糖苷类药物、强心苷类药物、氢氧化铝、氨茶碱、呋喃妥因、利福平、阿司匹林、吲哚美辛、咖啡因、肾上腺素、红霉素等同用。

**3. 特殊人群** 孕妇慎用。

**4. 使用注意** 五味子入补药宜熟用,入止嗽药宜生用。疗程不宜过长,不可随意加大药量。

【处方应付】

正名:五味子。

**1. 五味子** 处方用名写五味子、山花椒,付五味子。

**2. 醋五味子** 处方用名写醋五味子,付醋制五味子。

【调剂要求】

**1. 用法与用量** 2~6g,煎服。内服入煎汤或入丸、散,也可制成酊剂、冲剂、片剂、糖浆剂等。用于收敛固涩宜饭后服。

**2. 特殊处理**　宜捣碎使用。

【用药指导】注意观测心率、呼吸、血压、肝功能的变化，注意观察有无泛酸、胃痛等消化道不适及过敏反应的出现。

【贮藏养护】置通风干燥处，防霉。

# 乌　梅

【来源】本品为蔷薇科植物梅 *Prunus mume*（*Sieb.*）Sieb. et Zucc. 的近成熟果实（青梅）的加工品。夏季果肉近成熟时采收，低温烘干后闷至色变黑。

【产地】我国各地多有栽培，以长江流域以南各地最多，主产于浙江、福建、四川、云南等地。

【炮制】

**1. 乌梅**　取原药材，除去杂质，洗净，干燥。

**2. 乌梅肉**　取净乌梅，水淋使软或蒸软，略晾，捣破，剥取净肉。

**3. 乌梅炭**　取净乌梅，置热锅内，用武火炒至皮肉鼓起，表面焦黑色，喷淋清水少许，熄灭火星，取出，晾干。

【饮片特征】乌梅原药材以个大、肉厚、柔润、味极酸者为佳。

**1. 乌梅**　呈类球形或扁球形，直径 1.5～3cm，表面乌黑色或棕黑色，皱缩不平，基部有圆形果梗痕。果核坚硬，椭圆形，棕黄色，表面有凹点；种子扁卵形，淡黄色。气微，味极酸。

**2. 乌梅肉**　不规则扁卵形块状，呈乌黑色或棕黑色，质柔软，气特异，味极酸。

**3. 乌梅炭**　形如乌梅，皮肉鼓起，质脆，表面焦黑色，味酸兼苦。

【功效应用】乌梅性味酸、涩，平。归肝、脾、肺、大肠经。具有涩肠止泻、敛肺止咳、生津、安蛔的功效。用于肺虚久咳，久泻久痢，虚热消渴，蛔厥呕吐腹痛等。

【不良反应】大剂量长期使用可能出现出血、结石等不良反应。

【用药禁忌】

**1. 病证禁忌**　表邪未解、内有实热积滞者忌服，胃酸过多者慎用。

**2. 配伍禁忌**　有研究认为，不宜与磺胺类药物、氨基糖苷类药物、强心苷类药物、氢氧化铝、氨茶碱、呋喃妥因、利福平、阿司匹林、吲哚美辛、维生素 $B_{12}$、红霉素等同用。

**3. 饮食禁忌**　忌酸性食物。

**4. 使用注意**　内服止泻、止血宜炒炭用，其余皆宜生用。应顾护脾胃。不宜长期大剂量服用。

【处方应付】

正名：乌梅。

**1. 乌梅**　处方用名写乌梅、黑梅、酸梅、黄仔，付乌梅。

**2. 乌梅肉** 处方用名写乌梅肉、黑梅肉，付乌梅肉。

**3. 乌梅炭** 处方用名写乌梅炭，付乌梅炭。

【调剂要求】

**用法与用量** 6~12g，煎服。内服入汤剂，亦入丸、散剂。杀蛔虫宜空腹服用。外用适量，捣烂或烧存性研末撒或调敷，用以局部解毒消疮；止血、平胬肉可去核炒炭存性用。

【用药指导】注意观察有无出血、泛酸等。

【贮藏养护】置阴凉干燥处，防潮。

# 椿 皮

【来源】本品为苦木科植物臭椿 *Ailanthus altissima*（Mill.）Swingle 的干燥根皮或干皮。全年均可剥取，晒干，或刮去粗皮晒干。

【产地】主产于浙江、江苏、湖北、河北及天津、北京，以浙江、河北产量大。此外，广东、陕西、福建、山西等地亦产。

【炮制】

**1. 椿皮** 除去杂质，洗净，润透，切丝或段，干燥。

**2. 麸炒椿皮** 取麸皮撒在热锅内，加热至冒烟，加入椿皮丝，迅速翻动，炒至微黄色，取出，筛去麸皮，放凉。用时捣碎。每 100kg 椿皮丝，用麸皮 10kg。

【饮片特征】椿皮原药材以无粗皮、肉厚、内面黄白色者为佳。

**1. 椿皮** 呈不规则的丝条状或段状。外表面灰黄色或黄褐色，粗糙，有多数纵向皮孔样突起和不规则纵、横裂纹，除去粗皮者显黄白色。内表面淡黄色，较平坦，密布梭形小孔或小点。气微，味苦。

**2. 麸炒椿皮** 形同椿皮，表面黄色，略具麸香气。

【功效应用】椿皮性寒，味苦、涩。归大肠、胃、肝经。具有清热燥湿、收涩止带、止泻、止血的功效。用于赤白带下，久泄久痢，便血，崩漏等。麸炒后缓和苦寒之性，增强健脾燥湿的功效。

【不良反应】大剂量可出现恶心、食欲不振、呕吐等消化道不良反应。

【用药禁忌】

**1. 病证禁忌** 脾胃虚寒者慎服。

**2. 特殊人群** 孕妇慎用。

**3. 使用注意** 注意顾护脾胃。椿皮为常用中药，以"椿樗"之名始载于《唐本草》。2015 年版《中华人民共和国药典》将苦木科臭椿定名为椿皮，混淆了传统的椿皮（传统椿皮为楝科植物香椿树皮或根皮的韧皮部）与樗皮（传统认为樗皮为苦木科植物臭椿的干燥根皮或干皮）的概念。李时珍认为："椿皮色赤而香，樗皮色白而臭，多服微利人。盖椿皮入血分而性涩，樗皮入气分而性利，不可不辨。"因二药基原、性状不同、化学成分、药理作用和功能效用有别，应注意鉴别，不可混用。

【处方应付】

正名：椿皮。

**1. 椿皮** 处方用名写椿皮、臭椿皮、樗白皮、苦椿皮，付椿皮。

**2. 麸炒椿皮** 处方用名写麸炒椿皮、麸炒樗白皮，付麸炒椿皮。

【调剂要求】

**用法与用量** 6~9g，煎服。或入丸、散。宜饭后服用。外用适量，煎水洗，或熬膏涂。

【用药指导】注意食欲、有否呕吐等饮食消化变化。

【贮藏养护】置通风干燥处，防蛀。

## 赤石脂

【来源】本品为硅酸盐类矿物多水高岭石族多水高岭石，主要含四水硅酸铝 $[Al_4(Si_4O_{10})(OH)_8 \cdot 4H_2O]$。挖出后拣去杂石、泥土，选取红色滑腻如脂的块状体入药。

【产地】主产于福建、山东、河南、陕西、湖北、江苏等地。

【炮制】

**1. 赤石脂** 取原药材，除去杂质，研成细粉。

**2. 煅赤石脂** 取原药材，除去杂质，研成细粉，取赤石脂细粉，加米醋拌匀，搓条，切大段（2.5~3cm），干燥；再置煅炉或适宜容器内，煅至红透，取出晾凉，用时捣碎，水飞。每100kg赤石脂，用米醋40kg。

【饮片特征】赤石脂原药材以色红、光滑细腻、易碎、舌舔之黏性强者为佳。

**1. 赤石脂** 块状集合体，呈不规则的块状。粉红色、红色至紫红色，或有红白相间的花纹。质软，易碎，断面有的具蜡样光泽。吸水性强。具黏土气，味淡，嚼之无沙粒感。

**2. 煅赤石脂** 形如赤石脂，为深红色或红褐色细粉，具醋酸气。

【功效应用】赤石脂性温，味甘、涩、酸。归大肠、胃经。具有涩肠止泻、收敛止血、止带，外用生肌敛疮的功效。用于久泻久痢、大便出血、崩漏带下；外治疮疡久溃不敛、湿疮脓水浸淫等。赤石脂经醋拌煅制，增强了酸涩收敛之性。

【不良反应】大剂量可出现恶心、呕吐等消化道不良反应。

【用药禁忌】

**1. 病证禁忌** 湿热积滞泻痢者忌服。

**2. 配伍禁忌** 畏官桂（十九畏）。有研究认为，不宜与维生素 C、四环素、土霉素等合用。

**3. 特殊人群** 孕妇慎用。

**4. 饮食禁忌** 忌油腻、辛辣食物。

**5. 使用注意** 生品收湿生肌力强，多用于疮疡不合，外伤出血；煅后收敛作用增强，多用于止血、止泻。本品用量不宜过大，应顾护脾胃，中病即止。

【处方应付】

正名：赤石脂。

**1. 赤石脂**　处方用名写赤石脂、红高岭、赤石土，付赤石脂。

**2. 煅赤石脂**　处方用名写煅赤石脂、水飞赤石脂，付煅赤石脂。

【调剂要求】

**1. 用法与用量**　9~12g，煎服。内服入汤剂，亦入散剂。宜饭后服用。外用适量，研细末敷患处或调敷患处。

**2. 特殊处理**　入汤剂先煎。

【用药指导】注意观察大便状况。

【贮藏养护】置干燥处。防尘，防潮。

## （三）固精缩尿止带药

# 莲　子

【来源】本品为睡莲科植物莲 *Nelumbo nucifera* Gaertn. 的干燥成熟种子。秋季果实成熟时采割莲房，取出果实，除去果皮，干燥。

【产地】我国大部分地区均有出产，以江西赣州、福建建宁产者最佳。

【炮制】

**1. 莲子**　取原药材，除去杂质，筛去碎屑。或略浸，润透，切开，去心，干燥。

**2. 麸炒莲肉**　取麸皮，撒入热锅内，用文火加热，待冒烟时，加入净莲肉，拌炒至肉仁微黄时，取出，筛去麸皮，放凉。每100kg莲肉，用麸皮10kg。

【饮片特征】莲子原药材以个大、饱满者为佳。

**1. 莲子**　略呈椭圆形或类球形，长1.2~1.8cm，直径0.8~1.4cm。表面浅黄棕色至红棕色，有细纵纹和较宽的脉纹。一端中心呈乳头状突起，深棕色，多有裂口，其周边略下陷。质硬，种皮薄，不易剥离。子叶2，黄白色，肥厚，中有空隙。气微，味微甘、微涩。

**2. 麸炒莲肉**　形如莲肉，显微黄色，气微香。

【功效应用】莲子性平，味甘、涩。归脾、肾、心经。具有补脾止泻、益肾固精止带、养心安神的功效。用于脾虚泄泻，带下，遗精，心悸失眠等。莲子麸炒后气味甘香，健脾止泻作用增强。

【不良反应】大剂量使用可出现腹胀、呕吐等消化道不良反应。

【用药禁忌】

**1. 病证禁忌**　大便燥结者不宜使用。

**2. 饮食禁忌**　忌辛辣、油腻食物。

**3. 使用注意**　注意顾护脾胃，大剂量使用会出现消化不良。

【处方应付】

正名：莲子。

**1. 莲子** 处方用名写莲子、莲肉、莲实，付莲子肉。

**2. 麸炒莲肉** 处方用名写麸炒莲肉、炒莲肉、炒莲子，付麸炒莲子肉。

【调剂要求】

**用法与用量** 6~15g，煎服。内服入汤剂，亦入丸、散剂或煮粥。宜饭后服。

【用药指导】注意观察有无消化道症状。高血糖患者不宜大剂量长期服用。

【贮藏养护】置干燥处，防蛀。

# 山茱萸

【来源】本品为山茱萸科植物山茱萸 *Cornus officinalis* Sieb. et Zucc. 的干燥成熟果肉。秋末冬初果皮变红时采收果实，用文火烘或置沸水中略烫后，及时除去果核，干燥。

【产地】主产于浙江、河南、陕西、安徽等地。

【炮制】

**1. 山萸肉** 取原药材，除去杂质和残留果核。

**2. 酒山茱萸** 取原药材，除去杂质，加黄酒拌匀，洗净，闷润 3~4 小时，置适宜容器内，加水适量，密封，蒸 18~24 小时，至紫色有油亮光泽时，取出，晾干。每 100kg 净山茱萸，用黄酒 30kg。

【饮片特征】山茱萸原药材以皮内肥厚、色红油润、酸味浓、干燥无核、洁净者为佳。

**1. 山萸肉** 果肉呈不规则片状或囊状，长 1~1.5cm，宽 0.5~1cm。表面紫红色至紫黑色，皱缩，有光泽。顶端有的有圆形宿萼痕，基部有果梗痕。质柔软。气微，味酸、涩、微苦。

**2. 酒萸肉** 形如山萸肉，表面紫黑色或黑色，质滋润柔软，微有酒气。

【功效应用】山茱萸性微温，味酸、涩。归肝、肾经。具有补益肝肾、收涩固脱的功效。用于眩晕耳鸣，腰膝酸痛，阳痿遗精，遗尿尿频，崩漏带下，大汗虚脱，阴虚消渴等。酒萸肉借酒力温通，降低了酸涩之性，滋补作用强于生品。

【不良反应】偶致便秘、心率加快等。

【用药禁忌】

**1. 病证禁忌** 湿热而致小便淋涩、便秘、实汗、血热妄行、胃溃疡、胃酸过度者忌大量久服。

**2. 配伍禁忌** 不宜与桔梗、防风、防己配伍。有研究认为，不宜与磺胺类药物、氨基糖苷类药物、强心苷类药物、氢氧化铝、氨茶碱、呋喃妥因、利福平、阿司匹林、吲哚美辛等同用。

**3. 饮食禁忌** 忌油腻、辛辣食物。

**4. 使用注意** 不宜长期大剂量服用，注意顾护脾胃。

【处方应付】

正名：山茱萸。

**1. 山茱萸** 处方用名写山茱萸、山萸肉、枣皮，付山茱萸。

**2. 酒萸肉**　处方用名写酒萸肉、酒山茱萸、酒山萸肉，付酒制山茱萸。

【调剂要求】

**用法与用量**　6~12g，煎服。内服入汤剂，亦入丸、散剂等。宜饭后服。

【用药指导】注意观察有无消化道不适症状及血压波动。

【贮藏养护】置干燥处，防蛀。

## 桑螵蛸

【来源】本品为螳螂科昆虫大刀螂 *Tenodera sinensis* Saussure、小刀螂 *Statilia maculata* (Thunberg) 或巨斧螳螂 *Hierodula patellifera* (Serville) 的干燥卵鞘。以上三种分别习称"团螵蛸""长螵蛸"及"黑螵蛸"。深秋至次春收集，除去杂质，蒸至虫卵死后，干燥。

【产地】全国大部分地区均产。

【炮制】

**1. 桑螵蛸**　取原药材，除去杂质，置蒸具内蒸约 1 小时，取出干燥。

**2. 盐桑螵蛸**　取净桑螵蛸，加入盐水拌匀，闷润，置炒药锅内，用文火加热，炒至有香气逸出时，取出放凉。每 100kg 桑螵蛸，用食盐 2.5kg。

【饮片特征】桑螵蛸原药材以干燥、完整、幼虫未出，色黄、体轻而带韧性，无树枝草梗等杂质者为佳。

**1. 桑螵蛸**　团螵蛸略呈圆柱形或半圆形，由多数膜状薄层叠成，长 2.5~4cm，宽 2~3cm。表面浅黄褐色，上面带状隆起不明显，底面平坦或有凹沟。体轻，质松而韧。横断面可见外层为海绵状，内层为许多放射状排列的小室，室内各有一细小椭圆形卵，深棕色，有光泽。气微腥，味淡或微咸。

长螵蛸略呈长条形，一端较细，长 2.5~5cm，宽 1~1.5cm。表面灰黄色，上面带状隆起明显，两侧各有一条暗棕色浅沟及斜向纹理。质硬而脆。

黑螵蛸略呈平行四边形，长 2~4cm，宽 1.5~2cm。表面灰褐色，上面带状隆起明显，两侧有斜向纹理，近尾端微向上翘。质硬而韧。

**2. 盐桑螵蛸**　形如桑螵蛸，味微咸。

【功效应用】桑螵蛸性平，味甘、咸。归肝、肾经。具有固精缩尿、补肾助阳的功效。用于遗精滑精，遗尿尿频，小便白浊等。桑螵蛸盐炙能引药入肾，增强益肾固精、缩尿止遗的作用。

【不良反应】生用偶致腹泻。

【用药禁忌】

**1. 病证禁忌**　阴虚火旺或膀胱有湿热者慎服。

**2. 配伍禁忌**　不宜与旋覆花配伍。

**3. 饮食禁忌**　忌油腻、辛辣食物。

**4. 使用注意**　不宜长期大剂量服用。

【处方应付】

正名：桑螵蛸。

**1. 桑螵蛸**　处方用名写桑螵蛸、螳螂壳、桑蛸，付桑螵蛸。

**2. 盐桑螵蛸**　处方用名写盐桑螵蛸，付盐炙桑螵蛸。

【调剂要求】

**用法与用量**　5~10g，煎服。内服入汤剂，亦入丸剂等。

【用药指导】注意观察有无消化道不适症状。

【贮藏养护】置通风干燥处，防蛀。

# 海螵蛸

【来源】本品为乌贼科动物无针乌贼 *Sepiella maindroni* de Rochebrune 或金乌贼 *Sepia esculenta* Hoyle 的干燥内壳。收集乌贼鱼的骨状内壳，洗净，干燥。

【产地】分布于南北沿海，产于辽宁、山东、江苏、浙江、福建、台湾等地沿海。

【炮制】

**1. 海螵蛸**　取原药材，除去杂质，用清水漂洗至无明显咸味，干燥，去硬壳。砸成小块。

**2. 醋海螵蛸**　取净海螵蛸，加醋拌匀，置锅内，用文火加热，炒至显微黄色，取出，放凉。每 100kg 海螵蛸，用醋 10kg。

【饮片特征】海螵蛸原药材以干燥、完整、无杂质者为佳。

**1. 海螵蛸**　为不规则小细块，表面灰白色，体轻，质松，易折断，碎断面粉质显疏松层纹，具吸水性，气微腥，味微咸。

**2. 醋海螵蛸**　形如海螵蛸，表面微黄色，略有焦斑，微有醋气。

【功效应用】海螵蛸性温，味咸、涩。归脾、肾经。具有收敛止血、涩精止带、止酸止痛、收湿敛疮的功效。用于吐血衄血，崩漏便血，遗精滑精，赤白带下，胃痛吞酸；外治损伤出血，湿疹湿疮，溃疡不敛等。海螵蛸经醋炙后，成分易于煎出，并能增强酸涩收敛之性。

【不良反应】久服易致便秘。

【用药禁忌】

**1. 病证禁忌**　阴虚多热者不宜服用。

**2. 配伍禁忌**　不宜与洋地黄类强心苷类药物同时服用。

**3. 饮食禁忌**　忌油腻、辛辣食物。

**4. 使用注意**　不宜长期大剂量服用。

【处方应付】

正名：海螵蛸。

**1. 海螵蛸**　处方用名写海螵蛸、乌贼骨，付海螵蛸。

**2. 醋海螵蛸**　处方用名写醋海螵蛸、醋乌贼骨，付醋炙海螵蛸。

【调剂要求】

**用法与用量**　5~10g，煎服。宜饭后服。外用适量，研末敷患处。

【用药指导】服用期间注意观察有无便秘及消化道不适症状。

【贮藏养护】置干燥处。

# 第十九节　涌吐药

凡能引起或促使呕吐的药物，均称涌吐药，又叫催吐药。在人体上部如咽喉、胸脘有痰涎、宿食、毒物等有害物质停留，均可使用涌吐药，因势利导，达到祛邪治病的目的。故凡误食毒物，毒物停留胃中，尚未吸收；或宿食停滞不化，脘部胀痛；或痰涎壅塞，咽喉梗阻，呼吸困难；或痰浊上涌，蒙蔽清窍，癫痫发狂者，均可使用涌吐药来治疗。

临床调剂时须注意：

1. 涌吐药大都药性峻烈，有毒，反应很大，每使人昏眩或呕吐不止，应当注意解救。

2. 使用涌吐药，多用散剂，以便直接迅速发挥药效。

3. 涌吐之后，不能马上进食，待休息之后，胃肠功能恢复正常时方可。

4. 凡用涌吐药易伤胃气，故身体虚弱或素患血证、高血压者及孕妇均当忌用。

5. 涌吐药宜冷服，可缓和药物的致吐作用。

本节重点介绍常山、瓜蒂2味中药的功效特点和调剂应用。

## 常　山

【来源】本品为虎耳草科植物常山 *Dichroa febrifuga* Lour. 的干燥根。秋季采挖，除去须根，洗净，晒干。

【产地】主产于四川、贵州、湖南。湖北、广西亦产。

【炮制】

**1. 常山**　取原药材，除去杂质，分开大小，浸泡，润透，切薄片，晒干。

**2. 炒常山**　取常山片，置热锅内，用文火加热，炒至常山颜色加深，取出，放凉。

**3. 酒常山**　取常山片，用黄酒拌匀，闷润，待酒被吸尽，置热锅内，用文火炒干，取出，晾凉。每100kg常山，用黄酒10kg。

【饮片特征】常山以质坚实而重、形如鸡骨，表面及断面淡黄色、光滑者为佳，根粗长顺直、质松、色深黄、无苦味者不可入药。

**1. 常山**　呈不规则的薄片。外表皮淡黄色，无外皮。切面黄白色，有放射状纹理。质硬。气微，味苦。

**2. 炒常山**　形如常山片，表面黄色，略有香气。

**3. 酒常山**　形如常山片，表面深黄色，略有酒香气。

【功效应用】性味苦、辛，寒，有毒，归肺、肝、心经。具有涌吐痰涎、截疟的功效。用于痰饮停聚，胸膈痞塞，疟疾。常山生用有毒，药性上行，有较强的涌吐痰饮作用，多用于胸膈痰饮积聚。炒后减轻恶心呕吐的副作用，减低毒性，单用酒浸或煎服治疟疾，或配伍后祛痰截疟。酒炙降低毒性，减轻恶心呕吐的副作用，功效同炒常山。

【用药禁忌】

**1. 病证禁忌** 正气虚弱者、久病体弱者忌服。疟非由于瘴气及老痰积饮所致者勿用。

**2. 配伍禁忌** 畏地榆。

**3. 饮食禁忌** 忌葱、鸡肉。

**4. 特殊人群** 本品药力猛烈，易伤正气，老人忌服。孕妇慎用。

**5. 使用注意** 有催吐副作用，用量不宜过大。

【处方应付】

正名：常山。

**1. 生常山片** 处方用名写常山，付生常山片。

**2. 炒常山** 处方用名写炒常山，付炒常山。

**3. 酒炙常山** 处方用名写酒常山，付酒炙常山。

【调剂要求】

**用法与用量** 5~10g，煎服，或入丸、散。饭后服用。涌吐多生用，截疟多炒用。治疗疟疾应在寒热发作前服用。

【用药指导】 治疟疾宜发热前冷服，热服易致呕。顾护脾胃。注意观察体温、食欲、二便、血压等。

【贮藏养护】 置通风干燥处。

# 瓜 蒂

【来源】 本品为葫芦科植物甜瓜 *Cucumis melo* L. 的干燥成熟带柄果蒂。

【产地】 全国各地广泛栽培。

【炮制】 取原药材，除去杂质，筛去灰屑。

【饮片特征】 瓜蒂以色棕黄、味苦者为佳。

本品略呈蘑菇状，稍带果皮。果柄呈圆柱形，多扭曲，长约 2cm，直径 0.2~0.4cm。表面灰黄色至棕黄色，具纵棱，质坚韧，不易折断，断面纤维性。质脆。气微，味苦。

【功效应用】 性味苦，寒，有毒，具有催吐作用，用于宿食不化、食物中毒、痰涎窒盛、癫痫。

【不良反应】 过量则易出现头晕眼花、脘腹不适、呕吐、腹泻，严重者可因脱水，造成电解质紊乱终致循环衰竭及呼吸中枢麻痹而死亡。

【用药禁忌】

**1. 病证禁忌** 体虚胃弱、失血及上部无实邪者，以及病后、产后、经期妇女、心脏病患者忌用。

**2. 饮食禁忌** 忌食生冷。

**3. 特殊人群**　孕产妇忌用。

**4. 使用注意**　本品有毒，不宜大量服用。若服后剧烈呕吐不止，可用麝香 0.1~0.15g，开水冲服以解之。

【处方应付】

正名：瓜蒂。

**甜瓜蒂**　处方用名写瓜蒂、甜瓜蒂，付生甜瓜蒂。

【调剂要求】

**用法与用量**　2.5~5g，煎服。入丸、散每次 0.3~1.0g。外用小量，研末嗅鼻，待鼻中流出黄水即停药。

【用药指导】　与其他寒凉药同用时注意减量。顾护脾胃。注意观察食欲、二便、心率、血压等。

【贮藏养护】　置干燥处，防蛀。

# 第二十节　杀虫止痒药

以攻毒杀虫、燥湿止痒为主要作用的药物，称为杀虫止痒药。

本类药物以外用为主，兼可内服，具有解毒杀虫、消肿定痛等功效，主要适用于疥癣、湿疹、痈疮疔毒、麻风、梅毒、毒蛇咬伤等病症。

本类药多具毒性，临床调剂须特别注意，多外用，外用方法分别有研末外撒、用香油和茶水调敷、制成软膏涂抹、制成药捻或栓剂、煎汤熏洗、热敷等。本类药物内服使用时，除无毒副作用的药物外，宜做丸剂使用，以利于缓慢溶解吸收。本类药物大多具有不同程度的毒性，使用时应慎重。如可内服的药物，每宜制成丸、散剂服用。即使外用，亦大都经过配制，且须严格控制用量，防止中毒。

本节重点介绍雄黄、硫黄、轻粉、白矾 4 味中药的功效特点和调剂应用。

## 雄　黄

【来源】　本品为硫化物类矿物雄黄族雄黄，主含二硫化二砷（$As_2S_2$）。采挖后，除去杂质。

【产地】　产于湖南、湖北、贵州、云南、四川等地。

【炮制】

**1. 雄黄**　取原矿材，除去杂质。

**2. 雄黄粉**　取净雄黄，加适量清水共研至细，加多量清水搅拌，倾取混悬液，下沉部分再同法反复操作数次，除去杂质，合并混悬液，静置后分取沉淀，晾干，研细。

【饮片特征】　雄黄以色红、块大、质松、无石性者为佳。

**1. 雄黄**　为块状或粒状集合体，呈不规则块状。深红色或橙红色，条痕淡橘红色，晶面有金刚石样光泽。质脆，易碎，断面具树脂样光泽。微有特异的臭气，味淡。精矿粉为粉末状或粉末集合体，质松脆，手捏即成粉，橙黄色，无光泽。

**2. 雄黄粉**　为极细腻的粉末，橙红色或橙黄色，质重。气特异而刺鼻，味淡。

【功效应用】性味辛、温，有毒，归肝、大肠经。具有解毒杀虫、燥湿祛痰、截疟的功效。用于痈肿疔疮，蛇虫咬伤，虫积腹痛，惊痫，疟疾。雄黄经水飞加工使药粉达到极细和纯净，并能降低毒性，便于制剂。

【不良反应】内服含砷雄黄引起急性中毒，中毒的主要症状为上吐下泻，严重者引起死亡。

【用药禁忌】

**1. 病证禁忌**　阴亏血虚者忌用。

**2. 特殊人群**　孕妇禁用。

**3. 使用注意**　切忌火煅。内服宜慎；不可久用。

【处方应付】

正名：雄黄。

**雄黄**　处方用名写雄黄，付雄黄粉。

【调剂要求】

**1. 用法与用量**　以外用为主。外用适量，研末撒敷或调敷。内服入丸、散用，每次 0.05~0.1g。

**2. 特殊处理**　遵照《医疗用毒性药品管理办法》的有关规定使用。

【用药指导】在医生指导下使用。中毒后急救，可用防己 3 钱；或生甘草 1 份，绿豆 2 份，煎浓汁频服。

【贮藏养护】置干燥处，密闭。

# 硫　黄

【来源】本品为自然元素类矿物硫族自然硫，采挖后，加热熔化，除去杂质；或用含硫矿物经加工制得。

【产地】主产于山西、河南、山东等省。

【炮制】

**1. 硫黄**　取原药材，除去杂质，敲成碎块。

**2. 制硫黄**　取净硫黄块，与豆腐同煮，至豆腐显黑绿色时，取出，漂净，阴干。每 100kg 硫黄，用豆腐 200kg。制过硫黄的豆腐须妥善处置。

【饮片特征】硫黄以块整齐、色黄、有光泽、质松脆、无杂质者为佳。

**1. 硫黄**　呈不规则块状。黄色或略呈绿黄色。表面不平坦，呈脂肪光泽，常有多数小孔。用手握紧置于耳旁，可闻轻微的爆裂声。体轻，质松，易碎，断面常呈针状结晶形。有特异的臭气，味淡。

**2. 制硫黄**　黄褐色或黄绿色结晶块，断面蜂窝状，臭气不明显。

【功效应用】性味酸、温，有毒，归肾、大肠经，具有外用解毒杀虫疗疮、内服补火助阳通便的功效。外治用于疥癣、秃疮、阴疽恶疮；内服用于阳痿足冷、虚喘冷哮、虚寒便秘。硫黄生品有毒，多外用。豆腐制后，毒性降低，可供内服，以助阳益火为主。

【不良反应】未经炮制的天然硫黄含砷量较多，不宜内服，以免引起砷中毒。

【用药禁忌】

**1. 病证禁忌**　阴虚阳亢、热邪亢盛、内热便闭者禁用；外疮红肿者禁用。

**2. 配伍禁忌**　畏朴硝、玄明粉。

**3. 饮食禁忌**　忌食动物血。

**4. 特殊人群**　孕妇忌服。

**5. 使用注意**　本品有毒，内服宜用制品，不宜多服、久服。

【处方应付】

正名：硫黄。

**制硫黄**　处方用名写硫黄、炙硫黄、石硫黄、倭硫黄，付制硫黄。

【调剂要求】

**用法与用量**　外用适量，研末撒敷或香油调敷。内服 1.5~3g，炮制后入丸、散。

【用药指导】顾护脾胃。注意观察食欲、二便、血压等。

【贮藏养护】置干燥处，防火。

# 轻　粉

【来源】本品为氯化亚汞（$Hg_2Cl_2$）。

【产地】产于湖北、河北、湖南、云南等地。

【炮制】以水银、食盐等用升华法制成结晶。

【饮片特征】轻粉以片大、色洁白、体轻、具银样光泽者为佳。为白色有光泽的鳞片状或雪花状结晶，或结晶性粉末；遇光颜色缓缓变暗。气微。

【功效应用】性味辛、寒，有毒，归大肠、小肠经。外用具有杀虫、攻毒、敛疮的功效，内服具有祛痰消积、逐水通便的功效。外治用于疥疮、顽癣、臁疮、梅毒、疮疡、湿疹，内服用于痰涎积滞、水肿鼓胀、二便不利。

【用药禁忌】

**1. 病证禁忌**　脾胃两虚、小儿慢惊、痰涎上壅者不宜服。

**2. 配伍禁忌**　畏磁石、石黄（雌黄）。

**3. 饮食禁忌**　忌食一切动物血。

**4. 特殊人群**　孕妇禁用。

**5. 使用注意**　本品有毒（可致汞中毒），内服慎用。外用不可过量及持续使用，以防中毒。小儿不可轻用，易伤脾败阳，尤新生儿慎之。不可水煮或曝光致变色。

【处方应付】

正名：轻粉。

**轻粉**　处方用名写轻粉，付轻粉。

【调剂要求】

**1. 用法与用量**　内服每次 0.1~0.2g，多入丸、散，或装入胶囊用。每日 1~2 次。

外用适量，研末调涂或干掺，制膏外贴。

**2. 特殊处理**　遵照《医疗用毒性药品管理办法》的有关规定使用。

【用药指导】服后应漱口。顾护脾胃。注意观察食欲、二便、心率、血压等。

【贮藏养护】遮光，密闭，置干燥处。

# 白　矾

【来源】本品主含含水硫酸铝钾〔$KAl(SO_4)_2 \cdot 12H_2O$〕，为硫酸盐类矿物明矾石经加工提炼制成。

【产地】产于甘肃、安徽、山西、湖北、浙江等地。

【炮制】

**1. 白矾**　取原药材，除去杂质，捣碎或研细。

**2. 枯矾**　取净白矾，敲成小块，置煅锅内，用武火加热至熔化，继续煅烧至蓬松呈白色蜂窝状固体，完全干燥，停火，放凉后取出，研成细粉。

【饮片特征】白矾以色白、透明、质硬而脆、无杂质者为佳。

**1. 白矾**　呈不规则的块状或粒状。无色或淡黄白色，透明或半透明。表面略平滑或凹凸不平，具细密纵棱，有玻璃样光泽。质硬而脆。气微，味酸、微甘而极涩。

**2. 枯矾**　为不透明、白色、蜂窝状或海绵状固体块状物或细粉，无结晶样物质。体轻松，手捻易碎，味涩酸。

【功效应用】性味酸、涩，寒，归肺、脾、肝、大肠经，外用具有解毒杀虫、燥湿止痒的功效，内服具有止血止泻、祛除风痰的功效。外治用于湿疹、疥癣、脱肛、痔疮、聤耳流脓，内服用于久泻不止、便血、崩漏、癫痫发狂。

白矾含结晶水，用于解毒杀虫、燥湿止痒、祛除风痰。煅后去除结晶水，酸寒之性降低，涌吐作用减弱，增强了收涩敛疮、止血化腐的作用。

【不良反应】白矾有强烈的凝固蛋白的作用，低浓度有收敛、消炎、防腐作用，高浓度又引起组织溃烂。由于内服刺激性大，一般只供外用。

【用药禁忌】

**1. 病证禁忌**　泻痢日久、阴虚胃弱、无湿热者忌服。

**2. 配伍禁忌**　恶牡蛎、畏麻黄。

**3. 特殊人群**　年老、体弱及合并有慢性胃肠病、心血管疾病的患者及孕妇，均应禁忌。

**4. 使用注意**　治疗前对患者的全身情况应做周密检查。不宜久服和多服。出现呕吐反应时，应注意电解质的平衡。

【处方应付】

正名：白矾。

**1. 白矾**　处方用名写白矾、明矾，付白矾。

**2. 枯矾**　处方用名写枯矾，付枯矾。

【调剂要求】

**用法与用量**　0.6~1.5g，内服，入丸、散。外用适量，研末敷或化水洗患处。

【用药指导】与其他寒凉药同用时注意减量。顾护脾胃。注意观察食欲、二便、血压等。

【贮藏养护】置干燥处。

# 第二十一节　拔毒生肌药

凡以拔毒化腐、生肌敛疮为主要作用的药物，称为拔毒生肌药。

本类药物多为矿石、金属类药物，以辛味居多，性有寒热之异，大多有剧毒，以外用为主。主要适用于痈疽疮疡溃烂后脓出不畅，或溃后腐肉不去，伤口难以愈合之症。外用的方法根据用途和病情而定，有研末外撒、研末后香油调敷、制成药膏敷贴等。内服则多入丸、散剂。

本类药物多有剧毒，临床调剂时应严格掌握剂量和用法，即使外用亦不宜过量和持续使用。有剧毒的重金属类药如升药、砒石等，不宜在头面部使用，以防损容。制剂时应严格遵守炮制和制剂规范，以减轻其毒性，确保用药安全。

本节重点介绍斑蝥、蟾酥、马钱子3味中药的功效特点和调剂应用。

## 斑　蝥

【来源】本品为芫青科昆虫南方大斑蝥 *Mylabris phalerata* Pallas 或黄黑小斑蝥 *Mylabri scichorii* Linnaeus 的干燥体。夏、秋二季捕捉，闷死或烫死，晒干。

【产地】主产于河南、广西、安徽、四川、贵州、湖南、云南、江苏等地。以河南、广西产量较大。

【炮制】

**1. 斑蝥**　取原药材，除去头、足、翅及杂质。

**2. 米炒斑蝥**　将米置热锅内，用中火加热至冒烟，投入净斑蝥翻炒，至米呈黄棕色，取出，筛去米，摊开放凉；或斑蝥与米拌炒后，取出，除去头、翅、足。炒制时注意劳动防护，筛除的米按有毒药材废弃物妥善处置。每100kg 斑蝥，用米 20kg。

【饮片特征】斑蝥以虫体干燥、个大完整、颜色鲜明、有黄色花斑、完整不碎、无败油气味者为佳。

**1. 斑蝥**　南方大斑蝥：呈长圆形，长 1.5~2.5cm，宽 0.5~1cm。头及口器向下垂，有较大的复眼及触角各1对，触角多已脱落。背部具革质鞘翅1对，黑色，有3条黄色或棕黄色的横纹；鞘翅下面有棕褐色薄膜状透明的内翅2片。胸腹部乌黑色，胸部有3对足。有特殊的臭气。

黄黑小斑蝥：体型较小，长 1~1.5cm。

**2. 米炒斑蝥**　南方大斑蝥体型较大，头、足、翅偶有残留。色乌黑发亮，头部去除后的断面不整齐，边缘黑色，中心灰黄色。质脆易碎。有焦香气。黄黑小斑蝥体型较小。

【功效应用】 性味辛、热，有大毒，归肝、胃、肾经。具有破血逐瘀、散结消癥、攻毒蚀疮的功效。用于癥瘕，经闭，顽癣，瘰疬，赘疣，痈疽不溃，恶疮死肌。生斑蝥有大毒，多外用，以攻毒蚀疮为主。米炒能降低毒性，矫正气味，内服以通经、破癥散结为主。

【不良反应】 接触皮肤，能起水疱或充血、灼痛等。在消化系统主要有口、咽部烧灼感，恶心、呕吐或呕出血水样物、血丝、血块，腹部绞痛等剧烈反应，在泌尿系统有不同程度的血尿和毒性肾炎症状。

【用药禁忌】

**1. 病证禁忌** 皮肤溃破及胃溃疡者忌用。

**2. 配伍禁忌** 恶甘草。

**3. 饮食禁忌** 忌食辛辣刺激性食物，忌饮酒。

**4. 特殊人群** 体弱及孕妇禁用。

**5. 使用注意** 本品有大毒，慎内服，多外用。临床应用和调制时，必须严加注意。对增生性关节炎无明显效果，对有明显不可逆性的关节病变亦不适用。

【处方应付】

正名：斑蝥。

**米炒斑蝥** 处方用名写斑蝥、斑蝥虫、炒斑蝥、米炒斑蝥、炙斑蝥，付米炒斑蝥。

【调剂要求】

**1. 用法与用量** 0.03～0.06g，炮制后多入丸、散用。外用适量，研末或浸酒醋，或制油膏涂敷患处，不宜大面积用。

**2. 特殊处理** 遵照《医疗用毒性药品管理办法》的有关规定使用。

【用药指导】 服用斑蝥制剂后的副作用，主要表现在消化道和泌尿系统方面，个别病例服药后心电图提示心肌损害。随时关注服药后体表和身体反应。一般反应轻者，多饮绿茶或对症处理即可缓解，泌尿系统症状严重者，应该停药数天或就医。

【贮藏养护】 置通风干燥处，防蛀。

## 蟾 酥

【来源】 本品为蟾蜍科动物中华大蟾蜍 *Bufo bufo gargarizans Cantor* 或黑框蟾蜍 *Bufo melanostictus Schneider* 的干燥分泌物。多于夏、秋二季捕捉蟾蜍，洗净，挤取耳后腺和皮肤腺的白色浆液，加工，干燥。

【产地】 主产于辽宁、山东、江苏、河北、广东、安徽、浙江等地。

【炮制】 取蟾酥，捣碎，加白酒浸渍，时常搅动至呈稠膏状，干燥，粉碎。加工时盛器宜用瓷器，忌与铁器接触，否则易变黑色。加工时注意劳动防护，防止吸入中毒或入眼刺激眼部黏膜。每 10kg 蟾酥，用白酒 20kg。

【饮片特征】 蟾酥以外表及断面皆明亮、紫红色、不含杂质、蘸水即成乳白色隆起者为佳。

**1. 蟾酥**　呈扁圆形团块状或片状。棕褐色或红棕色。团块状者质坚，不易折断，断面棕褐色，角质状，微有光泽；片状者质脆，易碎，断面红棕色，半透明。气微腥，味初甜而后有持久的麻辣感，粉末嗅之作嚏。

**2. 酒蟾酥**　酒制后研成细粉，为棕褐色粉末。

【功效应用】性味辛、温，有毒，归心经。具有解毒、止痛、开窍醒神的功效。用于痈疽疔疮，咽喉肿痛，中暑神昏，痧胀腹痛吐泻。蟾酥作用峻烈，有毒，临床用量极小，多制成丸、散剂内服或外用。酒制便于粉碎，降低毒性，并能减少对操作者的刺激性，入丸、散后多用于发背、疔疮、痈毒、咽喉肿痛。

【不良反应】服后可引起上腹部不适、恶心及呕吐等胃黏膜刺激现象，有的患者食欲减退，减小剂量后皆能控制。

【用药禁忌】

**1. 病证禁忌**　心衰、低血压患者在医生指导下使用。

**2. 配伍禁忌**　利尿药、强心药谨慎合用。

**3. 饮食禁忌**　忌食辛辣及饮酒。

**4. 特殊人群**　孕妇忌用。婴幼儿慎用。

**5. 使用注意**　本品有毒，勿单服，内服切勿过量；若中毒后，可按洋地黄类强心药中毒时之急救原则处理。外用不可入目，如已染入，可用紫草汁洗涤，有消肿之效。

【处方应付】

正名：蟾酥。

**蟾酥**　入丸、散，不作为饮片配方使用。

【调剂要求】

**1. 用法与用量**　入丸、散，每次 0.015~0.03g，饭后用冷开水送服。外用适量。

**2. 特殊处理**　遵照《医疗用毒性药品管理办法》的有关规定使用。

【用药指导】注意观察食欲、二便、心率、血压等。

【贮藏养护】置干燥处，防潮。

## 马钱子

【来源】本品为马钱科植物马钱 *Strychnos nux-vomica* L. 的干燥成熟种子。冬季采收成熟果实，取出种子，晒干。

【产地】主产于印度、越南、缅甸等地，主要进口；我国福建、台湾、广东、海南、广西、云南等地有栽培。

【炮制】

**1. 生马钱子**　取原药材，除去杂质。

**2. 制马钱子**　取净马钱子，用砂烫至鼓起并显棕褐色或深棕色，筛去砂，放凉。砂的量以能掩盖药材为度，制过马钱子的砂妥善处置，不可再炒其他中药。

**3. 马钱子粉**　取制马钱子，粉碎成细粉，加适量淀粉，使含量符合规定，混匀。按干燥品计算，含马钱子碱（$C_{23}H_{26}N_2O_4$）应为 0.78%~0.82%，士的宁（$C_{21}H_{22}N_2O_2$）

不得少于 0.50%。

【饮片特征】马钱子以个大、质坚、肉厚者为佳。

**1. 马钱子**　本品呈纽扣状圆板形，常一面隆起，一面稍凹下，直径 1.5~3cm，厚 0.3~0.6cm。表面密被灰棕或灰绿色绢状茸毛，自中间向四周呈辐射状排列，有丝样光泽。边缘稍隆起，较厚，有突起的珠孔，底面中心有突起的圆点状种脐。质坚硬，平行剖面可见淡黄白色胚乳，角质状，子叶心形，叶脉 5~7 条。气微，味极苦。

**2. 制马钱子**　形如马钱子，两面均膨胀鼓起，边缘较厚。表面棕褐色或深棕色，质坚脆，平行剖面可见棕褐色或深棕色的胚乳。微有香气，味极苦。

**3. 马钱子粉**　为黄褐色粉末。气微香，味极苦。

【功效应用】性味苦、温，有大毒，归肝、脾经。具有通络止痛、散结消肿的功效。用于跌打损伤，骨折肿痛，风湿顽痹，麻木瘫痪，痈疽疮毒，咽喉肿痛。

生马钱子毒性剧烈，质地坚硬，仅供外用。砂烫后毒性降低，质地酥脆，易于粉碎，可供内服，常制成丸、散剂应用。马钱子粉成分含量稳定，剂量可控，用药安全，入丸、散用。

【不良反应】过量导致惊厥，呼吸麻痹甚至死亡。

【用药禁忌】

**1. 病证禁忌**　脾胃不实及体虚者勿用，高血压、高烧及精神病人慎用。

**2. 特殊人群**　孕妇及 6 岁以下儿童禁用，运动员慎用。

**3. 使用注意**　毒性剧烈，口尝须特别谨慎，内服严格控制剂量，不宜生用或多服久服。本品有毒成分能被皮肤吸收，故外用亦不宜大面积涂敷。内服一般从小剂量开始，逐渐加量，加至患者感觉肌肉有一过性轻微颤动为最佳有效量，此反应也表明不可再加量。

【处方应付】

正名：马钱子。

**1. 马钱子**　处方用名写马钱子，外用付生马钱子。

**2. 制马钱子**　处方用名写马钱子、炙马钱子，内服均付制马钱子。

**3. 马钱子粉**　付丸、散。

【调剂要求】

**1. 用法与用量**　内服，炮制后入丸、散，0.3~0.6g。外用适量，醋磨涂，研末吹喉或调敷。

**2. 特殊处理**　遵照《医疗用毒性药品管理办法》的有关规定使用。

【用药指导】顾护脾胃。注意观察心率、血压、精神状态等。

【贮藏养护】置干燥处。

# 第三章　中成药调剂技术 ▷▷▷▷

## 第一节　中成药调剂基本知识

### 一、概念

中成药是以中草药为原料，经制剂加工制成各种不同剂型的中药制品，临床反复使用、安全有效、剂型固定，并采取合理工艺制备成质量稳定、可控，经批准依法生产的成方中药制剂。包括：用中药传统制作方法制作的各种蜜丸、水丸、冲剂、糖浆、膏药等中成药；用现代制药方法制作的中药片剂、针剂、胶囊、口服液等；专用于治病的药酒等。

中成药是中医药学的重要组成部分，临床上可以根据病情的缓急轻重、不同病灶部位选择应用。具有不用煎煮、服用方便、不良反应小、易于携带、方便保存和运输等优点。

中成药调剂，是指按医师处方调配各种中成药的专业操作。

### 二、中成药处方药

处方药简称 Rx，是指必须凭执业医师或执业助理医师处方才可调配、购买和使用的药品，即需在医师或其他医务人员指导下使用的药品。国家对处方药与非处方药实行分类管理，基本出发点是确保人民用药安全、有效、经济、方便。

### 三、中成药非处方药

#### （一）中成药非处方药的概念

非处方药简称 OTC，是指不需要凭执业医师或执业助理医师处方，患者及其家属可直接从药房或药店甚至超市购买的，用于由消费者自我认识和辨别的症状，并且能够自己治疗，或借助于阅读药品标识物、咨询药师后可恰当使用的安全有效的药品。

根据对非处方药的安全评价，将其分为甲类非处方药和乙类非处方药，乙类非处方药是更安全、消费者选择更有经验和把握的药品。

参照国家中医药管理局发布的《中医病证诊断疗效标准》分为 7 个科，即内科用药、外科用药、骨伤科用药、妇科用药、儿科用药、皮肤科用药、五官科用药。

## （二） 非处方药的遴选原则

按照"安全有效、慎重从严、结合国情、中西药并重"的指导思想和"应用安全、疗效确切、质量稳定、使用方便"的原则，进行遴选和评审。

**1. 应用安全** 根据文献和长期临床使用证实安全性高；无潜在毒性，药品残留物在体内代谢快，不会引起蓄积作用，不会掩盖其他疾病症状；基本上无不良反应；不会引起药物依赖性，无"三致"（致癌、致畸、致突变）作用；组方合理，无不良相互作用，中药组方中无"十八反""十九畏""。

**2. 疗效确切** 药物作用针对性强，功能主治或适应证明确；使用剂量一般不需要调整，用量较为固定；连续使用不会发生耐药性、抗药性，使药品失去治疗效果。

**3. 质量稳定** 非处方药质量必须可以控制，性质稳定，不需要特殊保存条件。

**4. 使用方便** 使用时不需要进行特殊检查与试验；剂型、规格便于自用与携带，以口服、外用、吸入、肛塞等剂型为主。

## （三） 遴选范围与依据

第一批中成药非处方药遴选范围为《中华人民共和国药典》（1995 年版）一部、《中华人民共和国卫生部药品标准·中药成方制剂》1～13 册、《新药转正标准》1～12 册、《中药品种保护条例》一分册。遴选出的第一批国家非处方药中成药制剂有 160 个品种（每个品种含不同剂型），第二批国家非处方药中成药制剂 1352 个（甲类非处方药 991 个，乙类非处方药 361 个），第三批国家非处方药目录一中成药制剂 157 个（甲类非处方药 116 个，乙类非处方药 41 个），第三批国家非处方药目录二中成药制剂 361 个（甲类非处方药 280 个，乙类非处方药 81 个）。

# 第二节 中成药调剂操作规程

## 一、审核

中成药调剂人员应当认真逐项检查中成药处方前记、正文和后记书写是否清晰、完整，并确认处方的合法性、医保相符性。

中成药调剂人员应当对中成药处方用药适宜性进行审核。包括下列内容：

（1）对规定必须做皮试的药物，处方医师是否注明过敏试验及结果的判定。

（2）处方用药与临床诊断的相符性。

（3）剂量、用法：中成药的剂量一般包括重量（克）、数量（粒、片）、容量（汤匙、毫升）等，是医师通过处方希望调剂室配付的药量。要特别注意含毒性成分的中成药，应严格审查其剂量，常见含毒剧药的中成药如下。

1）含川乌、草乌、附子、关白附等：玉真散、小活络丸、祛风舒筋丸、附子理中丸等。

2）含雄黄：牛黄解毒丸、局方至宝丹、安宫牛黄丸等。

3）含汞、朱砂等：磁朱丸、局方至宝散、蟾酥锭、牛黄解毒片；白降丹和红升丹亦可视为中成药。

4）含铅：黑锡丹、四胜散、珍珠散等狗皮膏类外贴膏药虽含有大量的铅，但临床尚未有引起铅中毒的报道。

5）含马钱子：九分散、舒筋散等。

6）含巴豆、巴豆霜：七珍丸、小儿脐风散等。

7）含蟾酥：六神丸、六应丸、喉症丸、蟾酥锭、蟾酥丸等。

（4）剂型与给药途径。

（5）是否有重复给药现象。

（6）是否有潜在临床意义的药物相互作用和配伍禁忌。

当处方中有两种或两种以上的中成药同用，或者中成药与引药、汤剂配伍时，应注意审查是否有"十八反""十九畏"的配伍，发现禁忌要及时查明，请处方医师加签，以防误用而发生事故。

## 二、计价

采用电子处方的医疗机构，省去了药房划价环节，医师开具处方的同时，系统直接计价，显示在处方右上角，方便患者的同时，减轻了药房的工作量，降低差错率。

计价基本要求同中药饮片调剂。

计价方法：处方药价 = $\sum$（药品单价×数量）。

## 三、调配

调剂人员调配中成药时应注意以下几方面：

（1）慎读处方，谨防相似药品名称的混淆。

（2）明确处方用药意图，防止同名异物药品的串用。

（3）调剂处方时必须做到"四查十对"。查处方，对科别、姓名、年龄；查药品，对药名、规格、数量、标签；查配伍禁忌，对药品性状、用法用量；查用药合理性，对临床诊断。

（4）发出的药品应注明患者姓名和药品名称、用法、用量。

## 四、复核

处方药品的复核，主要核对所配药品与处方药名是否一致，所配药物剂量是否与处方相同。

## 五、发药

发药时认真核对处方前记，询问清楚患者姓名、年龄、住院床号（或门诊号），核对处方姓名、年龄、住院床号（或门诊号）；严防错取错用而贻误病情，甚至造成严重后果。只有完全核对无误后，才能将药物交付患者或其家属。

发出药品时应按药品说明书或处方医嘱，向患者或其家属进行相应的用药交代与指导，包括每种药品的用法、用量、注意事项等。

正确交代患者用药期间的饮食"忌口"。使用中成药有时必须忌食某些食物，以免药物与食物之间产生相互作用而影响疗效。如：服用含人参的中成药（人参健脾丸、人参养荣丸等）不宜吃萝卜；服用含铁的中成药（磁朱丸、脑立清等）不宜喝茶、吃柿子；服用清热解毒类中成药（牛黄解毒片、清瘟解毒丸等）、清热泻火类中成药（牛黄上清丸、凉膈散等）不宜吃辛辣温热的食物如油条、羊肉、虾、洋葱、韭菜、辣椒、花椒、生姜、白酒、咖啡等。服用祛寒类中成药（附子理中丸等）不宜吃寒凉的食物如鳖肉、鸭肉、驴肉、海带、紫菜、白菜、苦瓜、绿豆、西瓜等。即不宜吃与药物性质相反的食物。

### 六、中成药效期

中成药的调剂还应注意药品的效期问题。效期药品是指标明有一定的有效期的药品。药品的有效期是指药品在一定的贮存条件下，能够保持质量的期限。有效期的药品必须在规定期限内使用，超过效期时或作用降低或毒性增加，都不能继续使用。《中华人民共和国药典》（一部）对中成药的效期虽然未做明确规定，但是国家药品监督管理部门要求药品生产企业对其产品必须注明生产批号、生产日期和有效期。

根据国家食品药品监督管理总局《药品包装、标签和说明书管理规定》的要求，药品有效期的表述形式为"有效期至×年×月"。其他各种表述方式不再使用。

为防止药品过期失效，确保用药安全，调剂部门应注意药品的效期，加强管理，定期检查，做到近效期药品先用。对效期内的药品也要注意检查药品的外观性状，发现异常情况，也应停止使用。

# 第三节　中成药临床应用原则

## 一、使用方法

### 1. 内服

（1）送服：包括用开水送服，或用药引送服两种，以前者使用最广，如片、丸、散、胶囊等，常用温开水送服；后者根据病情需要，选用黄酒或白酒、盐汤、米汤等送服。

（2）调服：用乳汁或糖水将散剂调成稀糊状喂服，适用于小儿。亦可用丸药研化，糖水调服，适用于不能吞咽的患者。

（3）噙化：将药物含于口中，缓缓溶解，慢慢咽下，多用于咽喉病，如清咽滴丸。

（4）炖服：凡属胶剂（阿胶制剂等），单用时可用黄酒加冰糖隔水炖化后服用。

（5）冲服：用开水冲服，例如茶剂、颗粒剂等。

**2. 外用**

（1）涂患处：适用于油膏剂、水剂，将局部洗净，均匀地将药涂抹一层，如龙珠软膏等。

（2）撒布患处：外用散剂多用此法，是将药粉直接均匀撒布于患处，如生肌散、冰硼散等。

（3）调敷患处：外用散剂选用适当的液体辅料调成糊状，敷于患处，如白酒调九分散、醋调三黄散。

（4）吹布患处

吹喉：将外用散剂直接吹入喉部，治疗咽喉肿痛，如珠黄散、锡类散等。

吹耳：将外用散剂直接吹入耳内，治疗耳内生疮流脓，如烂耳散、红棉散。

（5）点眼：眼药散剂，用所附小玻璃棒蘸凉开水，调眼药少许点于眼角，如拨云散，即以之蘸水点于眼角。

（6）熏洗：用于暴发火眼、睑烂痛痒，使用时用开水一杯浸药，先熏后洗，一日1~2次。

（7）栓剂外用：如治疗阴道炎的妇宁栓、治疗痔疮的肛泰栓，洗净患部，将药栓放入。

（8）外熨：如舒乐热熨剂，功能祛风散寒、活血止疼，除去最外层塑料袋，将药包揉搓两分钟贴敷患处。

**3. 注射**　中药注射剂是指以中医药理论为指导，采用现代科学技术和方法，从中药或天然药物的单方或复方中提取的有效物质制成的无菌溶液、混悬液或临用前配成液体的灭菌粉末供注入体内的制剂。

注射剂绕过皮肤、黏膜这两道保护人体的天然屏障和肝脏的首过作用，直接进入人体分布到组织、器官，生物利用度很高。如丹参注射液、柴胡注射液等。

## 二、服药次数与剂量

中成药大多每日 2 次，少数每日 1 次或 3 次，大蜜丸每次 1 丸，小蜜丸、水丸每次6~9g。有的毒剧药，更应遵守剂量规定，或在医生指导下服用。

## 三、使用注意事项

**1. 如何自行购用中成药**　中成药除供医生应用外，在治疗一些轻浅疾患或慢性疾患过程中，患者都有自行购买中成药的习惯，但是没有医药知识或医药知识浅薄的人占大多数，因此购药时要征询药店专业技术人员意见，不能盲目购用。

对包装上的文字说明要认真阅读和分析。成药的说明主要在于功效和适应证，两者要结合看待，如加味逍遥丸的功效是疏肝清热、健脾养血。适应证为肝郁血虚，肝脾不和，两胁胀痛，头晕目眩，倦怠食少，月经不调，脐腹胀痛。合乎于此就可以使用。

**2. 不要仅以中成药名称选药**　中成药品种繁多，在名称上虽仅一两字之差，但功效应用却往往不同。如人参归脾丸，用于心脾两虚，食欲不振，心悸失眠；人参健脾丸，用于脾胃虚弱，消化不良，食少便溏，倦怠乏力等。此外，尚有一药数名、一名数药的情况应加以注意，不能只看药名，必须详细阅读说明书内容如处方组成、功效、适应证及产地规格等才可保证无误。

**3. 禁忌**

（1）配伍禁忌中成药之间配伍使用时，不要将能起相反作用的中成药配合使用。

（2）妊娠禁忌如破气、活血化瘀、峻下逐水及毒性中成药不适合孕妇使用。

（3）服药时饮食禁忌一般而言，服用中成药时应忌食寒凉、辛辣、腥荤等。另有一些特殊的饮食禁忌，如含有地黄、何首乌的中成药，忌食葱、萝卜、蒜；含有鳖甲的中成药，忌食苋菜；蜜丸忌食生葱等。

# 第四节　临床常用中成药调剂

## 一、内科常用中成药

### （一）解表剂

凡以疏散表邪，治疗表邪所致的各种表证为主要作用的中药制剂，称为解表剂。本类中成药主要具有疏散表邪之功，兼有清热、祛风胜湿、止咳平喘、解暑等作用，适用于外感六淫等引发的病证。

解表中成药适用于现代医学的普通感冒、咽喉炎、扁桃体炎、急性气管-支气管炎、流感、胃肠型感冒等。临床上可结合辨证选用不同类型的解表中成药进行治疗。

使用解表中成药应注意以下事项：①本类药物仅适用于表证，若表邪未尽，出现里证，应选用表里双解类药物；②表邪已尽入里者，不可再用解表剂；③服药期间，忌食辛辣、生冷、油腻食物；④服用后以遍身微汗为宜，忌大汗、过汗，以免伤正。⑤不宜在服药期间同时服用滋补性中成药。⑥本类病证传变快，药物不宜久服，服药 3 天症状无缓解，应去医院就诊。

辛温解表类

**九味羌活丸（颗粒）**

【出处】《中华人民共和国药典》2015 年版一部。

【药物组成】羌活、防风、苍术、细辛、川芎、白芷、黄芩、甘草、地黄。

【性状】

**1. 丸剂**　为棕褐色的水丸；气香，味辛、微苦。

**2. 颗粒剂**　为棕黄色的颗粒；气香，味甜、微苦。

【功能主治】疏风解表，散寒除湿。用于外感风寒夹湿所致的感冒，症见恶寒、发热、无汗、头重而痛、肢体酸痛。

【用法用量】口服。丸剂：姜葱汤或温开水送服，一次 6~9g，一日 2~3 次。颗粒剂：姜汤或开水冲服，一次 1 袋，一日 2~3 次。

【注意事项】

1. 本品用于风寒夹湿、内有郁热证，风热感冒或湿热证慎用。

2. 孕妇慎用。

【剂型规格】

**1. 丸剂** ①每丸重 9g；②每袋装 6g；③每袋装 9g；④每 10 丸重 1.8g。

**2. 颗粒剂** 每袋装 5g，15g。

### 感冒清热颗粒（胶囊）

【出处】《中华人民共和国药典》2015 年版一部。

【药物组成】荆芥穗、薄荷、防风、柴胡、紫苏叶、葛根、桔梗、苦杏仁、白芷、苦地丁、芦根。

【性状】

**1. 颗粒剂** 为棕黄色的颗粒，味甜、微苦；或为棕褐色的颗粒，味微苦（无蔗糖或含乳糖）。

**2. 胶囊** 为硬胶囊，内容物为棕褐色的粉末；气香，味苦。

【功能主治】疏风散寒，解表清热。用于风寒感冒，头痛发热，恶寒身痛，鼻流清涕，咳嗽咽干。

【用法用量】口服。颗粒剂：开水冲服，一次 1 袋，一日 2 次。胶囊：一次 3 粒，一日 2 次。

【注意事项】

1. 风热感冒不宜用。

2. 本品不宜与环孢素同用，可能引起环孢素血药浓度升高。

【剂型规格】

**1. 颗粒剂** ①每袋装 12g；②每袋装 6g（无蔗糖）；③每袋装 3g（含乳糖）。

**2. 胶囊** 每粒装 0.45g。

### 正柴胡颗粒

【出处】《中华人民共和国药典》2015 年版一部。

【药物组成】柴胡、陈皮、防风、赤芍、甘草、生姜。

【性状】本品为棕黄色至黄褐色的颗粒；味甜、微苦。无糖型，为红棕色颗粒，味微苦。

【功能主治】表散风寒，解热止痛。用于外感风寒所致的发热恶寒、无汗、头痛、鼻塞、喷嚏、咽痒咳嗽、四肢酸痛等；流感初起、轻度上呼吸道感染见上述证候者。

【用法用量】开水冲服，一次 10g/3g（无蔗糖），一日 3 次；小儿酌减或遵医嘱。

【注意事项】

1. 孕妇禁用。

2. 风热感冒者不适用，其表现为发热明显、微恶风、有汗、口渴、鼻流浊涕、咽喉肿痛、咳吐黄痰。

【剂型规格】颗粒剂：①每袋装 10g；②每袋装 3g（无蔗糖）。

## 辛凉解表类

### 银翘解毒丸（片、颗粒、胶囊、软胶囊）

【出处】《中华人民共和国药典》2015 年版一部。

【药物组成】金银花、连翘、薄荷、荆芥、淡豆豉、牛蒡子（炒）、桔梗、淡竹叶、甘草。

【性状】

**1. 丸剂**　为棕褐色的浓缩蜜丸；气芳香，味微甜而苦、辛。

**2. 片剂**　为浅棕色至棕褐色的片或薄膜衣片，除去包衣后显浅棕色至棕褐色；气芳香，味苦、辛。

**3. 颗粒剂**　为浅棕色的颗粒；味甜、微苦，或味淡、微苦（含乳糖）。

**4. 胶囊**　为硬胶囊，内容物为浅棕色至棕褐色的颗粒和粉末；气芳香，味苦、辛。

**5. 软胶囊**　内容物为棕褐色油膏状物；气香，味苦。

【功能主治】疏风解表，清热解毒。用于风热感冒，症见发热头痛、咳嗽口干、咽喉疼痛。

【用法用量】口服。丸剂：用芦根汤或温开水送服，一次 1 丸，一日 2~3 次。片剂：一次 4 片，一日 2~3 次。颗粒剂：开水冲服，一次 1 袋，一日 3 次；重症者加服 1 次。胶囊：一次 4 粒，一日 2~3 次。软胶囊：一次 2 粒，一日 3 次。

【注意事项】

1. 本品疏风解表、清热解毒，风寒感冒者慎用。

2. 孕妇慎用。

3. 儿童、孕妇、哺乳期妇女、年老体弱及脾虚便溏者应在医师指导下服用。

【剂型规格】

**1. 丸剂**　每丸重 3g，9g。

**2. 片剂**　①每片重 0.3g，0.5g；②薄膜衣片每片重 0.52g。

**3. 颗粒剂**　①每袋装 15g；②每袋装 2.5g（含乳糖）。

**4. 胶囊**　每粒装 0.4g。

**5. 软胶囊**　每粒装 0.45g。

### 疏风解毒胶囊

【出处】《国家基本医疗保险药品目录》2017 年版。

【药物组成】虎杖、连翘、板蓝根、柴胡、败酱草、马鞭草、芦根、甘草。

【性状】本品为硬胶囊，内容物为深棕色或棕褐色的颗粒或粉末；气香、味苦。

【功能主治】疏风清热，解毒利咽。用于急性上呼吸道感染属风热证，症见发热、恶风、咽痛、头痛、鼻塞、流浊涕、咳嗽等。

【用法用量】口服，一次 4 粒，一日 3 次。

【注意事项】目前尚无体温超过 39.1℃ 时，白细胞总数 $>10\times10^9$/L、中性 $>80\%$ 的研究数据。结膜热、疱疹性咽峡炎、妊娠及哺乳期妇女不在本次研究范围内。

【剂型规格】每粒装 0.52g。

### 葛根汤颗粒

【出处】《中华人民共和国药典》2015 年版一部。

【药物组成】葛根、麻黄、白芍、桂枝、甘草、大枣、生姜。辅料为：糊精、甜菊素、乙醇。

【性状】本品为棕色的颗粒；味甜、微苦。

【功能主治】发汗解表，升津舒经。用于风寒感冒，症见：发热恶寒，鼻塞流涕，咳嗽咽痒，咯痰稀白，无汗，头痛身疼，项背强急不舒，苔薄白或薄白润，脉浮或浮紧。

【用法用量】开水冲服。一次 1 袋，一日 3 次。

【注意事项】

1. 忌烟、酒及辛辣、生冷、油腻食物。

2. 不宜在服药期间同时服用滋补性中药。

3. 感冒属外感风热证者不适用。

4. 运动员慎用，应在医师指导下使用。

5. 心脏病及失眠、心悸患者慎用；高血压患者慎用且应在医师指导下使用；有肝病、糖尿病、肾病等慢性病患者应在医师指导下服用。

6. 儿童、孕妇、哺乳期妇女、年老体弱者应在医师指导下服用。

7. 发热体温超过 38.5℃ 的患者，应去医院就诊。

8. 服药 3 天症状无缓解，应去医院就诊。

9. 对本品过敏者禁用，过敏体质者慎用。

10. 本品性状发生改变时禁止使用。

11. 儿童必须在成人监护下使用。

12. 请将本品放在儿童不能接触的地方。

13. 如正在使用其他药品，使用本品前请咨询医师或药师。

14. 偶见轻度恶心。服用本品前已服用其他降压药者，在服用本品时，不宜突然减少或停用其他降压药物。可根据血压情况逐渐调整其他药物服用量。

【剂型规格】每袋装 6g。

## 扶正解表类

### 参苏丸（胶囊）

【出处】《中华人民共和国药典》2015 年版一部。

【药物组成】党参、紫苏叶、葛根、前胡、茯苓、半夏（制）、陈皮、枳壳（炒）、桔梗、甘草、木香。

【性状】

**1. 丸剂**　本品为棕褐色的水丸；气微，味微苦。

**2. 胶囊**　本品为胶囊剂，内容物为棕褐色粉末；气香，味甘苦。

【功能主治】益气解表，疏风散寒，祛痰止咳。用于身体虚弱，感受风寒所致感冒，症见恶寒发热、头痛鼻塞、咳嗽痰多、胸闷呕逆、乏力气短。

【用法用量】口服。丸剂：一次 6~9g，一日 2~3 次。胶囊剂：一次 4 粒，一日 2 次。

【注意事项】

1. 风热感冒者慎用。

2. 孕妇慎用。

3. 儿童、孕妇、哺乳期妇女应在医师指导下服用。

【剂型规格】

**1. 丸剂**　每 100 粒重 6g，6g/袋。

**2. 胶囊剂**　每粒装 0.45g。

## （二）　祛暑剂

凡以祛除暑邪，治疗暑邪所致的暑病为主要作用的中药制剂，称为祛暑剂。

本类中成药主要具有祛除暑邪之功，兼有化湿、利湿等作用，适用于暑湿、暑温等引发的病证。

本类中成药大多辛香温燥，易伤阴津，故阴虚血燥者慎用。而祛暑避秽剂辛香走窜，含有毒药物，故孕妇忌用，不宜过量、久用。

### 六一散

【出处】《中华人民共和国药典》2015 年版一部。

【药物组成】滑石粉、甘草。

【性状】本品为浅黄白色的粉末；具甘草甜味，手捻有润滑感。

【功能主治】清暑利湿。用于感受暑湿所致的发热、身倦、口渴、泄泻、小便黄少；外用治痱子。

【用法用量】调服或包煎服。一次 6~9g，一日 1~2 次；外用，扑撒患处。

【注意事项】

1. 小便清长者慎用。

2. 孕妇慎用。

3. 外用时用毕洗手，切勿接触眼睛，皮肤破溃处禁用。

【剂型规格】散剂：每袋装 6g

### 甘露消毒丸

【出处】《中华人民共和国药典》2015 年版一部。

【药物组成】滑石、茵陈、黄芩、石菖蒲、木通、射干、豆蔻、连翘、川贝母、藿香、薄荷。

【性状】本品为灰黄色的水丸；气微香，味苦、微辛。

【功能主治】芳香化湿，清热解毒。用于暑湿蕴结，身热肢酸，胸闷腹胀，尿赤黄疸。

【用法用量】口服。一次 6~9g，一日 2 次。

【注意事项】

1. 寒湿内阻者慎用。

2. 孕妇禁用。

【剂型规格】丸剂：每 50 粒重约 3g。

## 十滴水

【出处】《中华人民共和国药典》2015 年版一部。

【药物组成】樟脑、干姜、大黄、小茴香、肉桂、辣椒、桉油。

【性状】本品为棕红色至棕褐色的澄清液体；气芳香，味辛辣。

【功能主治】健胃，祛暑。用于因中暑而引起的头晕、恶心、腹痛、胃肠不适。

【用法用量】口服。一次 2~5mL；儿童酌减。

【注意事项】驾驶员、高空作业者慎用。

【剂型规格】酊剂：每瓶（支）装 5mL，10mL，100mL，500mL。

## 清暑益气丸

【出处】《中华人民共和国药典》2015 年版一部。

【药物组成】黄芪（蜜炙）、人参、炒白术、葛根、苍术（米泔炙）、升麻、当归、麦冬、醋五味子、泽泻、黄柏、陈皮、醋青皮、六神曲（麸炒）、甘草。

【性状】本品为黄褐色至棕褐色的大蜜丸；气微香，味甜。

【功能主治】祛暑利湿，补气生津。用于中暑受热，气津两伤，症见头晕身热、四肢倦怠、自汗心烦、咽干口渴。

【用法用量】姜汤或温开水送服。一次 1 丸，一日 2 次。

【注意事项】孕妇慎用。

【剂型规格】大蜜丸：每丸重 9g。

## 紫金锭（散）

【出处】《中华人民共和国药典》2015 年版一部。

【药物组成】人工麝香、山慈菇、雄黄、红大戟、千金子霜、五倍子、朱砂。

【性状】

1. **锭剂** 为暗棕色至褐色的长方形或棍状的块体；气特异，味辛而苦。

2. **散剂** 为紫褐色的粉末；气特异，味辛、苦。

【功能主治】辟瘟解毒，消肿止痛。用于中暑，脘腹胀痛，恶心呕吐，痢疾泄泻，小儿痰厥；外治疗疮疖肿，痄腮，丹毒，喉风。

【用法用量】

**1. 锭剂**　口服：一次 0.6~1.5g，一日 2 次。外用：醋磨调敷患处。

**2. 散剂**　口服：一次 1.5g，一日 2 次。外用：醋调敷患处。

【注意事项】

1. 孕妇忌服。

2. 气血虚弱者、肝肾功能不全者、运动员慎用。

3. 按量服用，不宜多服。

4. 本品处方中含朱砂、雄黄，不宜过量久服，。

【剂型规格】

**1. 锭剂**　①每锭重 0.3g；②每锭重 3g。

**2. 散剂**　每瓶装 3g。

## （三）表里双解剂

表里双解中成药由解表药配合泻下药或清热药、温里药等组成，具有表里同治作用。用于外有表证，内有实积，或表证未解，里热已炽者，一般分为解表攻里、解表清里二类。

表里双解中成药使用注意：①必须表证和里证同时存在才适用；②分清表证与里证的主次轻重，针对病情选择适当的成药；③服药期间，忌食辛辣、生冷、油腻食物；④不宜在服药期间同时服用滋补性中药。

### 防风通圣丸

【出处】《中华人民共和国药典》2015 年版一部。

【药物组成】防风、荆芥穗、薄荷、麻黄、大黄、芒硝、栀子、滑石、桔梗、石膏、川芎、当归、白芍、黄芩、连翘、白术（炒）、甘草。

【性状】本品为包衣或不包衣的水丸，丸心颜色为浅棕色至黑褐色；味甘、咸、微苦。

【功能主治】解表通里，清热解毒。用于外寒内热，表里俱实，恶寒壮热，头痛咽干，小便短赤，大便秘结，瘰疬初起，风疹湿疮。

【注意事项】

1. 虚寒证者慎用。

2. 孕妇慎用。

3. 服药后大便次数增多且不成形者，应酌情减量。

4. 运动员慎用。

【用法用量】口服。一次 6g，一日 2 次。

【剂型规格】丸剂：每 20 丸重 1g。

### 葛根芩连片

【出处】《中华人民共和国药典》2015 年版一部。

【药物组成】葛根、黄芩、黄连、炙甘草。

【性状】本品为黄棕色至棕色的素片；糖衣片、薄膜衣片，除去包衣后显黄棕色至棕色；气微，味苦。

【功能主治】解肌清热，止泻止痢。用于湿热蕴结所致的泄泻、痢疾，症见身热烦渴、下痢臭秽、腹痛不适。

【用法用量】口服。一次3~4片，一日3次。

【注意事项】泄泻腹部凉痛者忌服。

【剂型规格】片剂：①素片：每片重0.3g，0.5g；②糖衣片：片芯重0.3g；③薄膜衣片：每片重0.3g。

（齐宝芳　白吉庆）

## （四）泻下剂

泻下中成药以泻下药为主组成，具有通大便、泻实热、攻积滞、逐水饮的作用。

本类成药治疗里实，属"下法"，因里实病因的不同，药物分为寒下类、润下类、竣下类、通腑泄浊类。适用于现代医学的习惯性便秘、老年性便秘、痔疮便秘、肝硬化腹水、血吸虫病腹水、慢性肾衰竭、尿毒症等。

泻下中成药使用注意：①使用泻下中成药当得效即止，不可过量使用；②体虚便秘者慎用；③孕妇禁用；④治疗便秘可单用，兼有其他疾病当结合其他药物治疗；⑤里实未成者不可使用，以免伤正气，引邪入内；⑥服药期间应注意饮食，忌食辛辣、荤腥油腻，不宜同时服用滋补性中药。

寒下类

### 通便宁片

【出处】《中华人民共和国药典临床用药须知·中成药卷》2010年版。

【药物组成】番泻叶干膏粉、牵牛子、砂仁、白豆蔻。

【性状】本品为棕色素片；味微苦。

【功能主治】宽中理气，泻下通便。用于肠胃实热积滞所致的便秘，见大便秘结、腹痛拒按、腹胀纳呆、口干苦、小便短赤、舌红苔黄、脉弦滑数。

【用法用量】口服。一次4片，一日1次。如服药8小时后不排便再服一次，或遵医嘱。

【注意事项】

1. 冷秘者慎用。

2. 初次服用者及便秘轻症者一次服1~2片，较重痔疮患者慎用，或遵医嘱。

3. 孕妇忌服。完全肠梗阻者禁用。

4. 体虚者忌长服、久服。少数患者服药后，因肠蠕动加强，排便前有腹痛感，排便后可自然缓解。

【剂型规格】片剂：每片重 0.48g。

## 三黄片（丸、胶囊）

【出处】《中华人民共和国药典》2015 年版一部。

【药物组成】

**1. 片剂**　大黄、盐酸小檗碱、黄芩浸膏。

**2. 丸剂**　大黄（制）、黄连、黄芩（炒）。

**3. 胶囊**　大黄、盐酸小檗碱、黄芩总苷。

【性状】

**1. 片剂**　为糖衣或薄膜衣片，除去包衣后显棕色，味苦、微涩。

**2. 丸剂**　为黄色的水丸；味苦。

**3. 胶囊**　为胶囊硬剂，内容物为黄色至黄棕色粉末；气微、味苦。

【功能主治】清热解毒，泻火通便。用于三焦热盛所致的目赤肿痛、口鼻生疮、咽喉肿痛、牙龈肿痛、心烦口渴、尿黄、便秘；亦用于急性胃肠炎、痢疾。

【用法用量】口服。片剂：小片一次 4 片，大片一次 2 片，一日 2 次；小儿酌减。丸剂：一次 6~9g，一日 3 次。胶囊：一次 2 粒，一日 2 次。

【注意事项】

1. 孕妇慎用。

2. 溶血性贫血患者及葡萄糖-6-磷酸脱氧酶缺乏者禁用。

3. 服药后大便次数增多且不成形者，应酌情减量。

4. 冷积便秘、寒湿泻痢、虚火口疮、喉痹者慎用。

【剂型规格】

**1. 片剂**　①薄膜衣小片，每片重 0.26g；②薄膜衣大片，每片重 0.52g。

**2. 丸剂**　每袋 6g。

**3. 胶囊**　每粒装 0.48g。

## 润下类

## 麻仁丸（胶囊、软胶囊）

【出处】《中华人民共和国药典》2015 年版一部。

【药物组成】火麻仁、大黄、苦杏仁、炒白芍、枳实（炒）、姜厚朴。

【性状】

**1. 丸剂**　为黄褐色至棕褐色的水蜜丸、小蜜丸或大蜜丸；味苦。

**2. 胶囊**　为硬胶囊，内容物为深棕色至棕黑色颗粒状粉末，气香，味苦。

**3. 软胶囊**　为深棕褐色、橄榄型软胶囊，内容物为棕褐色油状物。

【功能主治】润肠通便。用于肠热津亏所致的便秘，症见大便干结难下、腹部胀满不舒；习惯性便秘见上述证候者。

【用法用量】口服。丸剂：水蜜丸一次 6g，小蜜丸一次 9g，大蜜丸一次 1 丸，一日 1~2 次。胶囊：每次 2~4 粒，早、晚各一次，或睡前服用。软胶囊：一次 3~4 粒，早、晚各一次。小儿服用减半，并搅拌溶解在开水中加适量蜂蜜后服用。

【注意事项】

1. 虚寒性便秘慎用。

2. 饮食宜清淡，忌酒及辛辣香燥刺激性食物。

【剂型规格】

**1. 丸剂** 大蜜丸每丸重 9g。

**2. 胶囊** 每粒装 0.35g。

**3. 软胶囊** 每粒装 0.6g。

## 麻仁润肠丸

【出处】《中华人民共和国药典》2015 年版一部。

【药物组成】火麻仁、炒苦杏仁、大黄、木香、陈皮、白芍。

【性状】本品为黄褐色的大蜜丸或小蜜丸、水蜜丸；气微香，味苦、微甘。

【功能主治】润肠通便。用于肠胃积热，胸腹胀满，大便秘结。

【用法用量】口服。一次 1~2 丸/袋，一日 2 次。

【注意事项】

1. 孕妇忌服。

2. 月经期慎用。

3. 虚寒性便秘慎用。

4. 服药后大便次数过多，大便偏稀，可酌情减量或停服。

【剂型规格】丸剂：每丸重 6g，每袋装 6g。

## 苁蓉通便口服液

【出处】《中华人民共和国药典临床用药须知·中成药卷》2010 年版。

【药物组成】肉苁蓉、何首乌、枳实（麸炒）、蜂蜜。

【性状】本品为深棕红色液体；味甜、微苦涩。

【功能主治】滋阴补肾，润肠通便。用于中老年人、病后产后等虚性便秘及习惯性便秘。

【用法用量】口服。一次 10~20mL，一日 1 次。睡前或清晨服用。

【注意事项】

1. 实热积滞致大便燥结者慎用。

2. 孕妇慎用。

3. 年青体壮者便秘时不宜用本药。

4. 服用本药出现大便稀溏时应立即停服。

5. 本药久贮后可能会出现少量振摇即散的沉淀，可摇匀后服用，不影响疗效。

【剂型规格】合剂：每支装 10mL。

峻下类

### 舟车丸

【出处】《中华人民共和国药典临床用药须知·中成药卷》2010 年版。

【药物组成】牵牛子（炒）、大黄、甘遂（醋制）、红大戟（醋制）、芫花（醋制）、青皮（醋制）、陈皮、木香、轻粉。

【性状】本品为黄褐色的水丸；味苦。

【功能主治】行气利水。用于水停气滞所致的水肿，症见蓄水腹胀、四肢浮肿、胸腹胀满、停饮喘急、大便秘结、小便短少。

【用法用量】口服。一次 3g，一日 1 次。

【注意事项】

1. 孕妇及久病气虚者忌用。

2. 水肿属阴水者慎用。

3. 方中甘遂、大戟、芫花及轻粉均有毒性，不可过量、久用。

4. 本品为攻逐水饮之峻剂，若水肿属阴水者禁用。

5. 本方含大量峻下逐水、行气破滞之品，有碍胎气，故孕妇忌用。

6. 本药苦寒，易伤脾胃，须时时注意脾胃之气，饮食清淡，宜低盐饮食，注意用药后对脾胃的调理。

7. 服药时应从小剂量开始，逐渐加量为妥。

【剂型规格】水丸：每袋装 3g。

通腑泄浊类

### 肾衰宁胶囊

【出处】《中华人民共和国药典》2015 年版一部。

【药物组成】太子参、黄连、半夏（制）、陈皮、茯苓、大黄、丹参、牛膝、红花、甘草。

【性状】本品为硬胶囊，内容物为黄棕色至棕褐色的粉末或细小颗粒；气微香，味苦。

【功能主治】益气健脾，活血化瘀，通腑泄浊。用于脾胃气虚，浊瘀内阻，升降失调所致的面色萎黄、腰痛倦怠、恶心呕吐、食欲不振、小便不利、大便黏滞；慢性肾功能不全见上述证候者。

【用法用量】口服。一次 4~6 粒，一日 3~4 次；小儿酌减。

【注意事项】

1. 有出血症状者及孕妇禁用。

2. 肝肾阴虚、脾肾阳虚、阴阳两虚所致水肿、肾劳者慎用。

3. 服药期间宜低盐饮食；忌烟酒及辛辣油腻食品；宜配合优质低蛋白饮食，慎用植物蛋白类食物，如豆类相关食品，若出现营养不良时，可适当制定合理营养方案，并注意补充水溶性维生素、矿物质及微量元素。

4. 本品服用后每日大便次数在 2~3 次为宜，超过 4 次以上者慎用。

5. 服药期间，慎用植物蛋白类食物，如豆类等相关食品。

【剂型规格】胶囊：每粒 0.35g。

## （五）　清热剂

清热中成药多以寒凉药为主组成，具有清热、泻火、凉血、解毒等作用。用于治疗各种疾病所见里热证，属"清法"。因热证有气血之分，实热和虚热不同，以及脏腑之别，致其治不同，故本类成药分为清热泻火、清热解毒、清脏腑热等多类。适用于现代医学的急性结膜炎、急性口炎、口疮、急性咽炎、急性扁桃体炎、牙周炎、上呼吸道感染、支气管肺炎、泌尿系感染、皮肤化脓性炎症、蜂窝组织炎、细菌性痢疾、乳腺炎、腮腺炎、病毒性肝炎、慢性胃炎、癌症等属里热者。临床上可根据里热所在病位和性质辨别选用。

清热中成药使用注意：①本类药偏寒，脾胃虚寒和阳虚者不宜使用；②一般情况下，里热证可用口服成药，对高热或癌症者，可使用注射剂；③辨清病证、病位选用适当的成药；④应注意药物过敏反应；⑤清热中成药若用于昏迷、抽搐，应配合其他疗法；⑥中病即止，以免过于寒凉而伤正；⑦不宜在服药期间同时服用温补或滋补性中药。

### 清热泻火解毒类

#### 牛黄解毒丸（胶囊、软胶囊、片）

【出处】《中华人民共和国药典》2015 年版一部。

【药物组成】人工牛黄、雄黄、石膏、大黄、黄芩、桔梗、冰片、甘草。

【性状】

**1. 丸剂**　为棕黄色的大蜜丸或水蜜丸；有冰片香气，味微甜而后苦、辛。

**2. 胶囊**　为硬胶囊，内容物为棕黄色的颗粒和粉末，或粉末；有冰片香气，味微苦、辛。

**3. 软胶囊**　为软胶囊，内容物为棕黄色黏稠液体；有冰片香气，味微苦、辛。

**4. 片剂**　本品为素片、糖衣片或薄膜衣片，片芯显棕黄色；有冰片香气，味微苦、辛。

【功能主治】清热解毒。用于火热内盛，咽喉肿痛，牙龈肿痛，口舌生疮，目赤肿痛。

【用法用量】口服。丸剂：水蜜丸一次 2g，大蜜丸一次 1 丸，一日 2~3 次。胶囊：一次 2 粒（规格①），或一次 3 粒（规格②），一日 2~3 次。软胶囊：一次 4 粒，一日 2~3 次。片剂：小片一次 3 片，大片一次 2 片，一日 2~3 次。

【注意事项】

1. 孕妇禁用。

2. 新生儿禁用。

3. 虚火上炎所致口疮、牙痛、喉痹者慎用。

4. 脾胃虚弱者慎用。

5. 本品含有雄黄，不宜过量、久服。

6. 不宜与强心苷类、生物碱类、抗生素类或异烟肼、维生素 $B_1$ 等药物合用。

【剂型规格】

**1. 丸剂**　水蜜丸每 100 丸重 5g；大蜜丸每丸重 3g。

**2. 胶囊**　①每粒相当于饮片 0.78g，每粒装 0.3g，或 0.4g，或 0.5g；②每粒相当于饮片 0.52g，每粒装 0.3g。

**3. 软胶囊**　每粒装 0.4g。

**4. 片剂**　①每片重 0.25g；②每片重 0.3g。

## 黄连上清丸

【出处】《中华人民共和国药典》2015 年版一部。

【药物组成】黄连、栀子（姜制）、连翘、蔓荆子（炒）、防风、荆芥穗、白芷、黄芩、菊花、薄荷、酒大黄、黄柏（酒炒）、桔梗、川芎、石膏、旋覆花、甘草。

【性状】

**1. 丸剂**　为暗黄色至黄褐色的水丸、黄棕色至棕褐色的水蜜丸或黑褐色的大蜜丸或小蜜丸；气芳香，味苦。

**2. 片剂**　为糖衣片或薄膜衣片，除去包衣后显黄棕色至棕褐色；气香，味苦。

【功能主治】散风清热，泻火止痛。用于风热上攻，肺胃热盛所致的头晕目眩、暴发火眼、牙齿疼痛、口舌生疮、咽喉肿痛、耳痛耳鸣、大便秘结、小便短赤。

【用法用量】口服。片剂：一次 6 片，一日 2 次。丸剂：水丸或水蜜丸一次 3~6g，大蜜丸一次 1~2 丸，一日 2 次。

【注意事项】

1. 孕妇慎用。

2. 阴虚火旺者慎用。

3. 脾胃虚寒者不宜用。

4. 老人、儿童、特异性或过敏体质者慎用，有报道服本药后可发生急性肝损害。

5. 服药期间饮食宜清淡，忌食辛辣刺激等食物，忌烟酒。

【剂型规格】

**1. 片剂**　薄膜衣片每片重 0.31g；糖衣片（片芯重 0.3g）。

**2. 丸剂**　水丸每袋装 6g，水蜜丸每 40 丸重 3g，大蜜丸每丸重 6g。

## 一清胶囊

【出处】《中华人民共和国药典》2015 年版一部。

【药物组成】黄连、大黄、黄芩。

【性状】本品为硬胶囊，内容物为浅黄色至黄棕色的粉末；气微，味苦。

【功能主治】清热泻火解毒，化瘀凉血止血。用于火毒血热所致的身热烦躁、目赤口疮、咽喉牙龈肿痛、大便秘结、吐血、咯血、衄血、痔血；咽炎、扁桃体炎、牙龈炎见上述证候者。

【用法用量】口服。一次2粒，一日3次。

【注意事项】

1. 阴虚火旺者慎用。

2. 服药期间忌食辛辣、油腻食物，戒烟酒。

3. 本药孕妇禁用。

4. 体弱年迈者慎服；中病即止，不可过量、久用。

5. 出现腹泻时可酌情减量。

6. 出血量多者，应采取综合急救措施。

【剂型规格】胶囊：每粒装0.5g。

### 板蓝根颗粒

【出处】《中华人民共和国药典》2015年版一部。

【药物组成】板蓝根。

【性状】本品为浅棕黄色至棕褐色的颗粒；味甜、微苦，或味微苦。

【功能主治】清热解毒，凉血利咽。用于肺胃热盛所致的咽喉肿痛、口咽干燥、腮部肿胀；急性扁桃体炎、腮腺炎见上述证候者。

【用法用量】开水冲服。一次1~2袋，一日3~4次。

【注意事项】

1. 风寒感冒者不宜用。

2. 阴虚火旺者不宜用。

3. 饮食宜清淡，忌烟酒及辛辣、生冷、油腻食物。

【剂型规格】颗粒剂：①每袋装5g（相当于饮片7g）；②每袋装10g（相当于饮片14g）；③每袋装3g（无蔗糖，相当于饮片7g）。

### 清热解毒颗粒

【出处】《中华人民共和国卫生部药品标准·中药成方制剂》第十三册。

【药物组成】黄连、水牛角、玄参、金银花、地黄、大青叶、连翘、知母、石膏。

【性状】本品为黄棕色的颗粒；味甜、微苦。

【功能主治】清热解毒，养阴生津，泻火。用于风热型感冒、流行性腮腺炎，以及轻、中型乙型脑炎。

【用法用量】开水冲服。一次18g，一日3次；小儿酌减或遵医嘱。

【注意事项】

1. 风寒感冒、脾胃虚寒及虚热等证忌用。

2. 服用本品时忌辛辣、生冷、油腻食物，忌烟酒。

【剂型规格】颗粒剂：①每袋装 9g；②每袋装 18g。

## 清开灵胶囊（片、颗粒）

【出处】《中华人民共和国药典》2015 年版一部。

【药物组成】胆酸、珍珠母、猪去氧胆酸、栀子、水牛角、板蓝根、黄芩苷、金银花。

【性状】

**1. 胶囊** 为硬胶囊，内容物为浅棕色至棕褐色的粉末；味苦。

**2. 片剂** 为薄膜衣片，除去包衣后显棕褐色；味苦。

**3. 颗粒剂** 为浅黄色或黄棕色至棕褐色的颗粒；味甜、微苦。

【功能主治】清热解毒，镇静安神。用于外感风热时毒、火毒内盛所致高热不退、烦躁不安、咽喉肿痛、舌质红绛、苔黄、脉数者；上呼吸道感染、病毒性感冒、急性化脓性扁桃体炎、急性咽炎、急性气管炎、高热等病症属上述证候者。

【用法用量】口服。胶囊：一次 2~4 粒（规格①），一次 1~2 粒（规格②），一日 3 次；儿童酌减或遵医嘱。片剂：一次 1~2 片，一日 3 次；儿童酌减或遵医嘱。颗粒剂：一次 1~2 袋，一日 2~3 次；儿童酌减或遵医嘱。

【注意事项】

1. 孕妇禁用。

2. 体虚、便溏者慎用。

3. 忌烟、酒及辛辣、生冷、油腻食物。

4. 风寒感冒者不适用，其表现为恶寒重、发热轻、无汗、头痛、鼻塞、流清涕、喉痒咳嗽。

5. 高血压、心脏病患者慎服；平素脾胃虚寒及久病体虚患者如出现腹泻时慎服。

6. 患有肝病、肾病等慢性病严重者应在医生指导下服用。

【剂型规格】

**1. 胶囊** ①每粒装 0.25g（含黄芩苷 10mg）；②每粒装 0.40g（含黄芩苷 20mg）。

**2. 片剂** 每片重 0.5g（含黄芩苷 20mg）。

**3. 颗粒剂** ①每袋装 1.5g（含黄芩苷 20mg，无蔗糖）；②每袋装 3g（含黄芩苷 20mg，橙香型）；③每袋装 10g（含黄芩苷 20mg）。

## 清脏腑热类

## 双黄连合剂（口服液、颗粒、胶囊、片）

【出处】《中华人民共和国药典》2015 年版一部。

【药物组成】金银花、黄芩、连翘。

【性状】

**1. 合剂（口服液）** 本品为棕红色的澄清液体；味甜、微苦；或为深棕色的澄清液体；味苦、微甜。

**2. 胶囊**　为硬胶囊，内容物为黄棕色至棕色的粉末，或颗粒和粉末；气微，味苦。

**3. 片剂**　为薄膜衣片，除去薄膜衣后显棕黄色至棕红色；气微，味苦涩。

【功能主治】疏风解表，清热解毒。用于外感风热所致的感冒，症见发热、咳嗽、咽痛。

【用法用量】口服。合剂：一次 20mL，一日 3 次；小儿酌减或遵医嘱。口服液：一次 20mL 或 10mL，一日 3 次；小儿酌减或遵医嘱。胶囊：一次 4 粒，一日 3 次；小儿酌减或遵医嘱。片剂：一次 4 片，一日 3 次；小儿酌减或遵医嘱。

【注意事项】

1. 忌烟、酒及辛辣、生冷、油腻食物。

2. 表现为恶寒重、发热轻、无汗、鼻塞流清涕、口不渴、咳吐稀白痰的风寒感冒者不适用。

【剂型规格】

**1. 合剂**　每瓶装 100/200mL。

**2. 口服液**　①每支装 10mL（每 lmL 相当于饮片 1.5g）；②每支装 20mL（每 lmL 相当于饮片 1.5g）；③每支装 10mL（每 lmL 相当于饮片 3.0g）。

**3. 胶囊**　每粒装 0.4g。

**4. 片剂**　每片重 0.53g。

## 银黄口服液（片、胶囊、颗粒）

【出处】《中华人民共和国药典》2015 年版一部。

【药物组成】金银花提取物（以绿原酸计）、黄芩提取物（以黄芩苷计）。

【性状】

**1. 合剂**　为红棕色的澄清液体；味甜、微苦。

**2. 片剂**　为糖衣片或薄膜衣片，除去包衣后显黄色至棕黄色；味微苦。

**3. 胶囊**　为硬胶囊，内容物为浅黄色至黄棕色粉末；味微苦。

**4. 颗粒剂**　为淡黄色至棕黄色的颗粒；味甜、微苦。

【功能主治】清热疏风，利咽解毒。用于外感风热，肺胃热盛所致的咽干、咽痛、喉核肿大、口渴、发热；急慢性扁桃体炎、急慢性咽炎、上呼吸道感染见上述证候者。

【用法用量】口服。合剂：一次 10~20mL，一日 3 次；小儿酌减。片剂：一次 2~4 片，一日 4 次。胶囊：一次 2~4 粒，一日 4 次。颗粒剂：开水冲服，一次 1~2 袋（规格①、③、④、⑤），或一次 0.5 袋（规格②），一日 2 次。

【注意事项】

1. 本品清热解毒，阴虚火旺者慎用。

2. 本品苦寒，脾气虚寒，大便溏者慎用

3. 忌烟酒、辛辣、鱼腥食物。

4. 糖尿病患者及有高血压、心脏病、肝病、肾病等慢性病严重者应在医师指导下服用。

5. 扁桃体有化脓或发热体温超过 38.5℃的患者应去医院就诊。

【剂型规格】

**1. 合剂**　每支装 10mL。

**2. 片剂**　①糖衣片：片芯重 0.25g；②薄膜衣片：每片重 0.27g。

**3. 胶囊**　每粒装 0.3g。

**4. 颗粒剂**　①每袋装 4g；②每袋装 8g；③每袋装 4g（无蔗糖）；④每袋装 3g（无蔗糖）；⑤每袋装 2g（无蔗糖）。

## 连花清瘟胶囊（片、颗粒）

【出处】《中华人民共和国药典》2015 年版一部。

【药物组成】连翘、金银花、炙麻黄、炒苦杏仁、石膏、板蓝根、绵马贯众、鱼腥草、广藿香、大黄、红景天、薄荷脑、甘草。

【性状】

**1. 胶囊**　为硬胶囊，内容物为棕黄色至黄褐色的颗粒和粉末；气微香，味微苦。

**2. 片剂**　为薄膜衣片，除去薄膜衣后显黄棕色至棕褐色；气微香，味微苦。

**3. 颗粒剂**　为棕黄色至棕褐色的颗粒；气微香，味微苦。

【功能主治】清瘟解毒，宣肺泄热。用于流行性感冒属热毒袭肺证，症见发热、恶寒、肌肉酸痛、鼻塞流涕、咳嗽、头痛、咽干咽痛、舌偏红、苔黄或黄腻。

【用法用量】口服。胶囊：一次 4 粒，一日 3 次。片剂：一次 4 片，一日 3 次。颗粒剂：一次 1 袋，一日 3 次。

【注意事项】

1. 忌烟、酒及辛辣、生冷、油腻食物。

2. 风寒感冒者不适用。

3. 心脏病、高血压患者，孕妇、哺乳期妇女和运动员慎用。

【剂型规格】

**1. 胶囊**　每粒装 0.35g。

**2. 片剂**　每片重 0.35g。

**3. 颗粒剂**　每袋装 6g。

## 龙胆泻肝丸

【出处】《中华人民共和国药典》2015 年版一部。

【药物组成】龙胆、柴胡、黄芩、栀子（炒）、泽泻、木通、盐车前子、酒当归、地黄、炙甘草。

【性状】本品为暗黄色的水丸；味苦。

【功能主治】清肝胆，利湿热。用于肝胆湿热，头晕目赤，耳鸣耳聋，耳肿疼痛，胁痛口苦，尿赤涩痛，湿热带下。

【用法用量】口服。水丸一次 3~6g，一日 2 次；小蜜丸一次 6~12g（30~60 丸），大蜜丸一次 1~2 丸，一日 2 次。

【注意事项】

1. 脾胃虚寒者慎用。

2. 孕妇慎用。

3. 服药期间忌食辛辣、油腻食物。

4. 体弱年老者慎用；对于体质壮实者，亦应中病即止，不可久用。

5. 高血压剧烈头痛，服药后头痛不见减轻，伴有呕吐、神志不清，或口眼歪斜、瞳仁不等症状的高血压危象者，应立即停药并采取相应急救措施。

6. 用本品治疗急性结膜炎时，可配合外滴眼药；治疗化脓性中耳炎时，服药期间宜配合清洗耳道；治疗阴道炎时，亦可使用清洗剂冲洗阴道。

【剂型规格】丸剂：①水丸每袋装 6g；②小蜜丸每 100 丸重 20g；③大蜜丸每丸重 6g。

### 茵栀黄口服液（颗粒剂）

【出处】《中华人民共和国药典》2015 年版一部。

【药物组成】茵陈提取物、栀子提取物、黄芩苷、金银花提取物。

【性状】

**1. 口服液** 为棕红色液体；味甜、微苦。

**2. 颗粒剂** 为棕黄色颗粒；微甜、微苦。

【功能主治】清热解毒，利湿退黄。有退黄疸和降低谷丙转氨酶的作用。用于湿热毒邪内蕴所致急性、慢性肝炎和重症肝炎（Ⅰ型）；也可用于其他型重症肝炎的综合治疗。

【用法用量】口服。口服液：一次 10mL，一日 3 次。颗粒剂：开水冲服，每次 6g，一日 3 次。

【注意事项】

1. 寒湿所发黄疸，症见黄色晦暗、肢凉怕冷、大便溏泄者不宜用。

2. 本品不宜用于肝衰竭的黄疸、梗阻性黄疸以及残留黄疸。

3. 自身免疫性肝炎、原发性胆汁性肝硬化和原发性硬化性胆管炎的黄疸应慎用。

4. 妊娠及哺乳期妇女慎用。

5. 本品苦寒，易伤脾胃，黄疸消退后应考虑停药，不宜久服。

【剂型规格】

**1. 口服液** 每支装 10mL（含黄芩苷 0.4g）。

**2. 颗粒剂** 每袋装 3g。

### 香连丸（片）

【出处】《中华人民共和国药典》2015 年版一部。

【药物组成】萸黄连、木香。

【性状】

**1. 丸剂** 为淡黄色至黄褐色的水丸；气微，味苦。

**2. 片剂** 为糖衣片或薄膜衣片，除去包衣后显黄褐色；气微，味苦。

【功能主治】清热化湿，行气止痛。用于大肠湿热所致的痢疾，症见大便脓血、里急后重、发热腹痛；肠炎、细菌性痢疾见上述证候者。

【用法用量】口服。丸剂：规格①浓缩丸，口服。一次 6~12 丸，一日 2~3 次；小儿酌减。规格②~⑥水丸，口服。一次 3~6g，一日 2~3 次；小儿酌减。片剂：一次 5 片（规格②、④），一日 3 次；小儿一次 2~3 片（规格①、③），一日 3 次。

【注意事项】

1. 寒湿及虚寒下痢、泄泻者慎用。

2. 孕妇慎用。

3. 忌食生冷油腻、辛辣刺激性食物。

【剂型规格】

**1. 丸剂** ①每 6 丸相当于原生药 3g；②每 10 丸重 1.5g；③每 12 丸重约 1g；④每 20 粒重 1g；⑤每 40 丸重约 3g；⑥每 100 粒重 3g。

**2. 片剂** ①薄膜衣小片：每片重 0.1g（相当于饮片 0.35g）；②薄膜衣大片：每片重 0.3g（相当于饮片 1g）；③糖衣小片：片芯重 0.1g（相当于饮片 0.35g）；④糖衣大片：片芯重 0.3g（相当于饮片 1g）。

### 清胃黄连丸（片）

【出处】《中华人民共和国药典》2015 年版一部。

【药物组成】黄连、石膏、黄芩、黄柏、栀子、玄参、桔梗、知母、地黄、牡丹皮、赤芍、甘草、连翘、天花粉。

【性状】

**1. 丸剂** 大蜜丸：棕褐色的大蜜丸；味微甜后苦。水丸：黄色至深黄色的水丸；味微苦。

**2. 片剂** 为糖衣片或薄膜衣片，除去包衣后显棕色至棕褐色；味苦。

【功能主治】清胃泻火，解毒消肿。用于肺胃火盛所致的口舌生疮，齿龈、咽喉肿痛。

【用法用量】口服。大蜜丸：一次 1~2 丸，一日 2 次。水丸：一次 9g，一日 2 次。片剂：一次 8 片。

【注意事项】

1. 孕妇慎用。

2. 中焦虚寒者慎用。

3. 对本品过敏者禁用，过敏体质者慎用。

4. 药品性状发生改变时禁止服用。

【剂型规格】

**1. 丸剂** ①大蜜丸：每丸重 9g；②水丸：每袋装 9g。

**2. 片剂** ①糖衣片：片芯重 0.32g；②薄膜衣片：每片重 0.33g。

## （六）温里剂

温里剂以温热药为主组成，具有温里助阳、散寒通脉的功能，用于里寒证。里寒证主要症见但寒不热，喜暖蜷卧，口淡不渴，小便清冷等。因里寒证有所在部位之异、轻重缓急之别，故温里剂细分为温中散寒剂、回阳救逆剂2类。

温中散寒剂主要由人参、黄芪、党参、白术、高良姜、炮姜、干姜、吴茱萸等健脾益气、温中散寒药物组合而成，用于脾胃虚寒证。症见脘胀冷痛、肢体倦怠、手足不温，或腹痛、下利、恶心呕吐、不思饮食、口淡不渴等。

回阳救逆剂主要由附子、肉桂、干姜等温热药组方，用于阳气衰微，阴寒内盛所致的厥脱。症见四肢厥逆、精神萎靡、大汗淋漓、恶寒蜷卧、下利清谷、脉微细或脉微欲绝等。

温里剂适用于西医学的浅表性胃炎、慢性萎缩性胃炎、胃及十二指肠溃疡、功能性消化不良、痛经、带下、慢性肠炎、休克等证属里虚寒者。

温里剂使用注意：①温里剂多由辛温燥热药物组合而成，非寒证禁止使用，治当辨清寒证所在脏腑合理选用。②使用本剂应因人、因时、因地制宜。素体阳虚，时值冬季，居于北方，可适当增加用量；反之用量宜轻。③得效即止。

### 温中祛寒类

#### 理中丸（大蜜丸、浓缩丸）

【出处】《中华人民共和国药典》2015年版一部。

【药物组成】炮姜、党参、土白术、炙甘草。

【性状】本品为棕色的浓缩丸或大蜜丸；味微甜而后苦、辛。

【功能主治】温中散寒，健胃。用于脾胃虚寒，呕吐泄泻，胸满腹痛，消化不良。

【用法用量】口服。大蜜丸：一次1丸，一日2次，小儿酌减。浓缩丸：一次8丸，一日3次。

【注意事项】

1. 本方由辛温燥热之品组成，针对中焦虚寒而设，应用时应注意辨清寒热真假，对于素体阴虚、失血之证，不可使用。

2. 湿热中阻所致胃痛、呕吐、泄泻者慎用。

3. 服药期间忌食生冷、辛辣、油腻之物。

4. 感冒发热者慎用。

5. 孕妇慎用。小儿用法用量，请咨询医师或药师。

6. 服药3天症状未改善，或症状加重，或出现新的症状者，应立即停药并去医院就诊。

7. 有慢性结肠炎、溃疡性结肠炎便脓血等慢性病史者，患泄泻后应在医师指导下使用。

8. 对本品过敏者禁用，过敏体质者慎用。

9. 本品性状发生改变时禁止使用。

【剂型规格】

**1. 大蜜丸**　每丸重 9g。

**2. 浓缩丸**　每 8 丸相当于原药材 3g。

## 小建中汤（合剂、胶囊剂、颗粒剂）

【出处】《中华人民共和国药典》2015 年版一部。

【药物组成】饴糖、桂枝、白芍、炙甘草、生姜、大枣。

【性状】

**1. 合剂**　棕黄色的液体；气微香，味甜、微辛。

**2. 胶囊剂**　内容物为棕黄色至棕褐色的颗粒，气熏香，味辛、微甜。

**3. 颗粒剂**　为棕黄色的颗粒；气香，味甜、微苦。

【功能主治】温中补虚，缓急止痛。用于脾胃虚寒，脘腹疼痛，喜温喜按，嘈杂吞酸，食少；心悸及腹泻与便秘交替症状的慢性结肠炎、胃及十二指肠溃疡见上述证候者。

【用法用量】口服。合剂：一次 20~30mL，一日 3 次。用时摇匀。胶囊剂：一次 2~3 粒，一日 3 次。颗粒剂：一次 15g，一日 3 次。

【注意事项】

1. 本方适用于气血阴阳两虚之虚劳，但不适用于阴虚火旺之虚劳。故凡其他证型及肿瘤患者，辨证属实热或阴虚火旺之证均忌用。

2. 本方治疗的腹痛是兼温喜按，是由于脾虚肝乘引起，疼痛部位偏于上腹部，证型偏虚，重在调和肝脾。

3. 饮食宜清淡，忌酒及辛辣、生冷、油腻食物。

4 阴虚火旺者忌用。

5. 呕家不宜用，恐甜助呕。吐蛔者不可用，因蛔得甘则逆上。中满不可用，因甘能填实助满。

6. 外感风热表证未清患者及脾胃湿热或明显胃肠道出血症状者不宜服用。

7. 糖尿病患者及有高血压、心脏病、肝病、肾病等慢性病严重者应在医师指导下服用。

8. 儿童、孕妇、哺乳期妇女、年老体弱者应在医师指导下服用。

9. 胃痛严重者，应及时去医院就诊。

10. 服药 3 天症状无缓解，应去医院就诊。

【剂型规格】

**1. 合剂**　每瓶 180mL。

**2. 胶囊剂**　每粒装 0.4g。

**3. 颗粒剂**　每袋装 15g。

## 香砂养胃丸（丸剂、颗粒剂）

【出处】《中华人民共和国药典》2015 年版一部。

【药物组成】白术、木香、砂仁、豆蔻（去壳）、广藿香、陈皮、姜厚朴、醋香附、茯苓、枳实（炒）、姜半夏、甘草。

【性状】

**1. 丸剂** 本品为黑色，除去包衣后显棕褐色；气微，味辛、微苦。

**2. 颗粒剂** 本品为黄棕色至棕色的颗粒；气芳香，味微甜、略苦。

【功能主治】温中和胃。用于胃阳不足，湿阻气滞所致的胃痛、痞满，症见胃痛隐隐、脘闷不舒、呕吐酸水、嘈杂不适、不思饮食、四肢倦怠。

【用法用量】口服。丸剂：一次 9g，一日 2 次。颗粒剂：开水冲服，一次 1 袋，一日 2 次。

【注意事项】

1. 忌生冷油腻食物。

2. 胃阴不足或湿热中阻所致痞满、胃痛、呕吐者慎用。

3. 胃痛，症见胃部灼热、隐隐作痛、口干舌燥者不宜服用本药。

4. 服药 3 天后症状无改善，或服药期间症状加重，应去医院就诊。

5. 按照用法用量服用，小儿及年老体虚患者应在医师指导下服用。

6. 长期连续服用，应向医师咨询。本品宜用温开水送服。

7. 对本品过敏者禁用，过敏体质者慎用。

【剂型规格】

**1. 丸剂** 每 8 丸相当于原药材 3g，每袋装 9g。

**2. 颗粒剂** 每袋装 5g。

## 回阳救逆类

### 四逆汤（合剂）

【出处】《中华人民共和国药典》2015 年版一部。

【药物组成】附子（制）、干姜、炙甘草。

【性状】本品为棕黄色的液体。气香，味甜、辛。

【功能主治】温中祛寒，回阳救逆。用于阳虚欲脱，冷汗自出，四肢厥逆，下利清谷，脉微欲绝。

【用法用量】口服。一次 10~20mL，一日 3 次；或遵医嘱。

【注意事项】

1. 若服药后，出现呕吐拒药者，可将药液置凉后服用。

2. 本方纯用辛热之品，手足温和即止，不可久服。

3. 真热假寒者忌用。孕妇禁用。

4. 湿热、阴虚、实热所致腹痛、泄泻者慎用。

5. 冠心病心绞痛病情急重时应配合抢救措施。

6. 本品不宜单独用于休克，应结合其他抢救措施。

7. 本品含附子，不宜过量、久用。

8. 忌生冷寒凉食品。

【剂型规格】合剂：每支装 10mL。

## （七） 祛痰剂

凡以消痰化饮，治疗痰湿或痰饮所致的各种病证为主要作用的中药制剂，称为祛痰剂。

本类中成药主要具有祛痰之功，兼有燥湿、清热、息风、散结等作用，适用于痰湿、痰热、风痰等引发的病证。

本类中成药使用时应区分痰饮性质，有咯血倾向者慎用辛燥的祛痰剂；有高血压、心脏病者宜慎用含有麻黄的祛痰剂。

### 燥湿化痰类

#### 二陈丸

【出处】《中华人民共和国药典》2015 年版一部。

【药物组成】半夏（制）、陈皮、茯苓、甘草。

【性状】本品为灰棕色至黄棕色的水丸；气微香，味甘、微辛。

【功能主治】燥湿化痰，理气和胃。痰湿停滞导致的咳嗽痰多、胸脘胀闷、恶心呕吐。

【用法用量】口服。一次 9~15g，一日 2 次。

【注意事项】本品辛香温燥易伤阴津，故不宜长期服用。肺阴虚所致的燥咳、咯血忌用。服药期间，忌食辛辣、生冷、油腻食物。

【剂型规格】每袋装 6g；每瓶装 200 丸。

### 清热化痰类

#### 礞石滚痰丸

【出处】《中华人民共和国药典》2015 年版一部。

【药物组成】金礞石（煅）、黄芩、熟大黄、沉香。

【性状】本品为黄色至棕褐色的水丸；味苦。

【功能主治】逐痰降火。用于痰火扰心所致的癫狂惊悸，或喘咳痰稠、大便秘结。

【用法用量】口服。一次 6~12g，一日 1 次。

【注意事项】孕妇忌服。非痰热实证、体虚及小儿虚寒成惊者慎用。癫狂重症者，需在专业医生指导下配合其他治疗方法。服药期间，忌食辛辣、油腻食物。药性峻猛，易耗损气血，须病除即止，切勿过量久用。

【剂型规格】水丸：每袋（瓶）6g。

## 化痰息风类

### 半夏天麻丸

【出处】《中华人民共和国药典》2015 年版一部。

【药物组成】法半夏、天麻、黄芪（蜜炙）、人参、苍术（米泔炙）、白术（麸炒）、茯苓、陈皮、泽泻、六神曲（麸炒）、麦芽（炒）、黄柏。

【性状】本品为浅黄色的水丸；味苦，微甘。

【功能主治】健脾祛湿，化痰息风。脾虚湿盛，风痰上扰所致的眩晕、头痛、如蒙如裹、胸脘满闷。

【用法用量】口服。一次 6g，一日 2~3 次。

【注意事项】孕妇禁用。肝肾阴虚，肝阳上亢所致的头痛、眩晕慎用。平素大便干燥者慎用。服药期间，忌食生冷、油腻及海鲜类食物。

【剂型规格】水丸：每 100 丸重 6g。

## 化痰散结类

### 消瘿丸

【出处】《中华人民共和国药典》2015 年版一部。

【药物组成】昆布、海藻、蛤壳、浙贝母、桔梗、夏枯草、陈皮、槟榔。

【性状】本品为黑褐色的大蜜丸；味腥。

【功能主治】散结消瘿。痰火郁结所致的瘿瘤初起；单纯型地方性甲状腺肿见上述证候者。

【用法用量】口服。一次 1 丸，一日 3 次，饭前服用；小儿酌减。

【注意事项】孕妇慎用。服药期间，忌食生冷、辛辣食物。

【剂型规格】大蜜丸：每丸重 3g。

## （八）止咳平喘剂

凡以制止咳嗽、平定气喘，治疗肺失宣肃、肺气上逆所致的各种咳嗽气喘病证为主要作用的中药制剂，称为止咳平喘剂。

本类中成药主要具有止咳平喘、理气化痰之功，兼有散寒、清热、润燥、解表、补益、纳气等作用，适用于风寒、肺热、燥邪、肺虚、肾不纳气等引发的咳喘病证。

本类中成药所治的咳嗽、喘促，有表里虚实之分、阴阳寒热之别、在肺在肾之异，治当区别对待，合理选用。

## 散寒止咳类

### 通宣理肺丸（水蜜丸、大蜜丸）

【出处】《中华人民共和国药典》2015 年版一部。

【药物组成】紫苏叶、麻黄、前胡、苦杏仁、桔梗、陈皮、半夏（制）、茯苓、黄芩、枳壳（炒）、甘草。

【性状】

**1. 水蜜丸** 为黑棕色；味苦、辛辣。

**2. 大蜜丸** 为黑棕色至黑褐色；味微甜、略苦。

【功能主治】解表散寒，宣肺止嗽。用于风寒束表，肺气不宣所致的感冒咳嗽，症见发热、恶寒、咳嗽、鼻塞流涕、头痛、无汗、肢体酸痛。

【用法用量】口服。水蜜丸一次 7g，大蜜丸一次 2 丸，一日 2~3 次。

【注意事项】

1. 忌烟、酒及辛辣、生冷、油腻食物。

2. 不宜在服药期间同时服用滋补性中药。

3. 风热或痰热咳嗽、阴虚干咳者不适用。

4. 支气管扩张、肺脓肿、肺心病、肺结核患者出现咳嗽时应去医院就诊。

5. 本方含有麻黄，高血压、心脏病患者慎用。肝病、糖尿病、肾病等慢性病严重者应在医师指导下服用。

6. 儿童、孕妇、哺乳期妇女、年老体弱者应在医师指导下服用。运动员慎用。

7. 服药期间，若患者发热体温超过 38.5℃，或出现喘促气急者，或咳嗽加重、痰量明显增多者应去医院就诊。

8. 服药 3 天症状无缓解，应去医院就诊。对本品过敏者禁用，过敏体质者慎用。

9. 本品性状发生改变时禁止使用。如正在使用其他药品，使用本品前请咨询医师或药师。

10. 服用前应除去蜡皮、塑料球壳；本品可嚼服，也可分份吞服。

【剂型规格】

**1. 水蜜丸** 每 100 丸重 10g。

**2. 大蜜丸** 每丸重 6g。

## 杏苏止咳颗粒（口服液）

【出处】《中华人民共和国药典》2015 年版一部。

【药物组成】苦杏仁、前胡、紫苏叶、桔梗、陈皮、甘草。

【性状】

**1. 颗粒剂** 为淡黄棕色的颗粒；气芳香，味甜、微苦。

**2. 口服液** 为棕红色的液体，久置有少量沉淀；气芳香，味甜、微辛。

【功能主治】宣肺散寒，止咳祛痰。用于风寒感冒，咳嗽，气逆。

【用法用量】口服。颗粒剂：开水冲服，一次 12g，一日 3 次。小儿酌减。口服液：一次 10mL，一日 3 次。

【注意事项】

1. 服用本品期间，宜食清淡易消化食物，忌食辛辣食物。

2. 本品适用于风寒咳嗽，其表现为咳嗽声重、气急、咳痰稀薄色白，常伴鼻塞、流清涕。风热、燥热及阴虚干咳者慎用。

3. 支气管扩张、肺脓肿、肺心病、肺结核、糖尿病患者应在医师指导下服用。

4. 服用 1 周病证无改善，应停止服用，去医院就诊。

5. 服药期间，若患者出现高热，体温超过 38℃，或出现喘促气急者，或咳嗽加重，痰量明显增多，痰由白变黄者应到医院就诊。

6. 长期服用，应向医师或药师咨询。对本品过敏者禁用，过敏体质者慎用。

7. 本品性状发生改变时禁止使用。

8. 如正在使用其他药品，使用本品前请咨询医师或药师。

【剂型规格】

**1. 颗粒剂**　每袋装 12g。

**2. 口服液**　每支 10mL。

## 清肺止咳类

**清肺抑火丸（水蜜丸、大蜜丸）**

【出处】《中华人民共和国药典》2015 年版一部。

【药物组成】黄芩、栀子、黄柏、浙贝母、桔梗、前胡、苦参、知母、天花粉、大黄。

【性状】

**1. 水蜜丸**　为淡黄色至黄褐色；气微，味苦。

**2. 大蜜丸**　为棕褐色；气微，味苦。

【功能主治】清肺止咳，化痰通便。用于痰热阻肺所致的咳嗽、痰黄稠、口干咽痛、大便干燥。

【用法用量】口服。水蜜丸：一次 1 袋。大蜜丸：一次 1 丸，一日 2~3 次。

【注意事项】

1. 服药期间饮食宜清淡，忌食生冷、辛辣、燥热食物，忌烟酒。

2. 不宜在服药期间同时服用滋补性中药。

3. 风寒表证引起的咳嗽、心功能不全者慎用。

4. 支气管扩张、肺脓肿、肺心病、肺结核患者出现咳嗽时应去医院就诊。

5. 高血压、心脏病患者慎用。肝病、糖尿病、肾病等慢性病严重者应在医师指导下服用。

6. 儿童、孕妇、哺乳期妇女、年老体弱及脾虚便溏者应在医师指导下服用。

【剂型规格】

**1. 水蜜丸**　每袋装 6.5g。

**2. 大蜜丸**　每丸重 9g。

**蛇胆川贝液（散剂、口服液、胶囊剂）**

【出处】《中华人民共和国卫生部药品标准·中药成方制剂》第九册。

【药物组成】蛇胆汁、川贝母。

【性状】

**1. 口服液** 为浅黄色至浅黄棕色的澄清液体；味甜、微苦，有凉喉感。

**2. 散剂** 为浅黄色至浅棕黄色的粉末；味甘，微苦。

**3. 胶囊** 为胶囊剂，内容物为浅黄色至浅棕色的粉末；味甘，微苦。

【功能主治】清肺，止咳，祛痰。用于肺热咳嗽、痰多。

【用法用量】口服。散剂：一次 0.3~0.6g，一日 2~3 次。口服液：一次 10mL，一日 2 次；小儿酌减。胶囊剂：一次 1~2 粒，一日 2~3 次。

【注意事项】

1. 忌食辛辣、油腻食物。

2. 本品适用于肺热咳嗽，其表现为咳嗽、咯痰不爽、痰黏稠。

3. 痰湿犯肺、久咳不止者慎用。孕妇、体质虚弱者慎用。

4. 支气管扩张、肺脓肿、肺心病、肺结核患者应在医师指导下服用。

【剂型规格】

**1. 散剂** 每瓶装 0.3g，0.6g。

**2. 口服液** 每支装 10mL。

**3. 胶囊剂** 每粒装 0.3g。

## 急支糖浆

【出处】《中华人民共和国药典》2015 年版一部。

【药物组成】鱼腥草、金荞麦、四季青、麻黄、前胡、紫菀、枳壳、甘草。

【性状】本品为棕黑色的黏稠液体；味甜、微苦。

【功能主治】清热化痰，宣肺止咳。用于外感风热所致的咳嗽，症见发热、恶寒、胸胁满闷、咳嗽咽痛；急性支气管炎、慢性支气管炎急性发作见上述证候者。

【用法用量】口服。一次 20~30mL，一日 3~4 次；儿童 1 岁以内一次 5mL，1 岁至 3 岁一次 7mL，3 岁至 7 岁一次 10mL，7 岁以上一次 15mL，一日 3~4 次。

【注意事项】

1. 忌烟、酒及辛辣、生冷、油腻食物。

2. 寒证者慎用。儿童、孕妇、哺乳期妇女、年老体弱者应在医师指导下服用。运动员慎用。

3. 不宜在服药期间同时服用滋补性中药。

4. 支气管扩张、肺脓肿、肺心病、肺结核患者出现咳嗽时应去医院就诊。

5. 高血压、心脏病患者慎用。糖尿病患者及有肝病、肾病等慢性病严重者应在医师指导下服用。

6. 如正在使用其他药品，使用本品前请咨询医师或药师。

【剂型规格】糖浆剂：每瓶装 100mL 或 200mL。

## 润燥止咳类

### 养阴清肺丸（大蜜丸、水蜜丸、口服液、糖浆剂、煎膏剂）

【出处】《中华人民共和国药典》2015 年版一部。

【药物组成】地黄、玄参、麦冬、白芍、牡丹皮、川贝母、薄荷、甘草。

【性状】

**1. 丸剂** 大蜜丸为棕黑色至黑色；味甜、微苦。水蜜丸为黑色；味甜。

**2. 口服液** 本品为黄棕色至棕红色的澄清液体；有薄荷及牡丹皮的香气，味甜、微苦，有清凉感。

**3. 糖浆剂** 本品为棕褐色的半透明液体；气清凉，味甜、微苦。

**4. 煎膏剂** 本品为棕褐色稠厚的半流体；气香，味甜，有清凉感。

【功能主治】养阴润燥，清肺利咽。用于阴虚肺燥，咽喉干痛，干咳少痰或痰中带血。

【用法用量】口服。丸剂：水蜜丸一次 6g，大蜜丸一次 1 丸，一日 2 次。糖浆剂：一次 20mL，一日 2 次。口服液：一次 10mL，一日 2～3 次。煎膏剂：一次 10～20mL，一日 2～3 次。

【注意事项】

1. 忌烟、酒及辛辣、生冷、油腻食物。

2. 脾虚便溏、痰多湿盛咳嗽慎用。

3. 支气管扩张、肺脓肿、肺心病、肺结核患者出现咳嗽时应去医院就诊。

4. 糖尿病患者及有高血压、心脏病、肝病、肾病等慢性病严重者应在医师指导下服用。

5. 儿童、孕妇、哺乳期妇女、年老体弱者应在医师指导下服用。

【剂型规格】

**1. 丸剂** ①水蜜丸每 100 粒重 10g；②大蜜丸每丸重 9g。

**2. 糖浆剂** ①每瓶装 120mL；②每瓶装 60mL；③每支 10mL。

**3. 口服液** 每支装 10mL。

**4. 煎膏剂** 每瓶装 120mL。

### 二母宁嗽丸（大蜜丸）

【出处】《中华人民共和国药典》2015 年版一部。

【药物组成】知母、川贝母、石膏、炒栀子、黄芩、炒瓜蒌子、蜜桑白皮、茯苓、陈皮、麸炒枳实、五味子（蒸）、炙甘草。

【性状】本品为棕褐色的大蜜丸；气微香，味甜、微苦。

【功能主治】清肺润燥，化痰止咳。用于燥热蕴肺所致的咳嗽、痰黄而黏不易咳出、胸闷气促、久咳不止、声哑喉痛。

【用法用量】口服。大蜜丸一次 1 丸，一日 2 次。

【注意事项】

1. 忌烟、酒及辛辣、生冷、油腻食物，以及牛肉、羊肉、鱼等食物。

2. 不宜在服药期间同时服用滋补性中药。忌房欲、气恼。忌食生冷食物。

3. 风寒咳嗽者慎用。脾胃虚寒，症见腹痛喜暖、泄泻者慎服。

4. 支气管扩张、肺脓肿、肺心病、肺结核患者出现咳嗽时应去医院就诊。

5. 如正在使用其他药品，使用本品前请咨询医师或药师。

【剂型规格】大蜜丸：每丸重 9g。

<h2 style="text-align:center">发表化痰平喘类</h2>

### 小青龙合剂（颗粒剂、胶囊剂）

【出处】《中华人民共和国药典》2015 年版一部。

【药物组成】麻黄、桂枝、干姜、细辛、五味子、白芍、法半夏、炙甘草。

【性状】

**1. 合剂**　本品为棕褐色至棕黑色的液体；气微香，味甜、微辛。

**2. 颗粒剂**　本品为浅棕色至棕色的颗粒；或浅灰色至浅棕色的颗粒；气微香，味甜、微辛。

**3. 胶囊剂**　本品内容物为棕色的粉末；气微香，味辛、微酸。

【功能主治】解表化饮，止咳平喘。用于风寒水饮，恶寒发热，无汗，喘咳痰稀。

【用法用量】口服。合剂：一次 10~20mL，一日 3 次；用时摇匀。颗粒剂：开水冲服，一次 6g（无糖型），或一次 13g（含糖型），一日 3 次。胶囊剂：一次 3~6 粒，一日 3 次。

【注意事项】

1. 忌烟、酒及辛辣、生冷、油腻食物。

2. 不宜在服药期间同时服用滋补性中药。

3. 内热咳喘及虚喘者不适用。

4. 支气管扩张、肺脓肿、肺心病、肺结核患者出现咳嗽时应去医院就诊。

5. 高血压、心脏病患者慎用。有肝病、糖尿病、肾病等慢性病严重者应在医师指导下服用。

6. 儿童、孕妇、哺乳期妇女、年老体弱者应在医师指导下服用。

7. 服药期间，若患者发热体温超过 38.5℃，或出现喘促气急者，或咳嗽加重、痰量明显增多者应去医院就诊。

【剂型规格】

**1. 合剂**　每瓶 100mL。

**2. 颗粒剂**　①每袋装 6g（无蔗糖）。②每袋装 13g。

**3. 胶囊剂**　每粒装 0.3g（相当于饮片 1g）。

### 桂龙咳喘宁（胶囊剂、片剂）

【出处】《中华人民共和国药典》2015 年版一部。

【药物组成】桂枝、白芍、炒苦杏仁、瓜蒌皮、法半夏、龙骨、牡蛎、生姜、大枣、黄连、炙甘草。

【性状】

**1. 胶囊剂**　内容物为浅棕色粉末；气芳香，味微苦而甜。

**2. 片剂**　本品为薄膜衣片，除去薄膜衣后显浅棕色至棕色；气芳香；味微苦而甜。

【功能主治】止咳化痰，降气平喘。用于外感风寒，痰湿阻肺引起的咳嗽、气喘、痰涎壅盛；急、慢性支气管炎见上述证候者。

【用法用量】口服。胶囊剂：一次5粒，一日3次。片剂：一次4片，一日3次。

【注意事项】

1. 服药期间忌烟、酒、猪肉及生冷食物；外感风热慎用。

2. 不宜在服药期间同时服用滋补性中药；儿童、孕妇、年老体弱者应在医师指导下服用。

3. 高血压、心脏病、肝病、糖尿病、肾病等慢性病严重者应在医师指导下服用。

4. 支气管扩张、肺脓肿、肺心病、肺结核患者出现咳嗽时应去医院就诊。

【剂型规格】

**1. 胶囊剂**　每粒装0.3g（相当于饮片1g）。

**2. 片剂**　0.34g（相当于原药材1g）。

## 泄热平喘类

### 止嗽定喘丸（水丸）

【出处】《中华人民共和国卫生部药品标准·中药成方制剂》第二十册。

【药物组成】麻黄、石膏、苦杏仁、甘草。

【性状】本品为褐色的水丸；味甜、微苦。

【功能主治】辛凉宣泄，清肺平喘。用于表寒里热，身热口渴，咳嗽痰盛，喘促气逆，胸膈满闷；急性支气管炎见上述证候者。

【用法用量】口服。一次6g，一日2次。

【注意事项】

1. 服药期间，忌食辛辣、油腻食物。

2. 阴虚久咳者忌用，其表现为咳声低弱、动则气喘气短、自汗怕风。

3. 有支气管扩张、肺脓肿、肺结核、肺心病、高血压的患者，应在医师指导下服用。

4. 服用3天症状无改善，应去医院就诊。

5. 按照用法用量服用，小儿、年老体虚者应在医师指导下服用。

6. 孕妇慎用。青光眼、高血压病、心脏病者慎用。

【剂型规格】水丸：每100粒重6g。

## （九）　开窍剂

凡以开窍醒神，治疗神昏窍闭为主要作用的中药制剂，称为开窍剂。

本类中成药主要具有开窍醒神之功，兼有镇惊、止痉、行气、止痛、辟秽等作用，适用于热入心包、热入营血、痰迷清窍等引发神志不清的病证。本类中成药大多辛香，只宜暂用，不宜久服。临床多用于急救，中病即止。

### 凉开类

### 安宫牛黄丸（丸剂、散剂、胶囊剂）

【出处】《中华人民共和国药典》2015 年版一部。

【药物组成】牛黄或人工牛黄、水牛角浓缩粉、麝香或人工麝香、黄连、黄芩、栀子、雄黄、冰片、郁金、朱砂、珍珠。

【性状】

**1. 丸剂**　本品为黄橙色至红褐色；气芳香浓郁，味微苦。

**2. 散剂**　本品为黄色至黄橙色的粉末；气芳香浓郁，味苦。

**3. 胶囊剂**　本品内容物为黄色至橙黄色的粉末；气芳香，味苦。

【功能主治】清热解毒，镇惊开窍。用于热病，邪入心包，高热惊厥，神昏谵语；中风昏迷及脑炎、脑膜炎、中毒性脑病、脑出血、败血症见上述证候者。

【用法用量】口服。丸剂：一次 1 丸，一日 1 次。小儿 3 岁以内一次 1/4 丸，4 岁至 6 岁一次 1/2 丸，一日 1 次；或遵医嘱。散剂：一次 1.6g，一日 1 次。小儿 3 岁以内一次 0.4g，4 岁至 6 岁一次 0.8g，一日 1 次；或遵医嘱。胶囊剂：一次 2 粒，一日 3 次；小儿酌减，或遵医嘱。

【注意事项】

1. 本品为热闭神昏所设，寒闭神昏不得使用。

2. 本品处方中含麝香，芳香走窜，有损胎气，孕妇慎用。

3. 服药期间饮食宜清淡，忌食辛辣油腻之品，以免助火生痰。

4. 本品处方中含朱砂、雄黄，不宜过量久服，肝肾功能不全者慎用。

5. 在治疗过程中如出现肢寒畏冷、面色苍白、冷汗不止、脉微欲绝，由闭证变为脱证时，应立即停药。

6. 服用本品应定期检查血、尿中汞、砷离子浓度，检查肝、肾功能如果超过规定限度者立即停用。

7. 高热神昏、中风昏迷等口服本品困难者，当鼻饲给药。

8. 孕妇及哺乳期妇女、儿童、老年人使用本品应遵医嘱。过敏体质者慎用。

【剂型规格】

**1. 丸剂**　每丸重 3g。

**2. 散剂**　每瓶装 1.6g。

**3. 胶囊剂** 每粒装 0.4g。

### 局方牛黄清心丸（水丸、大蜜丸）

【出处】《中华人民共和国药典》1995 年版一部。

【药物组成】人工牛黄、水牛角浓缩粉、羚羊角、黄芩、雄黄、朱砂、人工麝香、冰片、人参、茯苓、白术（麸炒）、干姜、大枣、山药、当归、白芍、麦冬、阿胶、白蔹、桔梗、苦杏仁、肉桂、川芎、蒲黄、当归、柴胡、防风、大豆黄卷、甘草，共 29 味。

【性状】本品为红褐色的大蜜丸或水丸，气芳香，味微甜。

【功能主治】清心化痰，镇惊祛风。用于风痰阻窍所致的头晕目眩、痰涎壅盛、神智混乱、言语不清及惊风抽搐、癫痫。

【用法用量】口服。大蜜丸一次 1 丸，水丸一次 1.6g，一日 1 次。

【注意事项】

1. 传染病急性期高热神昏谵语者不宜服用；服药期间忌烟、酒及辛辣之品。

2. 大汗虚脱、霍乱泄泻、久吐久泻不止、大失血导致阴血亏虚的抽搐、痉、厥不宜用本药救治。

3. 神志昏迷、四肢冰冷、额头冷汗、二便失禁的虚脱型患者不宜服用。

4. 牛黄清心丸忌与治疗冠心病的亚硝酸异戊酯类药物如硝酸甘油、异山梨酯等同时使用，以免形成含汞离子的有害物质；不要与西药溴化钾、溴化钠、碘化钾、碘化钠同用，以防生成刺激性较强的溴化汞、碘化汞，损伤消化道。

5. 牛黄清心丸中含人参、白芍，忌与含藜芦、五灵脂的药物同用；含肉桂，忌与含赤石脂的药物同用；含白蔹，忌与含乌头的药物同用。

6. 孕妇慎用。运动员慎用。

【剂型规格】

**1. 水丸** 每 20 粒重 1.5g。

**2. 大蜜丸** 每丸重 3g。

### 紫雪散

【出处】《中华人民共和国药典》2015 年版一部。

【药物组成】水牛角浓缩粉、羚羊角、人工麝香、石膏、北寒水石、滑石、玄参、升麻、朱砂、磁石、木香、沉香、丁香、玄明粉、硝石（精制）、甘草。

【性状】本品为棕红色至灰棕色的粉末；气芳香，味咸、微苦。

【功能主治】清热开窍，止痉安神。用于热入心包，热动肝风证，症见高热烦躁、神昏谵语、惊风抽搐、斑疹吐衄、尿赤便秘。

【用法用量】口服。一次 1.5~3g，一日 2 次；周岁小儿一次 0.3g，5 岁以内小儿每增 1 岁递增 0.3g，一日 1 次；5 岁以上小儿酌情服用。

【注意事项】

1. 虚风内动者不宜使用。孕妇禁用。

2. 本品用于高热神昏，难以口服，可鼻饲给药，并采用综合疗法。

3. 本品含朱砂，不宜过量久服，肝肾功能不全者慎用。

4. 服用过量有损伤元气之弊，甚至可出现大汗、肢冷、心悸、气促等症，故应中病即止。

【剂型规格】散剂：①每瓶装 1.5g；②每袋装 1.5g。

## 温开类

### 苏合香丸（大蜜丸）

【出处】《中华人民共和国药典》2015 年版一部。

【药物组成】苏合香、安息香、人工麝香、冰片、沉香、檀香、木香、香附、乳香（制）、丁香、荜茇、白术、朱砂、水牛角浓缩粉、诃子肉。

【性状】本品为赭色的大蜜丸；气芳香，味微苦、辛。

【功能主治】芳香开窍，行气止痛。用于痰迷心窍所致的痰厥昏迷，中风偏瘫，肢体不利，以及中暑、心胃气痛。

【用法用量】姜汤或温开水送服。一次 1 丸，一日 1~2 次。

【注意事项】

1. 热病、阳闭、脱证不宜使用。孕妇禁用。

2. 中风病正气不足者慎用，或配合扶正中药服用。

3. 急性脑血管病服用本品，应结合其他抢救措施；对中风昏迷者宜鼻饲给药。

4. 忌辛辣、油腻食物。

5. 本品易耗伤正气，不宜久用。

【剂型规格】大蜜丸：每丸重 3g。

## （十）固涩剂

凡以收敛固涩，治疗气血精津液滑脱所致各种病证为主要作用的中药制剂，称为固涩剂。

本类中成药主要具有收敛固涩之功，兼有补气、益肾、温肾、健脾等作用，适用于表虚卫外不固、肾气亏虚、脾肾阳虚等引发的病证。

本类中成药大多酸敛甘补，适用于正虚无邪之滑脱，故火热、血瘀、气滞、食积、湿热等实邪为患者不宜使用。

## 益气固表类

### 玉屏风口服液（口服液、颗粒剂）

【出处】《中华人民共和国药典》2015 年版一部。

【药物组成】黄芪、白术（炒）、防风。

【性状】

**1. 口服液** 本品为棕红色至棕黑色液体；味甜，微苦、涩。

**2. 颗粒剂** 本品为浅黄色至棕红色的颗粒；味涩而后甘。

【功能主治】益气，固表，止汗。用于表虚不固，自汗恶风，面色㿠白，或体虚易感风邪者。

【用法用量】口服。口服液：一次 10mL，一日 3 次。颗粒剂：开水冲服，一次 1 袋，一日 3 次。

【注意事项】

1. 热病汗出者慎用；阴虚盗汗者慎用；服药期间忌食肥甘、辛辣食物。

2. 感冒发热病人不宜服用。

3. 儿童、孕妇、哺乳期妇女应在医师指导下服用。

4. 有高血压、心脏病、肝病、糖尿病、肾病等慢性病严重者应在医师指导下服用。

5. 服药 4 周症状无缓解，应去医院就诊。

【剂型规格】

**1. 口服液** 每支装 10mL。

**2. 颗粒剂** 每袋装 5g。

## 涩精止遗类

### 金锁固精丸（水丸、大蜜丸、浓缩丸）

【出处】《中华人民共和国药典临床用药须知·中成药卷》2010 年版。

【药物组成】沙苑子（炒）、芡实（蒸）、莲子、莲须、龙骨（煅）、牡蛎（煅）。

【性状】

**1. 水丸** 本品为灰棕色；味微涩。

**2. 大蜜丸** 本品为棕褐色至黑褐色；气微，味苦。

**3. 浓缩丸** 本品为黑色的包衣浓缩丸，除去包衣后，显棕黑色，味微甘、苦。

【功能主治】固精涩精。用于肾虚不固，遗精滑泄，神疲乏力，四肢酸软，腰痛耳鸣。

【用法用量】空腹用淡盐水或温开水送服。水丸：一次 9g，一日 2 次。大蜜丸：一次 1 丸，一日 2 次。浓缩丸：一次 15 丸，一日 3 次。

【注意事项】

1. 湿热下注，扰动精室或阴虚火旺所致遗精、早泄者慎用。

2. 服药期间，不宜进食辛辣、油腻食物及饮酒。

3. 治疗期间，宜节制房事。感冒发烧病人不宜服用。

4. 对本品过敏者禁用，过敏体质者慎用。

5. 有高血压、心脏病、肝病、糖尿病、肾病等慢性病严重者应在医师指导下服用。

6. 儿童、孕妇、哺乳期妇女应在医师指导下服用。

7. 服药 4 周症状无缓解，应去医院就诊。

【剂型规格】

**1. 水丸** 每瓶 60g。

**2. 大蜜丸** 每丸重 9g。

**3. 浓缩丸** 每丸重 0.2g。

## 固肾缩尿类

### 缩泉丸

【出处】《中华人民共和国药典》2015 年版一部。

【药物组成】益智（盐炒）、乌药、山药。

【性状】本品为淡棕色的圆形水丸；味微咸。

【功能主治】补肾缩尿。用于肾虚所致的小便频数、夜间遗尿。

【剂型规格】水丸：每袋 6g。

【用法用量】口服。一次 3~6g（半袋或 1 袋），一日 3 次。

【注意事项】

1. 肝经湿热所致遗尿者慎用。

2. 服药期间，饮食宜清淡，忌饮酒、辛辣食物。

3. 感冒发热病人不宜服用。

4. 本品宜饭前服用。

5. 高血压、心脏病、肝病、糖尿病、肾病等慢性病患者应在医师指导下服用。

6. 服药 2 周症状无缓解，应去医院就诊。

7. 儿童、孕妇应在医师指导下服用。

8. 对本品过敏者禁用，过敏体质者慎用。

【剂型规格】水丸：每瓶 60g。

## 涩肠止泻类

### 四神丸

【出处】《中华人民共和国药典》2015 年版一部。

【药物组成】补骨脂（盐炒）、肉豆蔻（煨）、吴茱萸（制）、五味子（醋制）、大枣（去核）。

【性状】本品为浅褐色至褐色的水丸；气微香，味苦、咸而带酸、辛。

【功能主治】温肾散寒，涩肠止泻。用于肾阳不足所致的泄泻，症见肠鸣腹胀、五更溏泻、食少不化、久泻不止、面黄肢冷。

【用法用量】姜汤送服。一次 9g，一日 1~2 次。

【注意事项】

1. 湿热痢疾、湿热泄泻者不宜使用。

2. 忌烟、酒及辛辣、油腻、鱼虾海鲜类食物。

3. 不宜在服药期间同时服用滋补性中药。

4. 高血压、心脏病患者慎用。有肝病、糖尿病、肾病等慢性病严重者应在医师指导下服用。

5. 因服药后出现荨麻疹等相似的皮肤症状者属于药物过敏（药疹），应立即去医院就诊。

6. 服药后大便次数增多且不成形者，应酌情减量。

7. 发热体温超过 38.5℃ 的患者，应去医院就诊。

8. 孕妇慎用，儿童、哺乳期妇女、年老体弱及脾虚便溏者应在医师指导下服用。

9. 严格按用法用量服用，本品不宜长期服用。服药 3 天症状无缓解，应去医院就诊。

【剂型规格】水丸：每瓶 27g。

## 固本益肠片

【出处】《中华人民共和国药典》2015 年版一部。

【药物组成】党参、黄芪、补骨脂、炒白术、麸炒山药、炮姜、酒当归、炒白芍、醋延胡索、煨木香、地愉炭、煅赤石脂、儿茶、炙甘草。

【性状】素片：本品为棕色片，气微香，味微苦。薄膜衣片：除去包衣后显棕色；气微香，味微苦。

【功能主治】健脾温肾，涩肠止泻。用于脾肾阳虚所致的泄泻，症见腹痛绵绵、大便清稀或有黏液及黏液血便、食少腹胀、腰酸乏力、形寒肢冷、舌淡苔白、脉虚；慢性肠炎见上述证候者。

【用法用量】口服：每次小片 8 片，大片 4 片，一日 3 次。30 天为一疗程，连服 2~3 个疗程。

【注意事项】

1. 湿热痢疾、泄泻者不宜使用。

2. 忌食生冷、辛辣、油腻食物。

【剂型规格】片剂：①素片（小片）：每片重 0.32g；②素片（大片）：每片重 0.6g；③薄膜衣片（大片）：每片重 0.62g。

## 固肠止泻丸（浓缩丸、水丸）

【出处】《中华人民共和国卫生部药品标准·中药成方制剂》第二十册。

【药物组成】乌梅（或乌梅肉）、黄连、罂粟壳、干姜、木香、延胡索。

【性状】本品为包衣浓缩丸或水丸，除去包衣，呈黄褐色；味苦、微辣。

【功能主治】调和肝脾，涩肠止痛。用于肝脾不和所致的泄泻，症见腹痛腹泻、两胁胀满；慢性结肠炎见上述证候者。

【用法用量】口服。浓缩丸一次 4g，水丸一次 5g，一日 3 次。

【注意事项】

1. 湿热或伤食泄泻者慎用。

2. 儿童慎用；孕妇慎用。

3. 服药期间，忌食生冷、辛辣、油腻等刺激性食物。

4. 本品含罂粟壳，不可过量、久用。

【剂型规格】

**1. 浓缩丸** 每9粒重1g。

**2. 水丸** 每12粒重1g。

## （十一） 补虚剂

凡以补益人体气、血、阴、阳，治疗各种虚证为主要作用的中药制剂，称为补虚剂。

本类中成药主要具有补虚扶弱的作用，主治虚证。根据其功效与适应范围，本类中成药分为补气、助阳、养血、滋阴、补气养血、补气养阴和阴阳双补等7类。

本类药物易碍胃、生湿，故虚而兼见气滞或湿盛者，不宜单独使用。

### 补气类

#### 四君子丸（水丸、合剂）

【出处】《中华人民共和国药典》2015年版一部。

【药物组成】党参、炒白术、茯苓、大枣、生姜、炙甘草。

【性状】

**1. 水丸** 本品为棕色；味微甜。

**2. 合剂** 本品为棕黑色的澄清液体；气香，味甘、微苦。

【功能主治】益气健脾。用于脾胃气虚，胃纳不佳，食少便溏。

【用法用量】口服。水丸：一次3~6g，一日3次。合剂：一次15~20mL，一日3次。用时摇匀。

【注意事项】

1. 阴虚或实热证者慎用。感冒发热病人不宜服用。

2. 服药期间忌不易消化食物，忌食辛辣、油腻、生冷食物。

3. 儿童、孕妇、哺乳期妇女应在医师指导下服用。

4. 有高血压、心脏病、肝病、糖尿病、肾病等慢性病严重者应在医师指导下服用。

5. 对本品过敏者禁用，过敏体质者慎用。

6. 服药4周症状无缓解，应去医院就诊。

【剂型规格】

**1. 水丸** 每袋装6g。

**2. 合剂** 100mL/瓶。

### 补中益气丸（浓缩丸、水丸、大蜜丸、口服液、合剂）

【出处】《中华人民共和国药典》2015 年版一部。

【药物组成】炙黄芪、党参、炒白术、炙甘草、当归、陈皮、升麻、柴胡。

【性状】

**1. 浓缩丸** 为棕黑色，味微甜、辛。

**2. 水丸** 为棕色，味微甜、微苦、辛。

**3. 大蜜丸** 为棕黑色至黑褐色，味微甜、微苦、辛。

**4. 口服液** 为棕色的液体，味甜、微苦、辛。

**5. 合剂** 为棕褐色的液体；气香，味甜、微苦。

【功能主治】补中益气，升阳举陷。用于脾胃虚弱，中气下陷所致的泄泻、脱肛、阴挺，症见体倦乏力、食少腹胀、便溏久泻、肛门下坠或脱肛、子宫脱垂。

【用法用量】口服。浓缩丸：一次 8～10 丸，一日 3 次；水丸：一次 1 袋（6g），一日 2～3 次；大蜜丸：一次 1 丸，一日 2～3 次；口服液：一次 10mL，一日 2～3 次；合剂：一次 10～15mL，一日 3 次。

【注意事项】

1. 阴虚内热者慎用。

2. 本品不适用于恶寒发热表证者，及暴饮暴食脘腹胀满实证者。

3. 不宜和感冒药同时服用。高血压病者慎服。

4. 忌食生冷、油腻、不易消化食物。

5. 服药期间出现头痛、头晕、复视等症，或皮疹、面红者，以及血压有上升趋势，应立即停药。

6. 服本药时不宜同时服用藜芦或其制剂。

7. 本品宜空腹或饭前服为佳，亦可在进食同时服。

8. 按照用法用量服用，小儿应在医师指导下服用。

【剂型规格】

**1. 浓缩丸** 每瓶 200 丸。

**2. 水丸** 每袋 6g。

**3. 大蜜丸** 每丸重 9g。

**4. 口服液** 每支装 10mL。

**5. 合剂** 每瓶 120mL。

### 参苓白术散

【出处】《中华人民共和国药典》2015 年版一部。

【药物组成】人参、白术（炒）、茯苓、山药、莲子、白扁豆（炒）、薏苡仁（炒）、砂仁、桔梗、甘草。

【性状】本品为黄色至灰黄色的粉末；气香，味甜。

【功能主治】补脾胃，益肺气。用于脾胃虚弱，食少便溏，气短咳嗽，肢倦乏力。

【用法用量】口服，一次 6~9g，一日 2~3 次。

【注意事项】

1. 湿热内蕴所致泄泻、厌食、水肿及痰火咳嗽者不宜使用。

2. 泄泻兼有大便不通畅、肛门有下坠感者忌服。

3. 服本药时不宜同时服用藜芦、五灵脂、皂荚或其制剂。

4. 不宜喝茶和吃萝卜以免影响药效。忌恼怒、忧郁、劳累过度，保持心情舒畅。

5. 不宜和感冒类药同时服用。该药品宜饭前服用或进食同时服。

6. 高血压、心脏病、肾脏病、糖尿病严重患者及孕妇应在医师指导下服用。

7. 服药 2 周后症状未改善，应去医院就诊。

8. 服药期间忌食荤腥油腻、不易消化食物。

9. 孕妇慎用。按照用法用量服用，小儿应在医师指导下服用。

10. 对该药品过敏者禁用，过敏体质者慎用。

【剂型规格】散剂：每袋 6g。

## 补血类

### 四物合剂

【出处】《中华人民共和国药典》2015 年版一部。

【药物组成】当归、川芎、白芍、熟地黄。

【性状】本品为棕红色至棕褐色的液体；气芳香，味微苦、微甜。

【功能主治】调经养血。用于血虚所致的面色萎黄、头晕眼花、心悸气短及月经不调。

【用法用量】口服。一次 10~15mL，一日 3 次。

【注意事项】

1. 脾胃阳虚，食少便溏，以及阴虚有火者，均不宜用。

2. 孕妇应慎用。经期忌食生冷饮食。

3. 功能性子宫出血量多时，当配合汤剂服用。

4. 服本药时不宜和感冒药同时服用。

5. 有内科疾病，或正在接受其他治疗者，均应在医师指导下服用。

6. 一般服药一个月经周期，其症状无改善，应去医院就诊。

【剂型规格】合剂：①每支装 10mL；②每瓶装 100mL。

### 当归补血口服液

【出处】《中华人民共和国药典》2015 年版一部。

【药物组成】黄芪、当归。

【性状】本品为棕黄色至黄棕色液体；气香，味甜、微辛。

【功能主治】补养气血。用于气血两虚证。

【用法用量】口服。一次 10mL，一日 2 次。

【注意事项】

1. 阴虚火旺者慎用。感冒者慎用。

2. 高血压患者慎用。月经提前量多，色深红或经前、经期腹痛拒按，乳房胀痛者不宜服用。

3. 服药 2 周或服药期间症状无改善，或症状加重，或出现新的严重症状，应立即停药并去医院就诊。

4. 对本品过敏者禁用，过敏体质者慎用。本品宜饭前服用。

5. 服药期间宜食清淡易消化食物，忌食辛辣、油腻、生冷食物。

6. 用于治疗失眠时，睡前不宜喝茶和咖啡。

7. 按照用法用量服用，小儿及孕妇应在医师指导下服用。

【剂型规格】口服液：每支装 10mL。

## 气血双补类

### 八珍颗粒（颗粒剂、大蜜丸）

【出处】《中华人民共和国药典》2015 年版一部。

【药物组成】熟地黄、党参、当归、白芍（炒）、炒白术、茯苓、川芎、甘草。

【性状】

**1. 颗粒剂** 为浅棕色至棕褐色，气微香，味甜、微苦。

**2. 大蜜丸** 为黑褐色至黑色，味甜、微苦。

【功能主治】补气益血。用于气血两虚证，症见面色萎黄、食欲不振、四肢乏力、月经过多。

【用法用量】口服。颗粒剂：开水冲服，一次 1 袋，一日 2 次。大蜜丸：一次 1 丸，一日 2 次。

【注意事项】

1. 孕妇慎用。体实有热者慎用。不宜和感冒类药同时服用。该药品宜饭前服用或进食同时服。

2. 按照用法用量服用，高血压患者，小儿及年老体虚者应在医师指导下服用。

3. 忌食辛辣、油腻、生冷食物。不宜同时服用藜芦或其制剂。

4. 该药品为气血双补之药，性质较黏腻，有碍消化，故咳嗽痰多、脘腹胀痛、纳食不消、腹胀便溏者忌服。

5. 服药期间出现食欲不振、恶心呕吐、腹胀便溏者应去医院就诊。

6. 对该药品过敏者禁用，过敏体质者慎用。

【剂型规格】

**1. 颗粒剂** ①每袋装 8g；②每袋装 3.5g（无蔗糖）。

**2. 大蜜丸** 每丸重 9g。

### 归脾丸（浓缩丸、大蜜丸）

【出处】《中华人民共和国药典》2015 年版一部。

【药物组成】炙黄芪、龙眼肉、党参、炒白术、当归、茯苓、炒酸枣仁、制远志、木香、炙甘草、大枣（去核）。

【性状】

**1. 浓缩丸** 本品为棕褐色，气微，味甘而后微苦、辛。

**2. 大蜜丸** 本品为棕褐色，气微，味甘而后微苦、辛。

【功能主治】益气健脾，养血安神。用于心脾两虚，气短心悸，失眠多梦，头晕头昏，肢倦乏力，食欲不振，崩漏便血。

【用法用量】口服。浓缩丸：一次 8~10 丸，一日 3 次。大蜜丸：用温开水或生姜汤送服，一次 1 丸，一日 3 次。

【注意事项】

1. 阴虚火旺者慎用。感冒发热病人不宜服用。

2. 忌食辛辣、生冷、油腻及不易消化食物。

3. 儿童、孕妇、哺乳期妇女应在医师指导下服用。

4. 有高血压、心脏病、肝病、糖尿病、肾病等慢性病严重者应在医师指导下服用。

5. 对本品过敏者禁用，过敏体质者慎用。

6. 服药 4 周症状无缓解，应去医院就诊。

【剂型规格】

**1. 浓缩丸** 每 8 丸相当于原药材 3g。

**2. 大蜜丸** 每丸重 9g。

## 十全大补丸（浓缩丸、大蜜丸）

【出处】《中华人民共和国药典》2015 年版一部。

【药物组成】熟地黄、党参、炒白术、茯苓、炙黄芪、当归、酒白芍、肉桂、川芎、炙甘草。

【性状】

**1. 浓缩丸** 本品为深棕色，味甘而微辛。

**2. 大蜜丸** 本品为深棕色，味甘而微辛。

【功能主治】温补气血。用于气血两虚，面色苍白，气短心悸，头晕自汗，体倦乏力，四肢不温，月经量多。

【用法用量】口服。浓缩丸一次 8~10 丸，一日 3 次。大蜜丸一次 1 丸，一日 2~3 次。

【注意事项】

1. 服药期间饮食宜清淡易消化，忌食辛辣、油腻、生冷食物。

2. 外感风寒、风热，实热内盛者不宜服用。

3. 本品宜饭前服用或进食同时服。

4. 按照用法用量服用，小儿应在医师指导下服用。

5. 服药期间出现口干、便干、舌红、苔黄等症应去医院就诊。

6. 孕妇、糖尿病患者禁用。

7. 对本品过敏者禁用，过敏体质者慎用。

【剂型规格】

**1. 浓缩丸** 8 丸相当于原生药 3g。

**2. 大蜜丸** 每丸重 9g。

## 补阴类

### 六味地黄丸（浓缩丸、大蜜丸、胶囊）

【出处】《中华人民共和国药典》2015 年版一部。

【药物组成】熟地黄、酒萸肉、山药、泽泻、茯苓、牡丹皮。

【性状】

**1. 浓缩丸** 为亮黑色的，味微甜、酸、略苦。

**2. 大蜜丸** 为棕褐色至黑褐色，味甜而酸。

**3. 胶囊剂** 内容物为浅棕色至棕褐色的粉末和颗粒，味苦、微酸。

【功能主治】滋阴补肾。用于肾阴亏损，头晕耳鸣，腰膝酸软，骨蒸潮热，盗汗遗精，消渴。

【用法用量】口服。大蜜丸：一次 1 丸，一日 2 次。浓缩丸：一次 8 丸，一日 3 次。胶囊剂：一次 1 粒（0.5g）或一次 2 粒（0.3g），一日 2 次。

【注意事项】

1. 体实及阳虚者慎用。感冒者慎用。

2. 脾虚、气滞、食少纳呆者慎用。服药期间忌食辛辣、油腻食物。

3. 服药期间出现食欲不振、胃脘不适、大便稀、腹痛等症状时，应去医院就诊。

4. 服药 2 周后症状未改善，应去医院就诊。

5. 按照用法用量服用，孕妇、小儿应在医师指导下服用。

6. 对本品过敏者禁用，过敏体质者慎用。

【剂型规格】

**1. 浓缩丸** 每 8 丸 1.44g（每 8 丸相当于饮片 3g）。

**2. 大蜜丸** 每丸重 9g。

**3. 胶囊剂** ①每粒装 0.3g；②每粒装 0.5g。

### 健肝乐颗粒

【出处】国家药品监督管理局标准（WS$_3$-B-3295-2002）

【药物组成】甘草、白芍。

【性状】本品为棕黄色的颗粒；气微，味甜、微苦。

【功能主治】养血护肝，解毒止痛。有降低转氨酶，消褪黄疸以及改善各类肝炎临床症状的作用。用于治疗急慢性病毒性肝炎等。

【用法用量】开水冲服。一次 6g，一日 2 次，12 岁以下小儿酌减或遵医嘱。

【注意事项】重症高血压及水肿病人慎用。

【剂型规格】①每袋装 6g（无蔗糖型）；②每袋装 15g。

### 河车大造丸（水蜜丸、大蜜丸）

【出处】《中华人民共和国药典》2010 年版一部。

【药物组成】熟地黄、醋龟甲、紫河车、天冬、麦冬、盐杜仲、牛膝（盐炒）、盐黄柏。

【性状】本品为黑褐色的水蜜丸或大蜜丸；气微香，味苦、甘。

【功能主治】滋阴清热，补肾益肺。用于肺肾两亏，虚劳咳嗽，骨蒸潮热，盗汗遗精，腰膝酸软。

【用法用量】口服。水蜜丸一次 6g，小蜜丸一次 9g，大蜜丸一次 1 丸，一日 2 次。

【注意事项】

1. 服药期间忌食辛辣、油腻、生冷食物。

2. 气虚发热、汗出者慎用。

3. 感冒发热病人不宜服用。

4. 有高血压、心脏病、肝病、糖尿病、肾病等慢性病严重者应在医师指导下服用。

5. 儿童、孕妇、哺乳期妇女应在医师指导下服用。

6. 服药 4 周症状无缓解，应去医院就诊。

7. 对本品过敏者禁用，过敏体质者慎用。

8. 本品性状发生改变时禁止使用。

9. 儿童必须在成人监护下使用。

10. 请将本品放在儿童不能接触的地方。

11. 如正在使用其他药品，使用本品前请咨询医师或药师。

【剂型规格】

**1. 水蜜丸**  每 100 粒重 10g。

**2. 大蜜丸**  每丸重 9g。

## 补阳类

### 桂附地黄丸（水蜜丸、小蜜丸、大蜜丸、浓缩丸）

【出处】《中华人民共和国药典》2015 年版一部。

【药物组成】肉桂、附子（制）、熟地黄、酒萸肉、山药、茯苓、泽泻、牡丹皮。

【性状】本品为黑棕色的水蜜丸、黑褐色的小蜜丸或大蜜丸、黑棕色发亮的浓缩丸；味甜而带酸、辛。

【功能主治】温补肾阳。用于肾阳不足，腰膝酸冷，肢体浮肿，小便不利或反多，痰饮喘咳，消渴。

【用法用量】口服。水蜜丸一次 6g，小蜜丸一次 9g，大蜜丸一次 1 丸，一日 2 次。浓缩丸一次 8 丸，一日 3 次。

【注意事项】

1. 肺热津伤、胃热炽盛、阴虚内热消渴者慎用。治疗期间宜节制房事。

2. 本品药性温热。中病即可，不可过量服用。

3. 本品含附子，不可过量、久服。

4. 服本药时不宜同时服用赤石脂或其制剂。

5. 服药期间忌食生冷、油腻食物。

6. 感冒发热病人不宜服用。本品宜饭前服或进食同时服。

7. 有高血压、心脏病、肝病、糖尿病、肾病等慢性病严重者应在医师指导下服用。

8. 儿童、孕妇、哺乳期妇女应在医师指导下服用。

9. 服药 2 周内症状无缓解，应去医院就诊。

10. 对本品过敏者禁用，过敏体质者慎用。

【剂型规格】

**1. 大蜜丸**　每丸重 9g。

**2. 水蜜丸**　30 粒相当于 6g。

**3. 小蜜丸**　每 10 丸重 1.8g。

**4. 浓缩丸**　每 8 丸相当于原生药 3g。

## 右归丸（大蜜丸、小蜜丸）

【出处】《中华人民共和国药典》2015 年版一部。

【药物组成】肉桂、炮附片、鹿角胶、盐杜仲、菟丝子、酒萸肉、熟地黄、枸杞子、当归、山药。

【性状】本品为黑色的大蜜丸或小蜜丸；味甜、微苦。

【功能主治】温补肾阳，填精止遗。用于肾阳不足，命门火衰，腰膝酸冷，精神不振，怯寒畏冷，阳痿遗精，大便溏薄，尿频而清。

【用法用量】口服。小蜜丸一次 9g（50 粒），大蜜丸一次 1 丸，一日 3 次。

【注意事项】

1. 阴虚火旺、心肾不交、湿热下注而扰动精室者慎用。

2. 湿热下注所致阳痿者慎用。

3. 暑湿、湿热、食滞伤胃和肝气乘脾所致泄泻者慎用。

4. 服药期间忌生冷饮食，慎房事。孕妇慎用。

5. 方中含肉桂、附子大温大热之品，不宜过量服用。

【剂型规格】

**1. 小蜜丸**　每 10 丸重 1.8g。

**2. 大蜜丸**　每丸重 9g。

## 青娥丸（水蜜丸、大蜜丸）

【出处】《中华人民共和国药典》2015 年版一部。

【药物组成】盐杜仲、盐补骨脂、核桃仁（炒）、大蒜。

【性状】本品为棕褐色至黑褐色的水蜜丸或大蜜丸；气微香，味苦、甘而辛。

【功能主治】补肾强腰。用于肾虚腰痛，起坐不利，膝软乏力。

【用法用量】盐水送服，水蜜丸一次 6~9g，大蜜丸一次 1 丸，一日 2~3 次。

【注意事项】

1. 湿热或寒湿痹阻及外伤腰痛者慎用。感冒发热病人不宜服用。

2. 治疗期间宜节制房事。

3. 服药期间不宜进食辛辣、油腻和煎炸类食物。

4. 有高血压、心脏病、肝病、糖尿病、肾病等慢性病严重者应在医师指导下服用。

5. 儿童、孕妇、哺乳期妇女应在医师指导下服用。

6. 服药 4 周症状无缓解，应去医院就诊。

7. 对本品过敏者禁用，过敏体质者慎用。

【剂型规格】

**1. 水蜜丸** 每 10 丸重 1.8g。

**2. 大蜜丸** 每丸重 9g。

## 阴阳并补类

### 龟鹿二仙膏

【出处】《中华人民共和国药典》2015 年版一部。

【药物组成】鹿角、龟甲、党参、枸杞子。

【性状】本品为红棕色稠厚的半流体；味甜。

【功能主治】温肾益精，补气养血。用于肾虚精亏所致的腰膝酸软、遗精、阳痿。

【用法用量】口服。一次 15~20g，一日 3 次。

【注意事项】

1. 阴虚火旺者慎用。脾胃虚弱者慎用。

2. 不宜和感冒药同时服用。

3. 忌食辛辣食物。本品宜饭前服用或进食同时服。

4. 按照用法用量服用，高血压、糖尿病患者应在医师指导下服用。

5. 服药 2 周内症状未改善，或服药期间出现胃脘不适、食欲不振、便溏、头痛等症状时，应去医院就诊。

6. 对本品过敏者禁用，过敏体质者慎用。

【剂型规格】煎膏剂：每瓶装 200g。

## 气阴双补类

### 生脉饮

【出处】《中华人民共和国药典》2015 年版一部。

【药物组成】红参、麦冬、五味子。

【性状】本品为黄棕色至红棕色的澄清液体；气香，味酸甜、微苦。

【功能主治】益气复脉，养阴生津。用于气阴两亏，心悸气短，脉微自汗。

【用法用量】口服。一次 10mL，一日 3 次。

【注意事项】

1. 里实证及表证未解者慎用。

2. 忌食辛辣、油腻食物。本品宜饭前服用。

3. 在治疗期间，心绞痛持续发作者，宜加用硝酸酯类药。若出现剧烈心绞痛、心肌梗死，见气促、汗出、面色苍白者，应及时救治。

4. 凡脾胃虚弱，呕吐泄泻、腹胀便溏、咳嗽痰多者慎用。

5. 服用本品同时不宜服用藜芦、五灵脂、皂荚或其制剂；不宜喝茶和吃萝卜，以免影响药效。

6. 按照用法用量服用，小儿、孕妇、高血压、糖尿病患者应在医师指导下服用。

【剂型规格】每支装 10mL。

### 人参固本丸（大蜜丸、水蜜丸）

【出处】《中华人民共和国药典临床用药须知·中成药卷》2010 年版。

【药物组成】人参、熟地黄、地黄、山茱萸（酒炙）、山药、麦冬、天冬、泽泻、牡丹皮、茯苓。

【性状】本品为棕褐色的大蜜丸，或棕褐色至黑褐色的水蜜丸；味甜、微苦。

【功能主治】滋阴益气，固本培元。用于阴虚气弱，虚劳咳嗽，心悸气短，骨蒸潮热，腰酸耳鸣。遗精盗汗，大便干燥。

【用法用量】口服。大蜜丸：一次 1 丸，一日 2 次；水蜜丸：一次 6g，一日 2 次。

【注意事项】

1. 外感咳嗽慎用。本品宜饭前服用。

2. 忌辛辣刺激、油腻食物。高血压患者慎用。

3. 服用本品同时不宜服用藜芦、五灵脂、皂荚或其制剂；不宜喝茶和吃萝卜，以免影响药效。

4. 按照用法用量服用，小儿及孕妇应在医师指导下服用。

5. 对本品过敏者禁用，过敏体质者慎用。

【剂型规格】

**1. 大蜜丸**　每丸重 9g。

**2. 水蜜丸**　每 100 粒重 10g。

### 消渴丸

【出处】《中华人民共和国药典》2015 年版一部。

【药物组成】地黄、葛根、黄芪、天花粉、南五味子、山药、玉米须、格列本脲。

【性状】本品为黑色的包衣浓缩水丸；味甘、酸、微涩。

【功能主治】滋肾养阴，益气生津。用于气阴两虚所致的消渴病，症见多饮、多尿、多食、消瘦、体倦乏力、眠差、腰痛；Ⅱ型糖尿病见上述证候者。

【用法用量】口服。一次 5~10 丸，一日 2~3 次。饭前用温开水送服。或遵医嘱。

【注意事项】

本品含格列本脲，严格按处方药使用，并注意检测血糖。本品是中西复方制剂，鉴于尚无充分的临床研究数据证实本复方制剂可以减低或消除其中化学药品的不良反应或其他应当注意的事项，故此项下罗列与化学药品关联的相关内容，以提示医患在使用本品时予以关注。

1. 本品服用量应根据病情从每次 5 丸起逐渐递增。每次服用量不超过 10 丸，每日不超过 30 丸；至疗效满意时，可逐渐减少每次服用量或减少服用次数至每日 2 次的维持剂量。每日服用 2 次时，应在早餐及午餐前各服用 1 次，晚餐前尽量不服用。请在医生指导下，进行服量控制。

2. 年龄超过 65 岁的糖尿病患者对低血糖耐受差，对此类糖尿病患者用药时应密切注意避免低血糖反应。其血糖控制标准略宽于一般人，空腹血糖<7.8mmol/L（140mg/dL），餐后 2 小时血糖<11.1mmol/L（200mg/dL）即可。

3. 本品不宜与其他磺胺类药物合用。

4. 本品与下列药物合用，可增加低血糖的发生几率：

（1）抑制磺脲类药物由尿中排泄，如治疗痛风的丙磺舒、别嘌醇。

（2）延迟磺脲类药物的代谢，如酒精、$H_2$ 受体阻滞剂（西咪替丁、雷尼替丁）、氯霉素、抗真菌药咪康唑、抗凝药。磺脲类与酒精同服可引起腹痛、恶心、呕吐、头痛以及面部潮红（尤以使用氯磺丙脲时明显）。与香豆素类抗凝剂合用时，开始二者血浆浓度皆升高，以后二者血浆浓度皆减少，故应按情况调整两药的用量。

（3）促使与血浆白蛋白结合的磺脲类药物分离出来，如水杨酸盐、贝特类降血脂药。

（4）药物本身具有致低血糖作用：酒精、水杨酸类、胍乙啶、单胺氧化酶抑制剂、奎尼丁。

（5）合用其他降血糖药物：胰岛素、二甲双胍、阿卡波糖、胰岛素增敏剂。

（6）β 肾上腺素受体阻滞剂可干扰低血糖时机体的升血糖反应，阻碍肝糖酵解，同时又可掩盖低血糖的警觉症状。

5. 本品与下列药物合用，可增加高血糖的发生几率：

（1）糖皮质激素、雌激素、噻嗪类利尿剂、苯妥英钠、利福平。

（2）β 肾上腺素受体阻滞剂可拮抗磺脲类药物的促胰岛素分泌作用，故也可致高血糖。

6. 用药期间应定期检测血糖、尿糖、尿酮体、尿蛋白和肝肾功能、血象，并进行眼科检查。

7. 体质虚弱、高热、恶心和呕吐、肾上腺皮质功能减退或垂体前叶功能减退者慎用。

8. 出现低血糖症状时，可采用以下措施：

（1）补充葡萄糖：轻者立即口服葡萄糖，如无葡萄糖，可予口服甜果汁、糖水；重者静脉注射葡萄糖。要观察到患者意识恢复。

（2）胰升糖素治疗：胰升糖素皮下、肌肉或静脉注射，由于其作用时间短，且会再次出现低血糖，因此在注射后仍要补充葡萄糖或进食，需继续观察以保证患者完全脱离危险期。

9. 阴阳两虚消渴者慎用。

10. 服药期间忌食肥甘、辛辣食物，控制饮食，注意合理的饮食结构；忌烟酒。

【剂型规格】丸剂：每 10 丸重 2.5g（含格列本脲 2.5mg）。

## （十二）　安神剂

凡以安神定志，治疗心神不安病证为主要作用的中药制剂，称为安神剂。

本类中成药以安神为主要作用，适用于心悸怔忡、失眠健忘、烦躁不安、惊狂易怒等症状。

安神剂中的部分中成药含有金石类药，多服易伤脾胃，对于脾胃虚弱者，更应注意中病即止。

### 天王补心丸

【出处】《中华人民共和国药典》2015 年版一部。

【药物组成】地黄、天冬、麦冬、玄参、当归、丹参、炒酸枣仁、柏子仁、党参、五味子、茯苓、制远志、石菖蒲、朱砂、桔梗、甘草。

【性状】本品为棕黑色的水蜜丸、褐黑色的小蜜丸或大蜜丸；气微香，味甜、微苦。

【功能主治】滋阴养血，补心安神。心阴不足，心悸健忘，失眠多梦，大便干燥。

【用法用量】口服。水蜜丸一次 6g，小蜜丸一次 9g，大蜜丸一次 1 丸，一日 2 次；浓缩丸一次 8 丸，一日 3 次。

【注意事项】

1. 肝肾功能不全者禁用。

2. 脾胃虚寒、大便稀溏者慎用。

3. 因其含朱砂，故不宜过量或久服，不可与溴化物、碘化物同服。

4. 服药期间，不宜饮用浓茶、咖啡等刺激性饮品。

5. 严重心律失常者，需急诊观察治疗。

【剂型规格】

**1. 大蜜丸**　每丸重 9g。

**2. 浓缩丸**　每 8 丸相当于原药材 3g。

### 柏子养心丸（片）

【出处】《中华人民共和国药典》2015 年版一部。

【药物组成】柏子仁、党参、炙黄芪、川芎、半夏曲、炙甘草、朱砂、当归、茯苓、制远志、酸枣仁、肉桂、醋五味子。

**【性状】**

**1. 丸剂** 棕色至棕褐色的浓缩水蜜丸；味先甜而后苦、微麻。

**2. 片剂** 糖衣片，除去糖衣后显红棕色；味苦、微麻。

**【功能主治】** 补气，养血，安神。用于心气虚寒，心悸易惊，失眠多梦，健忘。

**【用法用量】** 口服。丸剂：水蜜丸一次 6g，小蜜丸一次 9g，大蜜丸一次 1 丸，一日 2 次。片剂：一次 3~4 片，一日 2 次。

**【注意事项】**

1. 肝肾功能不全者禁用。

2. 肝阳上亢及阴虚内热者不宜服。

3. 服药期间，应保持精神舒畅，劳逸适度，不宜饮用浓茶、咖啡等兴奋性饮品。

4. 因其含朱砂，故不可过量、久用，不可与溴化物、碘化物同服。

**【剂型规格】**

**1. 丸剂** 大蜜丸每丸重 9g。

**2. 片剂** 片芯重 0.3g。

## 养血安神丸（糖浆）

**【出处】**《中华人民共和国药典临床用药须知·中成药卷》2010 年版。

**【药物组成】** 首乌藤、鸡血藤、熟地黄、地黄、合欢皮、墨旱莲、仙鹤草。

**【性状】**

**1. 丸剂** 为棕红色的浓缩丸，除去外衣呈棕褐色；味微涩。

**2. 糖浆** 为深棕色的黏稠液体；味甜而微涩。

**【功能主治】** 滋阴养血，宁心安神。用于阴虚血少所致的头眩心悸、失眠健忘。

**【用法用量】** 口服。丸剂：一次 6g，一日 3 次。糖浆剂：一次 18mL，一日 3 次；或遵医嘱。

**【注意事项】**

1. 脾胃虚弱者慎用。

2. 服药期间，不宜饮用浓茶、咖啡等兴奋性饮品，宜保持心情舒畅、劳逸适度。

3. 糖尿病患者不宜服用糖浆剂。

**【剂型规格】**

**1. 丸剂** 浓缩丸每 100 粒重 12g。

**2. 糖浆** 每瓶装 500mL。

## 朱砂安神丸

**【出处】**《中华人民共和国卫生部药品标准·中药成方制剂》第十册。

**【药物组成】** 朱砂、黄连、地黄、当归、甘草。

**【性状】** 为棕红色的大蜜丸、小蜜丸或水蜜丸；味苦、微甜。

**【功能主治】** 清心养血，镇惊安神。用于心火亢盛、阴血不足证，症见心神烦乱、失眠多梦、心悸不宁、舌尖红、脉细数。

【用法用量】口服。丸剂：水蜜丸一次 6g，小蜜丸一次 9g，大蜜丸一次 1 丸。

【注意事项】

1. 孕妇忌服。

2. 心气不足、脾胃虚弱者忌服。

3. 因其含朱砂，故不宜过量或久服，以防引起中毒。不宜与碘、溴化物并用，以防产生毒副作用。

【剂型规格】

**1. 小蜜丸**　每瓶 54g。

**2. 水蜜丸**　每袋装 6g。

## （十三）和解剂

凡以和解少阳或调和肝脾为主要作用，治疗伤寒邪在少阳或肝脾不和等病证的中药制剂，称为和解剂。

本类中成药主要具有和解少阳、调和肝脾等功效，适用于少阳病的寒热往来，肝脾不调所致的胁肋胀满、食欲不振等病证。

本类中成药以祛邪为主，体虚者不宜用。

### 小柴胡颗粒（片）

【出处】《中华人民共和国药典》2015 年版一部。

【药物组成】柴胡、黄芩、党参、大枣、生姜、姜半夏、甘草。

【性状】

**1. 颗粒剂**　为黄色至棕褐色的颗粒；味甜。或为棕黄色的颗粒；味淡、微辛。

**2. 片剂**　为灰棕色至黑褐色的片；或为薄膜衣片，除去包衣后显灰棕色至黑褐色。气微，味甜、微苦。

【功能主治】解表散热，疏肝和胃。外感病邪犯少阳证，症见寒热往来、胸胁苦满、食欲不振、心烦喜呕、口苦咽干。

【用法用量】口服。颗粒剂：开水冲化，一次 1~2 袋，一日 3 次。片剂：一次 4~6 片，一日 3 次。

【注意事项】

1. 风寒感冒者慎用。

2. 服药期间，饮食宜清淡，忌食辛辣食物。

3. 过敏体质者慎用。

【剂型规格】

**1. 颗粒剂**　含蔗糖者每袋装 10g，无蔗糖者每袋装 2.5g。

**2. 片剂**　每片重 0.4g。

### 逍遥颗粒（丸）

【出处】《中华人民共和国药典》2015 年版一部。

【药物组成】柴胡、当归、白芍、炒白术、茯苓、炙甘草、生姜（大蜜丸中无该药）、薄荷。

【性状】

**1. 颗粒剂** 为浅黄色至棕黄色的颗粒；气微香，味甜或味淡。

**2. 水丸** 为黄棕色至棕色的水丸，或为黑棕色的水丸；味甜。

**3. 大蜜丸** 为黄棕色至棕色的水丸，或为黑棕色的水丸；味甜。

【功能主治】疏肝健脾，养血调经。用于肝郁脾虚所致的郁闷不舒、胸胁胀痛、头晕目眩、食欲减退、月经不调。

【用法用量】口服。颗粒剂：开水冲化，一次 1 袋，一日 2 次。丸剂：水丸一次 6~9g，大蜜丸一次 1 丸，一日 2 次。

【注意事项】

1. 肝肾阴虚所致的胁肋胀痛、咽干口燥、舌红少津者慎用。

2. 忌辛辣生冷食物，饮食宜清淡。

【剂型规格】

**1. 颗粒剂** 每袋装 15g，或 4g，或 5g，或 6g。

**2. 水丸** 每袋装 6 克。

**3. 大蜜丸** 每丸 9g。

## （十四） 理气剂

凡以行气、降气，治疗不同疾病所致的气滞或气逆证为主要作用的中药制剂，称为理气剂。

本类中成药主要具有行气、降气之功，适用于肝气郁结、脾胃气滞、肝气犯胃、胃气上逆、肺气上逆等引发的病证。

本类中成药多属芳香辛燥之品，故不宜过服久服。气滞因虚、阴虚火旺及孕妇不宜使用。

### 四逆散

【出处】《中华人民共和国药典临床用药须知·中成药卷》2010 年版。

【药物组成】柴胡、白芍、枳壳（麸炒）、甘草。

【性状】本品为淡黄色的粉末；味苦。

【功能主治】透解郁热，疏肝理脾。用于肝气郁结所致的胁痛、痢疾，症见脘腹胁痛、热厥手足不温、泻痢下重。

【用法用量】口服。一次 9g，一日 2 次，开水冲泡或煎汤。

【注意事项】

1. 孕妇、肝阴亏虚胁痛、寒厥所致四肢不温者慎用。

2. 服药期间，忌恼怒劳累，保持心情舒畅。

【剂型规格】每袋装 9g。

### 厚朴排气合剂

【出处】国家食品药品监督管理局国家药品标准 YBZ20442005—2009Z。

【药物组成】厚朴（姜制）、木香、枳实（麸炒）、大黄。

【性状】本品为棕褐色的液体；气香，味甘、微苦、辛。

【功能主治】行气消胀，宽中除满。用于腹部非胃肠吻合术后早期肠麻痹，症见腹部胀满，胀痛不适，腹部膨隆，无排气、排便，舌质淡红，舌苔薄白或薄腻。

【用法用量】于术后 6 小时、10 小时各服一次，每次 50mL。服用时摇匀，稍加热后温服。

【注意事项】

1. 服用时，可将药瓶放置于温水中加温 5~10 分钟后服用。

2. 药液如有少量沉淀，属正常现象，为保证疗效，可将其摇匀后服用。

【剂型规格】每瓶装（1）25mL；（2）50mL；（3）100mL

### 柴胡舒肝丸

【出处】《中华人民共和国药典》2015 年版一部。

【药物组成】柴胡、茯苓、枳壳、豆蔻、白芍、甘草、香附、陈皮、桔梗、厚朴、山楂、防风、六神曲、黄芩、薄荷、紫苏梗、木香、槟榔、三棱、大黄、青皮、当归、半夏、乌药、莪术。

【性状】黑褐色的大蜜丸；味甜而苦。

【功能主治】疏肝理气，消胀止痛。用于肝气不舒，症见胸胁痞闷、食滞不消、呕吐酸水。

【用法用量】口服。一次 1 丸，一日 2 次。

【注意事项】

1. 肝胆湿热、脾胃虚弱证者慎用。

2. 服药期间，忌郁闷、恼怒，应保持心情舒畅。

【剂型规格】大蜜丸：每丸重 10g。

### 木香顺气丸

【出处】《中华人民共和国药典》2015 年版一部。

【药物组成】木香、槟榔、香附（醋制）、厚朴（制）、枳壳（炒）、苍术（炒）、砂仁、陈皮、青皮（炒）、甘草。

【性状】为棕褐色的水丸；气香，味苦。

【功能主治】行气化湿，健脾和胃。用于湿阻中焦，脾胃不和所致的湿滞脾胃证，症见胸膈痞闷、脘腹胀痛、呕吐恶心、嗳气纳呆。

【用法用量】口服。丸剂：一次 6~9g，一日 2~3 次。3 天为一疗程，或遵医嘱。

【使用注意】孕妇及肝胃郁火胃痛、痞满者慎用。

【剂型规格】每 100 丸重 6g。

## （十五） 活血剂

凡以活血化瘀，治疗瘀血所致的各种病证为主要作用的中药制剂，称为活血剂。

本类中成药主要具有活血化瘀之功，兼有行气、止痛、益气、补阴、化痰、息风等作用，适用于气滞、气虚、风痰兼夹等引发的瘀血病证。

本类中成药大多辛散温通，故月经过多、有出血倾向者慎用或忌用，孕妇忌用；药力较猛的活血剂，易伤正气，不宜过量或久服。

### 活血化瘀类

#### 复方丹参片

【出处】《中华人民共和国药典》2015 年版一部。

【药物组成】丹参、三七、冰片。

【性状】本品为褐色的素片、糖衣片或薄膜衣片，糖衣片和薄膜衣片除去包衣后显褐色；气芳香，味微苦。

【功能主治】活血化瘀，理气止痛。用于气滞血瘀所致的胸痹，症见胸闷、心前区刺痛；冠心病心绞痛见上述证候者。

【用法用量】口服。薄膜衣小片、糖衣片：一次 3 片，一日 3 次。薄膜衣大片：一次 1 片，一日 3 次。

【注意事项】

1. 孕妇慎用。

2. 寒凝血瘀胸痹心痛者不宜使用，脾胃虚寒者慎用。

3. 服药期间，忌食生冷、辛辣、油腻食物，忌烟酒、浓茶。

4. 治疗期间，如心绞痛持续发作，宜加用硝酸酯类药。如果出现剧烈心绞痛、心肌梗死等，应及时送医院救治。

5. 个别人服药后胃脘不适，宜饭后服用。

【剂型规格】

**1. 薄膜衣小片** 每片重 0.32g（相当于饮片 0.6g）。

**2. 薄膜衣大片** 每片重 0.8g（相当于饮片 1.8g）。

**3. 糖衣片** 相当于饮片 0.6g。

#### 丹七片

【出处】《中华人民共和国药典》2015 年版一部。

【药物组成】三七、丹参。

【性状】本品为浅黄棕色的素片、糖衣片或薄膜衣片，糖衣片或薄膜衣片，除去包衣后显浅黄棕色；气微，味微苦、甜。

【功能主治】活血化瘀，通脉止痛。用于瘀血痹阻所致的胸痹心痛、眩晕头痛、经期腹痛。

【用法用量】口服。一次 3~5 片，一日 3 次。

【注意事项】

1. 孕妇、月经期及有出血倾向者慎用。

2. 在治疗期间，心绞痛持续发作，宜加用硝酸酯类药。若出现剧烈心绞痛、心肌梗死，应及时救治。

【剂型规格】每片重 0.3g。

### 血塞通颗粒

【出处】《中华人民共和国卫生部药品标准·中药成方制剂》第十七册。

【药物组成】三七总皂苷。

【性状】本品为白色颗粒；味甘、微苦。水溶化后透明，无沉淀。

【功能主治】活血祛瘀，通脉活络。用于瘀血阻络所致的中风偏瘫、肢体活动不利、口眼㖞斜、胸痹心痛、胸闷气憋；中风后遗症及冠心病心绞痛属上述证候者。

【用法用量】开水冲服。一次 1~2 袋，一日 3 次。

【注意事项】

1. 孕妇慎用。阴虚阳亢或肝阳化风者不宜单用本品。

2. 心痛剧烈及持续时间长者，应做心电图及心肌酶学检查，并采取相应的医疗措施。

【剂型规格】颗粒剂：每袋 3g，含三七总皂苷 50mg。

## 活血行气类

### 血府逐瘀口服液（胶囊）

【出处】《中华人民共和国药典》2015 年版一部。

【药物组成】炒桃仁、红花、地黄、川芎、赤芍、当归、牛膝、柴胡、桔梗、麸炒枳壳、甘草。

【性状】

**1. 口服液**　为棕褐色的黏稠液体；气微，味甜、微苦。

**2. 胶囊**　为硬胶囊，内容物为棕色至棕褐色颗粒和粉末；气辛，味微苦。

【功能主治】活血祛瘀，行气止痛。用于气滞血瘀所致的胸痹、头痛日久、痛如针刺而有定处、内热烦闷、心悸失眠、急躁易怒。

【用法用量】口服。口服液：一次 10mL，一日 3 次；或遵医嘱。胶囊剂：一次 6 粒，一日 2 次。一个月为一疗程。

【注意事项】

1. 孕妇忌用。气虚血瘀者慎用。

2. 服药期间，忌食生冷、油腻食物。

3. 治疗期间，若心痛持续发作，宜加用硝酸酯类药。如出现剧烈心绞痛、心肌梗死，应及时救治。

【剂型规格】

**1. 口服液** 每支装 10mL。

**2. 胶囊** 每粒装 0.4g。

## 元胡止痛片（胶囊、口服液、滴丸）

【出处】《中华人民共和国药典》2015 年版一部。

【药物组成】延胡索（醋制）、白芷。

【性状】

**1. 片剂** 为糖衣片，除去包衣后，显棕褐色；气香，味苦。

**2. 胶囊** 为硬胶囊，内容物为浅棕黄色至棕褐色的粉末；气香，味苦。

**3. 口服液** 为棕黄色至棕红色的液体；气微，味微苦、甜、酸。

**4. 滴丸** 为棕褐色的滴丸；气香，味微苦。

【功能主治】理气，活血，止痛。用于气滞血瘀所致的胃痛、胁痛、头痛及痛经。

【用法用量】口服。片剂：一次 4~6 片，一日 3 次；或遵医嘱。胶囊剂：一次 4~6 粒（每粒装 0.25g），或一次 2~3 粒（每粒装 0.45g），一日 3 次；或遵医嘱。口服液：一次 10mL，一日 3 次；或遵医嘱。滴丸剂：一次 20~30 丸，一日 3 次；或遵医嘱。

【注意事项】孕妇及胃阴不足者慎用。

【剂型规格】

**1. 片剂** 薄膜衣片：每片重 0.26g。糖衣片：每片片芯重 0.25g。

**2. 胶囊** 每粒装 0.25g 或 0.45g。

**3. 口服液** 每支 10mL。

**4. 滴丸剂** 每丸重 50mg。

## 速效救心丸

【出处】《中华人民共和国药典》2015 年版一部。

【药物组成】川芎、冰片。

【性状】本品为棕黄色的滴丸；气凉，味微苦。

【功能主治】行气活血，祛瘀止痛。增加冠脉血流量，缓解心绞痛。用于气滞血瘀所致的冠心病、心绞痛。

【用法用量】含服。一次 4~6 粒，一日 3 次。急性发作时，一次 10~15 粒。

【注意事项】

1. 孕妇禁用。气阴两虚、心肾阴虚之胸痹心痛者、有过敏史者及伴中重度心力衰竭的心肌缺血者慎用。

2. 服药期间，忌食生冷、辛辣、油腻食物，忌吸烟、饮酒、喝浓茶。

3. 治疗期间，心绞痛持续发作宜加用硝酸酯类药。如果出现剧烈心绞痛、心肌梗死等，应及时救治。

4. 据报道，服用本品偶有引发口腔溃疡、口唇肿胀、急性荨麻疹及全身性皮疹的不良反应，使用时应注意。

【剂型规格】滴丸：每粒重 40mg。

## 冠心苏合滴丸（丸、胶囊）

【出处】《中华人民共和国药典》2015 年版一部。

【药物组成】苏合香、冰片、檀香、青木香、乳香。

【性状】

**1. 滴丸**　为棕褐色的滴丸；气芳香，味苦、凉。

**2. 丸剂**　为深棕色至棕褐色的大蜜丸；气芳香，味苦、凉。

**3. 胶囊**　为硬胶囊，内容物为棕褐色的颗粒；气香，味苦、凉。

【功能主治】理气，宽胸，止痛。用于寒凝气滞、心脉不通所致的胸痹，症见胸闷、心前区疼痛；冠心病心绞痛见上述证候者。

【用法用量】口服。滴丸：含服，一次 10～15 丸，一日 3 次；或遵医嘱。丸剂：嚼碎服，一次 1 丸，一日 1～3 次；或遵医嘱。胶囊剂：含服或吞服，一次 2 粒，一日 1～3次，临睡或发病时服用。

【注意事项】

1. 孕妇禁用。阴虚血瘀之胸痹忌用。胃炎、胃弱者、胃溃疡、食管炎及肾脏疾病者慎用。

2. 其辛香走窜，易耗气伤阴，故不宜长期服用。

3. 服药期间，忌食生冷、辛辣、油腻食物，忌吸烟、饮酒、喝浓茶。

4. 治疗期间，心绞痛持续发作，宜加用硝酸酯类药。如果出现剧烈心绞痛、心肌梗死等，应及时救治。

5. 据报道，服用本品有引起过敏性药疹和肾脏损害等不良反应，用时应注意。

【剂型规格】

**1. 滴丸**　每丸重 40mg。

**2. 丸剂**　大蜜丸，每瓶装 30 丸。

**3. 胶囊**　每粒装 0.35g。

## 益气活血类

### 麝香保心丸

【出处】《中华人民共和国药典》2015 年版一部。

【药物组成】人工麝香、人参提取物、人工牛黄、肉桂、苏合香、蟾酥、冰片。

【性状】本品为黑褐色有光泽的微丸，截面棕黄色；味苦、辛凉，有麻舌感。

【功能主治】芳香温通，益气强心。用于气滞血瘀所致的胸痹，症见心前区疼痛、固定不移；心肌缺血所致的心绞痛、心肌梗死见上述证候者。

【用法用量】口服。一次 1～2 丸，一日 3 次。

【注意事项】

1. 孕妇忌用。

2. 不宜与洋地黄类药物同用。

3. 心绞痛持续发作，服药后不能缓解时应加用硝酸甘油等药物。如出现剧烈心绞痛、心肌梗死，应及时救治。

【剂型规格】每丸重 22.5mg。

## 消栓胶囊（口服液）

【出处】《中华人民共和国药典》2015 年版一部。

【药物组成】黄芪、当归、赤芍、地龙、川芎、桃仁、红花。

【性状】

**1. 胶囊** 为肠溶胶囊，内容物为淡棕黄色粉末；气微香，味微甜。

**2. 口服液** 为黄棕色至棕褐色的液体；气香，味甜、微苦。

【功能主治】补气活血通络。用于中风气虚血瘀证，症见半身不遂、口舌㖞斜、言语謇涩、气短乏力、面色㿠白；缺血性中风见上述证候者。

【用法用量】口服。胶囊剂：一次 2 粒，一日 3 次，饭前半小时服用。口服液：一次 10mL，一日 3 次。

【注意事项】

1. 孕妇禁服。

2. 中风急性期痰热证、风火上扰证者不宜使用。阴虚阳亢证、肝阳上亢证及有出血倾向者慎用。

3. 服药期间，饮食宜清淡，忌辛辣食物。

4. 病情急重者宜结合相应抢救治疗措施。

【剂型规格】

**1. 胶囊** 每粒装 0.2g。

**2. 口服液** 每支装 10mL。

## 通心络胶囊

【出处】《中华人民共和国药典》2015 年版一部。

【药物组成】人参、水蛭、全蝎、赤芍、蝉蜕、土鳖虫、蜈蚣、檀香、降香、乳香（制）、酸枣仁（炒）、冰片。

【性状】内容物为棕色粉末；具冰片香气、微腥，味微咸、苦。

【功能主治】益气活血，通络止痛。用于心气虚乏、血瘀络阻所致的冠心病心绞痛，症见胸部憋闷、刺痛、绞痛、固定不移、心悸自汗、气短乏力、舌质紫黯或有瘀斑、脉细涩或结代。亦用于气虚血瘀络阻型中风病，症见半身不遂或偏身麻木、口舌㖞斜、言语不利。

【用法用量】口服。一次 2~4 粒，一日 3 次，4 周为一疗程。对轻度、中度心绞痛患者可一次 2 粒，一日 3 次；对较重度、重度患者以一次 4 粒，一日 3 次为优，待心绞痛等症状明显减轻或消失，心电图改善后，可改为一次 2 粒，一日 3 次。

【注意事项】

1. 方中全蝎、蜈蚣、土鳖虫有毒，水蛭有小毒，故孕妇忌用，不宜多服、久服。

2. 出血性疾患、妇女经期及阴虚火旺型中风禁用。

3. 宜饭后服用。

4. 治疗期间，若心绞痛持续发作，应及时去医院救治。

【剂型规格】胶囊：每粒装 0.26g。

## 益气养阴活血类

### 稳心颗粒

【出处】《中华人民共和国药典》2015 年版一部。

【药物组成】党参、黄精、三七、琥珀、甘松。

【性状】本品为棕色颗粒；味甜、微苦。

【功能主治】益气养阴，活血化瘀。用于气阴两虚，心脉瘀阻所致的心悸不宁、气短乏力、胸闷胸痛；室性早搏、房性早搏见上述证候者。

【用法用量】开水冲服。一次 1 袋，一日 3 次，或遵医嘱。

【注意事项】

1. 孕妇慎用。

2. 服药期间，忌食生冷食物，忌烟酒、浓茶。

3. 用药时应将药液充分搅匀，勿将杯底药粉丢弃。

4. 危重病人应采取综合治疗方法。

【剂型规格】含蔗糖者每袋装 9g，无蔗糖者每袋装 5g。

### 参松养心胶囊

【出处】《中华人民共和国药典》2015 年版一部。

【药物组成】人参、麦冬、山茱萸、丹参、酸枣仁（炒）、桑寄生、赤芍、土鳖虫、甘松、黄连、南五味子、龙骨。

【性状】内容物为黄褐色至棕褐色颗粒和粉末；味苦。

【功能主治】益气养阴，活血通络，清心安神。用于冠心病室性早搏属气阴两虚，心络瘀阻证。症见心悸不安，气短乏力，动则加剧，胸部闷痛，失眠多梦，盗汗，神倦，懒言。

【用法用量】口服。一次 2~4 粒，一日 3 次。

【注意事项】

1. 孕妇慎用。

2. 应注意配合原发性疾病的治疗。

3. 服药期间，忌食生冷、辛辣、油腻食物，忌烟酒、浓茶。

4. 治疗期间，心绞痛持续发作者应及时就诊。

【剂型规格】胶囊：每粒装 0.4g。

### 益心舒胶囊

【出处】《中华人民共和国药典》2015 年版一部。

【药物组成】人参、麦冬、五味子、黄芪、丹参、川芎、山楂。

【性状】本品为硬胶囊，内容物为黄棕色至棕褐色粉末；气微香，味微苦。

【功能主治】益气复脉，活血化瘀，养阴生津。用于气阴两虚，瘀血阻脉所致的胸痹，症见胸痛胸闷、心悸气短、脉结代；冠心病心绞痛见上述证候者。

【用法用量】口服。一次 3 粒，一日 3 次。

【注意事项】

1. 孕妇及月经期妇女慎用。

2. 服药期间，忌食辛辣、油腻食物。

3. 心绞痛持续发作及严重心律失常者，应及时救治。

【剂型规格】胶囊：每粒装 0.4g。

## 活血化瘀息风类

### 人参再造丸

【出处】《中华人民共和国药典》2015 年版一部。

【药物组成】人参（去芦）、蕲蛇（黄酒浸制）、广藿香、檀香、母丁香、玄参、细辛、香附（醋制）、地龙、熟地黄、三七、乳香（醋制）、青皮、豆蔻、防风、何首乌（制）、川芎、片姜黄、黄芪、粉甘草、黄连、茯苓、赤芍、大黄、桑寄生、葛根、麻黄、骨碎补（炒）、全蝎、豹骨（制）、僵蚕（炒）、制附子、琥珀、龟板（制）、萆薢、白术（麸炒）、沉香、天麻、肉桂、白芷、没药（醋制）、当归、草豆蔻、威灵仙、乌药、羌活、橘红、六神曲（麸炒）、朱砂（水飞）、血竭、人工麝香、冰片、人工牛黄、天竺黄、胆南星、水牛角浓缩粉。

【性状】本品为黑色的大蜜丸，味甜、微苦。

【功能主治】益气养血，祛风化痰，活血通络。用于气虚血瘀，风痰阻络所致的中风，症见口眼㖞斜、半身不遂、手足麻木、疼痛、拘挛、言语不清。

【用法用量】口服。一次 1 丸，一日 2 次。

【注意事项】

1. 本品所含朱砂有毒，故孕妇禁用，不宜过量或长期服用。

2. 肝阳上亢、肝风内动所致中风及风湿热痹者慎用。

【剂型规格】每丸重 3g。

### 华佗再造丸

【出处】《中华人民共和国药典》2015 年版一部。

【药物组成】川芎、吴茱萸、冰片、马钱子粉等。

【性状】本品为黑色的浓缩水蜜丸；气香，味苦。

【功能主治】活血化瘀，化痰通络，行气止痛。用于痰瘀阻络之中风恢复期和后遗症，症见半身不遂、拘挛麻木、口眼㖞斜、言语不清。

【用法用量】口服。一次4~8g，一日2~3次，重症一次8~16g，或遵医嘱。

【注意事项】

1. 孕妇忌服。

2. 中风痰热壅盛证，表现为面红目赤、大便秘结者不宜用。平素大便干燥者慎用。

3. 服药期间忌辛辣、生冷、油腻食物。

【剂型规格】水蜜丸：每瓶装80g或120g。

## （十六）　止血剂

凡以止血，治疗各种出血病证为主要作用的中药制剂，称为止血剂。

本类中成药主要有止血之功，兼有清热凉血或活血化瘀作用，适用于各种原因引发的出血病证。

出血量多而急迫者，不宜单用中药止血剂，应采取综合急救措施。出血无瘀血者不宜用化瘀止血药。

### 槐角丸

【出处】《中华人民共和国药典》2015年版一部。

【药物组成】槐角（炒）、地榆炭、黄芩、枳壳（炒）、当归、防风。

【性状】为黑褐色至黑色的水蜜丸、小蜜丸或大蜜丸；味苦、涩。

【功能主治】清肠疏风，凉血止血。用于血热所致的肠风便血、痔疮肿痛。

【用法用量】口服。水蜜丸一次6g，小蜜丸一次9g，大蜜丸一次1丸，一日2次。

【注意事项】

1. 虚寒性便血者、体弱年迈者慎用。

2. 服药期间，忌食辛辣油腻食物。

3. 若痔疮便血，肿痛严重和便血呈喷射状者，应及时采取综合急救措施。

【剂型规格】大蜜丸：每丸重9g。

### 三七片

【出处】《中华人民共和国药典》2015年版一部。

【药物组成】三七。

【性状】为灰黄色或棕黄色的片；味苦而微甜。

【功能主治】散瘀止血，消肿止痛。用于出血兼瘀血证，症见咯血、吐血、衄血、便血、崩漏、外伤出血、胸腹刺痛、跌仆肿痛。

【用法用量】口服。小片：一次4~12片；大片：一次2~6片，一日3次。

【注意事项】

1. 孕妇忌用。

2. 服药期间，忌食生冷、油腻、辛辣食物。

3. 出血量大者应立即采取综合急救措施。

4. 用本品治疗软组织损伤时，可配合外用正红花油等活血之品，以增疗效。

【剂型规格】小片每片含三七0.25g，大片每片含三七0.5g。

### 止血定痛片

【出处】《中华人民共和国药典》2015年版一部。

【药物组成】三七、花蕊石（煅）、海螵蛸、甘草。

【性状】为灰黄色的片；味淡而后甘甜。

【功能主治】散瘀，止血，止痛。用于十二指肠溃疡疼痛、出血，胃酸过多。

【用法用量】口服。一次6片，一日3次。

【注意事项】

1. 孕妇慎用。

2. 服药期间，忌食生冷、油腻、辛辣食物。

3. 出血量大者应采取相应急救措施。

【剂型规格】每片重0.43g。

## （十七） 消导剂

凡以消食健脾或化积导滞，治疗食积停滞证为主要作用的中药制剂，称为消导剂。

本类中成药具有消食健脾或化积导滞作用，主要适用于饮食停滞所致的脘腹胀满、嗳气吞酸、恶心呕吐、大便失常、消化不良等。

本类部分中成药有一定的致泻作用，不宜长期使用；食欲不振属体虚无实者不宜使用；服药期间忌食生冷、辛辣、油腻及不易消化的食物。对脾胃素虚或积滞日久者，应攻补兼施，以免耗伤正气。

### 保和丸（颗粒、片剂）

【出处】《中华人民共和国药典》2015年版一部。

【药物组成】焦山楂、六神曲（炒）、炒莱菔子、炒麦芽、半夏（制）、陈皮、茯苓、连翘。

【性状】

**1. 丸剂** 为灰棕色至褐色的水丸，气微香，味微酸、涩；或为棕色至褐色的大蜜丸，气微香，味微酸、涩、甜。

**2. 颗粒剂** 为黄褐色的颗粒；气微香，味微酸、甜。

**3. 片剂** 为薄膜衣片，除去包衣后显深棕色。

【功能主治】消食，导滞，和胃。用于食积停滞，脘腹胀满，嗳腐吞酸，不欲饮食。

【用法用量】口服。水丸：一次6~9g，一日2次；小儿酌减。大蜜丸：一次1~2丸，一日2次；小儿酌减。颗粒剂：开水冲服，一次4.5g，一日2次。片剂：一次4片，一日3次。

【注意事项】服药期间，宜进清淡易消化饮食，忌暴饮暴食及食油腻食物。

【剂型规格】

**1. 丸剂**　每丸重 9g，每袋装 6g 或 9g，每 8 丸相当于原生药 3g。

**2. 颗粒剂**　每袋装 4.5g。

**3. 片剂**　每片重 0.26g 或 0.4g。

## 枳实导滞丸

【出处】《中华人民共和国药典》2015 年版一部。

【药物组成】枳实（炒）、大黄、六神曲（炒）、黄芩、黄连（姜汁炒）、茯苓、白术（炒）、泽泻。

【性状】本品为浅褐色至深褐色的水丸；气微香，味苦。

【功能主治】消积导滞，清利湿热。用于饮食积滞，湿热内阻所致的脘腹胀痛、不思饮食、大便秘结、痢疾里急后重。

【用法用量】口服。一次 6~9g，一日 2 次。

【注意事项】

1. 虚寒痢疾者慎用。

2. 孕妇慎用。久病正虚、年老体弱者慎用。

3. 饮食宜清淡，忌食辛辣刺激性食物，忌暴饮暴食及偏食。

【剂型规格】水丸：每瓶 36g。

## 开胃健脾丸

【出处】《中华人民共和国药典》2015 年版一部。

【药物组成】陈皮、厚朴（姜汁炒）、枳实。

【性状】本品为黑褐色的水蜜丸；味甘、微苦。

【功能主治】健脾和胃。用于脾胃虚弱，中气不和所致的泄泻、痞满，症见食欲不振、嗳气吞酸、腹胀泄泻；消化不良见上述证候者。

【用法用量】口服。一次 6~9g，一日 2 次。

【注意事项】

1. 湿热痞满、泄泻者不宜使用。

2. 忌食生冷、油腻、不易消化食物。

【剂型规格】每 10 丸重 1g。

## （十八）祛风剂

凡以疏散外风或平息内风，治疗外风、内风所致的病证为主要作用的中药制剂，称为祛风剂。

本类中成药主要具有疏散外风、平息内风的作用，适用于外风、内风所致病证。

应严格区分外风和内风，合理选用祛风中成药。针对内风，要在明确病因病机的基础上选用。

## 祛除外风类

### 川芎茶调散（丸、颗粒）

【出处】《中华人民共和国药典》2015 年版一部。

【药物组成】川芎、羌活、白芷、荆芥、薄荷、防风、细辛、甘草。

【性状】

**1. 散剂**　为暗黄色的粉末；气香，味辛、微苦。

**2. 丸剂**　为黄棕色至棕褐色的水丸；气香，味辛、甘、微苦。

**3. 颗粒剂**　为棕色的颗粒；气香，味甜、微苦。

【功能主治】疏风止痛。用于外感风邪所致的头痛，或有恶寒、发热、鼻塞。

【用法用量】口服。散剂：饭后清茶冲服，一次 3~6g，一日 2 次。丸剂：饭后清茶送服，一次 3~6g，一日 2 次。颗粒剂：饭后用温开水或浓茶冲服，一次 1 袋，一日 2 次；儿童酌减。

【注意事项】

1. 久病气虚、血虚、肝肾不足、肝阳上亢头痛者及孕妇均慎用。

2. 服药期间，忌食辛辣、油腻食物。

【剂型规格】

**1. 散剂**　每袋装 6g。

**2. 丸剂**　每袋 6g，每盒 4 袋。

**3. 颗粒剂**　每袋装 7.8g。

### 芎菊上清丸

【出处】《中华人民共和国药典》2015 年版一部。

【药物组成】川芎、菊花、黄芩、栀子、蔓荆子（炒）、黄连、薄荷、连翘、荆芥穗、羌活、藁本、桔梗、防风、甘草、白芷。

【性状】本品为棕黄至棕褐色的水丸；味苦。

【功能主治】清热解表，散风止痛。用于外感风邪引起的恶风身热、偏正头痛、鼻流清涕、牙疼喉痛。

【用法用量】口服。一次 6g，一日 2 次。

【注意事项】

1. 肝火上攻、风阳上扰头痛者慎用。

2. 服药期间，忌食辛辣、油腻食物。

【剂型规格】每袋 6g，每盒 12 袋。

## 平肝息风类

### 天麻钩藤颗粒

【出处】《中华人民共和国药典》2015 年版一部。

【药物组成】天麻、钩藤、石决明、栀子、黄芩、牛膝、盐杜仲、益母草、桑寄生、首乌藤、茯苓。

【性状】本品为黄棕色至褐棕色的颗粒；味苦。

【功能主治】平肝息风，清热安神。用于肝阳上亢所致的头痛、眩晕、耳鸣、眼花、震颤、失眠；高血压病见上述证候者。

【用法用量】口服。一次 1 袋，开水冲化。一日 3 次，或遵医嘱。

【注意事项】

1. 血虚头痛者、阴虚动风者忌用。

2. 服药期间，饮食宜清淡，戒恼怒，节房事。

【剂型规格】颗粒剂：含糖者每袋装 10g；无糖者每袋装 5g。

## 化痰息风类

### 化风丹

【出处】《国家基本医疗保险药品目录》2017 年版。

【药物组成】药母、紫苏叶、僵蚕、全蝎、天南星（制）、苍术、雄黄、硼砂、巴豆霜、人工麝香、冰片、天麻、荆芥、檀香、朱砂。

【性状】本品为朱红色的水丸，剖面显棕黄色；有强烈香气，味辛。

【功能主治】息风镇痉、豁痰开窍。用于风痰闭阻、中风偏瘫、癫痫、面神经麻痹、口眼歪斜。

【用法用量】口服。成人一次 8~10 丸，一日 2~3 次，18 天为一疗程；或遵医嘱。

【注意事项】

1. 廖氏化风丹制作法，属于国家级非物质文化遗产中医传统制剂方法。

2. 肝肾功能不全、造血系统疾病、孕妇及哺乳期妇女禁用，儿童慎用。

3. 服用本品需定期检查血、尿中汞、砷离子浓度，检查肝、肾功能。

4. 运动员慎用

【剂型规格】每盒装 60 丸、90 丸、120 丸、150 丸。

## （十九）　祛湿剂

凡以祛除水湿，治疗水湿所致的各种病证为主要作用的中药制剂，称为祛湿剂。本类中成药主要具有祛除水湿之功，兼有清热、利胆、止泻、温阳等作用，适用于水湿、痰湿、湿浊、湿热等引发的病证。

祛湿中成药临床可用于类风湿关节炎、强直性脊柱炎、骨关节病、颈椎病、腰椎骨质增生、胆囊炎、胆管炎、急慢性肾盂肾炎、膀胱炎、尿路感染、前列腺炎见上述证候者。

本类中成药大多苦寒清燥或清利，有伤阳伤津之弊，故阳虚有寒或阴虚津亏者慎用。而温化水湿剂则温燥渗利，有伤阴助热之弊，故水肿有热或阴虚有热者忌用。

## 散寒除湿类

### 风湿骨痛丸（胶囊）

【出处】《中华人民共和国药典》2015 年版一部。

【药物组成】制川乌、制草乌、麻黄、红花、木瓜、乌梅、甘草。

【性状】

**1. 丸剂** 为黑褐色的包衣水丸；味苦，微酸甘。

**2. 胶囊** 为硬胶囊，内容物为黄褐色的粉末；味微苦、酸。

【功能主治】温经散寒，通络止痛。用于寒湿闭阻经络所致的痹证，症见腰脊疼痛、四肢关节冷痛；风湿性关节炎见以上证候者。

【用法用量】口服。水丸：一次 10~15 粒，一日 2 次。胶囊剂：口服，一次 2~4 粒，一日 2 次。

【注意事项】

1. 阴虚火旺或湿热痹证者慎用。

2. 不可过量服用。

3. 孕妇禁用。

【剂型规格】

**1. 丸剂** 每 10 粒重 1.5g。

**2. 胶囊** 每粒装 0.3g。

### 风湿液

【出处】《中华人民共和国药典临床用药须知·中成药卷》2010 年版。

【药物组成】桑寄生、牛膝、鹿角胶、鳖甲胶、羌活、独活、秦艽、防风、木瓜、当归、白芍、川芎、红花、白术、红曲、甘草。

【性状】本品为淡棕红色至棕红色的澄清液体；味甜。

【功能主治】补益肝肾，养血通络，祛风除湿。用于肝肾血亏，风寒湿邪所致的痹证，症见骨节疼痛、四肢麻木；风湿性关节炎、类风湿关节炎见上述证候者。

【用法用置】口服：一次 10~15mL，一日 2~3 次。

【注意事项】

1. 湿热痹者慎用。孕妇禁用。

2. 服药期间，忌食生冷、油腻食物。

【剂型规格】每瓶装 10mL，100mL，250mL，500mL。

## 清热化湿类

### 八正合剂

【出处】《中华人民共和国药典》2015 年版一部。

【药物组成】川木通、车前子（炒）、瞿麦、萹蓄、滑石、灯心草、栀子、大黄、甘草。

【性状】本品为棕褐色的液体；味苦、微甜。

【功能主治】清热，利尿，通淋。用于湿热下注，症见小便短赤、淋沥涩痛、口燥咽干。

【用法用量】口服。一次 15~20mL，一日 3 次，用时摇匀。

【注意事项】

1. 淋证属于肝郁气滞或脾肾两虚者慎用。孕妇禁用。

2. 双肾结石或结石直径≥1.5cm 或结石嵌顿时间长的病例不宜使用。

3. 服药期间忌烟酒及辛辣、油腻食物。

4. 久病体虚者、儿童及老年人慎用；中病即止，不可过量、久用。

5. 服药期间注意多饮水，避免劳累。

【剂型规格】每瓶装 100mL，120mL，200mL。

## 消炎利胆片（胶囊、颗粒）

【出处】《中华人民共和国药典》2015 年版一部。

【药物组成】溪黄草、穿心莲、苦木。

【性状】

**1. 片剂** 为糖衣片，除去糖衣后显褐色或褐绿色；味苦。

**2. 胶囊** 为硬胶囊，内容物为褐色或褐绿色的颗粒和粉末，或为褐色或褐绿色的粉末；味苦。

**3. 颗粒** 为褐色至褐绿色颗粒；味苦。

【功能主治】清热，祛湿，利胆。用于肝胆湿热所致的胁痛、口苦；急性胆囊炎、胆管炎见上述证候者。

【用法用量】口服。片剂：一次 6 片（小片）或 3 片（大片），一日 3 次。胶囊剂：一次 4 粒，一日 3 次，或遵医嘱。颗粒剂：温开水送服，一次 1 袋，一日 3 次。

【注意事项】

1. 脾胃虚寒者慎用。

2. 服药期间饮食宜清淡，忌食辛辣食物，并戒酒。

3. 孕妇慎用。

4. 用于治疗急性胆囊炎时，应密切观察病情变化，若发热、黄疸、上腹痛等症加重时应及时请外科医师诊治。

5. 本品所含苦木有一定毒性，不宜久服。

【剂型规格】

**1. 片剂** ①薄膜衣小片：0.26g（相当于饮片 2.6g）。②薄膜衣大片：0.52g（相当于饮片 5.2g）。③糖衣片：片芯重 0.25g（相当于饮片 2.6g）。

**2. 胶囊** 每粒装 0.45g。

**3. 颗粒** 每袋装 2.5g。

## 利尿通淋类

### 三金片

【出处】《中华人民共和国药典》2015年版一部。

【药物组成】菝葜、金沙藤、金樱根、羊开口、积雪草。

【性状】为糖衣片，除去糖衣后显黑褐色；味酸、涩、微苦。

【功能主治】清热解毒，利湿通淋，益肾。用于下焦湿热所致的热淋，症见小便短赤、淋沥涩痛、尿急频数；急慢性肾盂肾炎、膀胱炎、尿路感染见上述证候者。

【用法用量】口服。片剂：小片一次5片，大片一次3片，一日3~4次。

【注意事项】

1. 淋证属于肝郁气滞或脾肾两虚者慎用。

2. 服药期间忌烟酒及辛辣、油腻食物。

3. 服药期间注意多饮水，避免劳累。

【剂型规格】①薄膜衣小片：每片重0.18g（相当于饮片2.1g）。②薄膜衣大片：每片重0.29g（相当于饮片3.5g）。③糖衣小片：片芯重0.17g（相当于饮片2.1g）。④糖衣大片：片芯重0.28g（相当于饮片3.5g）。

### 银花泌炎灵片

【出处】《中华人民共和国药典》2015年版第一部。

【药物组成】金银花、半枝莲、萹蓄、瞿麦、石韦、川木通、车前子、淡竹叶、桑寄生、灯心草。

【性状】本品为薄膜衣片，除去薄膜衣后显深褐色，味微苦、涩。

【功能主治】清热解毒，利湿通淋。用于急性肾盂肾炎，急性膀胱炎、下焦湿热证等，症见：发热恶寒、尿频急、尿道刺痛或尿血、腰痛等。

【用法用量】口服，一次4片，一日4次。两周为一个疗程。可连服三个疗程或遵医嘱。

【注意事项】孕妇禁用，哺乳期妇女慎用。

【剂型规格】每片重0.5g。

### 癃清片（胶囊）

【出处】《中华人民共和国药典》2015年版一部。

【药物组成】泽泻、车前子、败酱草、金银花、牡丹皮、白花蛇舌草、赤芍、仙鹤草、黄连、黄柏。

【性状】

**1. 片剂**  本品为薄膜衣片，除去薄膜衣后显棕褐色；气芳香，味微苦。

**2. 胶囊**  为硬胶囊，内容物为棕褐色颗粒；气芳香，味微苦。

【功能主治】清热解毒，凉血通淋。用于下焦湿热所致的热淋，症见尿频、尿急、尿痛、腰痛、小腹坠胀。亦用于慢性前列腺炎之湿热蕴结兼瘀血证，症见小便频急、尿后余沥不尽、尿道灼热、会阴及少腹腰骶部疼痛或不适等。

【用法用量】口服。片剂：一次 6 片，一日 2 次；重症一次 8 片，一日 3 次。胶囊剂：一次 6 粒，一日 2 次；重症一次 8 粒，一日 3 次。

【注意事项】

1. 体虚胃寒者不宜服用。

2. 淋证属于肝郁气滞或脾肾两虚，膀胱气化不行者不宜使用。

3. 肝郁气滞，脾虚气陷，肾阳衰惫，肾阴亏耗所致癃闭不宜使用。

【剂型规格】

**1. 片剂**　每片重 0.6g。

**2. 胶囊**　每粒重 0.4g。

## 温阳化湿类

### 萆薢分清丸

【出处】《中华人民共和国药典临床用药须知·中成药卷》2010 年版。

【药物组成】粉萆薢、盐益智、乌药、石菖蒲、甘草。

【性状】本品为白色光亮的水丸，除去包衣呈灰棕色；味甜、微苦。

【功能主治】分清化浊，温肾利湿。用于肾不化气，清浊不分所致的白浊、小便频数。

【用法用量】口服。一次 6~9g，一日 2 次。

【注意事项】

1. 膀胱湿热壅盛所致小便白浊及尿频、淋沥涩痛者慎用。

2. 服药期间忌食生冷、油腻及辛辣刺激食物。

【剂型规格】每 20 丸重 1g。

### 五苓散（片）

【出处】《中华人民共和国药典》2015 年版一部。

【药物组成】泽泻、茯苓、猪苓、炒白术、肉桂。

【性状】

**1. 散剂**　为淡棕黄色至棕褐色的粉末；气微香，味苦。

**2. 片剂**　为淡黄色至棕黄色的片；气香，味淡。

【功能主治】温阳化气，利湿行水。用于阳不化气，水湿内停所致的水肿，症见小便不利、水肿腹胀、呕逆泄泻、渴不思饮。

【用法用量】口服。散剂：一次 6~9g，一日 2 次。片剂：一次 4~5 片，一日 3 次。

【注意事项】

1. 湿热下注，气滞水停，风水泛溢所致的水肿慎用。

2. 因痰热犯肺、湿热下注或阴虚津少所致之喘咳、泄泻、小便不利不宜使用。

3. 服药期间不宜进食辛辣、油腻和煎炸类食物。

4. 孕妇慎用。

【剂型规格】

**1. 散剂** 每袋重 7g，9g。

**2. 片剂** 每片重 0.35g。

## （二十） 蠲痹剂

凡以祛风除湿、通痹止痛，治疗各种痹证为主要作用的中药制剂，称为蠲痹剂。

本类中成药主要具有祛邪活络、通痹止痛的作用，适用于寒湿、湿热、瘀血和正虚痹阻等引发的痹证。

本类中成药含有川乌、草乌等毒性药物，不宜过量和久用。针对不同的适应证，四类蠲痹通络制剂应当辨证选用，不宜交叉使用。辛散温燥之品，易伤阴血，阴血不足者慎用。

### 祛寒通痹类

#### 小活络丸

【出处】《中华人民共和国药典》2015 年版一部。

【药物组成】制川乌、制草乌、乳香（制）、没药（制）、胆南星、地龙。

【性状】本品为黑褐色至黑色的小蜜丸；气腥，味苦。

【功能主治】祛风散寒，化痰除湿，活血止痛。用于风寒湿邪闭阻、痰瘀阻络所致的痹证，症见肢体关节疼痛，或冷痛，或刺痛，或疼痛夜甚、关节屈伸不利、麻木拘挛。

【用法用量】口服。一次 1 丸，一日 2 次，黄酒或温开水送下。

【注意事项】

1. 所含制川乌、制草乌有大毒，故孕妇禁用，不可过量或久服。

2. 湿热瘀阻或阴虚有热者、脾胃虚弱者慎用。

3. 据报道，有服用本品引起心律失常、药疹、急性胃黏膜出血的不良反应，使用时应引起注意。

【剂型规格】小蜜丸：每丸重 3g。

#### 木瓜丸

【出处】《中华人民共和国药典》2015 年版一部。

【药物组成】木瓜、当归、川芎、白芷、威灵仙、狗脊、牛膝、鸡血藤、海风藤、人参、制川乌、制草乌。

【性状】本品为糖衣浓缩丸，除去糖衣后显黄褐色至黑褐色；味酸、苦。

【功能主治】祛风散寒，除湿通络。用于风寒湿闭阻所致的痹证，症见关节疼痛、肿胀、屈伸不利，局部恶风寒、肢体麻木、腰膝酸软。

【用法用量】口服。一次 30 丸，一日 2 次。

【注意事项】

1. 所含制川乌、制草乌有大毒，故孕妇禁用，不可过量或久服。

2. 风湿热痹者慎用。

3. 据报道，有服用本品引起心律失常、紫癜性胃炎等不良反应，使用时应引起注意。

【剂型规格】丸剂：每 10 丸重 1.8g。

## 风湿骨痛丸（胶囊）

【出处】《中华人民共和国药典》2015 年版一部。

【药物组成】制川乌，制草乌。

【性状】

**1. 丸剂**　为黑褐色的包衣水丸；味苦，微酸甘。

**2. 胶囊**　为硬胶囊，内容物为黄褐色的粉末；味微苦、酸。

【功能主治】温经散寒，通络止痛。用于寒湿闭阻经络所致的痹证，症见腰脊疼痛、四肢关节冷痛；风湿性关节炎见上述证候者。

【用法用量】口服。水丸：一次 10~15 粒，一日 2 次。胶囊剂：一次 2~4 粒，一日 2 次。

【注意事项】

1. 所含制川乌、制草乌有大毒，故孕妇禁用，不可过量或久服。

2. 阴虚火旺或湿热痹痛者慎用。

【剂型规格】

**1. 丸剂**　每 10 粒重 1.5g。

**2. 胶囊**　每粒装 0.3g。

## 清热通痹类

### 四妙丸

【出处】《中华人民共和国药典》2015 年版一部。

【药物组成】盐黄柏、苍术、薏苡仁、牛膝。

【性状】本品为黄褐色的水丸；气微，味苦、涩。

【功能主治】清热利湿。用于湿热下注所致的痹证，症见足膝红肿、筋骨疼痛。

【用法用量】口服。一次 6g，一日 2 次。

【注意事项】

1. 风寒湿痹、虚寒痿证及孕妇慎用。

2. 服药期间，饮食宜清淡，忌饮酒，忌食鱼腥、辛辣食物。

【剂型规格】水丸：每 15 粒重 1g。

### 痛风定胶囊

【出处】《中华人民共和国药典》2015 年版一部。

【药物组成】秦艽、黄柏、延胡索、赤芍、川牛膝、泽泻、车前子、土茯苓。

【性状】本品为胶囊剂，内容物为灰褐色至褐色粉末；味苦。

【功能主治】清热祛湿，活血通络定痛。用于湿热瘀阻所致的痹证，症见关节红肿热痛，伴有发热、汗出不解、口渴心烦、小便黄、舌红苔黄腻、脉滑数；痛风见上述证候者。

【用法用量】口服。一次 4 粒，一日 3 次。

【注意事项】

1. 孕妇慎用。

2. 风寒湿痹者慎用。

3. 因含土茯苓，故服药后不宜立即饮茶。

4. 服药期间，宜食清淡食品，忌食肉类、鱼虾、豆类、辛辣之品，忌饮酒。

【剂型规格】胶囊剂：每粒装 0.4g。

## 活血通痹类

### 颈复康颗粒

【出处】《中华人民共和国药典》2015 年版一部。

【药物组成】羌活、川芎、葛根、秦艽、威灵仙、苍术、丹参、白芍、地龙（酒制）、红花、乳香（制）、黄芪、党参、地黄、石决明、花蕊石（煅）、黄柏、王不留行（炒）、桃仁（去皮）、没药（制）、土鳖虫（酒制）。

【性状】本品为黄褐色或棕褐色的颗粒；味微苦。

【功能主治】活血通络，散风止痛。用于风湿瘀阻所致的颈椎病，症见头晕、颈项僵硬、肩背酸痛、手臂麻木。

【用法用量】开水冲服。一次 1~2 袋。一日 2 次，饭后服。

【注意事项】

1. 孕妇忌服。消化道溃疡、肾性高血压患者慎服。

2. 服药期间，忌生冷、油腻食物。

3. 有高血压、心脏病、肝病、糖尿病、肾病等慢性病严重者应在医师指导下服用。

【剂型规格】颗粒剂：每袋装 5g。

## 补虚通痹类

### 独活寄生合剂

【出处】《中华人民共和国药典》2015 年版一部。

【药物组成】独活、桑寄生、防风、秦艽、桂枝、细辛、川牛膝、盐杜仲、当归、白芍、熟地黄、川芎、党参、茯苓、甘草。

【性状】本品为棕黑色的澄清液体；气芳香，味苦。

【功能主治】养血舒筋，祛风除湿，补益肝肾。用于风寒湿闭阻，肝肾两亏，气血不足所致的痹证，症见腰膝冷痛、屈伸不利。

【用法用量】口服。一次 15~20mL，一日 3 次。用时摇匀。

【注意事项】

1. 孕妇慎用。

2. 热痹忌用。

【剂型规格】合剂：每瓶 20mL 或 100mL。

## 天麻丸（片）

【出处】《中华人民共和国药典》2015 年版一部。

【药物组成】天麻、羌活、独活、盐杜仲、牛膝、粉萆薢、附子（制）、当归、地黄、玄参。

【性状】

**1. 丸剂** 为黑褐色的水蜜丸或黑色的大蜜丸；气微香，味微甜、略苦麻。

**2. 片剂** 为黄色糖衣片，除去糖衣后显棕色或棕褐色；味微苦、麻。

【功能主治】祛风除湿，通络止痛，补益肝肾。用于风湿痹阻，肝肾不足所致的痹证，症见肢体拘挛、手足麻木、腰腿酸痛。

【用法用量】口服。丸剂：水蜜丸一次 6g，大蜜丸一次 1 丸，一日 2~3 次。片剂：一次 6 片，一日 2~3 次。

【注意事项】

1. 所含附子有毒，故孕妇慎用。

2. 湿热痹者慎用。

3. 服药期间，忌食生冷、油腻食物。

【剂型规格】

**1. 丸剂** 大蜜丸：每丸重 9g。水蜜丸：每 30 粒重 6g。

**2. 片剂** 每片（薄膜衣片）重 0.31g。

## 仙灵骨葆胶囊

【出处】《中华人民共和国药典临床用药须知·中成药卷》2010 年版。

【药物组成】淫羊藿、续断、丹参、知母、补骨脂、地黄。

【性状】本品为硬胶囊，内容物为棕黄色至棕褐色的颗粒及粉末；味微苦。

【功能主治】滋补肝肾，活血通络，强筋壮骨。用于肝肾不足，瘀血阻络所致的骨质疏松症，症见腰脊疼痛、足膝酸软、乏力。

【用法用量】口服。一次 3 粒，一日 2 次，4~6 周为一疗程。

【注意事项】

1. 孕妇及肝功能失代偿者禁用。

2. 对本品过敏者禁用。

3. 过敏体质、湿热痹者慎用。高血压、心脏病、糖尿病、肝病、肾病等慢性病严重者慎用。感冒时不宜服用。

4. 服药期间，忌食生冷、油腻食物。

【剂型规格】胶囊剂：每粒装 0.5g。

## 二、外科、皮肤科常用中成药

### （一） 治疮疡剂

凡以清热解毒、消肿生肌、清热消痤，治疗热毒疮疡或疮疡溃烂不敛、粉刺等为主要作用的中药制剂，称为治疮疡剂。

本类中成药主要具有清热解毒、活血消肿、化腐解毒、拔毒生肌、清热消痤等作用，适用于热毒所致的疮疡丹毒、红肿热痛，或溃烂流脓，脓腐将尽，以及湿热瘀血所致的粉刺、酒皶等。按其功效与适用范围，所选中成药可分为解毒消肿剂、生肌敛疮剂和清热消痤剂 3 类。

本类中成药大多苦寒清泄，阴性疮疡脓水清稀、疮面凹陷者不宜应用；脾胃虚寒者慎用。

#### 解毒消肿类

#### 连翘败毒丸

【出处】《中华人民共和国卫生部药品标准·中药成方制剂》第十九册。

【药物组成】金银花、连翘、蒲公英、紫花地丁、大黄、栀子、黄芩、黄连、黄柏、苦参、白鲜皮、木通、防风、白芷、蝉蜕、荆芥穗、羌活、麻黄、薄荷、柴胡、天花粉、玄参、浙贝母、桔梗、赤芍、当归、甘草。

【性状】本品为黄褐色的水丸；气微，味苦。

【功能主治】清热解毒，消肿止痛。用于热毒蕴结肌肤所致的疮疡，症见局部红肿热痛、未溃破者。

【用法用量】口服。一次 6g，一日 2 次。

【注意事项】

1. 孕妇禁用。

2. 疮疡属阴证者慎用。

3. 肝功能不良者须在医生指导下使用。

4. 忌食辛辣、油腻食物及海鲜等发物。

【剂型规格】水丸：每 100 粒重 6g。

#### 牛黄醒消丸

【出处】《中华人民共和国卫生部药品标准·中药成方制剂》第四册。

【药物组成】牛黄、麝香、乳香（制）、没药（制）、雄黄。

【性状】本品为棕黄色至暗黄色的水丸；气芳香，味微苦。

【功能主治】清热解毒，活血祛瘀，消肿止痛。用于热毒郁滞，痰瘀互结所致的痈疽发背、瘰疬、流注、乳痈、乳岩、无名肿毒。

【用法用量】用黄酒或温开水送服。一次 3g，一日 1~2 次。患在上部，临睡前服；患在下部，空腹时服。

【注意事项】

1. 孕妇禁用，疮疡阴证者禁用。脾胃虚弱、身体虚者慎用。

2. 不宜长期使用。

3. 若用药后出现皮肤过敏反应应及时停用。

4. 忌食辛辣、油腻食物及海鲜等发物。

【剂型规格】丸剂：每瓶装 3g。

## 生肌敛疮类

### 生肌玉红膏

【出处】《中华人民共和国卫生部药品标准·中药成方制剂》第一册。

【药物组成】轻粉、紫草、白芷、当归、血竭、甘草、虫白蜡。

【性状】本品为紫红色的软膏；气微。

【功能主治】解毒，祛腐，生肌。用于热毒壅盛所致的疮疡，症见疮面色鲜、脓腐将尽，或久不收口；亦用于乳痈。

【用法用量】疮面洗清后外涂本膏，一日 1 次。

【注意事项】

1. 孕妇慎用。溃疡脓腐未清者慎用。

2. 不可久用；不可内服。

3. 若用药后出现皮肤过敏反应需及时停用。

4. 忌食辛辣、油腻食物及海鲜等发物。

【剂型规格】膏剂：每盒装 12g。

### 紫草膏

【出处】《中华人民共和国药典临床用药须知·中成药卷》2010 年版。

【药物组成】紫草、当归、防风、地黄、白芷、乳香、没药。

【性状】本品为紫红色的软膏；具特殊的油腻气。

【功能主治】化腐生肌，解毒止痛。用于热毒蕴结所致的溃疡，症见疮面疼痛、疮色鲜活、脓腐将尽。

【用法用量】外用。摊于纱布上贴患处，每隔 1~2 日换药一次。

【注意事项】

1. 孕妇慎用。

2. 若用药后出现皮肤过敏反应需及时停用。

3. 不可内服。

4. 用药期间忌食辛辣、油腻食物及海鲜等发物。

【剂型规格】软膏剂：每支装 10g。

## 拔毒生肌散

【出处】《中华人民共和国药典临床用药须知·中成药卷》2010 年版。

【药物组成】守宫粉、轻粉、月石、白芷、花椒、大黄、槐花、桑枝、黄蜡、猪油。

【性状】该品为粉红色的粉末；气香。

【功能主治】拔毒生肌。用于热毒内蕴所致的溃疡，症见疮面脓液稠厚、腐肉未脱、久不生肌。

【用法用量】外用适量。撒布疮面，或以膏药护之。每日换药 1 次。

【注意事项】

1. 孕妇及溃疡无脓者禁用。溃疡过大、过深者不可久用。

2. 皮肤过敏者慎用。不可久用。

3. 不可内服。

4. 用药期间忌食辛辣、油腻食物及海鲜等发物。

【剂型规格】每瓶装 3g。

清热消痤类

## 当归苦参丸

【出处】《中华人民共和国药典临床用药须知·中成药卷》2010 年版。

【药物组成】当归、苦参。

【性状】本品为黄褐色的水蜜丸；气微，味苦。

【功能主治】活血化瘀，燥湿清热。用于湿热瘀阻所致的粉刺、酒皶，症见颜面、胸背粉刺疙瘩、皮肤红赤发热，或伴脓头、硬结，酒皶鼻、鼻赤。

【用法用量】口服。大蜜丸：一次 1 丸，一日 2 次。水蜜丸：一次 1 瓶（6g），一日 2 次。

【注意事项】

1. 孕妇及哺乳期妇女慎用。脾胃虚寒者慎用。

2. 服药期间不宜同时服用热性药物，忌吸烟、饮酒，忌食辛辣、油腻及腥发物。

3. 切忌用手挤压患处，特别是鼻唇周围。

【剂型规格】大蜜丸每丸重 9g，水丸每 100 粒重 10g。

## （二）　治烧伤剂

凡以清热解毒、化瘀生肌，治疗水、火、电灼烫伤为主要作用的中药制剂，称为治烧伤剂。本类中成药为外用制剂，不可内服。

## 清解收敛类

### 京万红

【出处】《中华人民共和国卫生部药品标准·中药成方制剂》第十六册。

【药物组成】白蔹、白芷、半边莲、冰片、苍术、赤芍、川芎、穿山甲、大黄、当归、地黄、地榆、红花、胡黄连、槐米、黄柏、黄连、黄芩、金银花、苦参、没药、木鳖子、木瓜、乳香、桃仁、土鳖虫、乌梅、五倍子、血竭、血余炭、罂粟壳、栀子、紫草、棕榈。

【性状】本品为深棕红色的软膏，具有特殊的油腻气。

【功能主治】活血解毒，消肿止痛，去腐生肌。用于轻度水、火烫伤，疮疡肿痛，创面溃烂。

【用法用量】用生理盐水清理创面，涂敷本品或将本品涂于消毒纱布上，敷盖创面，消毒纱布包扎，每日换药1次。

【注意事项】

1. 本品为外用药，不可内服。

2. 孕妇慎用。

【剂型规格】软膏剂：每支装10g，20g；或每瓶装30g，50g。

### （三） 治瘰核乳癖剂

凡以软坚散结或清热活血，治疗瘰疬或乳癖为主要作用的中药制剂，称为治瘰核乳癖剂。

本类中成药均含有活血祛瘀药，故孕妇慎用。部分治瘰疬的中成药含有辛香或温通之品，故热毒炽盛者当忌用。治乳癖的中成药大多寒凉，故脾胃虚寒者当慎用。

## 散结消核类

### 小金丸

【出处】《中华人民共和国药典》2015年版一部。

【药物组成】人工麝香、木鳖子（去壳去油）、制草乌、枫香脂、乳香（制）、没药（制）、五灵脂（醋炒）、当归（酒炒）、地龙、香墨。

【性状】本品为黑褐色的糊丸；气香，味微苦。

【功能主治】散结消肿，化瘀止痛。用于痰气凝滞所致的瘰疬、瘿瘤、乳岩、乳癖，症见肌肤或肌肤下肿块一处或数处，推之能动，或骨及骨关节肿大、皮色不变、肿硬作痛。

【用法用量】口服。打碎后服，一次1.2~3g，一日2次；小儿酌减。

【注意事项】

1. 孕妇、哺乳期妇女禁用。

2. 疮疡阳证者禁用。脾胃虚弱者慎用。

3. 不宜长期使用。肝、肾功能不全者慎用。

4. 忌食辛辣、油腻及海鲜等发物。

【剂型规格】丸剂：每 100 丸重 3g 或 6g，或每 10 丸重 6g。

### 乳癖消颗粒

【出处】《中华人民共和国药典》2015 年版一部。

【药物组成】鹿角、蒲公英、昆布、天花粉、鸡血藤、三七、赤芍、海藻、漏芦、木香、玄参、丹皮、夏枯草、连翘、红花。

【性状】本品为棕褐色至棕黑色的颗粒；气微，味微甜。

【功能主治】软坚散结，活血消痈，清热解毒。用于痰热互结所致的乳癖、乳痈，症见乳房结节，数目不等、大小形态不一、质地柔软，或产后乳房结块、红热疼痛；乳腺增生、乳腺炎早期见上述证候者。

【用法用量】口服。一次 8g，一日 3 次。

【注意事项】

1. 孕妇慎用。

2. 若因服该药引起全身不适者需及时停药。

【剂型规格】颗粒剂：每袋装 8g。

### （四） 治痔肿剂

凡以凉血止血、消肿止痛，治疗痔疮肿痛、出血为主要作用的中药制剂，称为治痔肿剂。本类中成药大多性寒，易伤阳损脾，故脾胃虚寒者慎用。

### 地榆槐角丸

【出处】《中华人民共和国药典》2015 年版一部。

【药物组成】地榆炭、蜜槐角、炒槐花、大黄、黄芩、地黄、当归、赤芍、红花、防风、荆芥穗、枳壳（麸炒）。辅料为赋形剂蜂蜜。

【性状】本品为黑色的大蜜丸或水蜜丸；气微，味苦、涩。

【功能主治】疏风凉血，泻热润燥。用于脏腑实热、大肠火盛所致的肠风便血、痔疮肛瘘、湿热便秘，肛门肿痛。

【用法用量】口服。大蜜丸一次 1 丸，水蜜丸一次 5g，一日 2 次。

【注意事项】

1. 孕妇忌服。

2. 忌食烟、酒及辛辣食物。

【剂型规格】丸剂：大蜜丸每丸重 9g，水蜜丸每 100 丸重 10g。

### （五） 治疹痒剂

凡以清热祛风，治疗皮肤疹痒为主要作用的中药制剂，称为治疹痒剂。

本类中成药大多辛散苦燥，有伤阴耗血或损伤脾胃之弊，故阴虚血少或脾胃虚弱者慎用。

**消风止痒颗粒**

【出处】《中华人民共和国药典临床用药须知·中成药卷》2010 年版。

【药物组成】防风、蝉蜕、苍术（炒）、地黄、地骨皮、当归、荆芥、亚麻子、石膏、甘草、木通。

【性状】本品为浅棕色的颗粒；气香，味甜。

【功能主治】清热除湿，消风止痒。用于风湿热邪蕴阻肌肤所致的湿疮、风疹瘙痒、小儿瘾疹，症见皮肤丘疹、水疱、抓痕、血痂，或见梭形或纺锤形水肿性风团、中央出现小水疱、瘙痒剧烈；湿疹、皮肤瘙痒症、丘疹性荨麻疹见上述证候者。

【用法用量】口服。周岁以内一日 15g；1 岁至 4 岁一日 30g；5 岁至 9 岁一日 45g；10 岁至 14 岁一日 60g；15 岁以上一日 90g。分 2~3 次服用，或遵医嘱。

【注意事项】

1. 孕妇禁用。阴虚血亏者不宜服用。

2. 服药期间，饮食宜清淡、易消化，忌辛辣、海鲜食物，若出现胃脘疼痛或腹泻时应及时停用。

【剂型规格】每袋装 15g，或每块 15g。

## 三、妇科常用中成药

妇科中成药主要用于月经病、带下病、胎动不安（包括滑治、胎漏）、恶露不绝、产后腹痛、缺乳和癥瘕等病，具体分为调经剂、止带剂、产后康复剂、活血消癥剂等。

调经剂主要由活血、行气、养血、益气、温经和止血药物组成，用于月经病。调经剂有丸、片、膏、胶囊、口服液、颗粒、糖浆等多个剂型。临床上，以丸、片和膏剂较多，均可选用。调经剂使用注意：①针对不同适应证，合理选用；②对服药后出血不止，或出血急迫者，应结合其他方法治疗。

止带剂主要由健脾除湿、清热燥湿和补肾药物组成，用于带下病。止带剂有丸、片、胶囊、栓、颗粒、膏、糖浆、洗液、软膏、泡腾片等多种类型，后 3 种为外用剂。止带剂使用注意：①临床应区别病变虚实，合理选用；②阴道给药剂应避开经期，洗净外阴后使用。

产后康复剂由活血化瘀药为主组成，具有活血祛瘀、理血归经的功能。产后康复剂主要选用益母草、当归、赤芍、川芎、桃仁、红花、蒲黄、延胡索、乳香、没药、川牛膝、三棱等活血药物，配伍补益气血药物。用于血瘀所致恶露不绝，即产后出血，子宫复旧不良。产后康复剂使用注意：①血热所致恶露不绝不宜使用；②出血量多，日久不止者，应去医院妇科诊治。

### （一） 调经剂

#### 妇科调经片

【出处】《中华人民共和国药典》2015 年版一部。

【药物组成】当归、醋香附、白芍、醋延胡索、大枣、川芎、麸炒白术、赤芍、熟地黄、甘草。

【性状】本品为糖衣片或薄膜衣片，除去包衣后显棕色或黑棕色；味苦、辛。

【功能主治】养血柔肝，理气调经。用于肝郁血虚所致的月经不调、经期前后不定、行经腹痛。

【用法用量】口服。一次 4 片，一日 4 次。

【注意事项】

1. 孕妇禁用。

2. 湿热蕴结所致月经失调者慎用。

3. 服药期间忌食油腻食物。

【剂型规格】薄膜衣片：每片重 0.32g。

#### 益母草胶囊

【出处】《中华人民共和国药典》2015 年版一部。

【药物组成】益母草。

【性状】本品为硬胶囊，内容物为浅棕黄色至黄褐色的粉末；味苦。

【功能主治】活血调经。用于血瘀所致的月经不调、产后恶露不绝，症见经水量少、淋沥不净，产后出血时间过长；产后子宫复旧不全见上述证候者。

【用法用量】口服。一次 2~4 粒，一日 3 次。

【注意事项】

1. 孕妇禁用。

2. 月经量多或气血亏虚、肝肾不足之月经不调者当慎用。

3. 不宜过量服用。

【剂型规格】胶囊：每粒装 0.36g（相当于原药材 2.5g）。

#### 艾附暖宫丸

【出处】《中华人民共和国药典》2015 年版一部。

【药物组成】艾叶（炭）、香附（醋炙）、吴茱萸（制）、肉桂、当归、川芎、白芍（酒炒）、地黄、黄芪（蜜炙）、续断。辅料为赋形剂蜂蜜。

【性状】本品为深褐色至黑色的水蜜丸；气微，味甘而后苦、辛。

【功能主治】理气养血，暖宫调经。用于血虚气滞，下焦虚寒所致的月经不调、痛经，症见行经后错、经量少、有血块、小腹疼痛、经行小腹冷痛喜热、腰膝酸痛。

【用法用量】口服。小蜜丸一次 9g，大蜜丸一次 1 丸。一日 2~3 次。

【注意事项】

1. 孕妇禁用。

2. 热证、实热证者慎用。

3. 服药期间忌食寒凉食物。

【剂型规格】大蜜丸：每丸重9g。小蜜丸每60丸重6g。

## （二） 止带剂

### 千金止带丸

【出处】《中华人民共和国药典》2015年版一部。

【药物组成】党参、炒白术、当归、白芍、川芎、醋香附、木香、砂仁、小茴香（盐炒）、醋延胡索、盐杜仲、续断、盐补骨脂、鸡冠花、青黛、椿皮（炒）、煅牡蛎。

【性状】本品为黑褐色的大蜜丸；气微香，味甜、涩、微苦。或为灰黑色的水丸；气微香，味涩、微苦。

【功能主治】健脾补肾，调经止带。用于脾肾两虚所致的月经不调、带下病，症见月经先后不定期、量多或淋漓不净、色淡无块，或带下量多、色白清稀、神疲乏力、腰膝酸软。

【用法用量】口服。大蜜丸：一次1丸，一日2次。水丸：一次6~9g，一日2~3次。

【注意事项】

1. 孕妇禁用。

2. 肝郁血瘀证、湿热证、热毒证者慎用。

【剂型规格】

大蜜丸：每丸重9g。

水丸：每100丸重9g。

### 白带丸

【出处】《中华人民共和国药典》2015年版一部。

【药物组成】黄柏（酒炒）、椿皮、白芍、当归、醋香附。

【性状】本品为黄棕色至黑棕色的浓缩水丸；味苦。

【功能主治】清热，除湿，止带。用于湿热下注所致的带下病，症见带下量多、色黄、有味。

【用法用量】口服。一次6g，一日2次。

【注意事项】

1. 肝肾阴虚证者慎用。

2. 饮食宜清淡，忌食辛辣食物。

【剂型规格】水丸：每100丸重9g。

### 妇科千金片

【出处】《中华人民共和国药典》2015 年版一部。

【药物组成】千斤拔、金樱根、穿心莲、功劳木、单面针、当归、鸡血藤、党参。

【性状】本品为糖衣片或薄膜衣片，除去包衣后显灰褐色；味苦。

【功能主治】清热除湿，益气化瘀。用于湿热瘀阻所致的带下病、腹痛，症见带下量多、色黄质稠、臭秽、小腹疼痛、腰骶酸痛、神疲乏力；慢性盆腔炎、子宫内膜炎、慢性宫颈炎见上述证候者。

【用法用量】口服。一次 6 片，一日 3 次。

【注意事项】

1. 气滞血瘀、寒凝血瘀证者慎用。

2. 孕妇慎用。糖尿病患者慎用。

3. 饮食宜清淡，忌辛辣食物。

【剂型规格】糖衣片或薄膜衣片。18 片×4 板。

## （三）产后康复剂

### 生化丸

【出处】《中华人民共和国卫生部药品标准·中药成方制剂》第一册。

【药物组成】当归、川芎、桃仁、干姜（炒炭）、甘草。

【性状】本品为棕褐色大蜜丸；气微香，味微辛。

【功能主治】养血祛瘀。用于产后受寒、寒凝血瘀所致的产后恶露不行或行而不畅、夹有血块、小腹冷痛。

【用法用量】口服。一次 1 丸，一日 3 次。

【注意事项】血热证者不宜使用，产后出血量多者慎用。

【剂型规格】每丸重 9g。

### 产妇康颗粒

【出处】《中华人民共和国药典临床用药须知·中成药卷》2010 年版。

【药物组成】益母草、人参、何首乌、蒲黄、醋香附、白术、当归、黄芪、桃仁、熟地黄、昆布、黑木耳。

【性状】本品为棕色至棕褐色的颗粒；味甜、微苦，或味微苦（无蔗糖）。

【功能主治】补气养血，祛瘀生新。用于气虚血瘀所致的产后恶露不绝，症见产后出血过多、淋漓不断、神疲乏力、腰腿酸软。

【用法用量】开水冲服。一次 20g（规格①②）或 5g（规格③），一日 3 次；5~7日为一疗程；产褥期可长期服用。

【注意事项】

1. 血热证者慎用。

2. 若阴道出血时间长或量多应进一步查找出血原因，采取其他止血方法。产后大出血者禁用。

【剂型规格】①每袋装 20g；②每袋装 10g；③每袋装 5g（无蔗糖）。

### 通乳颗粒

【出处】《中华人民共和国药典》2015 年版一部。

【药物组成】黄芪、通草、天花粉、漏芦、当归、白芍（酒炒）、柴胡、鹿角霜、熟地黄、瞿麦、路路通、党参、川芎、王不留行、穿山甲（烫）。

【性状】本品为棕黄色至棕褐色的颗粒；味甜或味微苦（无蔗糖）。

【功能主治】益气养血，通络下乳。用于产后气血亏损，乳少，无乳，乳汁不通。

【用法用量】口服。次 30g 或 10g（无蔗糖），一日 3 次。

【注意事项】

1. 孕妇禁用。产后缺乳属肝郁气滞证者慎用。

2. 调和情志，保持心情舒畅，以免影响泌乳。

3. 饮食宜营养丰富，忌食生冷及辛辣食物。

【剂型规格】每袋装 15g，30g，5g（无蔗糖）。

### （四）　活血消癥剂

### 小金丸

【出处】《中华人民共和国药典》2015 年版一部。

【药物组成】麝香或人工麝香、木鳖子（去壳去油）、制草乌、枫香脂、醋乳香、醋没药、五灵脂（醋炒）、酒当归、地龙、香墨。

【性状】本品为黑褐色的糊丸；气香，味微苦。

【功能主治】散结消肿，化瘀止痛。用于痰气凝滞所致的瘰疬、瘿瘤、乳岩、乳癖，症见肌肤或肌肤下肿块一处或数处，推之能动，或骨及骨关节肿大、皮色不变、肿硬作痛。

【用法用量】打碎后口服。一次 1.2~3g，一日 2 次，小儿酌减。

【注意事项】

1. 微丸制备工艺已经获得国家知识产权局工艺专利证书，服用方便，起效迅速。

2. 本品含制草乌，应在医师指导下服用。

3. 孕妇者禁用。

4. 过敏体质者、脾胃虚弱者、运动员、肝肾功能不全者慎用。

【剂型规格】每瓶（袋）装 0.6g。

## 四、儿科常用中成药

### （一）　解表剂

凡以发散表邪，治疗小儿外感表证为主要作用的中药制剂，称为儿科解表剂。

本类中成药主要有疏散风热、发散风寒之功，兼有泻火利咽、宣肺化痰等作用，用于外感表证。

本类中成药大多辛散，有伤阳耗津之弊，应中病即止。

## 疏散风热类

### 小儿热速清口服液（颗粒）

【出处】《中华人民共和国药典》2015 年版一部。

【药物组成】柴胡、黄芩、板蓝根、葛根、金银花、水牛角、连翘、大黄。

【性状】

**1. 口服液**　为红棕色的澄清液体；气香，味甜、微苦。

**2. 颗粒剂**　为棕黄色至棕褐色的颗粒；味甜或味微苦。

【功能主治】清热解毒，泻火利咽。用于小儿外感风热所致的感冒，症见高热、头痛、咽喉肿痛、鼻塞流涕、咳嗽、大便干结。

【用法用量】口服。口服液：周岁以内一次 2.5~5mL，1 至 3 岁一次 5~10mL，3 至 7 岁一次 10~15mL，7 至 12 岁一次 15~20mL，一日 3~4 次。颗粒剂：周岁以内，规格①一次 1.5~3g，规格②0.5~1g；1 至 3 岁，一次规格①3~6g，规格②1~2g；3 至 7 岁，一次规格①6~9g，规格②2~3g；7 至 12 岁，一次规格①9~12g，规格②3~4g，一日 3~4 次。

【注意事项】

1. 感冒风寒、大便次数多者不宜用。

2. 使用本品 4 小时后热仍不退者，可酌情增加剂量。若高热持续不退者应去医院就诊。

【剂型规格】

**1. 口服液**　每支装 10mL。

**2. 颗粒剂**　①每袋装 6g；②每袋装 2g。

### 芩香清解口服液

【出处】《国家基本医疗保险药品目录》2017 年版。

【药物组成】黄芩、广藿香、蝉蜕、石膏、葛根、大黄、芍药、板蓝根、桔梗、玄参、山豆根、甘草。

【性状】本品为棕红色的澄清液体，久置后可有微量沉淀；味甜、微苦。

【功能主治】疏散风热，清泻里热，解毒利咽。用于小儿上呼吸道感染表里俱热证，症见发热、鼻塞、流涕、咳嗽、咽红肿痛、便秘、口干烦躁、舌红苔黄、脉滑数等。

【用法用量】口服。6 个月~3 岁。一次 5mL；3 岁~7 岁，一次 10mL；7 岁~14 岁，一次 15mL。一日 3 次。

【注意事项】

1. 体温超过 38.5℃时，可加用解热药，也可采用支持疗法。

2. 合并明显细菌感染者，需要合并抗生素治疗。

3. 6 个月以下的患儿无用药经验。

【剂型规格】每支装 10mL。

## 发散风寒类

### 解肌宁嗽丸

【出处】《中华人民共和国药典》2015 年版一部。

【药物组成】紫苏叶、前胡、葛根、苦杏仁、桔梗、半夏（制）、陈皮、浙贝母、天花粉、枳壳、茯苓、木香、玄参、甘草。

【性状】本品为黑绿色或棕褐色的大蜜丸；味微苦、辛。

【功能主治】解表宣肺，止咳化痰。用于外感风寒、痰浊阻肺所致的小儿感冒发热、咳嗽痰多。

【用法用量】口服。小儿周岁以内一次半丸，2 至 3 岁一次 1 丸，一日 2 次。

【注意事项】

1. 痰热咳嗽者慎用。

2. 忌食辛辣、生冷、油腻食物。

【剂型规格】大蜜丸：每丸重 3g。

## （二）　清热剂

凡以清解里热，治疗小儿热毒炽盛病证为主要作用的中药制剂，称为儿科清热剂。

本类中成药主要具有清解热毒之功，兼有利咽、凉血、活血等作用，适用于热毒炽盛的小儿咽痛、口疮、疮疡等病证。按其功效及适用范围，本类中成药又可分为若干类，其中清解热毒消肿剂主要具有清解热毒、消肿止痛的作用，主治热毒所致的小儿咽喉肿痛，以及热毒内蕴的口疮肿痛、疮疡溃烂等。

本类中成药大多为苦寒之品，易伤脾胃，故脾胃虚弱之食少便溏者慎用。不宜久服，应中病即止。

### 小儿咽扁颗粒

【出处】《中华人民共和国药典》2015 年版一部。

【药物组成】金银花、射干、金果榄、桔梗、玄参、麦冬、人工牛黄、冰片。

【性状】本品为黄棕色至棕褐色的颗粒；味甜、微苦，或味微甜、微苦（无蔗糖）。

【功能主治】清热利咽，解毒止痛。用于小儿肺卫热盛所致的喉痹、乳蛾，症见咽喉肿痛、咳嗽痰盛、口舌糜烂；急性咽炎、急性扁桃腺炎见上述证候者。

【用法用量】开水冲服。1 至 2 岁一次 4g 或 2g（无蔗糖），一日 2 次；3 至 5 岁一次 4g 或 2g（无蔗糖），一日 3 次；6 至 14 岁一次 8g 或 4g（无蔗糖），一日 2~3 次。

【注意事项】

1. 虚火乳蛾、喉痹者慎用。

2. 服药期间忌食生冷、辛辣、油腻食物。

3. 服药期间症状加剧、高热不退、呼吸困难时，应及时到医院诊治。

【剂型规格】颗粒剂：每袋装 8g，4g（无蔗糖）。

## （三）止泻剂

凡以制止泄泻，治疗小儿泄泻为主要作用的中药制剂，称为儿科止泻剂。

本类中成药主要具有清利湿热或健脾益气止泻之功，适用于湿热或脾虚导致的泄泻。

本类中成药中的清利止泻类大多为苦泄清利之品，故虚寒性腹泻不宜使用。反之，健脾止泻类中大多为补益健脾之品，故湿热、邪实之泄泻当慎用。

### 清利止泻类

#### 小儿泻速停颗粒

【出处】《中华人民共和国药典》2015 年版一部。

【药物组成】地锦草、儿茶、乌梅、焦山楂、茯苓、白芍、甘草。

【性状】本品为棕黄色的颗粒；味甜、微涩。

【功能主治】清热利湿，健脾止泻，缓急止痛。用于小儿湿热壅遏大肠所致的泄泻，症见大便稀薄如水样、腹痛、纳差；小儿秋季腹泻及迁延性、慢性腹泻见上述证候者。

【用法用量】口服。6 个月以下，一次 1.5~3g，6 个月至 1 岁以内，一次 3~6g，1 至 3 岁，一次 6~9g，3 至 7 岁，一次 10~15g，7 至 12 岁，一次 15~20g，一日 3~4 次；或遵医嘱。

【注意事项】

1. 虚寒泄泻者不宜使用。

2. 如病情较重，或服用 1~2 天后疗效不佳者，可酌情增加剂量。

3. 有脱水者可口服或静脉补液。

4. 饮食宜清淡，忌生冷、辛辣食物。

5. 服药期间，腹泻病情加重时，应到医院诊治。

【剂型规格】颗粒剂：每袋装 3g，5g，10g。

### 健脾止泻类

#### 止泻灵颗粒

【出处】《新编国家中成药》2011 年第二版。

【药物组成】党参、白术（炒）、薏苡仁（炒）、茯苓、白扁豆（炒）、山药、莲子、陈皮、泽泻、甘草。

【功能主治】健脾益气，渗湿止泻。用于脾胃虚弱所致的泄泻、大便溏泄、饮食减少、腹胀、倦怠懒言；慢性肠炎见上述证候者。

【用法用量】口服。一次12g，6岁以下儿童减半或遵医嘱；一日3次。

【注意事项】

1. 感受外邪、内伤饮食或湿热腹泻者慎用。

2. 饮食宜清淡，忌食辛辣、油腻食物。

3. 若久泻不止，伤津失水较重者，应及时送医院就诊。

【剂型规格】颗粒剂：每袋装12g，6g。

## （四） 消导剂

凡以消积导滞，治疗小儿食积停滞为主要作用的中药制剂，称为儿科消导剂。

本类中成药主要具有消积化滞之功，兼有通利大便、健脾和胃等作用，适用于小儿食滞肠胃或脾运不健所致的食积证。

### 消食导滞类

#### 小儿消食片

【出处】《中华人民共和国药典》2015年版一部。

【药物组成】炒鸡内金、山楂、六神曲（炒）、炒麦芽、槟榔、陈皮。

【性状】本品为浅棕色的片；或为异型薄膜衣片，除去包衣后显浅棕色。气微，味甘、微酸。

【功能主治】消食化滞，健脾和胃。用于食滞肠胃所致积滞，症见食少、便秘、脘腹胀满、面黄肌瘦。

【用法用量】口服或咀嚼。1至3岁一次2~4片，3至7岁一次4~6片，成人一次6~8片（规格①），或1至3岁一次2~3片，3至7岁一次3~5片，成人一次5~6片（规格②）；一日3次。

【注意事项】

1. 感受外邪、内伤饮食或湿热腹泻者慎用。

2. 饮食宜清淡，忌食辛辣、油腻食物。

3. 若久泻不止，伤津失水较重者，应及时送医院就诊。

【剂型规格】①每片重0.3g；②薄膜衣片每片重0.4g。

### 健脾消食类

#### 健脾消食丸

【出处】《中华人民共和国药典》2015年版一部。

【药物组成】白术（炒）、枳实（炒）、木香、槟榔（炒焦）、草豆蔻、鸡内金

（醋炙）、荸荠粉。

【功能主治】健脾和胃，消食化滞。用于脾胃气虚所致的疳证，症见小儿乳食停滞、脘腹胀满、食欲不振、面黄肌瘦、大便不调。

【用法用量】口服。周岁以内一次服 1/2 丸，1 岁至 2 岁一次服 1 丸，2 岁至 4 岁一次服 1 丸半，4 岁以上一次服 2 丸，一日 2 次，或遵医嘱。

【注意事项】

1. 脾胃虚弱无积滞者慎用。

2. 服药期间宜食清淡易消化食物。养成良好的饮食习惯。

【剂型规格】大蜜丸：每丸重 3g。

## （五）　止咳喘剂

凡以制止咳嗽喘息，治疗小儿咳嗽为主要作用的中药制剂，称为儿科止咳喘剂。本类中成药主要具有止咳平喘的作用，适用于小儿咳嗽喘息病证。

### 小儿咳喘颗粒

【出处】《中华人民共和国药典》2015 年版一部。

【药物组成】麻黄、川贝母、苦杏仁（炒）、黄芩、天竺黄、紫苏子（炒）、僵蚕（炒）、山楂（炒）、莱菔子（炒）、石膏、鱼腥草、细辛、茶叶、甘草、桔梗。

【性状】本品为黄棕色至棕色的颗粒；气微凉，味甜、微苦。

【功能主治】清热宣肺，化痰止咳，降逆平喘。用于小儿痰热壅肺所致的咳嗽、发热、痰多、气喘。

【用法用量】温开水冲服。周岁以内一次 2~3g，1 至 5 岁，一次 3~6g，6 岁以上，一次 9~12g，一日 3 次。

【注意事项】

1. 阴虚燥咳者慎用。

2. 服药期间饮食宜清淡，忌食辛辣、生冷食物。

3. 本品含有细辛，不宜长期过量服用。

【剂型规格】颗粒剂：每袋装 6g。

### 鹭鸶咯丸

【药物组成】麻黄、石膏、细辛、炒芥子、瓜蒌皮、青黛、天花粉、苦杏仁、甘草、炒紫苏子、炒牛蒡子、射干、蛤壳、栀子（姜炙）、人工牛黄。

【性状】本品为黑绿色的大蜜丸；气微，味甜、苦。

【功能主治】宣肺，化痰，止咳。用于痰浊阻肺所致的顿咳、咳嗽，症见咳嗽阵作、痰鸣气促、咽干声哑；百日咳见上述证候者。

【用法用量】梨汤或温开水送服。一次 1 丸，一日 2 次。

【注意事项】

1. 体虚久咳者慎用。

2. 服药期间饮食宜清淡，避免接触异味、烟尘，忌食辛辣等刺激性食物。

3. 服药后病情未见好转，出现惊厥、窒息者，应及时采取相应急救措施。

4. 本品含有细辛，不宜长期过量服用。

5. 百日咳患儿应及时隔离治疗。

【剂型规格】大蜜丸：每丸重 1.5g。

### 清宣止咳颗粒

【药物组成】桑叶、薄荷、苦杏仁、桔梗、白芍、紫菀、枳壳、陈皮、甘草。

【性状】本品为浅褐色或棕褐色的颗粒；气芳香，味甜、微苦。

【功能主治】疏风清热，宣肺止咳。用于小儿外感风热所致的咳嗽，症见咳嗽、咯痰、发热或鼻塞、流涕、微恶风寒、咽红或痛、苔薄黄等。

【用法用量】开水冲服。1~3 岁，每次 1/2 包；4~6 岁，每次 3/4 包；7~14 岁，每次 1 包，一日 3 次。

【注意事项】

1. 糖尿病患儿禁服。脾虚易腹泻者慎服。

2. 服药期间，忌食辛辣、生冷、油腻食物。

【剂型规格】颗粒剂：每袋装 10g。

## （六）补虚剂

凡以扶助正气，治疗小儿虚证为主要作用的中药制剂，称为儿科补虚剂。

本类中成药主要具有补气、益阴等作用，适用于脾胃气虚所致的小儿发育迟缓证。

### 龙牡壮骨颗粒

【出处】《中华人民共和国药典》2015 年版一部。

【药物组成】党参、山麦冬、黄芪、醋龟甲、炒白术、山药、醋南五味子、龙骨、煅牡蛎、茯苓、大枣、甘草、乳酸钙、炒鸡内金、维生素 $D_2$、葡萄糖酸钙。

【性状】本品为淡黄色至黄棕色的颗粒；气香，味甜。

【功能主治】强筋壮骨，和胃健脾。治疗和预防小儿佝偻病、软骨病；对小儿多汗、夜惊、食欲不振、消化不良、发育迟缓也有治疗作用。

【用法用量】开水冲服。2 岁以下一次 5g 或 3g（无蔗糖），2 至 7 岁一次 7.5g 或 4.5g（无蔗糖），7 岁以上一次 10g 或 6g（无蔗糖），一日 3 次。

【注意事项】

1. 实热证者慎用。

2. 服药期间忌食辛辣、油腻食物。

3. 患儿发热期间暂停服本品，佝偻病合并手足搐搦者应配合其他治疗。

【剂型规格】颗粒剂：每袋装 5g，3g（无蔗糖）。

## （七）镇惊息风剂

以镇惊息风，治疗小儿惊风抽搐为主要作用的中药制剂，称为儿科镇惊息风剂。

本类中成药主要具有镇惊息风止痉等作用，适用于惊风抽搐病证。

### 琥珀抱龙丸

【出处】《中华人民共和国药典》2015 年版一部。

【药物组成】山药（炒）、甘草、天竺黄、枳壳（炒）、胆南星、红参、朱砂、琥珀、檀香、茯苓、枳实（炒）。

【性状】本品为棕红色的小蜜丸或大蜜丸；味甘、微苦、辛。

【功能主治】清热化痰，镇静安神。用于饮食内伤所致的痰食型急惊风，症见发热抽搐、烦躁不安、痰喘气急、惊痫不安。

【用法用量】口服。一次 1 丸，一日 2 次；婴儿每次 1/3 丸，化服。

【注意事项】

1. 慢脾风不宜使用。外伤瘀血痹疾不宜单用本品。寒痰停饮咳嗽慎用。

2. 本品含有朱砂，不宜过量久用。本品脾胃虚弱、阴虚火旺者慎用。

3. 饮食宜清淡，忌食辛辣刺激、油腻食物。

4. 小儿高热惊厥抽搐不止，应及时送医院抢救。

【剂型规格】

小蜜丸：每丸重 1.8g。

大蜜丸：每丸重 6g。

## 五、眼科常用中成药

### （一）清热剂

凡以清热散风或清热泻火，治疗风热或火热上攻所致的各种目疾为主要作用的中药制剂，称为眼科清热剂。

本类中成药主要具有清热散风明目或清热泻火明目之功，兼有退翳、消肿、止痛、利尿或通便等作用，适用于风热上攻、外感风热内郁化火、火热上攻等引发的眼科疾病。

#### 清热散风明目类

#### 明目蒺藜丸

【出处】《中华人民共和国药典临床用药须知·中成药卷》2010 年版。

【药物组成】蒺藜（盐水炙）、蔓荆子（微炒）、菊花、蝉蜕、防风、荆芥、薄荷、白芷、木贼、决明子（炒）、密蒙花、石决明、黄连、栀子（姜水炙）、连翘、黄芩、黄柏、当归、赤芍、地黄、川芎、旋覆花、甘草。

【性状】本品为黄褐色的水丸；气微，味微辛、苦。

【功能主治】清热散风，明目退翳。用于上焦火盛引起的暴发火眼、云蒙障翳、羞明多眵、眼边赤烂、红肿痛痒、迎风流泪。

【用法用量】口服。一次 9g，一日 2 次。

【注意事项】

1. 阴虚火旺者慎用。

2. 服药期间忌食辛辣、肥甘厚味，禁烟酒。

3. 年老体弱者慎用。

【剂型规格】丸剂：每袋 9g。

## 清热泻火明目类

### 八宝眼药散

【出处】《中华人民共和国卫生部药品标准·中药成方制剂》第六册。

【药物组成】炉甘石（三黄汤飞）、地栗粉、熊胆、硼砂（炒）、冰片、珍珠、朱砂、海螵蛸（去壳）、麝香。

【性状】本品为淡棕色的粉末。

【功能主治】消肿止痛，退翳明目。用于肝胃火盛所致的目赤肿痛、眼缘溃烂、畏光怕风、眼角涩痒。

【用法用量】每用少许，点于眼角，一日 2~3 次。

【注意事项】

1. 孕妇慎用。

2. 点药后，轻轻闭眼 5 分钟以上。

3. 本药需摇匀后再用，用药后将药瓶口封紧。

【剂型规格】每瓶装 0.3g。

## （二）扶正剂

凡以补虚扶正，治疗正气虚弱等所致的各种目疾为主要作用的中药制剂，称为眼科扶正剂。

本类中成药主要具有补虚扶正明目之功，兼有退翳、降火、活血、消肿等作用，适用于肝肾亏虚、气阴两虚（或兼血虚）等引发的眼科疾病。

### 明目地黄丸

【出处】《中华人民共和国药典》2015 年版一部。

【药物组成】熟地黄、酒萸肉、枸杞子、山药、当归、白芍、蒺藜、煅石决明、牡丹皮、茯苓、泽泻、菊花。

【性状】本品为深棕色的浓缩丸；气微香，味先甜而后苦、涩。

【功能主治】滋肾，养肝，明目。用于肝肾阴虚，目涩畏光，视物模糊，迎风流泪。

【用法用量】口服。一次 8~10 丸，一日 3 次。

【注意事项】

1. 肝经风热、肝胆湿热、肝火上扰者慎用；脾胃虚弱，运化失调者慎用。

2. 服药期间不宜食用油腻肥甘、辛辣燥热之食物。

【剂型规格】每 8 丸相当于原生药 3g。

## 石斛夜光颗粒（丸）

【出处】《中华人民共和国药典》2015 年版一部。

【药物组成】石斛、天冬、麦冬、地黄、熟地黄、枸杞子、肉苁蓉、菟丝子、五味子、牛膝、人参、山药、茯苓、甘草、水牛角浓缩粉、羚羊角、黄连、决明子、青葙子、菊花、盐蒺藜、川芎、防风、苦杏仁、麸炒枳壳。

【性状】

**1. 颗粒剂** 为褐色的颗粒；味苦。

**2. 丸剂** 为棕色的水蜜丸；味甜而苦。

【功能主治】滋阴补肾，清肝明目。用于肝肾两亏，阴虚火旺，内障目暗，视物昏花。

【用法用量】口服。颗粒剂：开水冲服。一次 2.5g，一日 2 次。丸剂：一次 15 丸（9g），一日 2 次。

【注意事项】

1. 肝经风热、肝火上攻实证者慎用。

2. 脾胃虚弱，运化失调者慎用。

3. 孕妇慎用。

【剂型规格】

**1. 颗粒剂** 每袋装 2.5g。

**2. 丸剂** 每 15 丸重 9g。

## 复方血栓通胶囊

【出处】《中华人民共和国药典》2015 年版一部。

【药物组成】三七、黄芪、丹参、玄参。

【性状】本品为硬胶囊，内容物为灰黄色至灰褐色的粉末；味苦，微甘。

【功能主治】活血化瘀，益气养阴。用于血瘀兼气阴两虚证的视网膜静脉阻塞，症见视力下降或视觉异常、眼底瘀血征象、神疲乏力、咽干、口干等；血瘀兼气阴两虚的稳定性劳累型心绞痛，症见胸闷、胸痛、心悸、心慌、气短、乏力、心烦、口干。

【用法用量】口服。一次 3 粒，一日 3 次。

【注意事项】

1. 痰瘀阻络、气滞血瘀者慎用。

2. 用药期间不宜食用辛辣厚味、肥甘滋腻食物。

【剂型规格】胶囊剂：每粒装 0.5g。

## 六、耳鼻喉、口腔科常用中成药

### （一）治耳聋耳鸣剂

凡以清肝利耳或滋肾聪耳，治疗肝胆实火湿热或肝肾亏虚所致的耳聋耳鸣等为主要作用的中药制剂，称为治耳聋耳鸣剂。

本类中成药主要具有清泻肝胆实火、清利肝胆湿热、开窍或滋阴平肝等作用，适用于肝火上扰、肝胆湿热或肝肾亏虚等引发的耳聋耳鸣等。

#### 耳聋丸

【出处】《中华人民共和国药典》2015 年版一部。

【药物组成】龙胆、黄芩、栀子、泽泻、木通、地黄、当归、九节菖蒲、羚羊角、甘草。

【性状】本品为黑褐色的小蜜丸或大蜜丸；味苦。

【功能主治】清肝泻火，利湿通窍。用于肝胆湿热所致的头晕头痛、耳聋耳鸣、耳内流脓。

【用法用量】口服。小蜜丸一次 7g，大蜜丸一次 1 丸，一日 2 次。

【注意事项】

1. 脾胃虚寒者慎用。

2. 服药期间忌食辛辣油腻食物。

3. 孕妇慎用。

【剂型规格】

**1. 小蜜丸**　每 45 丸重 7g。

**2. 大蜜丸**　每丸重 7g。

#### 耳聋左慈丸

【出处】《中华人民共和国药典》2015 年版一部。

【药物组成】熟地黄、山茱萸（制）、山药、泽泻、茯苓、牡丹皮、竹叶、柴胡、磁石（煅）。

【性状】本品为棕褐色的水蜜丸，或黑褐色的大蜜丸；味甜、微酸。

【功能主治】滋肾平肝。用于肝肾阴虚，耳鸣耳聋，头晕目眩。

【用法用量】口服。水蜜丸一次 6g，大蜜丸一次 1 丸，一日 2 次。

【注意事项】

1. 痰瘀阻滞证者慎用。

2. 注意饮食调理，忌食或少食辛辣刺激及油腻食物。

【剂型规格】

**1. 水蜜丸**　每 10 丸重 1g，每 15 丸重 3g。

**2. 大蜜丸**　每丸重 9g。

### （二） 治鼻衄鼻渊剂

凡以散风寒或风热、清热解毒、宣肺、化湿、通鼻窍，治疗风寒或风热犯及鼻窍或胆腑郁热上蒸鼻窍、脾胃湿热上结鼻窍所致的鼻衄鼻渊为主要作用的中药制剂，称为治鼻衄鼻渊剂。

本类中成药主要具有疏散风热、芳香通窍，或清泄肝胆、利湿通窍，或温补肺气、疏风散寒，或健脾益气、清利湿浊等作用，适用于风热邪毒，袭肺犯鼻，或胆腑郁热，上犯脑窍，结于鼻窦，或脾胃湿热，蕴结鼻窦，或肺气虚弱，邪滞鼻窦，或脾虚湿盛，困结鼻窦，或兼而有之等引发的鼻衄鼻渊等。

#### 鼻炎康片

【出处】《中华人民共和国药典》2015 年版一部。

【药物组成】广藿香、鹅不食草、野菊花、黄芩、薄荷油、苍耳子、麻黄、当归、猪胆粉、马来酸氯苯那敏。

【性状】本品为薄膜衣片，除去包衣后显浅褐色至棕褐色；味微甘而苦涩，有凉感。

【功能主治】清热解毒，宣肺通窍，消肿止痛。用于风邪蕴肺所致的急、慢性鼻炎，过敏性鼻炎。

【用法用量】口服。一次 4 片，一日 3 次。

【注意事项】

1. 过敏性鼻炎属虚寒证者慎用。肺脾气虚或气滞血瘀者慎用。

2. 运动员慎用。服药期间，戒烟酒，忌辛辣食物。

3. 所含苍耳子有小毒，故不宜过量或持久服用。又含马来酸氯苯那敏，易引起嗜睡，服药期间不得驾驶车、船，不得从事高空作业、机械作业及操作精密仪器等；又因其对 $H_1$ 受体有阻断作用，故膀胱颈梗阻、甲状腺功能亢进、青光眼、高血压和前列腺肥大者慎用；孕妇及哺乳期妇女慎用。

【剂型规格】每片重 0.37g（含马来酸氯苯那敏 0.1mg）。

#### 藿胆丸（片、滴丸）

【出处】《中华人民共和国药典》2015 年版一部。

【药物组成】广藿香叶、猪胆粉。辅料为滑石粉、黑氧化铁。

【性状】

**1. 丸剂** 为棕褐色丸，气特异，味先甜后苦。

**2. 滴丸** 为黑色包衣水丸，气特异，味苦。

**3. 片剂** 为糖衣片，除去糖衣后显淡褐色；气芳香，味苦。

【功能主治】芳香化浊，清热通窍。用于湿浊内蕴，胆经郁火所致的鼻塞、流清涕或浊涕、前额头痛。

【用法用量】口服。丸剂：一次 3~6g（约半瓶盖~1 瓶盖），一日 2 次。片剂：一次 3~5 片，一日 2~3 次，儿童酌减或饭后服用，遵医嘱。滴丸：一次 4~6 粒，一日 2 次。

【注意事项】

1. 对本品过敏者禁用。过敏体质者慎用。

2. 不宜在服药期间同时服用滋补性中药。

3. 有高血压、心脏病、肝病、糖尿病、肾病等慢性病严重者应在医师指导下服用。

4. 儿童、孕妇、哺乳期妇女、年老体弱及脾虚便溏者应在医师指导下服用。

5. 服药 3 天症状无缓解，应去医院就诊。

【剂型规格】

**1. 丸剂** 每瓶装 36g，每 10 丸重 0.24g，每 195 粒约重 3g。

**2. 滴丸** 每丸重 50mg。

**3. 片剂** 每片重 0.2g。

### 辛芩颗粒

【出处】《中华人民共和国药典》2015 年版一部。

【药物组成】白术、黄芪、防风、细辛、荆芥、桂枝、白芷、苍耳子、黄芩、石菖蒲。

【性状】本品为棕黄色至棕褐色的颗粒；味微甜、微苦。

【功能主治】益气固表，祛风通窍。用于肺气不足，风邪外袭所致的鼻痒、喷嚏、流清涕、易感冒；过敏性鼻炎见上述证候者。

【用法用量】开水冲服。一次 1 袋，一日 3 次。20 天为一疗程。

【注意事项】

1. 外感风热或风寒化热者慎用。

2. 服药期间戒烟酒，忌辛辣食物。

3. 本品含有苍耳子、细辛，不宜过量、久用。

【剂型规格】每袋装 20g，5g（无蔗糖）。

### （三） 治咽肿声哑剂

凡以清热解毒、疏散风热、化腐消肿、化痰散结、利咽开音，治疗风热或火毒上攻，或阴虚火旺、虚火上炎，或火毒蕴结、腐脓烂肉，或风热外束、痰热结喉所致的咽喉肿痛、声音嘶哑等为主要作用的中药制剂，称为治咽肿声哑剂。

本类中成药主要具有清热解毒、疏散风热、化腐消肿、化痰散结、利咽开音等作用，适用于风热或火毒上攻，或阴虚火旺、虚火上炎，或火毒蕴结、腐脓烂喉，或风热外束、痰热结喉所致的咽喉肿痛、声音嘶哑等。

### 冰硼散

【出处】《中华人民共和国药典》2015 年版一部。

【药物组成】冰片、硼砂（煅）、朱砂、玄明粉。

【性状】本品为粉红色的粉末；气芳香，味辛凉。

【功能主治】清热解毒，消肿止痛。用于热毒蕴结所致的咽喉疼痛、牙龈肿痛、口舌生疮。

【用法用量】吹敷患处，每次少量，一日数次。

【注意事项】

1. 孕妇及哺乳期妇女禁用。虚火上炎者慎用。

2. 服药期间，忌食油腻食物，戒烟忌饮酒。

3. 因含朱砂（硫化汞），故不宜长期大剂量使用，以免引起汞的蓄积而中毒。

【剂型规格】每瓶 0.6g。

### 玄麦甘桔含片（颗粒）

【出处】《中华人民共和国药典》2015 年版一部。

【药物组成】玄参、麦冬、桔梗、甘草。

【性状】

**1. 片剂**　为浅棕色至棕色的片；味甜，有清凉感。

**2. 颗粒剂**　为浅棕色的颗粒；味甜。

【功能主治】清热滋阴，祛痰利咽。用于阴虚火旺，虚火上浮，口鼻干燥，咽喉肿痛。

【用法用量】含服。片剂：一次 1~2 片，一日 12 片，随时服用。颗粒剂：开水冲服，一次 10g，一日 3~4 次。

【注意事项】

1. 风热喉痹、乳蛾者慎用。

2. 服药期间忌食辛辣、油腻、鱼腥食物，戒烟酒。

3. 儿童用药应遵医嘱。

【剂型规格】

**1. 片剂**　每片重 1.0g；薄膜衣片每片重 1.0g。

**2. 颗粒剂**　每袋装 10g。

### 珠黄散

【出处】《中华人民共和国药典》2015 年版一部。

【药物组成】人工牛黄、珍珠。

【性状】本品为淡黄色的粉末；气腥。

【功能主治】清热解毒，祛腐生肌。用于热毒内蕴所致的咽痛、咽部红肿、糜烂、口腔溃疡久不收敛。

【用法用量】取药少许吹患处，一日 2~3 次。

【注意事项】请遵医嘱。忌食辛辣、油腻、厚味食物。

【剂型规格】散剂：每袋 0.3g。

### 黄氏响声丸

【出处】《中华人民共和国药典》2015 年版一部。

【药物组成】桔梗、薄荷、薄荷脑、蝉蜕、诃子肉、胖大海、浙贝母、儿茶、川芎、酒大黄、连翘、甘草。

【性状】本品为糖衣或炭衣浓缩水丸，除去包衣后显褐色或棕褐色；味苦、清凉。

【功能主治】疏风清热，化痰散结，利咽开音。用于风热外束、痰热内盛所致的急、慢性喉瘖，症见声音嘶哑、咽喉肿痛、咽干灼热、咽中有痰，或寒热头痛，或便秘尿赤；急、慢性喉炎及声带小结，声带息肉初起见上述证候者。

【用法用量】口服。炭衣丸：一次 8 丸（每丸重 0.1g）或 6 丸（每丸重 0.133g）；糖衣丸：一次 20 丸，一日 3 次，饭后服用；儿童减半。

【注意事项】

1. 阴虚火旺者慎用。

2. 服药期间忌食辛辣、油腻、鱼腥食物，戒烟酒。

3. 老人、儿童及素体脾胃虚弱者慎用。

4. 儿童用药应遵医嘱，

【剂型规格】每丸重 0.1g，0.133g。

## （四）　治口疮剂

凡以清解消肿，治疗火热内蕴或虚火上炎所致的口舌生疮等为主要作用的中药制剂，称为治口疮剂。

本类中成药主要具有清解消肿或滋阴清解之功，兼有凉血、止痛、通便等作用，适用于火热上炎或阴虚火旺等引发的口内疮疡等。

### 口炎清颗粒

【出处】《中华人民共和国药典》2015 年版一部。

【药物组成】天冬、麦冬、玄参、山银花、甘草，辅料为可溶性淀粉、糊精、蛋白糖。

【性状】本品为棕黄色至棕褐色的颗粒；味甜、微苦；或味甘、微苦（无蔗糖）。

【功能主治】滋阴清热，解毒消肿。用于阴虚火旺所致的口腔炎症。

【用法用量】口服。一次 2 袋，一日 1~2 次。

【注意事项】

1. 脾虚便溏者慎服。湿热内蕴、食积内停者忌服。

2. 服药期间，忌食辛辣、酸甜、油腻之物。

【剂型规格】含蔗糖者每袋装 9g，不含蔗糖者每袋装 3g。

## 七、骨伤科常用中成药

凡以接骨疗伤，治疗皮肉、筋骨、气血、脏腑经络损伤疾患为主要作用的中药制剂，称接骨疗伤剂。

本类中成药主要具有活血化瘀、接骨续筋、消肿止痛之功，兼有通络、益气血、补肝肾等作用，适用于外伤或内伤等引发的跌打瘀肿、闪腰岔气、骨折筋伤等病证。

本类中成药大多辛苦泄散、活血通脉，有伤津、坠胎之弊，故孕妇及月经过多者禁用，阴虚津亏者慎用。个别有毒，不宜过量或久服。

### 接骨七厘片

【出处】《中华人民共和国药典临床用药须知·中成药卷》2010 年版。

【药物组成】大黄、当归、骨碎补、没药、硼砂、乳香、土鳖虫、血竭、自然铜。

【性状】本品为薄膜衣片，除去包衣后显棕褐色；味微苦、微涩。

【功能主治】活血化瘀、接骨止痛。用于跌打损伤，骨折筋伤，血瘀疼痛。

【用法用量】口服。一次 5 片，一日 2 次，黄酒送服。

【注意事项】

1. 孕妇禁用。

2. 骨折、脱臼者应先复位后再用本品治疗。

3. 脾胃虚弱者慎用。

【剂型规格】片剂：每片 0.3g。

### 七厘散

【出处】《中华人民共和国药典》2015 年版一部。

【药物组成】血竭、红花、朱砂、没药（制）、儿茶、冰片、麝香、乳香（制）。

【性状】本品为朱红色至紫红色的粉末或易松散的块；气香，味辛、苦，有清凉感。

【功能主治】活血化瘀，消肿止痛，止痛止血。用于跌仆损伤，瘀血疼痛，外伤出血。

【用法用量】口服。一次 1~1.5g，一日 1~3 次。

【注意事项】

1. 本品应在医生指导下使用。孕妇禁用。

2. 骨折、脱臼者宜先手法复位，再用本品治疗。

3. 不宜过量或长期服用。

4. 饭后服用可减轻肠胃道反应。皮肤过敏者不宜使用。

【剂型规格】散剂：每瓶装 1.5g，或 3g。

### 骨松宝颗粒

【出处】《国家基本医疗保险药品目录》2017 年版。

【药物组成】淫羊藿、续断、赤芍、川芎、知母、莪术、三棱、地黄、牡蛎（煅）。

【性状】本品为淡棕色至棕褐色的颗粒；气微香，味甜、微苦。

【功能主治】补肾活血，强筋壮骨。用于骨痿（骨质疏松）引起的骨折、骨痛、骨关节炎，以及预防更年期骨质疏松。

【用法用量】口服。一次 1 袋，治疗骨折及骨关节炎，一日 3 次；预防骨质疏松，一日 2 次。30 天为一疗程。

【注意事项】尚不明确

【剂型规格】每袋装 5g。

## 金天格胶囊

【出处】《国家基本医疗保险药品目录》2017 年版。

【药物组成】人工虎骨粉。

【性状】本品为胶囊剂，内容物为类白色或淡黄色粉末；气微，无味。

【功能主治】具有健骨作用。用于腰背疼痛、腰膝酸软、下肢痿弱、步履艰难等症状的改善。

【用法用量】口服。一次 3 粒，一日 3 次。3 个月为一疗程。

【注意事项】

1. 未发现明显不良反应。偶见个别患者服药后出现口干。

2. 服药期间多饮水。

【剂型规格】胶囊剂：每粒装 0.4g。

# 第四章　小包装中药饮片调剂技术 ▷▷▷▷

　　小包装中药饮片作为传统中药饮片的一种包装形式，是近十几年来逐渐兴起的，它既保留了传统饮片特色，又具有剂量准确、调剂简易、易于复核等优点。小包装中药饮片的出现，带来了中药饮片调剂模式的变革，也引发了饮片调剂信息化、自动化步伐的加快，对饮片生产、包装、调剂管理等多方面都提出了新的要求。

　　小包装中药饮片调剂作为一种新的调剂形式适用于医院和药店，目前主要是在医院中得以应用。同时，饮片小包装的形式如何满足中医临床辨证施治、随证加减的处方和用药要求，在实际应用中值得探索和需要进一步完善。

## 第一节　小包装中药饮片的基础知识

### 一、小包装中药饮片的基本概念

　　**1. 小包装中药饮片**　是由中药饮片厂按设定的饮片品种和剂量规格，以特定的包装材料包装，能直接"数包"配方的中药饮片。

　　**2. 小包装中药饮片的品种和剂量规格**　即为满足中医临床配方常用品种和剂量的使用要求，便于调剂，预先设定的小包装中药饮片品种及其剂量规格。小包装中药饮片属于单剂量包装，常设的规格有 1g、3g、5g、6g、9g、10g、12g、15g、30g。

　　**3. 小包装中药饮片的包装材料**　应符合国家药品包装材料的标准，禁止使用含"氯"成分和再生利用的材料。常用材料有聚乙烯塑料单膜、聚乙烯复合塑料膜、纤维滤纸、无纺布、汗衫布等。除无纺布、汗衫布等特殊材料外，包装应透明或部分透明，能直观地看到内装饮片。

　　**4. 小包装中药饮片的包装方法**　针对不同形状、质地的中药饮片，可采取自动、半自动和人工包装的方法，一些特殊品种还需采用真空包装。

　　全自动包装方法适用于体积小、颗粒均匀、流动性好的种子和片型均匀的根类等中药饮片的包装；半自动包装方法适用于密度、比重较大，但片形均匀的根、茎、藤、木类等中药饮片的包装；人工包装方法适用于体积较大、质地较轻且蓬松的花、草、叶类等中药饮片；真空包装方法适用于不能用常规高温干燥灭菌处理的中药饮片，能有效防止中药饮片出现虫蛀、霉变和走油等现象。

　　**5. 小包装中药饮片的标签**　标签印制应当符合国家食品药品监督管理部门对药品标签的有关要求，内容包括饮片名称、炮制方法、规格、产地、生产批号、生产日期、特殊煎煮方法、生产企业等，并附有质量合格的标志。

**6. 小包装中药饮片的色标管理**　是指在小包装中药饮片的包装袋上或标签上，使用不同的颜色来代表不同的规格。色标应用能达到快速识别的目的，利于小包装中药饮片在医院中各个环节的验收和中药饮片处方的调配复核。

根据同一规格不同品种使用同一种颜色和避免使用含有特殊意义颜色的原则，目前，常采用国际通用的潘通色卡（PANTONE solid coated），拟定红桦色（8062C）、青色（312C）、薄绿色（355C）、淡钢蓝色（8201C）、利休鼠色（8321C）、蓝色（299C）、晒黑色（8021C）、薄花色（7474C）、银鼠色（8100C）9 种颜色作为小包装中药饮片色标。

有条件实行条形码管理的应在标签上加印条形码。

## 二、小包装中药饮片的兴起与使用现状

### （一）中药饮片传统调剂方式的局限性

**1. 称不准、分不匀**　中药饮片传统方式调配时使用"戥"作为称量器具，由于调剂人员重速度、轻质量等主观原因，分剂时往往做不到逐剂逐味称量，而是依体积估算，使得同一处方每一剂之间存在较大的重量差异，误差较大，称量误差难以达到≤5%的要求。

**2. 效率低**　中药饮片传统调配的正规操作应是逐剂逐味称量，或逐味称取总量后按"等量递减、逐剂复戥"的方法分剂称量，调配效率较低，患者候药时间长。

**3. 复核难**　中药饮片传统调配中对复核人员有较高要求，需具有中级以上专业技术职称，能准确鉴别饮片。中药处方多为复方，调配时多种饮片混合，增加了复核的难度，且少药味易查出，错药味或多药味不易发现，复核时存在着"查少不查多"的现象。

**4. 损耗大**　当配方有误和出现"串斗"时，分散的中药饮片分拣困难；调配时，手抓戥称容易漏撒。这些都是造成饮片传统调配方式损耗大的原因。

**5. 卫生差**　中药饮片来源于动物、植物、矿物等，经过切制、炒制、辅料炮制易形成碎屑。在搬运、上斗、调配过程中，中药饮片的相互摩擦，容易造成药房工作环境大量药屑和粉尘，不利于从业人员的身体健康。

### （二）小包装中药饮片的使用

20 世纪 90 年代开始，就有饮片生产企业开始尝试开发使用小包装中药饮片，最初主要是将先煎后下及有毒的品种制成单剂量包装供临床使用。2000 年前后，为了克服饮片传统调剂方式称不准、分不匀等问题，各地均开始尝试以常用剂量单独分装的小包装中药饮片代替传统散装中药饮片。

2007 年 8 月，国家中医药管理局在分析比较小包装中药饮片与散装中药饮片的配方调剂情况后，在全国选择了 19 家三级、二级中医医院，开展推广使用小包装中药饮

片的试点工作。2008 年 8 月，在总结各试点医院经验的基础上，组织制定了《小包装中药饮片医疗机构应用指南》，并下发了《国家中医药管理局办公室关于推广使用小包装中药饮片的通知》，逐步开始全面推广小包装中药饮片的使用。

据 2010 年的统计数据，在全国范围内调查的 2845 家中医医院中有 970 家使用了小包装中药饮片，使用率为 34.09%，其中三级中医医院使用比例高于其他级中医医院近 20%。

随着小包装中药饮片的推广使用，医院中药房的信息化、自动化工作也随之推进了一大步，越来越多的医院中药房开发使用了小包装饮片智能调配软件，实现了饮片处方的预调配和发药的扫条码核对等。专门针对小包装中药饮片研发的半自动，甚至全自动的调配设备也在部分医院中药房投入使用，大大提高了工作效率。饮片生产企业扩建了小包装生产车间，按照医院的定剂量包装要求，实行饮片小包装的规模化包装加工。

### 三、小包装中药饮片的特点和优势

#### （一） 保持传统特色

小包装中药饮片保持了传统饮片的外观性状，不改变中医临床以饮片入药、临用煎汤、复方共煎的用药特色，且可以做到不限制临床医师的处方用药剂量。

#### （二） 质控标准提高

小包装中药饮片在纯净度、含水量、灭菌、灭虫卵等方面的质控要求较散装饮片为高，饮片生产厂家在生产工艺、灭菌处理、包装材料和质量检验等多方面采取了相应措施，提高了质控标准，以保证小包装中药饮片的质量。

#### （三） 包装剂量准确

饮片厂在生产小包装中药饮片时，自动化称量的精度高，避免了手工戥称分剂量的误差，且有严格的产品质量检查，因此能有效地控制每包饮片的重量差异。

#### （四） 简化调配过程

小包装中药饮片调配过程中不再需要称量，只需根据处方，直接整包拿取，甚至可以使用机器调配，减轻了配方人员的工作强度，简化了调配过程，调配效率提高。

#### （五） 调配复核方便

小包装中药饮片保持了原饮片的外观形状，且包装上多有透明部分，易于核对饮片质量。包装标识内容全面、清晰，无论是药师还是患者，均可方便地根据处方核对药品信息。

#### （六） 改善工作环境

使用小包装中药饮片进行处方调配，避免了不可回收的调配漏撒，减少了浪费，还减少了环境粉尘，货架式摆放装量大，显著改善了中药调配工作的环境。

### （七）利于改善服务和提高管理水平

**1. 量化管理**　小包装中药饮片克服了饮片戥称操作存在的称量不准、分剂不匀、调配漏撒等问题，使得其库存可以准确量化管理。

**2. 信息化、自动化**　小包装中药饮片具有固定的规格包装，方便对其进行信息化管理，可实现出入库、库存、处方、调配清单、发药核对、患者用药指导等的计算机管理，实现自动化调配。

**3. 条码、色标管理**　小包装中药饮片易于开展条码管理和色标管理，有利于提高调配效率，减少差错。

**4. 改善服务**　小包装中药饮片调配可采用预调配模式，优化患者取药流程，缩短患者候药时间，方便患者自行核对药品与处方，从而提高患者的满意度。

## 四、小包装中药饮片的局限性

1. 中医临床用药，以辨证施治、随诊加减为原则。针对患者体质的强弱和病势轻重缓急的不同，随证加减体现了医生处方用药剂量的灵活应用。固定的剂量包装，难免给这一灵活性带来局限。

2. 中药饮片有合理的水分含量，一般饮片生产加工对含水量控制在 7%～13% 的标准范围内。不同中药饮片的配方需求和流通量存在着差异，由于小包装材料的透气性差，临床配方使用量少、流通较缓的小包装饮片容易在贮存保管过程中出现发霉、变质现象。

3. 中药饮片实行小包装，多种剂量的包装规格不仅增加了企业的生产包装成本，而且在实际调配使用中增加了重新拆包的复杂性。

# 第二节　小包装中药饮片的品种、规格

每个医院使用的小包装中药饮片对品种和规格的要求都有其自己的特点，常用品种及其常用规格各不相同，又各自有一定规律可循。即常用品种规格相对固定，数量有限，且可以根据处方数据的统计和分析分类设定。各医疗机构应根据本院的科室设置特点、医生处方用药习惯，在对处方数据进行统计分析的基础上，设定相适应的小包装品种和规格，满足临床用药需要和调配效率。品种和规格设定是否合理，是科学运用小包装中药饮片开展调剂工作的关键。

## 一、品种与规格设定的基本原则

**1. 满足临床和调配需要原则**　小包装中药饮片品种、规格、剂量的设定，都应在满足临床医师处方要求的同时，尽可能提高处方的完全调配率，即一张处方的药味和剂量全部与设定的品种、规格相符的比例应尽可能高。

**2. 筛选多数原则**　实施饮片小包装化，需综合考虑生产成本、调剂室面积、调配人员工作强度等因素。根据"二八定律",选取常用品种和规格,可以达到包装和调配操作的低成本、高效率的最佳效果,使用频率低的饮片品种、常用饮片的不常用剂量都可以不予设定其品种、规格。

**3. 因药而异原则** 不同的饮片品种,在小包装化时,应根据总体用药情况,分别设定品种和数量,不同的饮片其设定可有明显差异。如麻黄、细辛与黄芪、茯苓的规格设定会有明显差异。

**4. 数量最少原则** 在满足处方和调配使用的前提下,尽量减少一种中药不同品种和规格数量的设定,以减少成本和提高效率。

**5. 高频多规原则** 对于使用频率高、使用剂量种类多的饮片,在调剂室面积和人力配备允许的情况下,根据常用剂量,可适当多设定规格种数,以提高调配效率。

## 二、品种与规格设定的基本步骤

### (一) 处方统计分析

通过调查既往中药饮片处方数据,结合本医院名老中医临床用药特点及经典中药处方的特殊性,以确定适合本医院临床用药习惯的小包装中药饮片的品种和规格。

**1. 处方样本选择** 随机抽取一定时间段内一定数量的处方,处方应有代表性,涵盖所有科室和专家、门诊处方和住院医嘱,应考虑医生出诊时间的规律。如选取近12个月的处方,若处方量较大,则可每季度选择1个月,或者在选取的月份中选取1周的全部处方。

**2. 处方数据处理**

(1)统计数据内容:①处方中各种中药饮片的使用频率,即每种饮片在全部样本处方中出现的次数;②每种饮片的各种剂量的使用频率,即每种饮片在全部样本处方中出现的剂量数,以及每种剂量出现的次数。

(2)统计数据排序:将品种和剂量数据按品种、规格等多种方式排序,得到排名靠前的常用品种和其规格数量等。

### (二) 饮片筛选

**1. 初步筛选** 根据实际情况,可选取全部使用的品种和规格,也可参考"二八定律",选取累计使用频率占全部使用频率之和80%以上的品种和规格,作为初筛结果。

**2. 拟定品种** 将初筛的结果按品种分列,参考常用品种、每种饮片的规格数量,人工进一步分析筛选,品种出现频率高的可适当多设规格。一般常用品种可设置3~5个规格,基本可以满足医生处方的需要。也有医院直接规定常用品种,每个常用品种设定2~3个规格。

**3. 模拟测试** 随机抽取一定时间段内一定数量的处方,利用计算机,将拟定的品种和规格代入抽取的处方中进行测试。

测试指标:①处方的完全调配率,即拟定的品种和规格可以完全满足处方调配的比例。如果处方出现某种饮片剂量不能使用拟定规格调配，则该处方为不可配处方。完全调配率与品种规格设定的数量是否科学有关。②处方用包比，即在可完全调配的处方中，单张处方的用包数与该处方的药味数之比。处方用包比≥1，比值等于1时每味饮片调配时使用的包数最少。处方的完全调配率越高，用包比越接近1，则调配效率越高。

**4. 调整确定**　综合考虑调剂室面积、人员配备情况、劳动强度、饮片包装生产等因素，将经过模拟测试的品种与规格再次调整，使其完全调配率尽可能高、规格数量尽可能少，且用包比尽可能接近1，确立本单位实施小包装的饮片品种和规格数量。

### （三）　审定发布

将通过对处方数据分析筛选出的饮片品种和规格，在广泛征求意见的基础上，报请医院药事管理委员会批准后发布使用。

### （四）　反馈调整

根据小包装中药饮片的使用情况、处方完全调配率、处方用包比等指标进行跟踪监测的结果，不断完善小包装中药饮片的品种和规格的设定。

# 第三节　小包装中药饮片的调剂操作规程

## 一、调剂流程

### （一）　调剂模式特点

小包装中药饮片是单剂量包装，它的出现促成了饮片调剂模式的巨大改变，除了收方审方、调配、复核、发药几大常规操作流程外，小包装的饮片调剂模式具有许多新的特点。

1. 调配形式变"称量"为"数包数"。
2. 复核形式变"认药识药"为"辨标识看饮片"。
3. 调配、复核、发药的人员配比发生变化，复核岗位与发药岗位可以合并。
4. 单剂量包装便于药品"回斗"，预调配模式被普遍采用。
5. 中药房的工作重心由正确完成调配为主转变为窗口发药交代、患者用药指导为主。
6. 库存实现数量信息化管理，做到账物相符。

### （二）　调剂流程信息化、自动化

小包装中药饮片的单剂量包装，是饮片包装剂量的标准化。在此基础上，可以实现整体调剂流程及患者候药取药流程信息化，例如采用预调配预约取药模式，将药房工作流程、患者流程的全部环节都纳入信息化管理中，从接受处方开始，到处方审核、处方按类别分配给不同药房窗口及其对应的调配人员、调配单打印、处方调配过程、处方调配完成、患者通知与呼叫、发药与用药指导、库存管理、汇总分析等每一步操作，均利用信息化手段进行整理、提示、记录、打印，使整个流程更加优化，效率提高，各种资源分配趋于合理，内部流程和患者流程都更人性化，提升管理质量和服务质量。

## 二、调剂室与调剂设备

由于每种小包装中药饮片都有若干个规格，每种规格在摆放时均应有自己独立的货位，单剂量包装的小包装中药饮片较传统散装饮片体积大，调剂室面积、药柜药架的层高、体积和数量均要多于传统散装饮片。由于小包装中药饮片调剂流程的新特点，调剂室及设备应与其相适应，因此对调剂室及其设备的要求也有所不同。

### （一）调剂室

调剂室的面积除了与处方量、窗口数等传统因素有关外，还与小包装品种、规格、数量、流程安排有关。使用调剂车替代调剂台，对零散、不规则面积的利用率增加，对总面积或规则形状面积的需求下降；通道的安排与调剂室形状、药柜摆放方法、调剂车大小等相关。调剂室中的通道设计要考虑人员、车辆等的行走路线，科学设计，尽量缩短调配人员的工作行走距离。

### （二）调剂设备和器具

小包装中药饮片的包装形式是模式化的，容易实现机械化、自动化调配。目前已经开发上市了小包装中药饮片半自动和全自动的调配设备，其中，半自动调配设备适合中小型医院药房使用，全自动设备更适合日处方量千张以上的大型医院药房使用。调配人力的配备、流程设计的合理性，直接影响患者的候药时间。

药柜的配备应与本单位的处方量、品种和规格的数量、调剂室房屋格局和面积等相适应，药柜的形式可以依据医院具体情况决定，如抽斗式、货架式等。

作为操作平台的调剂台或调剂车，可依据不同流程的需要进行设计和选用，调剂车应注意其稳定性，确保放置药物后不会倾覆。

如果使用鲜药，应配备相应的冷藏设备。

包装袋应配备多种规格，可考虑使用不同大小、不同颜色、不同标记或不同材质的包装袋来区分不同种类药物，方便复核人员和患者能一目了然地加以区分。如内服与外用的处方，使用不同颜色的包装袋；先煎、后下等特殊煎法的中药及需冷藏的中药，应使用有特殊标记、特殊颜色或特殊材质的包装袋。

## 三、斗谱编排

斗谱应在对处方数据进行分析的基础上科学设计，使调配人员在处方调配过程中行走距离最短，提高调剂效率。斗谱编排时应注意：

1. 常用品种与规格编排在行走路线的前端。

2. 常用品种与规格编排在药柜或药架的中层。

3. 坚硬质重或质地松泡体积较大的饮片，宜放在药柜、药架的底层。

4. 参考传统斗谱编排原则，综合考虑常用与否、性状、药用部位、功效、药对等因素进行斗谱设计。常用的配伍品种可编排在一起，如天冬和麦冬、知母和黄柏、红花和桃仁、生地黄和熟地黄等；性状或药名相似易混淆的品种应隔开放置，减少不必要的差错。

5. 一个品种的不同规格，依据医院具体情况和调剂习惯等决定是否分开编排，若编排在一起，可考虑用色标区分同一品种的不同规格。

6. 将斗谱按一定规则设定货位号码，供使用调配单调剂时使用，允许调配单按货位顺序打印，减少调配人员行走距离。

## 四、调剂操作

### （一）收方审方

收方可为传统的纸质处方，或从信息系统中打印的调配单。审方时药剂人员应审核处方中的"十八反""十九畏"及剂量、脚注、禁忌等内容，问题处方未经医生修改或再次双签字确认，应拒绝调配。

### （二）调配

取药与分剂可一人一步完成，也可分步分人完成，原则上所有药味应分剂包装。取药时应按药味逐一调配，以免遗漏。同一药味分剂过程中间不应停顿，以免错分，造成有的药剂中某药缺失，有的药剂中某药双份。

取药应遵循用包数最少原则，如党参有 5g、10g、12g、15g 四种规格，处方党参 30g，应付 15g 两包，而不应付 10g 三包或 5g 六包，以提高效率和减少差错。

含罂粟壳的处方不得使用小包装中药饮片调剂，罂粟壳按麻醉药管理，使用淡红色处方，每剂用量 3~6g，每张处方不超过 3 剂，连续使用不超过 7 天，调配时必须混入群药，不得单方发药。

### （三）包装

有特殊煎服法、特殊储存脚注的药味应单味药分别包装，不能与其他药混装，如先煎、后下、包煎、烊化、冲服、冷藏、退热后减量等，便于特殊煎煮操作，便于按医嘱对处方做出调整。外用药应有特殊包装或标识。包装外应固定有处方底方或调配单、取药凭证存根等。

### （四）复核

处方要求 100% 复核，小包装中药饮片复核人员的要求与散装饮片不同，可由药师以上专业技术职称人员担任。可设置独立的复核岗位，也可由发药药师复核。复核时要求既要核对药味是否正确，也要核对给药量是否与处方剂量相符，还要核对特殊煎服法、需特殊储存饮片等是否单独包装及标注是否清晰。

### （五）发药

发药人员应具有药师以上专业技术职称，发药时做好信息核对，做好煎服法、储存、用药注意事项等的用药指导。

## 第四节 小包装中药饮片的仓储管理

在仓储工作中，除按中药饮片常规要求外，还应充分注意到小包装中药饮片的特殊性。

**1. 仓储面积和设备** 相对于传统散装饮片来说，小包装中药饮片需占用更多的仓储面积，可使用多层货架以适应不同的储备量；还应有一定的控温设施设备，以保证饮片质量。

**2. 货位设置** 应按品种和规格设计货位，货位应相对固定，标识清晰。易走油、发霉、生虫的小包装中药饮片，可将货位设置于阴凉、冷藏的仓储环境中。

**3. 采购** 根据不同品种、规格的实际用量制定采购计划，从正规供货渠道购入饮片，对供货商应定期评估其药品质量和服务质量。

**4. 入库验收** 验收内容应当包括品种、规格、数量和质量等，注意大、中、小包装上标识的一致性，还要注意标识与内装饮片的一致性。小包装中药饮片是单剂量独立包装，装量差异和饮片含水量也是验收的重要内容。

**5. 在库养护** 养护内容包括品种、规格、数量、质量、仓储环境等，其中质量养护最为重要，质量养护可采用抽查、留样等多种形式，包括含水量、包装标识是否完整、有无气鼓、是否霉变虫蛀等。有条件的还可进行指标性成分的含量测定。

**6. 出库** 根据先入先出的原则，做好信息管理，生产日期远的出库应优先。

## 第五节 小包装中药饮片的注意事项

小包装中药饮片的应用有其自身优势，医院药房因此发生了很大的变化和发展，但也存在一定的局限性，需要进一步改进和发展。

**1. 饮片名称** 小包装中药饮片标签标识清晰，患者可以自行对照标签和处方中的饮片名称，因此需要处方和标签均使用统一规范的饮片名称，应使用符合《中华人民共和国药典》、各地方的饮片炮制规范、饮片标准等规定的药名。

**2. 饮片规格** 饮片的品种和规格设定无法覆盖所有的特殊需要，如儿科的特殊剂量应在药房中保留部分散装饮片以满足调配需求。

**3. 环保和应用** 目前常用的包装材料是聚乙烯树脂类塑料，其降解性差，煎煮前需逐袋拆包，给患者实际使用增加了复杂性。

**4. 饮片质量** 为了实现包装的机械化和自动化，小包装中药饮片在包装前一般经过适度破碎，片形不如传统散装饮片完整；需临方捣碎的饮片应防止走油等变质问题；易生虫发霉的饮片，应注意贮存时间。

**5. 生产成本** 小包装中药饮片因生产设备、包装材料、人工等，生产成本有所增加，尤其对于价格很低的药，则会引起价格增长幅度过大的问题。

# 第五章　中药配方颗粒调剂技术 ▷▷▷▷

## 第一节　中药配方颗粒的基本概念

中药配方颗粒是生产企业以传统中药饮片为原料，由单味中药饮片经过提取、分离、浓缩、干燥、制粒、包装等生产工艺加工而成的中药，在中医临床配方后，供患者冲服使用。中药配方颗粒严格按照药品 GMP 生产和管理，质量标准应符合国家药品标准。

中药配方颗粒遵循中医药理论，保留了中医辨证论治的特色，在使用时仍可采用"君、臣、佐、使"的配伍原则，辨证选用、随证加减。中药配方颗粒是在饮片基础上的改进与发展，是中药现代化的一个重要的技术突破，它的临床使用方法、品种数量是对传统中药饮片的补充。

### 一、中药配方颗粒的历史沿革

几千年来，中药的服药方法以汤剂为主，汤剂的基础是中药饮片。饮片对于临床中药调剂来说，相比丸、散、膏、丹等中药传统剂型要方便得多，因其能适合中医辨证论治、随证加减，且吸收快，作用强而久用不衰。随着科学技术的进步和现代生活习惯的改变，汤剂这一使用了千百年的古老剂型已不能适应一部分人希望快速、简便服用中药的需求，因此，多年来汤剂剂型一直在改进和发展变化中。单味中药颗粒剂，就是近些年中药饮片改革进程中的一个产物。

20 世纪 20~50 年代，国内已出现对单味药材煎煮液进行混合的报道。20 世纪 60~70 年代，国内有些医院也曾经将单味药材分别煎煮后进行配药的尝试。随后几年里，由于中医药界对单煎与合煎的等效性存有疑问，学术争议始终未得到解决。按照中成药制剂中"冲剂"的制备工艺和剂型，也有学者提出了对中药汤剂进行改革的设想，即先将中药饮片分别用水煮提，然后低温浓缩、干燥，制成规定量的干颗粒。在配方时，按处方要求，取各单味颗粒混合配伍。这一设想引起了业内的讨论，但未得到广泛认同和推广。70~80 年代，日本对经方进行了深入的开发，通过提取、分离、浓缩、干燥等工艺制成了质量均一的颗粒剂。随后研发的复方颗粒剂成为日本汉方药厂的产品。同期，我国台湾也以"浓缩中药"颗粒剂的形式生产和推行"科学中药"。不同的是，在日本是以经典方剂制成颗粒剂，在我国台湾是以经典方剂为主，辅以单味中药配方颗粒。

20 世纪 90 年代，中药配方颗粒在我国受到关注。1993 年，中药配方颗粒被列为国家科委"星火计划"，之后被列入国家"十五"发展规划以及"中药现代化科技产业行动计划"。2001 年 11 月，国家食品药品监督管理局发布《中药配方颗粒管理暂行规定》，该规定要求自 2001 年 12 月 1 日起将中药配方颗粒纳入中药饮片管理范畴。

近年来，越来越多的中医院引入中药配方颗粒，全国多个地区将中药配方颗粒逐步纳入基本医保药品目录，临床应用不断扩大。卫生部 2009 年的数据显示，全国中药配方颗粒年试制产量超 10000 吨，年销售额达十多亿元人民币，占中药饮片年销售额的 6%，且每年正以 30% 以上的速度递增。

为加强国内对中药配方颗粒的管理，引导产业健康发展，更好地满足中医临床需求，国家食品药品监督管理总局于 2015 年 12 月 24 日发出公告，发布《中药配方颗粒管理办法》（征求意见稿）和《中药配方颗粒备案管理实施细则》，向社会公开征求意见，正式实施的《中药配方颗粒管理办法》将替代原有的暂行规定。中药配方颗粒的临床处方和调剂应遵循国家中医药管理局制定的《医院中药配方颗粒管理规范》。

## 二、中药配方颗粒的使用情况

中药作为我国医药行业"十二五"规划的重点发展产业之一，新医改和国家发布的《国务院关于扶持和促进中医药事业发展的若干意见》表明了我国对中药行业的发展导向和相应的扶持政策，未来各方资金都将会加快向中药行业倾斜，以促进中药产业的发展。配方颗粒销售规模小、市场潜力大、主要生产企业均着手产能扩增。2006 年中药配方颗粒市场规模仅为 2.28 亿，2013 年市场规模就已经达到 42 亿，复合增长率高达 51.6%。据统计，到 2016 年市场整体规模已突破 110 亿元，至 2018 年将快速增长到 188 亿元。

中药配方颗粒在我国内地及台湾地区，以及日本、韩国、新加坡等国应用相对较多，已经有了比较丰富的临床实证经验。当然，这些地区在中医药学传统、政策法规、产品加工方法、发展思路上会有所不同。国际上普遍存在的以相当数量的成方颗粒为基础，临证加减一些单味颗粒，这些地区的临床实践结果能为我们提供部分的参考数据。如台湾有制药厂生产成药颗粒 300 余种，单味中药配方颗粒 400 余种，日本有单味及成药颗粒各 200 种以上，韩国有 300 种以上的中药配方颗粒。

从临床应用范围上看，中药配方颗粒几乎适用于所有的专科疾病，尤其在中医急症治疗方面，可以发挥即冲即服的优点，很大程度上促进了中医急症医学的发展。从患者对配方颗粒需求的分布来看，中青年患者占大多数。

## 三、中药配方颗粒的调剂优势

中药配方颗粒多采用药用复合膜单剂包装，不会出现中药饮片日久受自然环境因素影响而出现发霉、虫蛀、变色、变味等现象，避免尘土碎屑污染，卫生安全。

中药配方颗粒通过提取生产，制备工艺规范，工艺流程稳定，保留中药的有效成分，使颗粒剂有效成分含量可控，提高了药材的利用率，减少了汤剂制备环节多带来的差异。

中药配方颗粒多采用信息化和自动化技术进行调剂，剂量准确，同时减轻了劳动强度，节省了人力成本，提高了工作效率，缩短了患者的取药时间。传统散装饮片多以手工逐一调配，不仅调配人员的劳动强度大，而且在称量、分剂量等环节易出现剂量误差。

中药配方颗粒按照不同药物的特点采取不同的提取制备工艺，也注意到了煎药时需要特殊处理的一些中药的特性。如需后下的中药饮片有效成分多为挥发油，挥发性成分常规煎煮易散失，中药配方颗粒先把挥发油提取出来，再在制粒过程中加入，使中药配方颗粒中挥发油含量有所提高。总体上，中药配方颗粒按 GMP 要求进行生产，使中药配方颗粒达到现代化中药制剂要求，顺应中医药现代化的需求，增强中药的国际竞争力，有利于中药走向世界。

中药配方颗粒是小剂量精细包装，单味药物重量轻、体积小，储存及运输方便，能够满足居家、出行和急诊病人随取随用的需求。传统散装中药饮片在流通环节上存在不同厂家、不同批次追溯环节多的问题，中药配方颗粒按照《中药配方颗粒管理办法》的规定，应当符合药品电子监管的要求，使用中药配方颗粒的单位必须在终端销售环节扫码确认，对中药配方颗粒的生产和使用实行全程追踪、监管。

## 四、中药配方颗粒的常见问题

截至 2015 年，全国共有 6 家中药配方颗粒生产企业，但生产工艺标准还没有统一；中药是多种成分的复合体，提取工艺标准不同，不同厂家生产的中药配方颗粒成分也会有所差异。中药饮片的质量决定中药配方颗粒的质量，一种中药饮片可以有数种来源，目前中药配方颗粒产品标签上饮片品种基原标示还不完善。当前中药饮片炮制全国性的质量控制标准尚未统一，故中药配方颗粒采用的炮制标准也不同；同时，中药配方颗粒炮制品种明显不足，不能很好地满足临床需要。

中药复方合煎时各药物成分间会发生不同类型的相互作用，发生增溶、助溶作用，提高某些有效成分的溶出率；或发生拮抗作用，能够降低某些有害成分的溶出率；甚至生成一些新成分或令某些成分发生转化从而达到相互促进、相互制约、增强疗效、缓和药性的目的。中药配方颗粒尚无法解决单煎合并液与合煎液之间化学成分与药效有明显差异的问题，中药配方颗粒与传统中药汤剂疗效是否一致还有待进一步考证。中药配方颗粒由中药饮片制得，因受产地环境、气候等因素的影响，可能会产生药材重金属富集，储存不善导致的黄曲霉素浓度超标，或加工过程中因使用硫黄熏制等工艺导致二氧化硫残留等问题，均可影响中药配方颗粒的安全性和有效性。

中药配方颗粒制备环境、设备要求较高，必然导致中药配方颗粒价格相对较贵，增加了患者的经济负担。

# 第二节　中药配方颗粒的操作规程

中药配方颗粒的使用也是按照传统中药饮片的调配要求，凭医师处方予以调配。服用时将处方每个单味药合而冲之，即冲即服，即所谓"以冲代煎"。由于中药配方颗粒在形态、性状、称量、包装、储藏条件等方面有其自身的特点，所以与传统中药饮片的调剂相比，在调剂室的布置、调剂设备，以及具体的调剂操作规程等方面有很多的不同和要求。

## 一、调剂室面积与布局设计

### （一）　调剂室面积

与传统中药饮片相比，相同剂量的中药配方颗粒，体积大为减小。不同厂家生产的配方颗粒产品的包装形式各不相同，有定剂量小包装或大盒密封包装的不同规格。中药配方颗粒调剂室可依据日常配方的数量规模和调剂方式不同而设定使用面积。

### （二）　调剂室布局设计

目前市场上中药配方颗粒主要有两种包装形式：一种是普通配方颗粒，即定剂量的小包装；一种是大盒密封包装，调配时按处方剂量称取配方或微机调配。

小包装的配方颗粒在调配的过程中颗粒始终处于密封的状态，不与空气接触，所以普通配方颗粒调剂室的布局设计要求相对较低，与传统中药饮片的调剂室布局基本相似，但空间与占地面积相对要节省很多。

大盒密封包装的配方颗粒在调配的过程中按处方剂量称取，打开后，颗粒要与空气接触，对配方环境的温度、湿度和净度有较高的要求。在调剂室设计时，可采用半封闭模式，同时要配备除湿机、温湿度计、空调、除尘机、封口机等相关设备，以确保调剂室的环境温度和湿度处于相对稳定的状态，避免颗粒吸潮；有条件的中药房还需配备空气净化设施，使配方环境达到净化的要求。

## 二、中药配方颗粒的调剂操作

中药配方颗粒的调配流程，大部分与传统饮片一致，都要经过医师处方以及审核、计价、调剂、复核、包装、发药等过程。在称量调剂时，尤其要注意剂量换算或称取剂量的准确性。科学合理的调配操作步骤可以保证调配质量、提高调配效率、防止和杜绝调配差错的出现。

### （一）　小包装配方颗粒调配操作规程

1. 收取患者收据，打印处方和清单。
2. 按照"四查十对"要求对处方进行审核。

3. 根据处方剂数摆好相应数的调剂盘。

4. 处方可通过信息化技术，按照库位顺序对处方的药物进行再排序，以排序后药物顺序及包数有序调配为原则，即按库位顺序取每味药物总包数（剂数×每袋/剂），每次可取 3~5 种药物，在调剂台按顺序把每味药及袋数分发至调剂盘，直至调剂完毕。

5. 由第二人核对处方，可按重新排序的处方药物顺序复核，复核时注意计算每剂药总共的袋数，无误后装袋。

6. 在药袋上写清楚患者姓名、剂数、每日服用次数等。

7. 发药，再次核对患者姓名，交代用法用量及注意事项等。

8. 处方加盖调剂人、复核人、发药人章后留存。

普通颗粒调配操作简易流程：收方→审方→调剂→审核→包装→发药。

注意事项：①熟练掌握中药配方颗粒与饮片之间的剂量换算。②按处方药味顺序和剂量有序调剂，以防止遗漏。③如遇与处方要求剂量不符时，应与处方医师联系，重新确认后再行调配。④调剂时注意颗粒有无结块和包装破损情况。

## （二） 散装配方颗粒调配操作规程

用密封盒、瓶装的散装配方颗粒，能够满足医生随诊加减的处方剂量变化需要。调剂时，有人工称量调配和调配机自动调配的不同。手工称量时，根据换算好的配方颗粒剂量，按剂数准备相应数量的包装袋，按照处方药味顺序，逐一称量。每袋即与处方药味相符的复方配方，称量完毕后，逐袋封口包装。

自动化调配，需按照设备使用要求，规范操作：

1. 打开设备电源。先打开药柜电源，再开启调剂设备电源，输入用户名和密码登录。

2. 录入处方。输入处方或者 HIS 系统下载电子处方。录入处方时需确认纸质处方与电子处方是否一致，核对患者姓名、年龄、处方剂数、处方药名。系统自动进行处方审核，如果出现临床用药禁忌，则需要药师再次确认。

3. 药袋承载盘套袋、放入调配机。药袋从零点起按顺序套满。根据处方剂数（每剂药需两个药袋）和服用方法（内服、外用药袋不同）套袋，药袋口一定要套在药袋上盘接药口上，顺序从药盘的 1 号开始。

4. 开始调剂。点击"开始调剂"按钮，根据指示灯从药柜上取下药瓶，依次取出各个颗粒药瓶进行调剂操作。

5. 确认药瓶条码。药瓶条码对准调剂设备扫描确认。

6. 安装药瓶到调剂位置。先将药瓶底部朝下放在药量监测称重部位，称重确认后再插入药瓶。药瓶盖条码旁的缺口对准调剂部的定位标志，按下药瓶，使药瓶安装在调剂口部。

7. 按下调剂设备上的"调剂开关"，调剂设备开始自动分药。

8. 调剂完成取下药瓶向斜上拔出药瓶。

9. 将药瓶放回药柜。调剂完毕的颗粒，将药瓶放回对应储药格中。6~9循环操作至全部颗粒调剂完成，药盘自动退出。

10. 取出药袋承载盘。一手拿住药袋承载盘上盘孔，一手托住盘底，提出调剂设备，平稳地放在桌面上。

11. 从药袋承载盘上取下药袋，轻微震动药盘，少量药盘上黏附的颗粒粉末落入药袋中，再将药袋取下封口。

12. 药袋封口。包装药袋逐一封口，检查封口处是否完整，电子台秤逐一复核装量，核对药袋数，将封好口的药装入药用纸袋中，并在纸袋上注明患者姓名、处方剂数、药袋数和调剂日期，处方加盖调剂、复核人印章。

13. 发药。核对患者姓名、剂数，不确定是否是某病人药时，再次刷卡确认；交代用法用量、注意事项等；处方加盖发药人印章。

14. 清理。药盘和调配机调剂完毕将调剂口处遗留的药粉用毛刷清理干净，避免下一个处方调剂时交叉污染。药盘清洗、消毒、干燥备用。一方一盘（一个药方一个调剂盘），保证药品卫生。

散装颗粒调配操作简易流程：收方→审方→装药袋→上微机调配→封口→复核→装袋→发药。

微机调配注意事项：①瓶内要保证颗粒足量，装药一定认真核对，条码扫描进一步确认，杜绝装错。②套药袋时注意分清内服和外用。③安装药袋承载盘时注意承载盘上方旋钮是否对准药盘箭头方向，以免调剂结束拿出时药品洒落。④如果药瓶口无法安装或安装困难时，说明药瓶口内有粘连，需更换瓶头。⑤瓶口如有药物洒落及时更换瓶头。⑥从承载盘上取下药袋的过程中需小心谨慎，以防将药品散落。⑦散装颗粒调剂区应封闭，配备除湿机，环境相对湿度不应大于40%。⑧封口机提前5分钟预热，以便调剂完成的药及时封口，封口时要检查第一袋是否封牢。封口机在调配完处方时要及时关闭。

### （三）中药配方颗粒全自动发药机工作操作流程

**1. 工作准备**

（1）打开电脑：插上电源插头，打开电脑主机，打开"急停"开关，整机回零。

（2）打开软件：①接口程序；②收款程序；③发药机程序。

（3）上货补药：做好发药前的准备工作。

注：上药的过程请两人认真核对，瓶子放固定位置，并注意操作安全。

**2. 工作进行中**

（1）查处方：做到"四查十对"。

（2）处方调配完毕后，扫描药盒条码再次确定病人姓名及剂量，核对无误方可装袋送药至前台以发药给病人。

**3. 工作结束**

（1）关"急停"按钮。

（2）检查药瓶做记录：做查斗上药准备。

（3）擦洗仪器，做好仪器维护。

（4）关电源开关。

### 三、中药配方颗粒的仓储管理

#### （一）　中药配方颗粒的采购

药库在购进中药配方颗粒时，要从正规的生产厂家购进，生产厂家要提供生产许可证、药品经营许可证、GMP 证书等相关文件，每批货还要提供药品质检报告。

#### （二）　中药配方颗粒验收入库

中药配方颗粒到货后，验收人员逐批进行检查，仔细核对原始凭证，检查购入药品的品种、规格、数量、生产日期、产地等项目，全部合格者进行登记，验收时每批均做完整记录。对于药品质量有异议的应暂停入库。

#### （三）　中药配方颗粒储存与养护

中药配方颗粒失去了传统中药饮片的性状特征，外观规格统一，所以在货架摆放时需标识清晰，可按照药品的首字母顺序进行摆放。摆放还要遵循"先进先出，近效期出"的原则，效期近的摆放在外面。

中药配方颗粒的贮藏受季节的影响不大，主要是预防受潮，颗粒制剂容易受潮结块，从而影响药品质量。中药配方颗粒的贮藏温度控制在 0~30℃ 之间，相对湿度在 45%~75% 之间。管理人员应做好库房温、湿度的监测和管理。设置除湿机、空调等相关设备以保持药库温、湿度。

#### （四）　中药配方颗粒出库

中药配方颗粒出库时应严格遵循"先进先出，近效期先出，按批号发货"的原则。药库出库人员按药品出库单中药品名称、规格、生产厂家、批号、数量等信息出库。严格复核各项信息，核对无误后，在药品出库单上签字。当发现有外包装出现破损、封口不牢、包装标示模糊不清或脱落，批号已超过有效期等现象时应停止发货。发现有质量问题及时联系供货厂商退换货。

## 第三节　中药配方颗粒的注意事项

**1. 把好处方关**　审查处方中有无相反、相畏等属于配伍禁忌或妊娠禁忌药，如有则不予调配，若确属病情需要，必须经处方医师重新签字后方可调配。

**2. 慎用毒剧药**　中药配方颗粒仅供调配处方使用，原则上按照《中华人民共和国药典》和部颁标准所规定的剂量使用，或遵医嘱。对于处方有毒药品超量，应与处方医师联系，防止和纠正处方笔误，或经医师重新签字后予以调配。涉及医疗用毒性药品、药品类易制毒化学品的中药配方颗粒的管理，除按照本办法的规定办理外，还应当符合国家的其他有关规定。

**3. 正确换算剂量**　不同厂家、不同品种换算比例有差异，调剂时应熟知中药配方颗粒与中药饮片之间的临床使用剂量折算。

**4. 把好质量关**　中药配方颗粒调配时注意该配方颗粒的有效期，如出现受潮、结块现象，则不能调配发药。

**5. 掌握服用方式**　服用时，每袋颗粒用适量热水充分搅拌溶解，即可服用；如有少量混悬颗粒，可摇匀后全部服下。

**6. 谨慎用药途径**　中药配方颗粒根据中药饮片的特性进行加工生产，主要是内服用药，外用药较少。一般情况，绝大多数外用药是不能用于内服的，而内服药完全可以根据具体情况选做外用。中药配方颗粒是按照 GMP 生产要求，在十万级洁净区的净化环境中生产制造的，其卫生标准符合《中华人民共和国药典》口服制剂标准，灌肠、外敷、外洗都可应用。

**7. 了解颗粒特性**　中药配方颗粒在冲服时有时会出现不溶解或部分不溶解，或溶解较慢，出现上述现象的原因有两个方面：①颗粒本身是由药材微粉化后制成，冲服时类似于散剂，有不溶解、沉淀现象。②有些籽仁类、根类饮片配方颗粒冲服时出现混浊或絮状物，尤其在药液放冷后比较明显，这是由于这类药物含有的一些提取物，在不同水温条件下溶解能力不同所致。

# 第六章 特殊中药的调剂与管理 ▷▷▷▷

特殊中药主要指麻醉中药、毒性中药和贵细中药等。《中华人民共和国药品管理法》第三十五条规定，"国家对麻醉药品、精神药品、医疗用毒性药品、放射性药品，实行特殊管理"。其目的在于加强麻醉药品和精神药品的管理，保证麻醉药品和精神药品的合法、安全、合理使用，防止流入非法渠道，严防因管理不善或使用不当，对人民群众健康、公共卫生及社会治安造成危害。

对于需要特殊管理的麻醉中药、毒性中药，在使用中应严格执行《麻醉药品和精神药品管理条例》《医疗机构麻醉药品、第一类精神药品管理规定》《麻醉药品、精神药品处方管理规定》以及《医疗用毒性药品管理办法》等规定和办法要求。

## 第一节 麻醉中药的调剂与管理

麻醉中药是指连续使用后易产生生理依赖性、能成瘾癖的一类中药。2005 年 9 月，国家食品药品监督管理局、中华人民共和国公安部、中华人民共和国卫生部联合公布了《麻醉药品和精神药品品种目录》，自 2005 年 11 月 1 日起施行，其中罂粟壳被列入麻醉药品品种目录，按麻醉药品进行管理。

罂粟壳作为麻醉药品，其种植、实验研究、生产、经营、使用、储存、运输等活动以及监督管理，适用《麻醉药品和精神药品管理条例》。罂粟壳在医疗机构临床使用，必须遵循《医疗机构麻醉药品、第一类精神药品管理规定》《麻醉药品、精神药品处方管理规定》的相关规定。国家中医药管理局、卫生部联合印发的《医院中药饮片管理规范》，对罂粟壳的调剂和临床使用也做了严格的规定。医疗机构对罂粟壳实行"五专管理"（专人负责、专柜加锁、专用账册、专用处方、专册登记），具体内容如下。

### 一、罂粟壳的管理机构和人员

1. 医疗机构应指定专职人员负责罂粟壳日常管理工作，包括罂粟壳的采购、储存保管、调配使用及管理工作，人员应当保持相对稳定。

2. 医疗机构应建立罂粟壳使用专项检查制度，并定期组织检查，做好检查记录，及时纠正存在的问题和隐患。

3. 医疗机构应当建立并严格执行罂粟壳的采购、验收、储存、保管、发放、调配、使用、报残损、销毁、丢失及被盗案件报告、值班巡查等制度，制定各岗位人员职责。

## 二、罂粟壳的采购、储存

1. 医疗机构需要使用罂粟壳，应当经所在地设区的市级人民政府卫生主管部门批准，取得"麻醉药品、第一类精神药品购用印鉴卡"（以下称"印鉴卡"）。医疗机构应当凭印鉴卡向本省、自治区、直辖市行政区域内的定点批发企业购买罂粟壳。"印鉴卡"有效期为三年。

2. 医疗机构采购罂粟壳，应根据本单位医疗需要，从具有罂粟壳经营资质的中药饮片供应公司按规定购进，保持合理库存。

3. 罂粟壳入库验收必须货到即验，至少双人验收，验收记录双人签字。入库验收应当采用专簿记录，内容包括：日期、凭证号、品名、规格、数量、批号、生产单位、供货单位、质量情况、验收结论、验收和保管人员签字。

4. 罂粟壳储存实行专人负责、专库（柜）加锁。对进出专库（柜）的罂粟壳建立专用账册，进出逐笔记录，内容包括：日期、凭证号、领用部门、品名、规格、数量、批号、生产单位、发药人、复核人和领用签字，做到账、物、批号相符。

## 三、罂粟壳的调配和使用

1. 执业医师和药师，必须经过麻醉药品、第一类精神药品使用管理专项培训，考核合格后，方可取得罂粟壳的处方资格和处方调剂资格。医师和药师须签名留样，交药学部门备案。

2. 具有处方权的医师在为患者首次开具含罂粟壳处方时，应当亲自诊查患者，为其建立相应的病历，留存患者身份证明复印件，要求其签署《知情同意书》。病历由医疗机构保管。

3. 医生开具含罂粟壳的中药饮片处方，必须使用右上角标注"麻"字的淡红色专用处方。

4. 罂粟壳不得单方发药，必须凭有麻醉药处方权的执业医师签名的淡红色处方方可调配，每张处方不得超过三日用量，连续使用不得超过七天，成人一次的常用量为每天 3~6g。处方保存三年备查。

5. 调配含罂粟壳的中药饮片处方，调配人、核对人应当仔细核对处方，签名并进行登记；对不符合规定的处方，拒绝发药。

6. 医疗机构对含罂粟壳的中药饮片处方进行专册登记，内容包括：患者（代办人）姓名、性别、年龄、身份证明编号、病历号、疾病名称、药品名称、规格、数量、处方医师、处方编号、处方日期、发药人、复核人。专用账册的保存应当在药品有效期满后不少于两年。

7. 调配含罂粟壳的小包装中药饮片处方，调配完成后必须按剂数逐一拆包混入群药，装袋交给患者，以防患者变相套购或留作他用。

8. 罂粟壳只限于在本机构内临床使用，禁止非法转让或借用。

# 第二节 有毒中药的调剂与管理

有毒中药是指药性剧烈、治疗剂量与中毒剂量相近，使用不当会致人中毒或死亡的中药。毒性中药品种为国务院发布的《医疗用毒性药品管理办法》中规定的品种，共28种（详见附表1）。国家相关法规要求，毒性中药应依据国务院颁布的《医疗用毒性药品管理办法》、卫生部和国家中医药管理局联合颁布的《医院中药饮片管理规范》及卫生部颁布的《处方管理办法》中相关规定进行管理。

## 一、有毒中药的管理

为保证有毒中药的用药安全，避免中毒等危害事件的发生，根据《医疗用毒性药品管理办法》、医疗机构《医疗用毒性药品管理制度》制定以下医疗用毒性中药处方管理办法。对有毒中药的调剂工作要求如下：

1. 医疗机构调配毒性中药，凭执业医师签名的正式处方。药品零售单位调配毒性中药，凭盖有执业医师所在医疗机构公章的正式处方。每次处方剂量不得超过两日极量。

2. 调配处方时，必须认真负责，计量准确，按医嘱注明的要求调配，并由调配人员及具有药师以上技术职称的复核人员签名盖章后方可发出。对处方未注明"生用"的毒性中药，应当用炮制品。如发现处方有疑问时，须经原处方医生重新审定后再行调配。处方一次有效，取药后处方保存两年备查。

3. 科研、教学单位所需的毒性中药，必须持本单位的证明信，经单位所在地县以上药监部门批准后，供应部门方能发售。

4. 毒性中药应设立专用账卡，日清月结，做到账物相符，并填写使用登记本，登记本上应写明患者姓名、年龄、单位、联系方法、使用药品名称、数量及期限，处方医生姓名、调配人姓名、核对人姓名。

## 二、产生中药中毒的主要原因

中药中毒事件是一个多环节事件，其中既有中药的原因，也有临床医师的原因，也与患者误服、不遵医嘱大量服用或患者个人体质因素等有关。大致可分为以下几类：

### （一） 剂量过大、用药时间长

对于《中华人民共和国药典》中的有"大毒"的药物如斑蝥、巴豆霜等，用量过大或时间过长，常可导致中毒事件的发生，即便是有毒的朱砂或是有小毒的北豆根等用药时间过长，也可能导致中毒。因此，对于有毒中药，应严格控制其在处方中的用量及用药时间。

### （二） 错误调配

有些医师处方书写不标准，或调配人员专业知识不扎实，可能会导致误配，如将华山参、商陆错误调配为人参，独角莲错误调配为天麻等。

### （三）  炮制不当

炮制是有毒中药减毒的主要手段，有些生品中药，毒性较强，而炮制后毒性减弱甚至消失，如使用未经炮炙或炮炙不到位的生附子、生乌头，常可引起中毒，甚至致人死亡，因此，应高度重视处方中有毒中药生品、炮制品的区别。

### （四）  配伍不当

配伍是中药增效、减毒的另一特色方法，如使用不当，则有可能适得其反。中医古籍中有"十八反""十九畏"之说，如甘遂与甘草同用、乌头与瓜蒌同用，均属于"十八反"的范畴，可致中毒。

此外，药不对证、自行服药、煎煮时间过短，以及哺乳期、孕期用药，服时不忌生冷或受寒及个体差异等也是引起中毒的原因。

## 三、调配毒性中药处方的注意事项

为防止中药，尤其是有毒中药调配过程中发生失误，酿成不良后果，调配人员应注意以下几点：

### （一）  中药处方注意规范化、标准化

在处方的中药名称中，非标准、非规范现象非常突出。如有些中医开处方时，金银花写成双花、二花、银花等名称，牛膝写成牛夕，连翘写成连乔等。按照《中华人民共和国药典》的规定，这些均属于非标准、非规范化书写，难免会造成调剂人员的误解和差错，从而影响医疗效果。

针对产生中药中毒的原因，首先要严把入库验收关，未经炮炙及炮炙不到位的毒性中药饮片不得入库。

### （二）  严格处方审核，尤其把好有毒中药的剂量关

在中药处方调配中，调配人员有权对超剂量处方拒绝调配，处方医师因病情需要开具大剂量或长时间服用的处方时，应在大剂量的药名或中药调配付数旁签名，以分清责任。

在处方审核、复核时，如发现错误或配伍禁忌，应与处方医师沟通并纠正。

### （三）  做好煎药方法的指导、宣传工作

处方调配完成后，发药时应向患者耐心、细致地交代煎药方法，尤其是一些毒性饮片，一般应先煎 1~2 小时，以降低毒性或消除毒性。如生川乌、生草乌或制附子，经 1~2 小时的煎煮后，乌头碱可分解为乌头次碱，进而分解为乌头原碱，使毒性大为降低，最大限度地保证了用药安全。对于需先煎、另煎、包煎的有毒中药，更应明确处理方法，必要时以纸质形式提供用药说明。

### （四） 提醒患者饮食起居的注意事项

一般情况下，服用中药期间，应忌食生冷油腻、腥膻发物，因为这些食物会影响胃肠吸收，或引发过敏等症状，进而影响药物疗效的发挥。在服用抗外感药物时，应注意保暖，加盖衣被等，这些都是为了更好地保证或是促进药物疗效的发挥。因此，调剂人员有责任向患者说明服药中饮食起居的注意事项。

另外，还要关注患者用药史，女性患者要注意生理期等特殊情况，如经期、孕期、哺乳期等，以保证安全用药。

### （五） 调剂人员应了解有毒中药中毒常见临床症状

调剂人员掌握药物中毒后的临床表现，以便及时发现中毒事件，并及时合理、有效地进行抢救治疗，做好中药中毒抢救工作是有毒中药中毒事件发生后的有力武器，可最大限度地减少中毒事件给患者造成的可能伤害，意义十分重大。

### （六） 做好有毒中药管理工作

对于有毒中药，尤其是剧毒性毒麻药物，应配备毒麻药柜，用于存放毒、麻中药饮片，并严格执行"双人双锁"管理规定，可在市场上定购带双锁的厚制铁门柜，或直接采用保险柜，加强有毒中药贮存管理，保证有毒中药不误用，不外流。

**附：**

附表1　国家规定的毒性中药管理品种范围及用量用法简表（28种）

| | 名称 | 别名 | 来源 | 性味归经 | 功能 | 用法用量 | 注意事项 |
|---|---|---|---|---|---|---|---|
| 1 | 砒石* | 信石（红人言、红矾） | 为氧化物类矿物砷华，或硫化物矿物毒砂、雄黄、雌黄经加工制成的三氧化二砷 | 辛、酸，热；大毒。归肺、脾、胃、大肠经 | 蚀疮去腐，杀虫，祛痰定喘，截疟 | 外用：适量，研末撒；或调敷。内服：入丸散，每次1~3mg | 用时宜慎，体虚及孕妇、哺乳期妇女禁服。应严格控制剂量，单用要加赋形剂。外敷面积不宜过大。注意防止中毒 |
| 2 | 砒霜* | | 为砒石经升华而成的三氧化二砷精制品 | 辛、酸，热；大毒。归肺、脾、胃、大肠经 | 蚀疮去腐，杀虫，劫痰，截疟 | 外用：适量，研末撒；或调敷。内服：入丸散，每次1~3mg | 本品大毒，内服宜慎。体虚及孕妇禁服，肝、肾功能不全者禁用。外用面积不宜过大 |
| 3 | 水银* | | 为自然元素类液态矿物自然汞；主要从辰砂矿经加工提炼制成 | 辛，寒；有毒。归心、肝、肾经 | 杀虫，攻毒 | 外用：适量，涂擦 | 本品大毒，不宜内服，孕妇禁用。外用亦不可过量或久用，用于溃疡创面时，尤须注意，以免吸收中毒 |

续表

| | 名称 | 别名 | 来源 | 性味归经 | 功能 | 用法用量 | 注意事项 |
|---|---|---|---|---|---|---|---|
| 4 | 生马钱子 | | 为马钱科植物马钱的成熟种子 | 苦，温；有大毒。归肝、脾经 | 通络止痛，散结消肿 | 0.3~0.6g，炮制后入丸、散 | 孕妇禁用；不宜多服、久服及生用；运动员慎用；有毒成分能经皮肤吸收，外用不宜大面积涂敷 |
| 5 | 生川乌 | | 为毛茛科植物乌头的母根 | 辛、苦，热；有大毒。归心、肝、肾、脾经 | 祛风除湿，温经止痛 | 一般炮制后用 | 生品内服宜慎。孕妇禁用。不宜与半夏、全瓜蒌、瓜蒌子、瓜蒌皮、天花粉、川贝母、浙贝母、平贝母、伊贝母、湖北贝母、白蔹、白及同用 |
| 6 | 生草乌 | | 为毛茛科植物北乌头的块根 | 辛、苦，热；有大毒。归心、肝、肾、脾经 | 祛风除湿，温经止痛 | 一般炮制后用 | 生品内服宜慎。孕妇禁用。不宜与半夏、全瓜蒌、瓜蒌子、瓜蒌皮、天花粉、川贝母、浙贝母、平贝母、伊贝母、湖北贝母、白蔹、白及同用 |
| 7 | 生白附子 | | 为天南星科植物独角莲的块茎 | 辛，温；有毒。归胃、肝经 | 祛风痰，定惊搐，解毒，散结止痛 | 一般炮制后用，3~6g。外用生品，适量捣烂，熬膏或研末以酒调敷患处 | 孕妇慎用，生品内服宜慎 |
| 8 | 生附子 | | 为毛茛科植乌头的子根加工品 | 辛、甘，大热；有毒。归心、肾、脾经 | 回阳救逆，补火助阳，散寒止痛 | 3~15g，先煎，久煎 | 孕妇慎用。不宜与半夏、全瓜蒌、瓜蒌子、瓜蒌皮、天花粉、川贝母、浙贝母、平贝母、伊贝母、湖北贝母、白蔹、白及同用 |
| 9 | 生半夏 | | 天南星科植物半夏块茎 | 辛，温；有毒。归脾、胃、肺经 | 消痞散结 | 外用适量，磨汁涂或研末以酒调敷 | 不宜与乌头类药材同用 |
| 10 | 生天南星 | | 天南星科植物天南星、异叶天南星或东北天南星的块茎 | 苦、辛，温；有毒。归肺、肝、脾经 | 散结消肿 | 外用生品适量，研末以醋或酒调敷患处 | 孕妇慎用 |

续表

| | 名称 | 别名 | 来源 | 性味归经 | 功能 | 用法用量 | 注意事项 |
|---|---|---|---|---|---|---|---|
| 11 | 生巴豆 | | 大戟科植物巴豆的成熟果实 | 辛，热；有大毒。归胃、大肠经 | 外用蚀疮 | 外用适量，研末涂患处，或捣烂以纱布包涂患处 | 孕妇禁用。不宜与牵牛子同用 |
| 12 | 斑蝥 | 斑蝥虫、炒斑蝥、炙斑蝥（斑毛） | 芫青科南方大斑蝥或黄黑小斑蝥的干燥体 | 辛，热；有大毒。归肝、胃、肾经 | 破血逐瘀，散结消癥，攻毒蚀疮 | 0.03~0.06g，炮制后多入丸、散用。外用适量，研末或浸酒、醋，或制油膏涂敷患处，不宜大面积用 | 本品有大毒，内服慎用，孕妇禁用 |
| 13 | 芫青* | | 芫青科动物绿芫青的全虫 | 辛，温；有毒 | 攻毒，破癥，逐水 | 内服：入丸、散，1~2只。外用：适量，研末调敷 | 有剧毒，一般不内服，体弱者及孕妇禁服 |
| 14 | 红娘子* | | 蝉科动物黑翅红娘子、短翅红娘子、褐翅红娘子的全体 | 苦、辛，平；归心、肝、胆经 | 破瘀，散结，攻毒 | 内服：研末入丸、散，1~3g。外用：适量，研末做饼敷贴 | 有剧毒，内服宜慎；体弱及孕妇忌服 |
| 15 | 生甘遂 | | 大戟科植物甘遂的块根 | 苦，寒；有毒。归肺、肾、大肠经 | 泻水逐饮 | 0.5~0.15g，炮制后多入丸、散用。外用适量，生用 | 孕妇禁用。不宜与甘草同用 |
| 16 | 生狼毒 | | 大戟科植物月腺大戟或狼毒大戟的根 | 辛，平；有毒。归肝、脾经 | 散结，杀虫 | 熬膏外敷 | 不宜与密陀僧同用 |
| 17 | 生藤黄* | | 藤黄科植物藤黄的树脂 | 酸、涩，凉；有毒 | 攻毒，消肿，去腐敛疮，止血杀虫 | 外用：适量，研末调敷、磨汁涂或熬膏涂。内服：0.03~0.06g，入丸剂 | 本品毒性较大，内服宜慎；体质虚弱者禁服 |
| 18 | 生千金子 | 续随子 | 大戟科植物续随子成熟种子 | 辛，温；有毒。归肝、肾、大肠经 | 逐水消肿，破血消癥 | 1~2g，去壳、去油用，多入丸、散。外用适量。捣烂敷患处 | 孕妇及体弱便溏者忌服 |
| 19 | 生天仙子 | 莨菪子 | 茄科植物莨菪的成熟种子 | 苦、辛，温；有大毒。归心、胃、肝经 | 解痉止痛，安神定喘 | 0.06~0.6g | 心脏病、心动过速、青光眼患者及孕妇忌服 |
| 20 | 闹羊花 | 羊踯躅 | 杜鹃花科植物羊踯躅的花 | 辛，温；有大毒。归肝经 | 祛风除湿，散瘀定痛 | 0.6~1.5g，浸酒或入丸、散。外用适量，煎水洗 | 不宜多服、久服。体虚者及孕妇禁用 |

续表

| | 名称 | 别名 | 来源 | 性味归经 | 功能 | 用法用量 | 注意事项 |
|---|---|---|---|---|---|---|---|
| 21 | 雪上一枝蒿* | | 毛茛科植物短柄乌头、展毛短柄乌头、曲毛短柄乌头、宣威乌头、小白撑、铁棒槌、伏毛铁棒槌等多种乌头属植物的块根 | 苦、辛，温；有大毒。归肝经 | 祛风除湿，活血止痛 | 内服：研末，每次不超过0.02g，1天量不超过0.04g。外用：适量，浸酒涂擦；或研末调敷；或煎汤熏洗 | 本品有剧毒，未经炮制，不宜内服。治疗剂量与中毒剂量比较接近，必须严格控制用量。孕妇、老弱、婴幼儿及心脏病、溃疡病患者均禁服。酒剂禁内服 |
| 22 | 红升丹* | | 水银、火硝、白矾、朱砂、雄黄、皂矾制炼而成的红色氧化汞 | 辛，热；大毒。归脾、肺经 | 拔毒提脓，去腐生肌，杀虫燥湿 | 外用：适量，研极细末，或与其他药配成散剂；或制成药捻插入疮口。内服：0.03~0.06g，装胶囊 | 本品有毒，一般不宜内服。外用亦不宜大量持久使用，近口、眼、乳头、脐中等部位不宜用；疮面过大时亦不宜用，以防蓄积中毒。肝、肾功能不全者、孕妇禁用 |
| 23 | 白降丹* | | 人工炼制的氯化汞和氯化亚汞的混合结晶物 | 辛，热；有毒 | 消痈，溃脓，蚀腐，杀虫 | 外用：研末，0.09~0.15g，撒于创面上；或制成其他剂型用 | 禁内服。外用亦宜少量 |
| 24 | 蟾酥 | | 蟾蜍科动物中华大蟾蜍或黑框蟾蜍的干燥分泌物 | 辛，温；有毒。归心经 | 解毒，止痛，开窍醒神 | 0.015~0.03g，多入丸、散用，外用适量 | 孕妇慎用 |
| 25 | 洋金花 | | 茄科白花曼陀罗的花 | 辛，温；有毒。归肺、肝经 | 平喘止咳，解痉定痛 | 0.3~0.6g，宜入丸、散；亦可做卷烟分次燃吸（1日量不超过1.5g）。外用适量 | 孕妇、外感及痰热咳喘、青光眼、高血压及心动过速患者禁用 |
| 26 | 红粉 | 红氧化汞 | | 辛，热；有大毒 | 拔毒，除脓，去腐，生肌 | 外用适量。研极细粉单用或与其他药味配成散剂或制成药捻 | 本品有毒，只可外用，不可内服。外用亦不宜久用。孕妇禁用 |
| 27 | 轻粉 | | 氯化亚汞 | 辛，寒；有毒。归大肠、小肠经 | 外用：杀虫，攻毒，敛疮。内服：祛痰消积，逐水通便 | 外用适量，研末掺敷患处。内服每次0.1~0.2g，一日1~2次，多入丸剂或装胶囊服，服后漱口 | 本品有毒，不可过量；内服慎用，孕妇禁服 |

续表

| | 名称 | 别名 | 来源 | 性味归经 | 功能 | 用法用量 | 注意事项 |
|---|---|---|---|---|---|---|---|
| 28 | 雄黄 | | 硫化物类矿物雄黄族雄黄 | 辛，温；有毒。归肝、大肠经 | 解毒杀虫，燥湿祛痰，截疟 | 0.05～0.1g，入丸、散用。外用适量，熏涂患处 | 内服宜慎；不可久用；孕妇禁用 |

注：1. 本表依据 2010 年版《中华人民共和国药典》及 1998 年版《中华本草》整理。

2. 带"＊"药品为 2010 版《中华人民共和国药典》中未收载的品种。

### 附表2　2种有大毒中药品种表

| | 处方名称 | 加工炮制 | 性味归经 | 功能 | 用法用量 | 注意事项 |
|---|---|---|---|---|---|---|
| 1 | 马钱子粉 | 制马钱子粉加适量淀粉，使含量符合规定，混匀即得 | 苦，温；有大毒。归肝、脾经 | 通络止痛，散结消肿 | 0.3～0.6g，入丸、散用 | 孕妇禁用；不宜多服久服及生用；运动员慎用；有毒成分能经皮肤吸收，外用不宜大面积涂敷 |
| 2 | 巴豆霜 | 巴豆照制霜法制霜或取仁碾细后，加适量淀粉，使脂肪油含量符合规定，混匀即得 | 辛，热；有大毒。归胃、大肠经 | 峻下冷积，逐水退肿，豁痰利咽；外用蚀疮 | 0.1～0.3g，多入丸、散用。外用适量 | 孕妇禁用；不宜与牵牛子同用 |

注：本表所列有大毒品种系《医疗用毒性药品管理办法》中的 28 种毒性中药之外，《中华人民共和国药典》还收载的有大毒品种。

### 附表3　43种有毒中药品种表

| | 处方名称 | 用法用量 |
|---|---|---|
| 1 | 干漆 | 2～5g |
| 2 | 土荆皮 | 外用适量，醋浸或酒浸涂擦，或研末调敷患处 |
| 3 | 三棵针 | 9～15g |
| 4 | 千金子霜 | 0.5～1g，多入丸、散服；外用适量 |
| 5 | 制川乌 | 1.5～3g |
| 6 | 制草乌 | 1.5～3g |
| 7 | 制天南星 | 3～9g |
| 8 | 木鳖子 | 0.9～1.2g；外用适量，研末，用油或醋调敷患处 |
| 9 | 仙茅 | 3～10g |
| 10 | 制白附子 | 3～6g |
| 11 | 白果 | 5～10g |
| 12 | 白屈菜 | 9～18g |
| 13 | 山豆根 | 3～6g |
| 14 | 朱砂 | 0.1～0.5g，多入丸、散服，不宜入煎剂；外用适量 |
| 15 | 华山参 | 0.1～0.2g |
| 16 | 全蝎 | 3～6g |
| 17 | 芫花 | 1.5～3g；醋芫花研末吞服，一次 0.6～0.9g，一日 1 次 |

| | 处方名称 | 用法用量 |
|---|---|---|
| 18 | 苍耳子 | 3~10g |
| 19 | 两头尖 | 1~3g；外用适量 |
| 20 | 附子 | 3~15g |
| 21 | 苦楝皮 | 3~6g；外用适量，研末，用猪脂调敷患处 |
| 22 | 金钱白花蛇 | 2~5g；研粉吞服，1~1.5g |
| 23 | 牵牛子 | 3~6g |
| 24 | 香加皮 | 3~6g |
| 25 | 常山 | 5~9g |
| 26 | 商陆 | 3~9g；外用适量，煎汤熏洗 |
| 27 | 硫黄 | 内服 1.5~3g，炮制后入丸、散；外用适量，研末油调涂敷患处 |
| 28 | 蓖麻子 | 2~5g；外用适量 |
| 29 | 蜈蚣 | 3~5g（3~5 条） |
| 30 | 蕲蛇 | 3~9g；研末吞服，一次 1~1.5g，一日 2~3 次 |
| 31 | 京大戟 | 1.5~3g |
| 32 | 密陀僧 | 外用：适量，研末撒或调涂；或制成膏药、软膏、油剂等；<br>内服：研末，0.2~0.5g；或入丸、散 |
| 33 | 红丹（铅丹） | 外用：适量，研末撒，调敷；或熬膏敷贴，每次不得超过20g，用药范围应小于30cm；<br>内服：每日 0.15~0.3g，入丸、散，时间不能超过 2 星期 |
| 34 | 铅粉（官粉） | 外用：适量，研末干撒或调敷；或熬膏敷贴；<br>内服：研末，0.9~1.5g，或入丸、散，不入煎剂 |
| 35 | 粉霜（白粉霜） | 外用：0.03~0.06g，调敷 |
| 36 | 大风子 | 外用：适量；<br>内服：1.5~3g，去油入丸、散 |
| 37 | 甜瓜蒂（苦丁香） | 内服：0.6~1.5g |
| 38 | 虻虫 | 内服：1~1.5g，研末吞服 0.3g |
| 39 | 猫眼草 | 外用：适量 |
| 40 | 藜芦 | 内服：研末，0.3~0.6g |
| 41 | 干蟾 | 1~3g |
| 42 | 铜绿 | 外用：1.5~3g |
| 43 | 胆矾 | 外用：适量<br>内服：0.3~0.6g |

#### 附表4　23种有小毒中药品种表

| | 处方名称 | 用法用量 |
|---|---|---|
| 1 | 丁公藤 | 3~6g，用于配制酒剂，内服或外搽 |
| 2 | 九里香 | 6~12g |
| 3 | 大皂角 | 1~1.5g；多入丸、散用。外用适量，研末吹鼻取嚏或研末调敷患处 |

续表

| | 处方名称 | 用法用量 |
|---|---|---|
| 4 | 土鳖虫 | 3~10g |
| 5 | 川楝子 | 5~10g；外用适量，研末调涂 |
| 6 | 小叶莲 | 3~9g，多入丸、散服 |
| 7 | 水蛭 | 1~3g |
| 8 | 艾叶 | 3~9g；外用适量，供灸治或熏洗用 |
| 9 | 北豆根 | 3~9g |
| 10 | 地枫皮 | 6~9g |
| 11 | 红大戟 | 1.5~3g |
| 12 | 吴茱萸 | 2~5g |
| 13 | 苦杏仁 | 5~10g；生品入煎剂宜后下 |
| 14 | 南鹤虱 | 3~9g |
| 15 | 鸦胆子 | 0.5~2g，用龙眼肉包裹或装入胶囊吞服；外用适量 |
| 16 | 重楼 | 3~9g；外用适量，研末调敷 |
| 17 | 急性子 | 3~5g |
| 18 | 蛇床子 | 3~10g；外用适量，多煎汤熏洗，或研末调敷 |
| 19 | 猪牙皂 | 1~1.5g，多入丸、散用；外用适量，研末吹鼻取嚏或研末调敷患处 |
| 20 | 绵马贯众 | 5~10g |
| 21 | 绵马贯众炭 | 5~10g |
| 22 | 蒺藜 | 6~10g |
| 23 | 鹤虱 | 3~9g |

（李华荣）

# 第三节  贵细药品的调剂与管理

贵细类中药，一般是指某些疗效显著，来源特殊或生产年限长、产量稀少、价格昂贵和市场紧缺的药物。在市场管理方面，国家有关部门确定麝香等 27 种中药材为贵细中药材。对此类药品的管理目的是确保它们根据临床需要使用，防止发生丢失或其他原因给国家和集体财产造成损失。因此，应根据有关规定，结合本单位实际情况，对贵重药品品名的确定、领取、使用、保管等做出一些具体规定，以规范有关工作人员的作为，增强其责任心。该规定包括：

1. 贵重药品品名由药剂科会同财务科提出，交院药事委员会审定。少数品种需限定使用范围或单位时间内使用量者，由药剂科提出，报批后由调剂室具体执行。

2. 列入贵重药品品名范围内的药品均应分品种、规格上专用账册，凭处方消耗，定期盘存清点，发现短缺及时查找原因。确定相应的短缺赔偿等规定。

3. 以克为单位的贵重药品（多指中药材及饮片），应实行专人、专柜加锁、专账册的"三专"管理。所谓"专人"可根据调剂室工作人员数确定，一般为总人数的40%~60%。领取时，由专管人填写请领单，自行领取规定的或适当的量，必要时应检查包装标示量与实际装量有无差异，领回即按品种与规格、单价上专用账册。

4. 以瓶（盒）为单位的贵重药品（多指中成药）也应实行"三专"管理，但为了工作方便，在专管人不当班时，由专管人与当班负责人共同清点，并填写有双人签字的交接单，定品名、定位、定量取出存放于非加锁橱柜架上。专管人上班后，再行清点处方与实物，无误后填写交接单，双方签名。每次取出的品种和规格不宜过多，以常用为主，次常用为辅，每个品种和规格一般为2日常用量。领取、上账同上。

5. 贵重药品的使用必须坚持优先供急、重症，优先饮片配方使用的原则。

6. 贵重药品处方不得涂改。特殊情况更改者，原处方医师应在更改处签字方能调配。

7. 贵重药品计价必须在其品名右上角标明其等级规格，以便于调配。

8. 贵重药品处方由专管人分品名、规格存放，定期盘点后，装订成册，做好封面，该封面除处方张数、总金额外，还应有品种、规格数量和金额。

## 附： 27种贵细中药材

菌类（1种）：冬虫夏草。

树脂类（3种）：血竭、琥珀、苏合香。

植物类（5种）：西洋参、天麻（野生）、沉香、川贝母、西红花。

动物类（18种）：麝香、人工麝香、牛黄、鹿茸、海马、海龙、羚羊角、蛤蚧、蛤蟆油、犀角、广角、燕窝、穿山甲、马宝、猴枣、狗宝、金钱白花蛇、蕲蛇。

**附表5 27种贵细中药材用法用量及注意事项**

| | 名称 | 来源 | 性味归经 | 功能 | 用法用量 | 注意事项 |
|---|---|---|---|---|---|---|
| 1 | 冬虫夏草 | 为麦角菌科真菌冬虫夏草菌 *Cordyceps sinensis*（BerK.）Sacc. 寄生在蝙蝠蛾科昆虫幼虫上的子座和幼虫尸体的干燥复合体。 | 甘，平。归肺、肾经 | 补肾益肺，止血化痰。用于肾虚精亏，阳痿遗精，腰膝酸痛，久咳虚喘，劳嗽咯血 | 3~9g | 有表邪者慎用。 |
| 2 | 燕窝 | 为雨燕科动物金丝燕 *Collocalia esculenta* Linnaeus 的唾液与绒羽等混合凝结所筑成的巢窝 | 味甘，性平。归肺、胃、肾经 | 养阴润燥，益气补中，化痰止咳。用于久病虚损，肺痨咳嗽，痰喘，咯血，吐血，久痢，久疟，噎膈反胃，体虚遗精，小便频数 | 内服：绢包，煎汤或蒸服，5~10g；或入膏剂 | 湿痰停滞及有表邪者慎服 |
| 3 | 穿山甲 | 为鲮鲤科动物穿山甲 *Manis pentadactyla* Linnaeus 的鳞甲 | 咸，微寒。归肝、胃经 | 活血消癥，通经下乳，消肿排脓，搜风通络。用于经闭癥瘕，乳汁不通，痈肿疮毒，风湿痹痛，中风瘫痪，麻木拘挛 | 5~10g，一般炮制后用 | 气血虚弱、痈疽已溃者及孕妇禁服 |

| | 名称 | 来源 | 性味归经 | 功能 | 用法用量 | 注意事项 |
|---|---|---|---|---|---|---|
| 4 | 西洋参 | 为五加科植物西洋参 Panax quinquefolium L. 的干燥根 | 甘、微苦，凉。归心、肺、肾经 | 补气养阴，清热生津。用于气虚阴亏，虚热烦倦，咳喘痰血，内热消渴，口燥咽干 | 3~6g，另煎兑服 | 中阳虚衰，寒湿中阻及湿热郁火者慎服 |
| 5 | 鹿茸 | 为鹿科动物梅花鹿 Cervus nippon Temminck 或马鹿 Cervus elaphus Linnaeus 的雄鹿未骨化、密生茸毛的幼角 | 甘、咸，温。归肾、肝经 | 壮肾阳，益精血，强筋骨，调冲任，托疮毒。用于肾阳不足，精血亏虚，阳痿滑精，宫冷不孕，羸瘦，神疲，畏寒，眩晕，耳鸣，耳聋，腰脊冷痛，筋骨痿软，崩漏带下，阴疽不敛 | 1~2g，研末冲服 | 凡阴虚阳亢，血分有热，胃火盛或肺有痰热以及外感热病者均禁服 |
| 6 | 蛤蟆油 | 为蛙科动物中国林蛙 Rana temporaria chensinensis David 雌蛙的输卵管，经采制干燥而得 | 甘、咸，平。归肺、肾经。 | 补肾益精，养阴润肺。用于阴虚体弱，神疲乏力，心悸失眠，盗汗不止，痨嗽咳血 | 5~15g，用水浸泡，炖服，或做作丸剂服 | 脾胃虚弱、湿热内蕴者慎用 |
| 7 | 海龙 | 为海龙科动物刁海龙 Solenognathus hardwickii (Gray)、拟海龙 Syngnathoides biaculeatus (Bloch) 或尖海龙 Syngnathus acus Linnaeus 的干燥体 | 甘、咸，温。归肝、肾经 | 温肾壮阳，散结消肿。用于肾阳不足，阳痿遗精，癥瘕积聚，瘰疬痰核，跌仆损伤；外治痈肿疔疮 | 3~9g。外用适量，研末敷患处 | 孕妇及阴虚火旺、有外感者均应禁服 |
| 8 | 海马 | 为海龙科动物线纹海马 Hippocampus kelloggi Jordan et Snyder、刺海马 Hippocampus histrix Kaup、大海马 Hippocampus kuda Bleeker、三斑海马 Hippocampus trimaculatus Leach 或小海马（海蛆）Hippocampus japonicus Kaup 的干燥体 | 甘、咸，温。归肝、肾经 | 温肾壮阳，散结消肿。用于阳痿，遗尿，肾虚作喘，癥瘕积聚，跌仆损伤；外治痈肿疔疮 | 3~9g。外用适量，研末敷患处 | 孕妇及阴虚阳亢者禁服 |
| 9 | 天麻（野生） | 为兰科植物天麻 Gastrodia elata Bl. 的干燥块茎 | 甘，平。归肝经 | 息风止痉，平抑肝阳，祛风通络。用于小儿惊风，癫痫抽搐，破伤风，头痛眩晕，手足不遂，肢体麻木，风湿痹痛 | 3~10g | 气血虚甚者慎服 |
| 10 | 西红花 | 为鸢尾科植物番红花 Crocus sativus L. 的干燥柱头 | 甘，平。归心、肝经 | 活血化瘀，凉血解毒，解郁安神。用于经闭癥瘕，产后瘀阻，温毒发斑，忧郁痞闷，惊悸发狂 | 1~3g，煎服或沸水泡服 | 孕妇禁服 |

续表

| | 名称 | 来源 | 性味归经 | 功能 | 用法用量 | 注意事项 |
|---|---|---|---|---|---|---|
| 11 | 蛤蚧 | 为壁虎科动物蛤蚧 *Gekko gecko* Linnaeus 的干燥体 | 咸，平。归肺、肾经 | 补肺益肾，纳气定喘，助阳益精。用于肺肾不足，虚喘气促，劳嗽咯血，阳痿，遗精 | 3~6g，多入丸、散 或 酒剂 | 外感风寒喘嗽及阴虚火旺者禁服 |
| 12 | 血竭 | 为棕榈科植物麒麟竭 *Daemonorops draco* Bl. 果实渗出的树脂经加工制成 | 甘、咸，平。归心、肝经 | 活血定痛，化瘀止血，生肌敛疮。用于跌打损伤，心腹瘀痛，外伤出血，疮疡不敛 | 研末，1~2g，或入丸剂。外用研末撒或入膏药用 | 凡无瘀血者慎服 |
| 13 | 琥珀 | 为古代松科植物的树脂埋藏地下经久凝结而成的碳氢化合物 | 甘，平。归心、肝、小肠经 | 镇惊安神，散瘀止血，利水通淋。治惊风癫痫，惊悸失眠，血淋血尿，小便不通，妇女闭经，产后停瘀腹痛，痈疽疮毒，跌打创伤。 | 内服：入丸、散，3~6分。外用：研末点、撒 | 阴虚内热及无瘀滞者忌服 |
| 14 | 苏合香 | 为金缕梅科植物苏合香树 *Liquidambar orientalis* Mill. 的树干渗出的香树脂经加工精制而成 | 辛，温。归心、脾经 | 开窍，辟秽，止痛。用于中风痰厥，猝然昏倒，胸痹心痛，胸腹冷痛，惊痫 | 0.3~1g，宜入丸、散服 | 脱证禁服；阴虚有热、血燥津伤、气虚者及孕妇慎服 |
| 15 | 沉香 | 为瑞香科植物白木香 *Aquilaria sinensis*（Lour.）Gilg 含有树脂的木材 | 辛，苦，微温。归脾、胃、肾经 | 行气止痛，温中止呕，纳气平喘。用于胸腹胀闷疼痛，胃寒呕吐呃逆，肾虚气逆喘急 | 1~5g，后下 | 阴虚火旺、气虚下陷者慎服 |
| 16 | 川贝母 | 为百合科植物川贝母 *Fritillaria cirrhosa* D. Don、暗紫贝母 *Fritillaria unibracteata* Hsiao et K. C. Hsia、甘肃贝母 *Fritillaria przewalskii* Maxim.、梭砂贝母 *Fritillaria delavayi* Franch.、太白贝母 *Fritillaria taipaiensis* P. Y. Li 或瓦布贝母 *Fritillaria unibracteata* Hsiao et K. C. Hsia var. *wabuensis*（S. Y. Tang et S. C. Yue）Z. D. Liu, S. Wang et S. C. chen 的干燥鳞茎 | 苦、甘，微寒。归肺、心经 | 清热润肺，化痰止咳，散结消痈。用于肺热燥咳，干咳少痰，阴虚劳嗽，痰中带血，瘰疬，乳痈，肺痈 | 3~10g；研粉冲服，一次1~2g | 脾胃虚寒及寒痰、湿痰者慎服。反乌头 |

| | 名称 | 来源 | 性味归经 | 功能 | 用法用量 | 注意事项 |
|---|---|---|---|---|---|---|
| 17 | 麝香 | 为鹿科动物林麝 *Moschus berezovskii* Flerov、马麝 *Moschus sifanicus* Przewalski 或原麝 *Moschus moschiferus* Linnaeus 成熟雄体香囊中的干燥分泌物 | 辛，温。归心、脾经 | 开窍醒神，活血通经，消肿止痛。用于热病神昏，中风痰厥，气郁暴厥，中恶昏迷，经闭，癥瘕，难产死胎，胸痹心痛，心腹暴痛，跌仆伤痛，痹痛麻木，痈肿瘰疬，咽喉肿痛 | 0.03～0.1g，多入丸、散用。外用适量 | 孕妇禁用 |
| 18 | 人工麝香 | 1994 年卫生部卫药发(1994)第 17 号文件中明确规定：人工麝香属一类新药，国家保密品种；与天然麝香等同配方使用，系人工合成 | | | | |
| 19 | 牛黄 | 为牛科动物牛 *Bos taurus domesticus* Gmelin 的干燥胆结石 | 甘，凉。归心、肝经 | 清心，豁痰，开窍，凉肝，息风，解毒。用于热病神昏，中风痰迷，惊痫抽搐，癫痫发狂，咽喉肿痛，口舌生疮，痈肿疔疮 | 0.15～0.35g，多入丸、散用。外用适量，研末敷患处 | |
| 20 | 羚羊角 | 为牛科动物赛加羚羊 *Saiga tatarica* Linnaeus 的角 | 咸，寒。归肝、心经 | 平肝息风，清肝明目，散血解毒。用于肝风内动，惊痫抽搐，妊娠子痫，高热痉厥，癫痫发狂，头痛眩晕，目赤翳障，温毒发斑，痈肿疮毒 | 1～3g，宜另煎 2 小时以上；磨汁或研粉服，每次 0.3～0.6g | 脾虚慢惊患者禁服 |
| 21 | 犀角 | 为犀科动物印度犀 *Rhinoceros unicornis* L.、爪哇犀 *R. sondaicus* Desmarest、苏门犀 *R. sumatrensis* Cuvier、黑犀 *R. bicornis* L. 及白犀 *R. simus* Cottoni 等的角 | 酸、咸，寒。入心、肝经 | 清热，凉血，定惊，解毒。治伤寒温疫热入血分，惊狂，烦躁，谵妄，斑疹，发黄，吐血，衄血，下血，痈疽肿毒 | 内服：磨汁或研末，1.5～3g；煎汤，2.5～10g；或入丸、散。外用：磨汁涂 | 妇人有妊勿服犀角，犀角能消胎气。痘疮气虚无大热者不宜用犀角；伤寒阴证发躁，不宜误用犀角 |
| 22 | 广角 | 广角是产于非洲的白犀和黑犀的角，因由广州进口故名 | 酸、咸，寒。入心、肝经 | 清热，凉血，定惊，解毒。治伤寒温疫热入血分，惊狂，烦躁，谵妄，斑疹，发黄，吐血，衄血，下血，痈疽肿毒 | 内服：磨汁或研末，1.5～3g；煎汤，2.5～10g；或入丸、散。外用：磨汁涂 | 妇人有妊勿服犀角，犀角能消胎气。痘疮气虚无大热者不宜用犀角；伤寒阴证发躁，不宜误用犀角 |

续表

| | 名称 | 来源 | 性味归经 | 功能 | 用法用量 | 注意事项 |
|---|---|---|---|---|---|---|
| 23 | 马宝 | 为马科动物马 *Equus caballus orientalis* Noack 的胃肠道结石 | 味甘、咸、微苦，性凉，小毒。归心、肝经 | 镇惊化痰，清热解毒。主治惊风癫痫，痰热神昏，吐血衄血，痰热咳嗽，恶疮肿毒 | 内服：研末，0.3~3g | 中寒痰湿者忌用 |
| 24 | 猴枣 | 为猴科动物猕猴 *Macaca mulatta* Zimmermann 等的胃肠道结石 | 性苦、微咸，性寒。归心、肺、肝经 | 清热镇惊，豁痰定喘，解毒消肿。主治痰热喘咳，咽痛喉痹，惊痫，小儿急惊，瘰疬痰核 | 内服：研末，0.3~1g，不入煎剂。外用：适量，醋磨涂 | |
| 25 | 狗宝 | 为犬科动物狗 *Canis familiaris* Linnaeus 的胃结石 | 性甘、苦、咸，性平，小毒 | 降逆气，开郁结，消积，解毒。主治噎膈，反胃，胸胁胀满，痈疽疗疮 | 内服：研末，0.9~1.5g，或入丸、散。外用：适量，研末撒 | 脾胃虚弱、气血衰少者慎服 |
| 26 | 金钱白花蛇 | 为眼镜蛇科动物银环蛇 *Bungarus multicinctus* 的幼蛇干燥体。 | 甘、咸，温；有毒。归肝经 | 祛风，通络，止痉。用于风湿顽痹，麻木拘挛，中风口眼㖞斜，半身不遂，抽搐痉挛，破伤风，麻风，疥癣 | 2~5g。研粉吞服1~1.5g | 阴虚血少及内热生风者禁服 |
| 27 | 蕲蛇 | 为蝰科动物五步蛇 *Agkisrrodon acutus* (Guenther) 的干燥体 | 甘、咸，温；有毒。归肝经 | 祛风，通络，止痉。用于风湿顽痹，麻木拘挛，中风口眼歪斜，半身不遂，抽搐痉挛，破伤风，麻风疥癣 | 3~9g；研末吞服，一次1~1.5g，一日2~3次 | 阴虚血少及内热生风者禁服 |

注：本表依据《中华人民共和国药典》（2015 版一部）及 1998 年版《中华本草》整理。

# 第七章　中药调剂相关法律法规 ▷▷▷▷

为了规范中药调剂管理，国家出台了一系列涉及中药调剂的法律法规，以提高中药调剂质量，促进中医临床合理用药，保障用药安全，维护医、药专业人员及消费者的合法权益。本章从国家发布的 16 项法律法规中节选出与中药调剂密切相关的内容，为学习和使用者提供法律依据。

## 第一节　处方管理

### 一、格式要求

#### 《处方管理办法》

**第二条**　本办法所称处方，是指由注册的执业医师和执业助理医师（以下简称医师）在诊疗活动中为患者开具的、由取得药学专业技术职务任职资格的药学专业技术人员（以下简称药师）审核、调配、核对，并作为患者用药凭证的医疗文书。处方包括医疗机构病区用药医嘱单。

本办法适用于与处方开具、调剂、保管相关的医疗机构及其人员。

**第四条**　医师开具处方和药师调剂处方应当遵循安全、有效、经济的原则。

处方药应当凭医师处方销售、调剂和使用。

**第五条**　处方标准由卫生部统一规定，处方格式由省、自治区、直辖市卫生行政部门（以下简称省级卫生行政部门）统一制定，处方由医疗机构按照规定的标准和格式印制。

**第六条**　处方书写应当符合下列规则：

（一）患者一般情况、临床诊断填写清晰、完整，并与病历记载相一致。

（二）每张处方限于一名患者的用药。

（三）字迹清楚，不得涂改；如需修改，应当在修改处签名并注明修改日期。

（四）药品名称应当使用规范的中文名称书写，没有中文名称的可以使用规范的英文名称书写；医疗机构或者医师、药师不得自行编制药品缩写名称或者使用代号；书写药品名称、剂量、规格、用法、用量要准确规范，药品用法可用规范的中文、英文、拉丁文或者缩写体书写，但不得使用"遵医嘱""自用"等含糊不清字句。

（五）患者年龄应当填写实足年龄，新生儿、婴幼儿写日、月龄，必要时要注明体重。

（六）西药和中成药可以分别开具处方，也可以开具一张处方，中药饮片应当单独开具处方。

（七）开具西药、中成药处方，每一种药品应当另起一行，每张处方不得超过5种药品。

（八）中药饮片处方的书写，一般应当按照"君、臣、佐、使"的顺序排列；调剂、煎煮的特殊要求注明在药品右上方，并加括号，如布包、先煎、后下等；对饮片的产地、炮制有特殊要求的，应当在药品名称之前写明。

（九）药品用法用量应当按照药品说明书规定的常规用法用量使用，特殊情况需要超剂量使用时，应当注明原因并再次签名。

（十）除特殊情况外，应当注明临床诊断。

（十一）开具处方后的空白处画一斜线以示处方完毕。

（十二）处方医师的签名式样和专用签章应当与院内药学部门留样备查的式样相一致，不得任意改动，否则应当重新登记留样备案。

第七条药品剂量与数量用阿拉伯数字书写。剂量应当使用法定计量单位：重量以克（g）、毫克（mg）、微克（μg）、纳克（ng）为单位；容量以升（L）、毫升（mL）为单位；国际单位（IU）、单位（U）；中药饮片以克（g）为单位。

片剂、丸剂、胶囊剂、颗粒剂分别以片、丸、粒、袋为单位；溶液剂以支、瓶为单位；软膏及乳膏剂以支、盒为单位；注射剂以支、瓶为单位，应当注明含量；中药饮片以剂为单位。

第十七条 医师开具处方应当使用经药品监督管理部门批准并公布的药品通用名称、新活性化合物的专利药品名称和复方制剂药品名称。

医师开具院内制剂处方时应当使用经省级卫生行政部门审核、药品监督管理部门批准的名称。

医师可以使用由卫生部公布的药品习惯名称开具处方。

## 《中药处方格式及书写规范》

国家中医药管理局关于印发中药处方格式及书写规范的通知

国中医药医政发〔2010〕57号

各省、自治区、直辖市卫生厅局、中医药管理局，新疆生产建设兵团卫生局，中国中医科学院：

为规范中药处方管理，提高中药处方质量，我局组织制定了《中药处方格式及书写规范》，现予印发，请各级中医医疗机构在临床工作中遵照执行。

各地在执行过程中有何问题，请与我局医政司联系。

附件：1. 中药处方格式及书写规范

　　　2. 中药饮片处方举例

　　　3. 中成药处方举例

二〇一〇年十月二十日

## 附件：1. 中药处方格式及书写规范

第一条 为规范中药处方管理，提高中药处方质量，根据《中华人民共和国药品管理法》《麻醉药品和精神药品管理条例》《处方管理办法》等国家有关法律法规，制定本规范。

**第二条** 本规范适用于与中药处方开具相关的中医医疗机构及其人员。

**第三条** 中药处方包括中药饮片处方、中成药（含医疗机构中药制剂，下同）处方，饮片与中成药应当分别单独开具处方。

**第四条** 国家中医药管理局负责全国中药处方书写相关工作的监督管理。

**第五条** 县级以上地方中医药管理部门负责本行政区域内中药处方书写相关工作的监督管理。

**第六条** 医疗机构药事管理委员会负责本医疗机构内中药处方书写的有关管理工作。

**第七条** 医师开具中药处方时，应当以中医药理论为指导，体现辨证论治和配伍原则，并遵循安全、有效、经济的原则。

**第八条** 中药处方应当包含以下内容：

（一）一般项目，包括医疗机构名称、费别、患者姓名、性别、年龄、门诊或住院病历号、科别或病区和床位号等。可添列特殊要求的项目。

（二）中医诊断，包括病名和证型（病名不明确的可不写病名），应填写清晰、完整，并与病历记载相一致。

（三）药品名称、数量、用量、用法，中成药还应当标明剂型、规格。

（四）医师签名和/或加盖专用签章、处方日期。

（五）药品金额，审核、调配、核对、发药药师签名和/或加盖专用签章。

**第九条** 中药饮片处方的书写，应当遵循以下要求：

（一）应当体现"君、臣、佐、使"的特点要求。

（二）名称应当按《中华人民共和国药典》规定准确使用，《中华人民共和国药典》没有规定的，应当按照本省（区、市）或本单位中药饮片处方用名与调剂给付的规定书写。

（三）剂量使用法定剂量单位，用阿拉伯数字书写，原则上应当以克（g）为单位，"g"（单位名称）紧随数值后。

（四）调剂、煎煮的特殊要求注明在药品右上方，并加括号，如打碎、先煎、后下等。

（五）对饮片的产地、炮制有特殊要求的，应当在药品名称之前写明。

（六）根据整张处方中药味多少选择每行排列的药味数，并原则上要求横排及上下排列整齐。

（七）中药饮片用法用量应当符合《中华人民共和国药典》规定，无配伍禁忌，有配伍禁忌和超剂量使用时，应当在药品上方再次签名。

（八）中药饮片剂数应当以"剂"为单位。

（九）处方用法用量紧随剂数之后，包括每日剂量、采用剂型（水煎煮、酒泡、打粉、制丸、装胶囊等）、每剂分几次服用、用药方法（内服、外用等）、服用要求（温服、凉服、顿服、慢服、饭前服、饭后服、空腹服等）等内容，例如："每日1剂，水煎400mL，分早晚两次空腹温服"。

（十）按毒麻药品管理的中药饮片的使用应当严格遵守有关法律、法规和规章的规定。

**第十条** 中成药处方的书写，应当遵循以下要求：

（一）按照中医诊断（包括病名和证型）结果，辨证或辨证辨病结合选用适宜的中成药。

（二）中成药名称应当使用经药品监督管理部门批准并公布的药品通用名称，院内中药制剂名称应当使用经省级药品监督管理部门批准的名称。

（三）用法用量应当按照药品说明书规定的常规用法用量使用，特殊情况需要超剂量使用时，应当注明原因并再次签名。

（四）片剂、丸剂、胶囊剂、颗粒剂分别以片、丸、粒、袋为单位，软膏及乳膏剂以支、盒为单位，溶液制剂、注射剂以支、瓶为单位，应当注明剂量。

（五）每张处方不得超过5种药品，每一种药品应当分行顶格书写，药性峻烈的或含毒性成分的药物应当避免重复使用，功能相同或基本相同的中成药不宜叠加使用。

（六）中药注射剂应单独开具处方。

**第十一条** 民族药处方格式及书写要求参照本规范执行。

**第十二条** 本规范由国家中医药管理局负责解释。

**中药饮片处方举例**

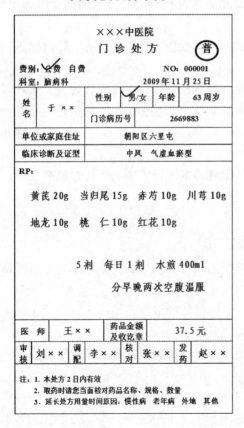

**中成药处方举例**

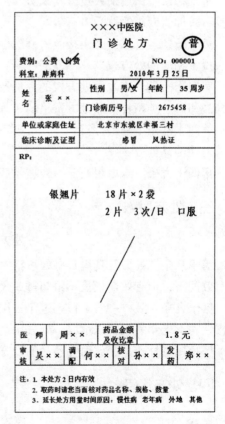

## 二、处方权限

### 《处方管理办法》

**第八条** 经注册的执业医师在执业地点取得相应的处方权。

经注册的执业助理医师在医疗机构开具的处方，应当经所在执业地点执业医师签名或加盖专用签章后方有效。

**第九条** 经注册的执业助理医师在乡、民族乡、镇、村的医疗机构独立从事一般的执业活动，可以在注册的执业地点取得相应的处方权。

**第十条** 医师应当在注册的医疗机构签名留样或者专用签章备案后，方可开具处方。

**第十一条** 医疗机构应当按照有关规定，对本机构执业医师和药师进行麻醉药品和精神药品使用知识和规范化管理的培训。执业医师经考核合格后取得麻醉药品和第一类精神药品的处方权，药师经考核合格后取得麻醉药品和第一类精神药品调剂资格。

医师取得麻醉药品和第一类精神药品处方权后，方可在本机构开具麻醉药品和第一类精神药品处方，但不得为自己开具该类药品处方。药师取得麻醉药品和第一类精神药品调剂资格后，方可在本机构调剂麻醉药品和第一类精神药品。

**第十二条** 试用期人员开具处方，应当经所在医疗机构有处方权的执业医师审核，并签名或加盖专用签章后方有效。

**第十三条** 进修医师由接收进修的医疗机构对其胜任本专业工作的实际情况进行认定后授予相应的处方权。

**第四十七条** 未取得处方权的人员及被取消处方权的医师不得开具处方。未取得麻醉药品和第一类精神药品处方资格的医师不得开具麻醉药品和第一类精神药品处方。

**第四十八条** 除治疗需要外，医师不得开具麻醉药品、精神药品、医疗用毒性药品和放射性药品处方。

**第四十九条** 未取得药学专业技术职务任职资格的人员不得从事处方调剂工作。

## 三、处方时效

### 《处方管理办法》

**第十八条** 处方开具当日有效。特殊情况下需延长有效期的，由开具处方的医师注明有效期限，但有效期最长不得超过 3 天。

**第十九条** 处方一般不得超过 7 日用量；急诊处方一般不得超过 3 日用量；对于某些慢性病、老年病或特殊情况，处方用量可适当延长，但医师应当注明理由。

医疗用毒性药品、放射性药品的处方用量应当严格按照国家有关规定执行。

## 四、处方保管

### 《处方管理办法》

**第二十八条** 医师利用计算机开具、传递普通处方时，应当同时打印出纸质处方，其格式与手写处方一致；打印的纸质处方经签名或者加盖签章后有效。药师核发药品时，应当核对打印的纸质处方，无误后发给药品，并将打印的纸质处方与计算机传递处方同时收存备查。

**第三十九条**　药师应当对麻醉药品和第一类精神药品处方，按年、月、日逐日编制顺序号。

**第五十条**　处方由调剂处方药品的医疗机构妥善保存。普通处方、急诊处方、儿科处方保存期限为1年，医疗用毒性药品、第二类精神药品处方保存期限为2年，麻醉药品和第一类精神药品处方保存期限为3年。

处方保存期满后，经医疗机构主要负责人批准、登记备案，方可销毁。

## 五、处方点评

### 《医院处方点评管理规范（试行）》

**第二条**　处方点评是根据相关法规、技术规范，对处方书写的规范性及药物临床使用的适宜性（用药适应证、药物选择、给药途径、用法用量、药物相互作用、配伍禁忌等）进行评价，发现存在或潜在的问题，制定并实施干预和改进措施，促进临床药物合理应用的过程。

**第九条**　医院药学部门应当会同医疗管理部门，根据医院诊疗科目、科室设置、技术水平、诊疗量等实际情况，确定具体抽样方法和抽样率，其中门急诊处方的抽样率不应少于总处方量的1‰，且每月点评处方绝对数不应少于100张；病房（区）医嘱单的抽样率（按出院病历数计）不应少于1%，且每月点评出院病历绝对数不应少于30份。

**第十五条**　处方点评结果分为合理处方和不合理处方。

**第十六条**　不合理处方包括不规范处方、用药不适宜处方及超常处方。

**第十七条**　有下列情况之一的，应当判定为不规范处方：

（一）处方的前记、正文、后记内容缺项，书写不规范或者字迹难以辨认的。

（二）医师签名、签章不规范或者与签名、签章的留样不一致的。

（三）药师未对处方进行适宜性审核的（处方后记的审核、调配、核对、发药栏目无审核调配药师及核对发药药师签名，或者单人值班调剂未执行双签名规定）。

（四）新生儿、婴幼儿处方未写明日、月龄的。

（五）西药、中成药与中药饮片未分别开具处方的。

（六）未使用药品规范名称开具处方的。

（七）药品的剂量、规格、数量、单位等书写不规范或不清楚的。

（八）用法、用量使用"遵医嘱""自用"等含糊不清字句的。

（九）处方修改未签名并注明修改日期，或药品超剂量使用未注明原因和再次签名的。

（十）开具处方未写临床诊断或临床诊断书写不全的。

（十一）单张门急诊处方超过五种药品的。

（十二）无特殊情况下，门诊处方超过 7 日用量，急诊处方超过 3 日用量，慢性病、老年病或特殊情况下需要适当延长处方用量未注明理由的。

（十三）开具麻醉药品、精神药品、医疗用毒性药品、放射性药品等特殊管理药品处方未执行国家有关规定的。

（十四）医师未按照抗菌药物临床应用管理规定开具抗菌药物处方的。

（十五）中药饮片处方药物未按照"君、臣、佐、使"的顺序排列，或未按要求标注药物调剂、煎煮等特殊要求的。

**第十八条** 有下列情况之一的，应当判定为用药不适宜处方：

（一）适应证不适宜的。

（二）遴选的药品不适宜的。

（三）药品剂型或给药途径不适宜的。

（四）无正当理由不首选国家基本药物的。

（五）用法、用量不适宜的。

（六）联合用药不适宜的。

（七）重复给药的。

（八）有配伍禁忌或者不良相互作用的。

（九）其他用药不适宜情况的。

**第十九条** 有下列情况之一的，应当判定为超常处方：

（一）无适应证用药。

（二）无正当理由开具高价药的。

（三）无正当理由超说明书用药的。

（四）无正当理由为同一患者同时开具 2 种以上药理作用相同药物的。

**第二十六条** 药师未按规定审核处方、调剂药品、进行用药交代或未对不合理处方进行有效干预的，医院应当采取教育培训、批评等措施；对患者造成严重损害的，卫生行政部门应当依法给予相应处罚。

## 六、处方审核

### 《医疗机构处方审核规范》

**第二条** 处方审核是指药学专业技术人员运用专业知识与实践技能，根据相关法律法规、规章制度与技术规范等，对医师在诊疗活动中为患者开具的处方，进行合法性、规范性和适宜性审核，并作出是否同意调配发药决定的药学技术服务。

审核的处方包括纸质处方、电子处方和医疗机构病区用药医嘱单。

**第三条** 二级以上医院、妇幼保健院和专科疾病防治机构应当按照本规范执行，其他医疗机构参照执行。

**第四条** 所有处方均应当经审核通过后方可进入划价收费和调配环节，未经审核通过的处方不得收费和调配。

**第七条** 经药师审核后，认为存在用药不适宜时，应当告知处方医师，建议其修改或者重新开具处方；药师发现不合理用药，处方医师不同意修改时，药师应当作好记录并纳入处方点评；药师发现严重不合理用药或者用药错误时，应当拒绝调配，及时告知处方医师并记录，按照有关规定报告。

**第八条**　医疗机构应当积极推进处方审核信息化，通过信息系统为处方审核提供必要的信息，如电子处方，以及医学相关检查、检验学资料、现病史、既往史、用药史、过敏史等电子病历信息。信息系统内置审方规则应当由医疗机构制定或经医疗机构审核确认，并有明确的临床用药依据来源。

**第九条**　医疗机构应当制定信息系统相关的安全保密制度，防止药品、患者用药等信息泄露，做好相应的信息系统故障应急预案。

**第十条**　处方审核常用临床用药依据：国家药品管理相关法律法规和规范性文件，临床诊疗规范、指南，临床路径，药品说明书，国家处方集等。

**第十二条**　处方审核流程。

（一）药师接收待审核处方，对处方进行合法性、规范性、适宜性审核。

（二）若经审核判定为合理处方，药师在纸质处方上手写签名（或加盖专用印章）、在电子处方上进行电子签名，处方经药师签名后进入收费和调配环节。

（三）若经审核判定为不合理处方，由药师负责联系处方医师，请其确认或重新开具处方，并再次进入处方审核流程。

**第十三条**　合法性审核。

（一）处方开具人是否根据《执业医师法》取得医师资格，并执业注册。

（二）处方开具时，处方医师是否根据《处方管理办法》在执业地点取得处方权。

（三）麻醉药品、第一类精神药品、医疗用毒性药品、放射性药品、抗菌药物等药品处方，是否由具有相应处方权的医师开具。

**第十四条**　规范性审核。

（一）处方是否符合规定的标准和格式，处方医师签名或加盖的专用签章有无备案，电子处方是否有处方医师的电子签名。

（二）处方前记、正文和后记是否符合《处方管理办法》等有关规定，文字是否正确、清晰、完整。

（三）条目是否规范。

1. 年龄应当为实足年龄，新生儿、婴幼儿应当写日、月龄，必要时要注明体重。

2. 中药饮片、中药注射剂要单独开具处方。

3. 开具西药、中成药处方，每一种药品应当另起一行，每张处方不得超过 5 种药品。

4. 药品名称应当使用经药品监督管理部门批准并公布的药品通用名称、新活性化合物的专利药品名称和复方制剂药品名称，或使用由原卫生部公布的药品习惯名称；医院制剂应当使用药品监督管理部门正式批准的名称。

5. 药品剂量、规格、用法、用量准确清楚，符合《处方管理办法》规定，不得使用"遵医嘱""自用"等含糊不清字句。

6. 普通药品处方量及处方效期符合《处方管理办法》的规定，抗菌药物、麻醉药品、精神药品、医疗用毒性药品、放射药品、易制毒化学品等的使用符合相关管理规定。

7. 中药饮片、中成药的处方书写应当符合《中药处方格式及书写规范》。

**第十五条** 适宜性审核。

（一）西药及中成药处方，应当审核以下项目：

1. 处方用药与诊断是否相符；

2. 规定必须做皮试的药品，是否注明过敏试验及结果的判定；

3. 处方剂量、用法是否正确，单次处方总量是否符合规定；

4. 选用剂型与给药途径是否适宜；

5. 是否有重复给药和相互作用情况，包括西药、中成药、中成药与西药、中成药与中药饮片之间是否存在重复给药和有临床意义的相互作用；

6. 是否存在配伍禁忌；

7. 是否有用药禁忌：儿童、老年人、孕妇及哺乳期妇女、脏器功能不全患者用药是否有禁忌使用的药物，患者用药是否有食物及药物过敏史禁忌证、诊断禁忌证、疾病史禁忌证与性别禁忌证；

8. 溶媒的选择、用法用量是否适宜，静脉输注的药品给药速度是否适宜；

9. 是否存在其他用药不适宜情况。

（二）中药饮片处方，应当审核以下项目：

1. 中药饮片处方用药与中医诊断（病名和证型）是否相符；

2. 饮片的名称、炮制品选用是否正确，煎法、用法、脚注等是否完整、准确；

3. 毒麻贵细饮片是否按规定开方；

4. 特殊人群如儿童、老年人、孕妇及哺乳期妇女、脏器功能不全患者用药是否有禁忌使用的药物；

5. 是否存在其他用药不适宜情况。

**第十六条** 处方审核质量管理以自我监测评价为主，以行政部门干预评价为辅。

医疗机构应当在医院药事管理与药物治疗学委员会（组）和医疗质量管理委员会领导下设立处方审核质量管理小组或指定专（兼）职人员，定期对机构内处方审核质量开展监测与评价，包括对信息系统审核的处方进行抽查，发现问题及时改进。

县级以上卫生健康行政部门（含中医药主管部门）可以组织或委托第三方对其核发《医疗机构执业许可证》的医疗机构处方审核质量进行检查评价。

**第十七条** 开展处方审核应当满足以下必备条件：

（一）配备适宜的处方审核人员；

（二）处方审核人员符合本规范第五条要求；

（三）具备处方审核场所；

（四）配备相应的处方审核工具，鼓励医疗机构建立处方审核信息系统；

（五）制订本机构的处方审核规范与制度。

**第十八条**　建立并实施处方审核全过程质量管理机制。

（一）审核过程追溯机制：医疗机构应当保证处方审核的全过程可以追溯，特别是针对关键流程的处理应当保存相应的记录。

（二）审核反馈机制：建立不合理处方的反馈机制，并有相应的记录。

（三）审核质量改进机制：针对处方审核，建立质量改进机制，并有相应的措施与记录。

**第十九条**　建立处方审核质量监测指标体系，对处方审核的数量、质量、效率和效果等进行评价。至少包括处方审核率、处方干预率、处方合理率等。

# 第二节　人员管理

## 一、健康要求

### 《药品管理法》

**第五十条**　药品上市许可持有人、药品生产企业、药品经营企业和医疗机构中直接接触药品的工作人员，应当每年进行健康检查。患有传染病或者其他可能污染药品的疾病的，不得从事直接接触药品的工作。

### 《医疗机构药事管理规定》

**第三十二条**　医疗机构药学专业技术人员按照有关规定取得相应的药学专业技术职务任职资格。医疗机构直接接触药品的药学人员，应当每年进行健康检查。患有传染病或者其他可能污染药品的疾病的，不得从事直接接触药品的工作。

### 《医疗机构药品监督管理办法》（试行）

**第二十五条**　医疗机构应当每年组织直接接触药品人员进行健康检查，并建立健康档案。患有传染病或者其他可能污染药品的疾病的，不得从事直接接触药品的工作。

### 《药品经营质量管理规范》

**第一百三十条**　在营业场所内，企业工作人员应当穿着整洁、卫生的工作服。

**第一百三十一条**　企业应当对直接接触药品岗位的人员进行岗前及年度健康检查，并建立健康档案。患有传染病或者其他可能污染药品的疾病的，不得从事直接接触药品的工作。

**第一百三十二条**　在药品储存、陈列等区域不得存放与经营活动无关的物品及私人用品，在工作区域内不得有影响药品质量和安全的行为。

## 二、人员配置

### 《药品管理法》

**第二十二条**　医疗机构应当配备依法经过资格认定的药师或者其他药学技术人员，

负责本单位的药品管理、处方审核和调配、合理用药指导等工作。非药学技术人员不得直接从事药剂技术工作。

### 《医疗机构药事管理规定》

**第三十三条** 医疗机构药学专业技术人员不得少于本机构卫生专业技术人员的 8%。建立静脉用药调配中心（室）的，医疗机构应当根据实际需要另行增加药学专业技术人员数量。

### 《医疗机构药品监督管理办法》（试行）

**第十八条** 医疗机构应当配备与药品调配和使用相适应的、依法经资格认定的药学技术人员负责处方的审核、调配工作。

**第二十六条** 医疗机构应当定期组织从事药品购进、保管、养护、验收、调配、使用的人员参加药事法规和药学专业知识的培训，并建立培训档案。

### 《药品经营质量管理规范》

**第一百二十六条** 质量管理、验收、采购人员应当具有药学或者医学、生物、化学等相关专业学历或者具有药学专业技术职称。从事中药饮片质量管理、验收、采购人员应当具有中药学中专以上学历或者具有中药学专业初级以上专业技术职称。

营业员应当具有高中以上文化程度或者符合省级食品药品监督管理部门规定的条件。中药饮片调剂人员应当具有中药学中专以上学历或者具备中药调剂员资格。

## 第三节　药品管理

### 一、质量要求

### 《药品管理法》

**第二十八条** 药品应当符合国家药品标准。经国务院药品监督管理部门核准的药品质量标准高于国家药品标准的，按照经核准的药品质量标准执行；没有国家药品标准的，应当符合经核准的药品质量标准。

国务院药品监督管理部门颁布的《中华人民共和国药典》和药品标准为国家药品标准。

国务院药品监督管理部门会同国务院卫生健康主管部门组织药典委员会，负责国家药品标准的制定和修订。

国务院药品监督管理部门设置或者指定的药品检验机构负责标定国家药品标准品、对照品。

**第四十四条** 药品应当按照国家药品标准和经药品监督管理部门核准的生产工艺进行生产。生产、检验记录应当完整准确，不得编造。

中药饮片应当按照国家药品标准炮制；国家药品标准没有规定的，应当按照省、自治区、直辖市人民政府药品监督管理部门制定的炮制规范炮制。省、自治区、直辖市人民政府药品监督管理部门制定的炮制规范应当报国务院药品监督管理部门备案。不符合国家药品标准或者不按照省、自治区、直辖市人民政府药品监督管理部门制定的炮制规范炮制的，不得出厂、销售。

**第九十八条**　禁止生产（包括配制，下同）、销售、使用假药、劣药。

有下列情形之一的，为假药：

（一）药品所含成分与国家药品标准规定的成分不符；

（二）以非药品冒充药品或者以他种药品冒充此种药品；

（三）变质的药品；

（四）药品所标明的适应症或者功能主治超出规定范围。

有下列情形之一的，为劣药：

（一）药品成分的含量不符合国家药品标准；

（二）被污染的药品；

（三）未标明或者更改有效期的药品；

（四）未注明或者更改产品批号的药品；

（五）超过有效期的药品；

（六）擅自添加防腐剂、辅料的药品；

（七）其他不符合药品标准的药品。

禁止未取得药品批准证明文件生产、进口药品；禁止使用未按照规定审评、审批的原料药、包装材料和容器生产药品。

**《医疗机构药事管理规定》**

**第二十八条**　……为保障患者用药安全，除药品质量原因外，药品一经发出，不得退换。

## 二、中药饮片

关于印发《医院中药饮片管理规范》的通知

国中医药发〔2007〕11 号

各省、自治区、直辖市卫生厅局、中医药管理局，新疆生产建设兵团卫生局：

为加强医院中药饮片管理，保障人体用药安全、有效，根据《中华人民共和国药品管理法》及其《实施条例》等法律、行政法规的有关规定，国家中医药管理局和卫生部制定了《医院中药饮片管理规范》，现印发给你们，请遵照执行。

国家中医药管理局

卫　生　部

二〇〇七年三月十二日

**《医院中药饮片管理规范》**

**第一章　总则**

**第一条**　为加强医院中药饮片管理，保障人体用药安全、有效，根据《中华人民共和国药品管理法》及其《实施条例》等法律、行政法规的有关规定，制定本规范。

**第二条** 本规范适用于各级各类医院中药饮片的采购、验收、保管、调剂、临方炮制、煎煮等管理。

**第三条** 按照麻醉药品管理的中药饮片和毒性中药饮片的采购、存放、保管、调剂等，必须符合《麻醉药品和精神药品管理条例》《医疗用毒性药品管理办法》和《处方管理办法》等的有关规定。

**第四条** 县级以上卫生、中医药管理部门负责本行政区域内医院的中药饮片管理工作。

**第五条** 医院的中药饮片管理由本单位法定代表人全面负责。

**第六条** 中药饮片管理应当以质量管理为核心，制定严格的规章制度，实行岗位责任制。

## 第二章 人员要求

**第七条** 二级以上医院的中药饮片管理由单位的药事管理委员会监督指导，药学部门主管，中药房主任或相关部门负责人具体负责。药事管理委员会的人员组成和职责应当符合《医疗机构药事管理办法》的规定。一级医院应当设专人负责。

**第八条** 直接从事中药饮片技术工作的，应当是中药学专业技术人员。三级医院应当至少配备一名副主任中药师以上专业技术人员，二级医院应当至少配备一名主管中药师以上专业技术人员，一级医院应当至少配备一名中药师或相当于中药师以上专业技术水平的人员。

**第九条** 负责中药饮片验收的，在二级以上医院应当是具有中级以上专业技术职称和饮片鉴别经验的人员；在一级医院应当是具有初级以上专业技术职称和饮片鉴别经验的人员。

**第十条** 负责中药饮片临方炮制工作的，应当是具有三年以上炮制经验的中药学专业技术人员。

**第十一条** 中药饮片煎煮工作应当由中药学专业技术人员负责，具体操作人员应当经过相应的专业技术培训。

**第十二条** 尚未评定级别的医院，按照床位规模执行相应级别医院的人员要求。

## 第三章 采购

**第十三条** 医院应当建立健全中药饮片采购制度。

采购中药饮片，由仓库管理人员依据本单位临床用药情况提出计划，经本单位主管中药饮片工作的负责人审批签字后，依照药品监督管理部门有关规定从合法的供应单位购进中药饮片。

**第十四条** 医院应当坚持公开、公平、公正的原则，考察、选择合法中药饮片供应单位。严禁擅自提高饮片等级、以次充好，为个人或单位谋取不正当利益。

**第十五条** 医院采购中药饮片，应当验证生产经营企业的《药品生产许可证》或《药品经营许可证》《企业法人营业执照》和销售人员的授权委托书、资格证明、身份证，并将复印件存档备查。

购进国家实行批准文号管理的中药饮片，还应当验证注册证书并将复印件存档备查。

**第十六条**　医院与中药饮片供应单位应当签订"质量保证协议书"。

**第十七条**　医院应当定期对供应单位供应的中药饮片质量进行评估，并根据评估结果及时调整供应单位和供应方案。

### 第四章　验收

**第十八条**　医院对所购的中药饮片，应当按照国家药品标准和省、自治区、直辖市药品监督管理部门制定的标准和规范进行验收，验收不合格的不得入库。

**第十九条**　对购入的中药饮片质量有疑义需要鉴定的，应当委托国家认定的药检部门进行鉴定。

**第二十条**　有条件的医院，可以设置中药饮片检验室、标本室，并能掌握《中华人民共和国药典》收载的中药饮片常规检验方法。

**第二十一条**　购进中药饮片时，验收人员应当对品名、产地、生产企业、产品批号、生产日期、合格标识、质量检验报告书、数量、验收结果及验收日期逐一登记并签字。

购进国家实行批准文号管理的中药饮片，还应当检查核对批准文号。

发现假冒、劣质中药饮片，应当及时封存并报告当地药品监督管理部门。

### 第五章　保管

**第二十二条**　中药饮片仓库应当有与使用量相适应的面积，具备通风、调温、调湿、防潮、防虫、防鼠等条件及设施。

**第二十三条**　中药饮片出入库应当有完整记录。中药饮片出库前，应当严格进行检查核对，不合格的不得出库使用。

**第二十四条**　应当定期进行中药饮片养护检查并记录检查结果。养护中发现质量问题，应当及时上报本单位领导处理并采取相应措施。

### 第六章　调剂与临方炮制

**第二十五条**　中药饮片调剂室应当有与调剂量相适应的面积，配备通风、调温、调湿、防潮、防虫、防鼠、除尘设施，工作场地、操作台面应当保持清洁卫生。

**第二十六条**　中药饮片调剂室的药斗等储存中药饮片的容器应当排列合理，有品名标签。药品名称应当符合《中华人民共和国药典》或省、自治区、直辖市药品监督管理部门制定的规范名称。标签和药品要相符。

**第二十七条**　中药饮片装斗时要清斗，认真核对，装量适当，不得错斗、串斗。

**第二十八条**　医院调剂用计量器具应当按照质量技术监督部门的规定定期校验，不合格的不得使用。

**第二十九条**　中药饮片调剂人员在调配处方时，应当按照《处方管理办法》和中药饮片调剂规程的有关规定进行审方和调剂。对存在"十八反""十九畏"、妊娠禁忌、超过常用剂量等可能引起用药安全问题的处方，应当由处方医生确认（"双签字"）或重新开具处方后方可调配。

**第三十条** 中药饮片调配后，必须经复核后方可发出。二级以上医院应当由主管中药师以上专业技术人员负责调剂复核工作，复核率应当达到 100%。

**第三十一条** 医院应当定期对中药饮片调剂质量进行抽查并记录检查结果。中药饮片调配每剂重量误差应当在±5%以内。

**第三十二条** 调配含有毒性中药饮片的处方，每次处方剂量不得超过二日极量。对处方未注明"生用"的，应给付炮制品。如在审方时对处方有疑问，必须经处方医生重新审定后方可调配。处方保存两年备查。

**第三十三条** 罂粟壳不得单方发药，必须凭有麻醉药处方权的执业医师签名的淡红色处方方可调配，每张处方不得超过三日用量，连续使用不得超过七天，成人一次的常用量为每天 3~6g。处方保存三年备查。

**第三十四条** 医院进行临方炮制，应当具备与之相适应的条件和设施，严格遵照国家药品标准和省、自治区、直辖市药品监督管理部门制定的炮制规范炮制，并填写"饮片炮制加工及验收记录"，经医院质量检验合格后方可投入临床使用。

## 第七章 煎煮

**第三十五条** 医院开展中药饮片煎煮服务，应当有与之相适应的场地及设备，卫生状况良好，具有通风、调温、冷藏等设施。

**第三十六条** 医院应当建立健全中药饮片煎煮的工作制度、操作规程和质量控制措施并严格执行。

**第三十七条** 中药饮片煎煮液的包装材料和容器应当无毒、卫生、不易破损，并符合有关规定。

## 第八章 罚则

**第三十八条** 对违反本规范规定的直接负责的主管人员和其他直接责任人，由卫生、中医药管理部门给以通报批评，并根据情节轻重，给以行政处分；情节严重，构成犯罪的，依法追究刑事责任。

**第三十九条** 对违反本规范规定的医院，卫生、中医药管理部门应当给以通报批评。

**第四十条** 违反《中华人民共和国药品管理法》及其《实施条例》，《医疗机构管理条例》及其《实施细则》等法律、行政法规规章的，按照有关规定予以处罚。

## 第九章 附则

**第四十一条** 其他医疗机构的中药饮片管理和各医疗机构的民族药饮片管理，由省、自治区、直辖市卫生、中医药管理部门依照本规范另行制定。

**第四十二条** 乡村医生自采、自种、自用中草药按照《关于加强乡村中医药技术人员自种、自采、自用中草药管理的通知》的有关规定执行。

**第四十三条** 本规范自发布之日起施行，1996 年 8 月 1 日国家中医药管理局发布的

《医疗机构中药饮片质量管理办法》（试行）同时废止。

第四十四条　本规范由国家中医药管理局、卫生部负责解释。

## 三、医院制剂

### 《药品管理法》

第七十四条　医疗机构配制制剂，应当经所在地省、自治区、直辖市人民政府药品监督管理部门批准，取得医疗机构制剂许可证。无医疗机构制剂许可证的，不得配制制剂。

医疗机构制剂许可证应当标明有效期，到期重新审查发证。

第七十五条　医疗机构配制制剂，应当有能够保证制剂质量的设施、管理制度、检验仪器和卫生环境。

医疗机构配制制剂，应当按照经核准的工艺进行，所需的原料、辅料和包装材料等应当符合药用要求。

第七十六条　医疗机构配制的制剂，应当是本单位临床需要而市场上没有供应的品种，并应当经所在地省、自治区、直辖市人民政府药品监督管理部门批准；但是，法律对配制中药制剂另有规定的除外。

医疗机构配制的制剂应当按照规定进行质量检验；合格的，凭医师处方在本单位使用。经国务院药品监督管理部门或者省、自治区、直辖市人民政府药品监督管理部门批准，医疗机构配制的制剂可以在指定的医疗机构之间调剂使用。

医疗机构配制的制剂不得在市场上销售。

### 《医疗机构药品监督管理办法》（试行）

第二十一条　医疗机构配制的制剂只能供本单位使用。未经省级以上药品监督管理部门批准，医疗机构不得使用其他医疗机构配制的制剂，也不得向其他医疗机构提供本单位配制的制剂。

## 四、毒性药品

中华人民共和国国务院令（第 23 号）

《医疗用毒性药品管理办法》已经 1988 年 11 月 15 日国务院第二十五次常务会议通过，现予发布施行。

总理　李　鹏
1988 年 12 月 27 日

### 《医疗毒性药品管理办法》

第一条　为加强医疗用毒性药品的管理，防止中毒或死亡事故的发生，根据《中华人民共和国药品管理法》的规定，制定本办法。

第二条　医疗用毒性药品（以下简称毒性药品），系指毒性剧烈、治疗剂量与中毒剂量相近，使用不当会致人中毒或死亡的药品。

毒性药品的管理品种，由卫生部会同国家医药管理局、国家中医药管理局规定。

**第三条** 毒性药品年度生产、收购、供应和配制计划，由省、自治区、直辖市医药管理部门根据医疗需要制定，经省、自治区、直辖市卫生行政部门审核后，由医药管理部门下达给指定的毒性药品生产、收购、供应单位，并抄报卫生部、国家医药管理局和国家中医药管理局。生产单位不得擅自改变生产计划，自行销售。

**第四条** 药厂必须由医药专业人员负责生产、配制和质量检验，并建立严格的管理制度，严防与其他药品混杂。每次配料，必须经2人以上复核无误，并详细记录每次生产所用原料和成品数，经手人要签字备查。所有工具、容器要处理干净，以防污染其他药品。标示量要准确无误，包装容器要有毒药标志。

**第五条** 毒性药品的收购、经营，由各级医药管理部门指定的药品经营单位负责；配方用药由国营药店、医疗单位负责。其他任何单位或者个人均不得从事毒性药品的收购、经营和配方业务。

**第六条** 收购、经营、加工、使用毒性药品的单位必须建立健全保管、验收、领发、核对等制度；严防收假、发错，严禁与其他药品混杂，做到划定仓间或仓位，专柜加锁并由专人保管。

毒性药品的包装容器上必须印有毒药标志，在运输毒性药品的过程中，应当采取有效措施，防止发生事故。

**第七条** 凡加工炮制毒性中药，必须按照《中华人民共和国药典》或者省、自治区、直辖市卫生行政部门制定的《炮制规范》的规定进行。药材符合药用要求的，方可供应、配方和用于中成药生产。

**第八条** 生产毒性药品及其制剂，必须严格执行生产工艺操作规程，在本单位药品检验人员的监督下准确投料，并建立完整的生产记录，保存五年备查。

在生产毒性药品过程中产生的废弃物，必须妥善处理，不得污染环境。

**第九条** 医疗单位供应和调配毒性药品，凭医生签名的正式处方。国营药店供应和调配毒性药品，凭盖有医生所在的医疗单位公章的正式处方。每次处方剂量不得超过二日极量。

调配处方时，必须认真负责，计量准确，按医嘱注明要求，并由配方人员及具有药师以上技术职称的复核人员签名盖章后方可发出。对处方未注明"生用"的毒性中药，应当付炮制品。如发现处方有疑问时，须经原处方医生重新审定后再行调配。处方一次有效，取药后处方保存二年备查。

**第十条** 科研和教学单位所需的毒性药品，必须持本单位的证明信，经单位所在地县以上卫生行政部门批准后，供应部门方能发售。

群众自配民间单、秘、验方需用毒性中药，购买时要持有本单位或者城市街道办事处、乡（镇）人民政府的证明信，供应部门方可发售。每次购用量不得超过二日极量。

**第十一条** 对违反本办法的规定，擅自生产、收购、经营毒性药品的单位或者个人，由县以上卫生行政部门没收其全部毒性药品，并处以警告或按非法所得的5～10倍罚款。情节严重、致人伤残或死亡，构成犯罪的，由司法机关依法追究其刑事责任。

**第十二条**　当事人对处罚不服的，可在接到处罚通知之日起 15 日内，向做出处理的机关的上级机关申请复议。但申请复议期间仍应执行原处罚决定。上级机关应在接到申请之日起 10 日内做出答复。对答复不服的，可在接到答复之日起 15 日内，向人民法院起诉。

**第十三条**　本办法由卫生部负责解释。

**第十四条**　本办法自发布之日起施行。1964 年 4 月 20 日卫生部、商业部、化工部发布的《管理毒药、限制性剧药暂行规定》，1964 年 12 月 7 日卫生部、商业部发布的《管理毒性中药的暂行办法》，1979 年 6 月 30 日卫生部、国家医药管理总局发布的《医疗用毒药、限制性剧药管理规定》，同时废止。

### 附：　毒性药品管理品种

#### 一、毒性中药品种

砒石（红砒、白砒）、砒霜、水银、生马前子、生川乌、生草乌、生白附子、生附子、生半夏、生南星、生巴豆、斑蝥、青娘虫、红娘虫、生甘遂、生狼毒、生藤黄、生千金子、生天仙子、闹羊花、雪上一枝蒿、红升丹、白降丹、蟾酥、洋金花、红粉、轻粉、雄黄。

#### 二、西药毒药品种

去乙酰毛花苷丙、阿托品、洋地黄毒苷、氢溴酸后马托品、三氧化二砷、毛果芸香碱、升汞、水杨酸毒扁豆碱、亚砷酸钾、氢溴酸东莨菪碱、士的宁。

## 五、麻醉、精神药品

### 《处方管理办法》

**第十一条**　医疗机构应当按照有关规定，对本机构执业医师和药师进行麻醉药品和精神药品使用知识和规范化管理的培训。执业医师经考核合格后取得麻醉药品和第一类精神药品的处方权，药师经考核合格后取得麻醉药品和第一类精神药品调剂资格。医师取得麻醉药品和第一类精神药品处方权后，方可在本机构开具麻醉药品和第一类精神药品处方，但不得为自己开具该类药品处方。药师取得麻醉药品和第一类精神药品调剂资格后，方可在本机构调剂麻醉药品和第一类精神药品。

**第二十条**　医师应当按照卫生部制定的麻醉药品和精神药品临床应用指导原则，开具麻醉药品、第一类精神药品处方。

**第二十一条**　门（急）诊癌症疼痛患者和中、重度慢性疼痛患者需长期使用麻醉药品和第一类精神药品的，首诊医师应当亲自诊查患者，建立相应的病历，要求其签署《知情同意书》。

病历中应当留存下列材料复印件：

（一）二级以上医院开具的诊断证明。

（二）患者户籍簿、身份证或者其他相关有效身份证明文件。

（三）为患者代办人员身份证明文件。

　　**第二十二条**　除需长期使用麻醉药品和第一类精神药品的门（急）诊癌症疼痛患者和中、重度慢性疼痛患者外，麻醉药品注射剂仅限于医疗机构内使用。

　　**第二十三条**　为门（急）诊患者开具的麻醉药品注射剂，每张处方为一次常用量；控缓释制剂，每张处方不得超过 7 日常用量；其他剂型，每张处方不得超过 3 日常用量。第一类精神药品注射剂，每张处方为一次常用量；控缓释制剂，每张处方不得超过 7 日常用量；其他剂型，每张处方不得超过 3 日常用量。哌甲酯用于治疗儿童多动症时，每张处方不得超过 15 日常用量。第二类精神药品一般每张处方不得超过 7 日常用量；对于慢性病或某些特殊情况的患者，处方用量可以适当延长，医师应当注明理由。

　　**第二十四条**　为门（急）诊癌症疼痛患者和中、重度慢性疼痛患者开具的麻醉药品、第一类精神药品注射剂，每张处方不得超过 3 日常用量；控缓释制剂，每张处方不得超过 15 日常用量；其他剂型，每张处方不得超过 7 日常用量。

　　**第二十五条**　为住院患者开具的麻醉药品和第一类精神药品处方应当逐日开具，每张处方为 1 日常用量。

　　**第二十六条**　对于需要特别加强管制的麻醉药品，盐酸二氢埃托啡处方为一次常用量，仅限于二级以上医院内使用；盐酸哌替啶处方为一次常用量，仅限于医疗机构内使用。

　　**第二十七条**　医疗机构应当要求长期使用麻醉药品和第一类精神药品的门（急）诊癌症患者和中、重度慢性疼痛患者，每 3 个月复诊或者随诊一次。

　　**第二十八条**　医师利用计算机开具、传递普通处方时，应当同时打印出纸质处方，其格式与手写处方一致；打印的纸质处方经签名或者加盖签章后有效。药师核发药品时，应当核对打印的纸质处方，无误后发给药品，并将打印的纸质处方与计算机传递处方同时收存备查。

**《麻醉药品和精神药品管理条例》**

　　**第三条**　本条例所称麻醉药品和精神药品，是指列入麻醉药品目录、精神药品目录（以下称目录）的药品和其他物质。精神药品分为第一类精神药品和第二类精神药品。

　　目录由国务院药品监督管理部门会同国务院公安部门、国务院卫生主管部门制定、调整并公布。

　　上市销售但尚未列入目录的药品和其他物质或者第二类精神药品发生滥用，已经造成或者可能造成严重社会危害的，国务院药品监督管理部门会同国务院公安部门、国务院卫生主管部门应当及时将该药品和该物质列入目录或者将该第二类精神药品调整为第一类精神药品。

　　**第四条**　国家对麻醉药品药用原植物以及麻醉药品和精神药品实行管制。除本条例另有规定的外，任何单位、个人不得进行麻醉药品药用原植物的种植以及麻醉药品和精神药品的实验研究、生产、经营、使用、储存、运输等活动。

　　**第五条**　国务院药品监督管理部门负责全国麻醉药品和精神药品的监督管理工作，并会同国务院农业主管部门对麻醉药品药用原植物实施监督管理。国务院公安部门负责对造成麻醉药品药用原植物、麻醉药品和精神药品流入非法渠道的行为进行查处。国务院其他有关主管部门在各自的职责范围内负责与麻醉药品和精神药品有关的管理工作。

省、自治区、直辖市人民政府药品监督管理部门负责本行政区域内麻醉药品和精神药品的监督管理工作。县级以上地方公安机关负责对本行政区域内造成麻醉药品和精神药品流入非法渠道的行为进行查处。县级以上地方人民政府其他有关主管部门在各自的职责范围内负责与麻醉药品和精神药品有关的管理工作。

**第二十二条** 国家对麻醉药品和精神药品实行定点经营制度。

国务院药品监督管理部门应当根据麻醉药品和第一类精神药品的需求总量，确定麻醉药品和第一类精神药品的定点批发企业布局，并应当根据年度需求总量对布局进行调整、公布。

药品经营企业不得经营麻醉药品原料药和第一类精神药品原料药。但是，供医疗、科学研究、教学使用的小包装的上述药品可以由国务院药品监督管理部门规定的药品批发企业经营。

**第二十三条** 麻醉药品和精神药品定点批发企业除应当具备药品管理法第十五条规定的药品经营企业的开办条件外，还应当具备下列条件：

（一）有符合本条例规定的麻醉药品和精神药品储存条件。

（二）有通过网络实施企业安全管理和向药品监督管理部门报告经营信息的能力。

（三）单位及其工作人员 2 年内没有违反有关禁毒的法律、行政法规规定的行为。

（四）符合国务院药品监督管理部门公布的定点批发企业布局。

麻醉药品和第一类精神药品的定点批发企业，还应当具有保证供应责任区域内医疗机构所需麻醉药品和第一类精神药品的能力，并具有保证麻醉药品和第一类精神药品安全经营的管理制度。

**第三十条** 麻醉药品和第一类精神药品不得零售。禁止使用现金进行麻醉药品和精神药品交易，但是个人合法购买麻醉药品和精神药品的除外。

**第三十二条** 第二类精神药品零售企业应当凭执业医师出具的处方，按规定剂量销售第二类精神药品，并将处方保存 2 年备查；禁止超剂量或者无处方销售第二类精神药品；不得向未成年人销售第二类精神药品。

**第三十六条** 医疗机构需要使用麻醉药品和第一类精神药品的，应当经所在地设区的市级人民政府卫生主管部门批准，取得麻醉药品、第一类精神药品购用印鉴卡（以下称印鉴卡）。医疗机构应当凭印鉴卡向本省、自治区、直辖市行政区域内的定点批发企业购买麻醉药品和第一类精神药品。

**第三十七条** 医疗机构取得印鉴卡应当具备下列条件：

（一）有专职的麻醉药品和第一类精神药品管理人员。

（二）有获得麻醉药品和第一类精神药品处方资格的执业医师。

（三）有保证麻醉药品和第一类精神药品安全储存的设施和管理制度。

**第三十八条** 医疗机构应当按照国务院卫生主管部门的规定，对本单位执业医师进行有关麻醉药品和精神药品使用知识的培训、考核，经考核合格的，授予麻醉药品和第一类精神药品处方资格。执业医师取得麻醉药品和第一类精神药品的处方资格后，方可在本医疗机构开具麻醉药品和第一类精神药品处方，但不得为自己开具该种处方。

医疗机构应当将具有麻醉药品和第一类精神药品处方资格的执业医师名单及其变更情况，定期报送所在地设区的市级人民政府卫生主管部门，并抄送同级药品监督管理部门。

**第三十九条** 具有麻醉药品和第一类精神药品处方资格的执业医师，根据临床应用指导原则，对确需使用麻醉药品或者第一类精神药品的患者，应当满足其合理用药需求。在医疗机构就诊的癌症疼痛患者和其他危重患者得不到麻醉药品或者第一类精神药品时，患者或者其亲属可以向执业医师提出申请。具有麻醉药品和第一类精神药品处方资格的执业医师认为要求合理的，应当及时为患者提供所需麻醉药品或者第一类精神药品。

**第四十条** 执业医师应当使用专用处方开具麻醉药品和精神药品，单张处方的最大用量应当符合国务院卫生主管部门的规定。对麻醉药品和第一类精神药品处方，处方的调配人、核对人应当仔细核对，签署姓名，并予以登记；对不符合本条例规定的，处方的调配人、核对人应当拒绝发药。麻醉药品和精神药品专用处方的格式由国务院卫生主管部门规定。

**第四十一条** 医疗机构应当对麻醉药品和精神药品处方进行专册登记，加强管理。麻醉药品处方至少保存 3 年，精神药品处方至少保存 2 年。

**第四十七条** 麻醉药品和第一类精神药品的使用单位应当设立专库或者专柜储存麻醉药品和第一类精神药品。专库应当设有防盗设施并安装报警装置；专柜应当使用保险柜。专库和专柜应当实行双人双锁管理。

**第四十八条** 麻醉药品药用原植物种植企业、定点生产企业、全国性批发企业和区域性批发企业、国家设立的麻醉药品储存单位以及麻醉药品和第一类精神药品的使用单位，应当配备专人负责管理工作，并建立储存麻醉药品和第一类精神药品的专用账册。药品入库双人验收，出库双人复核，做到账物相符。专用账册的保存期限应当自药品有效期期满之日起不少于 5 年。

### 《罂粟壳管理暂行规定》

**第十二条** 承担罂粟壳批发业务的单位直接供应乡镇卫生院以上医疗单位配方使用和县（市、区）以上药品监督管理部门指定的中药饮片经营门市部。

**第十三条** 指定的中药饮片经营门市部应凭盖有乡镇卫生院以上医疗单位公章的医生处方零售罂粟壳（处方保存三年备查），不准生用，严禁单味零售。

**第十四条** 乡镇卫生院以上医疗单位要加强对购进罂粟壳的管理，严格凭医生处方使用。

# 第四节　调剂管理

## 一、调剂给付

### 《药品管理法》

**第五十八条**　药品经营企业零售药品应当准确无误，并正确说明用法、用量和注意事项；调配处方应当经过核对，对处方所列药品不得擅自更改或者代用。对有配伍禁忌或者超剂量的处方，应当拒绝调配；必要时，经处方医师更正或者重新签字，方可调配。

药品经营企业销售中药材，应当标明产地。

依法经过资格认定的药师或者其他药学技术人员负责本企业的药品管理、处方审核和调配、合理用药指导等工作。

**第七十三条**　依法经过资格认定的药师或者其他药学技术人员调配处方，应当进行核对，对处方所列药品不得擅自更改或者代用。对有配伍禁忌或者超剂量的处方，应当拒绝调配；必要时，经处方医师更正或者重新签字，方可调配。

### 《处方管理办法》

**第二十九条**　取得药学专业技术职务任职资格的人员方可从事处方调剂工作。

**第三十条**　药师在执业的医疗机构取得处方调剂资格。药师签名或者专用签章式样应当在本机构留样备查。

**第三十一条**　具有药师以上专业技术职务任职资格的人员负责处方审核、评估、核对、发药以及安全用药指导；药士从事处方调配工作。

**第三十二条**　药师应当凭医师处方调剂处方药品，非经医师处方不得调剂。

**第三十三条**　药师应当按照操作规程调剂处方药品：认真审核处方，准确调配药品，正确书写药袋或粘贴标签，注明患者姓名和药品名称、用法、用量，包装；向患者交付药品时，按照药品说明书或者处方用法，进行用药交代与指导，包括每种药品的用法、用量、注意事项等。

**第三十四条**　药师应当认真逐项检查处方前记、正文和后记书写是否清晰、完整，并确认处方的合法性。

**第三十五条**　药师应当对处方用药适宜性进行审核，审核内容包括：

（一）规定必须做皮试的药品，处方医师是否注明过敏试验及结果的判定。

（二）处方用药与临床诊断的相符性。

（三）剂量、用法的正确性。

（四）选用剂型与给药途径的合理性。

（五）是否有重复给药现象。

（六）是否有潜在临床意义的药物相互作用和配伍禁忌。

（七）其他用药不适宜情况。

第三十六条 药师经处方审核后，认为存在用药不适宜时，应当告知处方医师，请其确认或者重新开具处方。

药师发现严重不合理用药或者用药错误，应当拒绝调剂，及时告知处方医师，并应当记录，按照有关规定报告。

第三十七条 药师调剂处方时必须做到"四查十对"：查处方，对科别、姓名、年龄；查药品，对药名、剂型、规格、数量；查配伍禁忌，对药品性状、用法用量；查用药合理性，对临床诊断。

第三十八条 药师在完成处方调剂后，应当在处方上签名或者加盖专用签章。

第四十条 药师对于不规范处方或者不能判定其合法性的处方，不得调剂。

## 《关于中药饮片处方用名和调剂给付有关问题的通知》

国家中医药管理局关于中药饮片处方用名和调剂给付有关问题的通知

国中医药发〔2009〕7号

各省、自治区、直辖市卫生厅局、中医药管理局，新疆生产建设兵团卫生局，中国中医科学院，北京中医药大学：

中药汤剂是中药的传统剂型之一，充分体现了中医辨证论治、个体化治疗的特点。由于全国缺乏统一的中药饮片处方用名与调剂给付的规定，各地或各单位的处方用名与调剂给付的规定也不够完善，造成药房给付的中药饮片与医师的要求不一致，影响了临床疗效，出现了医患纠纷和医疗安全隐患。

为保障医疗安全，保证临床疗效，现就中药饮片处方用名和调剂给付的有关问题提出以下要求：

一、各医疗机构应当执行本省（区、市）的中药饮片处方用名与调剂给付的相关规定。没有统一规定的，各医疗机构应当制定本单位中药饮片处方用名与调剂给付规定。

制定中药饮片处方用名与调剂给付规定应符合国家有关标准和中医药理论。

二、开具中药饮片处方的医师要掌握本省（区、市）或本单位中药饮片处方用名与调剂给付的规定，并据此书写中药饮片处方用名。

三、医师开具中药饮片处方对饮片炮制有特殊要求的，应当在药品名称之前写明。

四、各医疗机构中药饮片调剂人员应当按照本省（区、市）或本单位中药饮片处方调剂给付规定进行调剂，对未按规定书写中药饮片处方的应由处方医师修正后再给予调剂。对有特殊炮制要求的中药饮片，调剂时应临方炮制。

五、各医疗机构应加强对本单位执业注册医师开具中药饮片处方以及药剂人员调配中药处方的培训。

各省级中医药管理部门要结合医院评价等活动，组织开展对中药饮片处方书写与调剂给付情况的督导检查。

二〇〇九年三月二十五日

## 二、用药指导

### 《医疗机构药事管理规定》

**第十二条**　药学部门具体负责药品管理、药学专业技术服务和药事管理工作，开展以病人为中心，以合理用药为核心的临床药学工作，组织药师参与临床药物治疗，提供药学专业技术服务。

**第十八条**　医疗机构应当遵循有关药物临床应用指导原则、临床路径、临床诊疗指南和药品说明书等合理使用药物；对医师处方、用药医嘱的适宜性进行审核。

**第十九条**　医疗机构应当配备临床药师。临床药师应当全职参与临床药物治疗工作，对患者进行用药教育，指导患者安全用药。

**第二十条**　医疗机构应当建立临床用药监测、评价和超常预警制度，对药物临床使用安全性、有效性和经济性进行监测、分析、评估，实施处方和用药医嘱点评与干预。

**第二十八条**　药学专业技术人员应当严格按照《药品管理法》、《处方管理办法》、药品调剂质量管理规范等法律、法规、规章制度和技术操作规程，认真审核处方或者用药医嘱，经适宜性审核后调剂配发药品。发出药品时应当告知患者用法用量和注意事项，指导患者合理用药。

为保障患者用药安全，除药品质量原因外，药品一经发出，不得退换。

### 《医院处方点评管理规范》（试行）

**第四条**　医院应当加强处方质量和药物临床应用管理，规范医师处方行为，落实处方审核、发药、核对与用药交代等相关规定；定期对医务人员进行合理用药知识培训与教育；制定并落实持续质量改进措施。

### 《处方管理办法》

**第四十一条**　医疗机构应当将本机构基本用药供应目录内同类药品相关信息告知患者。

### 《药品经营质量管理规范》

**第一百七十条**　销售药品应当符合以下要求：

（一）处方经执业药师审核后方可调配；对处方所列药品不得擅自更改或者代用，对有配伍禁忌或者超剂量的处方，应当拒绝调配，但经处方医师更正或者重新签字确认的，可以调配；调配处方后经过核对方可销售。

（二）处方审核、调配、核对人员应当在处方上签字或者盖章，并按照有关规定保存处方或者其复印件。

（三）销售近效期药品应当向顾客告知有效期。

（四）销售中药饮片做到计量准确，并告知煎服方法及注意事项；提供中药饮片代煎服务，应当符合国家有关规定。

# 第五节 设施管理

## 一、中药房

### 《医院中药房基本标准》

卫生部、国家中医药管理局关于印发医院中药房基本标准的通知

国中医药发〔2009〕4 号

各省、自治区、直辖市卫生厅局、中医药管理局，新疆生产建设兵团卫生局，局各直属单位：

根据《医疗机构管理条例》有关规定，卫生部、国家中医药管理局制定了《医院中药房基本标准》。现印发给你们，请遵照执行。在执行过程中有何问题，请及时反馈卫生部、国家中医药管理局。

本标准自印发之日起施行。

二〇〇九年三月十六日

### 医院中药房基本标准

一、医院（含中医医院、中西医结合医院、综合医院，下同）中药房应当按照国家有关规定，提供中药饮片调剂、中成药调剂和中药饮片煎煮等服务。

中药品种、数量应当与医院的规模和业务需求相适应，常用中药饮片品种应在 400 种左右。

二、部门设置

（一）中药房由药剂部门统一管理，可分中药饮片调剂组、中成药调剂组、库房采购组。

（二）至少设有中药饮片库房、中药饮片调剂室、中成药库房、中成药调剂室、周转库、中药煎药室，有条件的医院可按照有关标准要求设置中药制剂室。

三、人员

（一）中药专业技术人员占药学专业技术人员比例至少达到 20%，中医医院中药专业技术人员占药学专业技术人员比例至少达到 60%。三级医院具有大专以上学历的中药人员不低于 50%，二级医院不低于 40%。

（二）中药房主任或副主任中，三级医院应当有副主任中药师以上专业技术职务任职资格的人员；二级医院应当有主管中药师以上专业技术职务任职资格的人员。

（三）中药饮片调剂组、中成药调剂组、库房采购组负责人至少应具备主管中药师以上专业技术职务任职资格。

（四）中药饮片质量验收负责人应为具有中级以上专业技术职务任职资格和中药饮片鉴别经验的人员或具有丰富中药饮片鉴别经验的老药工。中药饮片调剂复核人员应具有主管中药师以上专业技术职务任职资格。煎药室负责人应为具有中药师以上专业技术

职务任职资格的人员，煎药人员须为中药学专业人员或经培训取得相应资格的人员。有条件的医院应有临床药学人员。

四、房屋

（一）中药房的面积应当与医院的规模和业务需求相适应。

（二）中药饮片调剂室的面积，三级医院不低于 100 平方米，二级医院不低于 80 平方米；中成药调剂室的面积，三级医院不低于 60 平方米，二级医院不低于 40 平方米。

（三）中药房应当远离各种污染源。中药饮片调剂室、中成药调剂室、中药煎药室应当宽敞、明亮，地面、墙面、屋顶应当平整、洁净、无污染、易清洁，应当有有效的通风、除尘、防积水以及消防等设施。

五、设备（器具）

中药房的设备（器具）应当与医院的规模和业务需求相适应。

（一）中药储存设备（器具）

药架、除湿机、通风设备、冷藏柜或冷库。

（二）中药饮片调剂设备（器具）

药斗（架）、调剂台、称量用具（药戥、电子秤等）、粉碎用具（铜缸或小型粉碎机）、冷藏柜、新风除尘设备（可根据实际情况选配）、贵重药品柜、毒麻药品柜。

（三）中成药调剂设备（器具）

药架（药品柜）、调剂台、贵重药品柜、冷藏柜。

（四）中药煎煮设备（器具）

煎药用具（煎药机或煎药锅）、包装机（与煎药机相匹配）、饮片浸泡用具、冷藏柜、储物柜。

（五）临方炮制设备（器具）（可根据实际情况选配）

小型切片机、小型炒药机、小型煅炉烘干机、消毒锅、标准筛。

六、规章制度

（一）制定人员岗位责任制、药品采购制度、药品管理制度、在职教育培训制度等各项规章制度。

（二）执行中医药行业标准规范，有国家制定或认可的中药技术操作规程和管理规范，并成册可用。

七、民族医医院中药房（民族药房）参照本《基本标准》执行。

### 《医疗机构药品监督管理办法》（试行）

第十九条　医疗机构用于调配药品的工具、设施、包装用品以及调配药品的区域，应当符合卫生要求及相应的调配要求。

## 二、煎药室

### 《医疗机构中药煎药室管理规范》

卫生部、国家中医药管理局关于印发医疗机构中药煎药室管理规范的通知

国中医药发〔2009〕3 号

各省、自治区、直辖市卫生厅局、中医药管理局，新疆生产建设兵团卫生局，局各直属
单位：

根据《医疗机构管理条例》有关规定，卫生部、国家中医药管理局制定了《医疗
机构中药煎药室管理规范》。现印发给你们，请遵照执行。在执行过程中有何问题，请
及时反馈卫生部、国家中医药管理局。

本规范自印发之日起施行。

二〇〇九年三月十六日

## 医疗机构中药煎药室管理规范

### 第一章　总则

**第一条**　为加强医疗机构中药煎药室规范化、制度化建设，保证中药煎药质量，根
据有关法律、行政法规的规定，制定本规范。

**第二条**　本规范适用于开展中药煎药服务的各级各类医疗机构。

### 第二章　设施与设备要求

**第三条**　中药煎药室（以下称煎药室）应当远离各种污染源，周围的地面、路面、
植被等应当避免对煎药造成污染。

**第四条**　煎药室的房屋和面积应当根据本医疗机构的规模和煎药量合理配置。工
作区和生活区应当分开，工作区内应当设有储藏（药）、准备、煎煮、清洗等功能
区域。

**第五条**　煎药室应当宽敞、明亮，地面、墙面、屋顶应当平整、洁净、无污染、易
清洁，应当有有效的通风、除尘、防积水以及消防等设施，各种管道、灯具、风口以及
其他设施应当避免出现不易清洁的部位。

**第六条**　煎药室应当配备完善的煎药设备设施，并根据实际需要配备储药设施、冷
藏设施以及量杯（筒）、过滤装置、计时器、贮药容器、药瓶架等。

**第七条**　煎药工作台面应当平整、洁净。

煎药容器应当以陶瓷、不锈钢、铜等材料制作的器皿为宜，禁用铁制等易腐蚀
器皿。

储药容器应当做到防尘、防霉、防虫、防鼠、防污染。用前应当严格消毒，用后应
当及时清洗。

### 第三章　人员要求

**第八条**　煎药室应当由具备一定理论水平和实际操作经验的中药师具体负责煎药室
的业务指导、质量监督及组织管理工作。

**第九条**　煎药人员应当经过中药煎药相关知识和技能培训并考核合格后方可从事中
药煎药工作。

煎药工作人员需有计划地接受相关专业知识和操作技能的岗位培训。

**第十条**　煎药人员应当每年至少体检一次。传染病、皮肤病等患者和乙肝病毒携带

者、体表有伤口未愈合者不得从事煎药工作。

第十一条 煎药人员应当注意个人卫生。煎药前要进行手的清洁，工作时应当穿戴专用的工作服并保持工作服清洁。

### 第四章 煎药操作方法

第十二条 煎药应当使用符合国家卫生标准的饮用水。待煎药物应当先行浸泡，浸泡时间一般不少于 30 分钟。

煎煮开始时的用水量一般以浸过药面 2~5 厘米为宜，花、草类药物或煎煮时间较长的应当酌量加水。

第十三条 每剂药一般煎煮两次，将两煎药汁混合后再分装。

煎煮时间应当根据方剂的功能主治和药物的功效确定。一般药物煮沸后再煎煮 20~30 分钟；解表类、清热类、芳香类药物不宜久煎，煮沸后再煎煮 15~20 分钟；滋补药物先用武火煮沸后，改用文火慢煎约 40~60 分钟。药剂第二煎的煎煮时间应当比第一煎的时间略缩短。

煎药过程中要搅拌药料 2~3 次。搅拌药料的用具应当以陶瓷、不锈钢、铜等材料制作的棍棒为宜，搅拌完一药料后应当清洗再搅拌下一药料。

第十四条 煎药量应当根据儿童和成人分别确定。儿童每剂一般煎至 100~300mL，成人每剂一般煎至 400~600mL，一般每剂按两份等量分装，或遵医嘱。

第十五条 凡注明有先煎、后下、另煎、烊化、包煎、煎汤代水等特殊要求的中药饮片，应当按照要求或医嘱操作。

（一）先煎药应当煮沸 10~15 分钟后，再投入其他药料同煎（已先行浸泡）。

（二）后下药应当在第一煎药料即将煎至预定量时，投入同煎 5~10 分钟。

（三）另煎药应当切成小薄片，煎煮约 2 小时，取汁；另炖药应当切成薄片，放入有盖容器内加入冷水（一般为药量的 10 倍左右）隔水炖 2~3 小时，取汁。此类药物的原处方如系复方，则所煎（炖）得的药汁还应当与方中其他药料所煎得的药汁混匀后，再行分装。某些特殊药物可根据药性特点具体确定煎（炖）药时间（用水适量）。

（四）溶化药（烊化）应当在其他药煎至预定量并去渣后，将其置于药液中，微火煎药，同时不断搅拌，待需溶化的药溶解即可。

（五）包煎药应当装入包煎袋闭合后，再与其他药物同煎。包煎袋材质应符合药用要求（对人体无害）并有滤过功能。

（六）煎汤代水药应当将该类药物先煎 15~25 分钟后，去渣、过滤、取汁，再与方中其他药料同煎。

（七）对于久煎、冲服、泡服等有其他特殊煎煮要求的药物，应当按相应的规范操作。

先煎药、后下药、另煎或另炖药、包煎药、煎汤代水药在煎煮前均应当先行浸泡，浸泡时间一般不少于 30 分钟。

第十六条 药料应当充分煎透，做到无糊状块、无白心、无硬心。

煎药时应当防止药液溢出、煎干或煮焦。煎干或煮焦者禁止药用。

**第十七条** 内服药与外用药应当使用不同的标识区分。

**第十八条** 煎煮好的药液应当装入经过清洗和消毒并符合盛放食品要求的容器内，严防污染。

**第十九条** 使用煎药机煎煮中药，煎药机的煎药功能应当符合本规范的相关要求。应当在常压状态煎煮药物，煎药温度一般不超过100℃。煎出的药液量应当与方剂的剂量相符，分装剂量应当均匀。

**第二十条** 包装药液的材料应当符合药品包装材料国家标准。

## 第五章 煎药室的管理

**第二十一条** 煎药室应当由药剂部门统一管理。药剂部门应有专人负责煎药室的组织协调和管理工作。

**第二十二条** 药剂部门应当根据本单位的实际情况制定相应的煎药室工作制度和相关设备的标准化操作程序（SOP），工作制度、操作程序应当装订成册并张挂在煎药室的适宜位置，严格执行。

**第二十三条** 煎药人员在领药、煎药、装药、送药、发药时应当认真核对处方（或煎药凭证）有关内容，建立收发记录，内容真实、记录完整。

每方（剂）煎药应当有一份反映煎药各个环节的操作记录。记录应保持整洁，内容真实、数据完整。

**第二十四条** 急煎药物应在2小时内完成，要建立中药急煎制度并规范急煎记录。

**第二十五条** 煎药设备设施、容器使用前应确保清洁，要有清洁规程和每日清洁记录。用于清扫、清洗和消毒的设备、用具应放置在专用场所妥善保管。

煎药室应当定期消毒。洗涤剂、消毒剂品种应定期更换，符合《食品工具、设备用洗涤卫生标准》（GB14930.1）和《食品工具、设备用洗涤消毒剂卫生标准》（GB14930.2）等有关卫生标准和要求，不得对设备和药物产生腐蚀和污染。

**第二十六条** 传染病病人的盛药器具原则上应当使用一次性用品，用后按照医疗废物进行管理和处置。不具备上述条件的，对重复使用的盛药器具应当加强管理，固定专人使用，且严格消毒，防止交叉污染。

**第二十七条** 加强煎药的质量控制、监测工作。药剂科负责人应当定期（每季度至少一次）对煎药工作质量进行评估、检查，征求医护人员和住院病人意见，并建立质量控制、监测档案。

## 第六章 附则

**第二十八条** 本规范自发布之日起施行，国家中医药管理局于1997年印发的《中药煎药室管理规范》同时废止。

**第二十九条** 本规范由国家中医药管理局负责解释。

### 三、零售药店

《药品经营质量管理规范》

**第一百四十五条** 营业场所应当有以下营业设备。

（一）货架和柜台；

（二）监测、调控温度的设备；

（三）经营中药饮片的，有存放饮片和处方调配的设备；

（四）经营冷藏药品的，有专用冷藏设备；

（五）经营第二类精神药品、毒性中药品种和罂粟壳的，有符合安全规定的专用存放设备；

（六）药品拆零销售所需的调配工具、包装用品。

**第一百六十一条** 药品的陈列应当符合以下要求。

（一）按剂型、用途以及储存要求分类陈列，并设置醒目标志，类别标签字迹清晰、放置准确。

（二）药品放置于货架（柜），摆放整齐有序，避免阳光直射。

（三）处方药、非处方药分区陈列，并有处方药、非处方药专用标识。

（四）处方药不得采用开架自选的方式陈列和销售。

（五）外用药与其他药品分开摆放。

（六）拆零销售的药品集中存放于拆零专柜或者专区。

（七）第二类精神药品、毒性中药品种和罂粟壳不得陈列。

（八）冷藏药品放置在冷藏设备中，按规定对温度进行监测和记录，并保证存放温度符合要求。

（九）中药饮片柜斗谱的书写应当正名正字；装斗前应当复核，防止错斗、串斗；应当定期清斗，防止饮片生虫、发霉、变质；不同批号的饮片装斗前应当清斗并记录。

（十）经营非药品应当设置专区，与药品区域明显隔离，并有醒目标志。

# 第六节　采购、贮存与包装

### 一、中药采购

《药品管理法》

**第五十五条** 药品上市许可持有人、药品生产企业、药品经营企业和医疗机构应当从药品上市许可持有人或者具有药品生产、经营资格的企业购进药品；但是，购进未实施审批管理的中药材除外。

《医疗机构药事管理规定》

**第二十三条** 医疗机构应当根据《国家基本药物目录》《处方管理办法》《国家处

方集》《药品采购供应质量管理规范》等制定本机构《药品处方集》和《基本用药供应目录》，编制药品采购计划，按规定购入药品。

**第二十四条** 医疗机构应当制定本机构药品采购工作流程；建立健全药品成本核算和账务管理制度；严格执行药品购入检查、验收制度；不得购入和使用不符合规定的药品。

**第二十五条** 医疗机构临床使用的药品应当由药学部门统一采购供应。经药事管理与药物治疗学委员会（组）审核同意，核医学科可以购用、调剂本专业所需的放射性药品。其他科室或者部门不得从事药品的采购、调剂活动，不得在临床使用非药学部门采购供应的药品。

#### 《医疗机构药品监督管理办法》（试行）

**第六条** 医疗机构必须从具有药品生产、经营资格的企业购进药品。医疗机构使用的药品应当按照规定由专门部门统一采购，禁止医疗机构其他科室和医务人员自行采购。医疗机构因临床急需进口少量药品的，应当按照《药品管理法》及其实施条例的有关规定办理。

**第七条** 医疗机构购进药品，应当查验供货单位的《药品生产许可证》或者《药品经营许可证》和《营业执照》、所销售药品的批准证明文件等相关证明文件，并核实销售人员持有的授权书原件和身份证原件。医疗机构应当妥善保存首次购进药品加盖供货单位原印章的前述证明文件的复印件，保存期不得少于5年。

**第八条** 医疗机构购进药品时应当索取、留存供货单位的合法票据，并建立购进记录，做到票、账、货相符。合法票据包括税票及详细清单，清单上必须载明供货单位名称、药品名称、生产厂商、批号、数量、价格等内容，票据保存期不得少于3年。

**第十一条** 医疗机构应当建立健全中药饮片采购制度，按照国家有关规定购进中药饮片。

#### 《处方管理办法》

**第十六条** 医疗机构应当按照经药品监督管理部门批准并公布的药品通用名称购进药品。同一通用名称药品的品种，注射剂型和口服剂型各不得超过2种，处方组成类同的复方制剂1~2种。因特殊诊疗需要使用其他剂型和剂量规格药品的情况除外。

## 二、验收制度

#### 《药品管理法》

**第七十条** 医疗机构购进药品，应当建立并执行进货检查验收制度，验明药品合格证明和其他标识；不符合规定要求的，不得购进和使用。

#### 《医疗机构药品监督管理办法》（试行）

**第九条** 医疗机构必须建立和执行进货验收制度，购进药品应当逐批验收，并建立真实、完整的药品验收记录。

**第十条** 药品验收记录应当包括药品通用名称、生产厂商、规格、剂型、批号、生产日期、有效期、批准文号、供货单位、数量、价格、购进日期、验收日期、验收结论等内容。

验收记录必须保存至超过药品有效期 1 年，但不得少于 3 年。

## 三、贮存保管

### 《药品管理法》

**第七十一条** 医疗机构应当有与所使用药品相适应的场所、设备、仓储设施和卫生环境，制定和执行药品保管制度，采取必要的冷藏、防冻、防潮、防虫、防鼠等措施，保证药品质量。

### 《医疗机构药事管理规定》

**第二十七条** 化学药品、生物制品、中成药和中药饮片应当分别储存，分类定位存放。易燃、易爆、强腐蚀性等危险性药品应当另设仓库单独储存，并设置必要的安全设施，制定相关的工作制度和应急预案。

### 《医疗机构药品监督管理办法》（试行）

**第十三条** 医疗机构储存药品，应当按照药品属性和类别分库、分区、分垛存放，并实行色标管理。药品与非药品分开存放；中药饮片、中成药、化学药品分别储存、分类存放；过期、变质、被污染等药品应当放置在不合格库（区）。

**第十四条** 医疗机构应当制定和执行药品保管、养护管理制度，并采取必要的控温、防潮、避光、通风、防火、防虫、防鼠、防污染等措施，保证药品质量。

**第十五条** 医疗机构应当配备药品养护人员，定期对储存药品进行检查和养护，监测和记录储存区域的温湿度，维护储存设施设备，并建立相应的养护档案。

**第十六条** 医疗机构应当建立药品效期管理制度。药品发放应当遵循"近效期先出"的原则。

**第十七条** 麻醉药品、精神药品、医疗用毒性药品、放射性药品应当严格按照相关行政法规的规定存放，并具有相应的安全保障措施。

## 四、饮片包装

### 《药品管理法》

**第四十九条** 药品包装应当按照规定印有或者贴有标签并附有说明书。

标签或者说明书应当注明药品的通用名称、成分、规格、上市许可持有人及其地址、生产企业及其地址、批准文号、产品批号、生产日期、有效期、适应症或者功能主治、用法、用量、禁忌、不良反应和注意事项。标签、说明书中的文字应当清晰，生产日期、有效期等事项应当显著标注，容易辨识。

麻醉药品、精神药品、医疗用毒性药品、放射性药品、外用药品和非处方药的标签、说明书，应当印有规定的标志。

## 《关于加强中药饮片包装监督管理的通知》

国食药监办〔2003〕358 号

各省、自治区、直辖市食品药品监督管理局（药品监督管理局）：

针对当前中药饮片存在无包装或包装不符合法定规定的情况，为确保人民群众用药安全有效，根据《药品管理法》及《药品管理法实施条例》的有关规定，现对中药饮片包装监督管理工作的有关事项明确如下：

一、生产中药饮片，应选用与药品性质相适应及符合药品质量要求的包装材料和容器。严禁选用与药品性质不相适应和对药品质量可能产生影响的包装材料。

二、中药饮片的标签必须印有或者贴有标签。中药饮片的标签注明品名、规格、产地、生产企业、产品批号、生产日期。实施批准文号管理的中药饮片还必须注明批准文号。

三、中药饮片在发运过程中必须要有包装。每件包装上必须注明品名、产地、日期、调出单位等，并附有质量合格的标志。

四、对不符合上述要求的中药饮片，一律不准销售。

各地食品药品监督管理部门要严格按照有关药品包装的规定，进一步加强对中药饮片生产、经营、使用环节的监督检查，对 2004 年 7 月 1 日以后仍不符合中药饮片包装要求的行为要依法进行查处。

国家食品药品监督管理局

二○○三年十二月十八日

## 《小包装中药饮片规格和色标》

国家中医药管理局办公室关于印发小包装中药饮片规格和色标的通知

国中医药办医政发〔2011〕18 号

各省、自治区、直辖市卫生厅局、中医药管理局，新疆生产建设兵团卫生局，中国中医科学院，北京中医药大学：

为提高中药饮片调剂质量，我局于 2008 年 8 月印发了《国家中医药管理局办公室关于推广使用小包装中药饮片的通知》（国中医药办发〔2008〕34 号），在全国推广使用小包装中药饮片。在实际工作中，由于没有统一的规格和色标，各使用单位分别设定本院标准，这不利于小包装中药饮片的规范化管理，也增加了生产企业的成本。为此，我局在总结小包装中药饮片使用单位经验的基础上，广泛征求了中医医院和生产企业等各方面的意见，研究制定了《小包装中药饮片规格和色标》，现印发给你们，请组织使用单位在实际工作中参照执行。

我局将通过中医医院管理年活动、中医医院评审等工作对各使用单位执行情况进行督导检查。各地在执行过程中有何问题和建议，请及时反馈我局医政司。

二○一一年三月三十日

## 小包装中药饮片规格和色标

### 一、规格

1g，3g，5g，6g，9g，10g，12g，15g，30g。

小包装中药饮片的产品规格不得超出以上 9 种规格。

### 二、色标

根据同一规格不同品种使用同一种颜色和避免使用含有特殊意义颜色的原则，采用国际通用的潘通色卡（PANTONE solid coated），拟定红桦色（8062C）、青色（312C）、薄绿色（355C）、淡钢蓝色（8201C）、利休鼠色（8321C）、蓝色（299C）、晒黑色（8021C）、薄花色（7474C）、银鼠色（8100C）9 种颜色作为小包装中药饮片色标（见下表）。

| 色卡编号 | 使用颜色 | 实物样品 | 规格 |
|---|---|---|---|
| 8062C | 红桦色 | —— | 1g |
| 312C | 青色 | —— | 3g |
| 355C | 薄绿色 | —— | 5g |
| 8201C | 淡钢蓝色 | —— | 6g |
| 8321C | 利休鼠色 | —— | 9g |
| 299C | 蓝色 | —— | 10g |
| 8021C | 晒黑色 | —— | 12g |
| 7474C | 薄花色 | —— | 15g |
| 8100C | 银鼠色 | —— | 30g |

## 《医疗机构药品监督管理办法》（试行）

**第二十条**　医疗机构应当建立最小包装药品拆零调配管理制度，保证药品质量可追溯。

（孔祥文　张颖）

## 附：　相关法律法规汇总

### 附表6　中药调剂相关法律法规

| 序号 | 法规文件 | 颁发机构、文号 | 施行日期 |
|---|---|---|---|
| 1 | 《中华人民共和国药品管理法》 | 根据2015年4月24日第十二届全国人民代表大会常务委员会第十四次会议《关于修改〈中华人民共和国药品管理法〉的决定》第二次修正　2019年8月26日第十三届全国人民代表大会常务委员会第十二次会议第二次修订 | 2019年12月1日起施行 |
| 2 | 《医疗用毒性药品管理办法》 | 国务院令第23号 | 1988年12月27日起施行 |

| 序号 | 法规文件 | 颁发机构、文号 | 施行日期 |
|---|---|---|---|
| 3 | 《麻醉药品和精神药品管理条例》 | 2005 年 8 月 3 日中华人民共和国国务院令第 442 号公布 根据 2013 年 12 月 7 日《国务院关于修改部分行政法规的决定》第一次修订，根据 2016 年 2 月 6 日《国务院关于修改部分行政法规的决定》第二次修订 | 自 2005 年 11 月 1 日起施行 |
| 4 | 《罂粟壳管理暂行规定》 | 国家药品监督管理局制定国药管安〔1998〕127 号 | 自 1999 年 1 月 1 日起施行 |
| 5 | 《医疗机构药事管理规定》 | 卫生部、国家中医药管理局和总后勤部卫生部共同修订。卫医政发〔2011〕11 号 | 自 2011 年 3 月 1 日起施行 |
| 6 | 《医疗机构药品监督管理办法》（试行） | 国家食品药品监督管理局发布国食药监安〔2011〕442 号 | 自 2011 年 10 月 11 日起施行 |
| 7 | 《处方管理办法》 | 卫生部令第 53 号 | 自 2007 年 5 月 1 日起施行 |
| 8 | 《中药处方格式及书写规范》 | 国家中医药管理局组织制定国中医药医政发〔2010〕57 号 | 2010 年 10 月 20 日起实施 |
| 9 | 《医院处方点评管理规范（试行）》 | 卫生部组织制定卫医管发〔2010〕28 号 | 2010 年 2 月 10 日起实施 |
| 10 | 《关于中药饮片处方用名和调剂给付有关问题的通知》 | 国家中医药管理局制定国中医药发〔2009〕7 号 | 自 2009 年 3 月 25 日起施行 |
| 11 | 《医院中药房基本标准》 | 卫生部、国家中医药管理局制定国中医药发〔2009〕4 号 | 自 2009 年 3 月 16 日起施行 |
| 12 | 《医疗机构中药煎药室管理规范》 | 卫生部、国家中医药管理局制定国中医药发〔2009〕3 号 | 自 2009 年 3 月 16 日起施行 |
| 13 | 《医院中药饮片管理规范》 | 国家中医药管理局、卫生部制定国中医药发〔2007〕11 号 | 自 2007 年 3 月 12 日起施行 |
| 14 | 《关于加强中药饮片包装监督管理的通知》 | 国家药品监督管理局制定国食药监办〔2003〕358 号 | 自 2003 年 12 月 18 日施行 |
| 15 | 《小包装中药饮片规格和色标》 | 国家中医药管理局国中医药办医政发〔2011〕18 号 | 自 2011 年 3 月 30 日起施行 |
| 16 | 《药品经营质量管理规范》 | 国家食品药品监督管理总局令第 13 号 | 自 2016 年 7 月 20 日起施行 |
| 17 | 《医疗机构处方审核规范》 | 国家卫生健康委员会办公厅、国家中医药管理局办公室、中央军委后勤保障部办公厅国卫办医发〔2018〕14 号 | 自 2018 年 6 月 29 日起施行 |

续表

| 序号 | 法规文件 | 颁发机构、文号 | 施行日期 |
|---|---|---|---|
| 18 | 《中成药临床应用指导原则》 | 国家中医药管理局国中医药医政发〔2010〕30号 | 自2010年6月21日起施行 |

# 主要参考书目

[1] 高学敏. 中药学. 北京：中国中医药出版社，2007.

[2] 杜守颖，崔瑛. 中成药学. 北京：人民卫生出版社，2016.

[3] 翟华强，王燕平，翟胜利. 国医大师金世元中药调剂学讲稿. 北京：人民卫生出版社，2016.

[4] 王永炎. 中医内科学. 上海：上海科学技术出版社，1997.

[5] 黄兆胜. 中药学. 北京：人民卫生出版社，2002.

[6] 康廷国. 中药鉴定学. 北京：中国中医药出版，2003.

[7] 谭德福. 中药调剂学. 北京：中国中医药出版，1995.

[8] 张元忠，腾焕昭. 实用中药调剂手册. 长沙：湖南科学技术出版社，2006.

[9] 翟华强，郑虎占，黄晖. 实用中药临床调剂技术. 北京：人民卫生出版社，2011.

[10] 翟华强，王燕平，翟胜利. 中药调剂学实用手册. 北京：中国中医药出版，2015.